임상병리학개론 7판

Introduction to Clinical Laboratory Science

임상병리학개론 집필진

대표저자	**박상묵**(동강대학교)
임상화학	**김윤식**(책임저자, 동강대학교)
임상미생물학	**육근돌**(책임저자, 대전보건대학교)
임상혈액학	**황석연**(책임저자, 대전대학교)
임상수혈학	**이석준**(책임저자, 청주대학교)
조직병리학	**유명빈**(책임저자, 건양대학교)
진단세포학	**김진수**(책임저자, 대전보건대학교)
임상생리학	**현경예**(책임저자, 동의대학교)
요 및 체액검사	**신숙희**(책임저자, 대전보건대학교)
핵의학기술학	**신숙희**(책임저자, 대전보건대학교)
면역학	**홍승복**(책임저자, 충북보건과학대학교)
분자생물학	**김혜영**(책임저자, 신성대학교)
세포유전학	**심문정**(책임저자, 안산대학교)
생체시료분석학	**황석연**(책임저자, 대전대학교)
병원감염관리학	**성지연**(책임저자, 극동대학교)
교과과정	**이준호**(책임저자, 원광보건대학교)

임상병리학개론 7판

Introduction to Clinical Laboratory Science

한국임상병리학과교수협의회

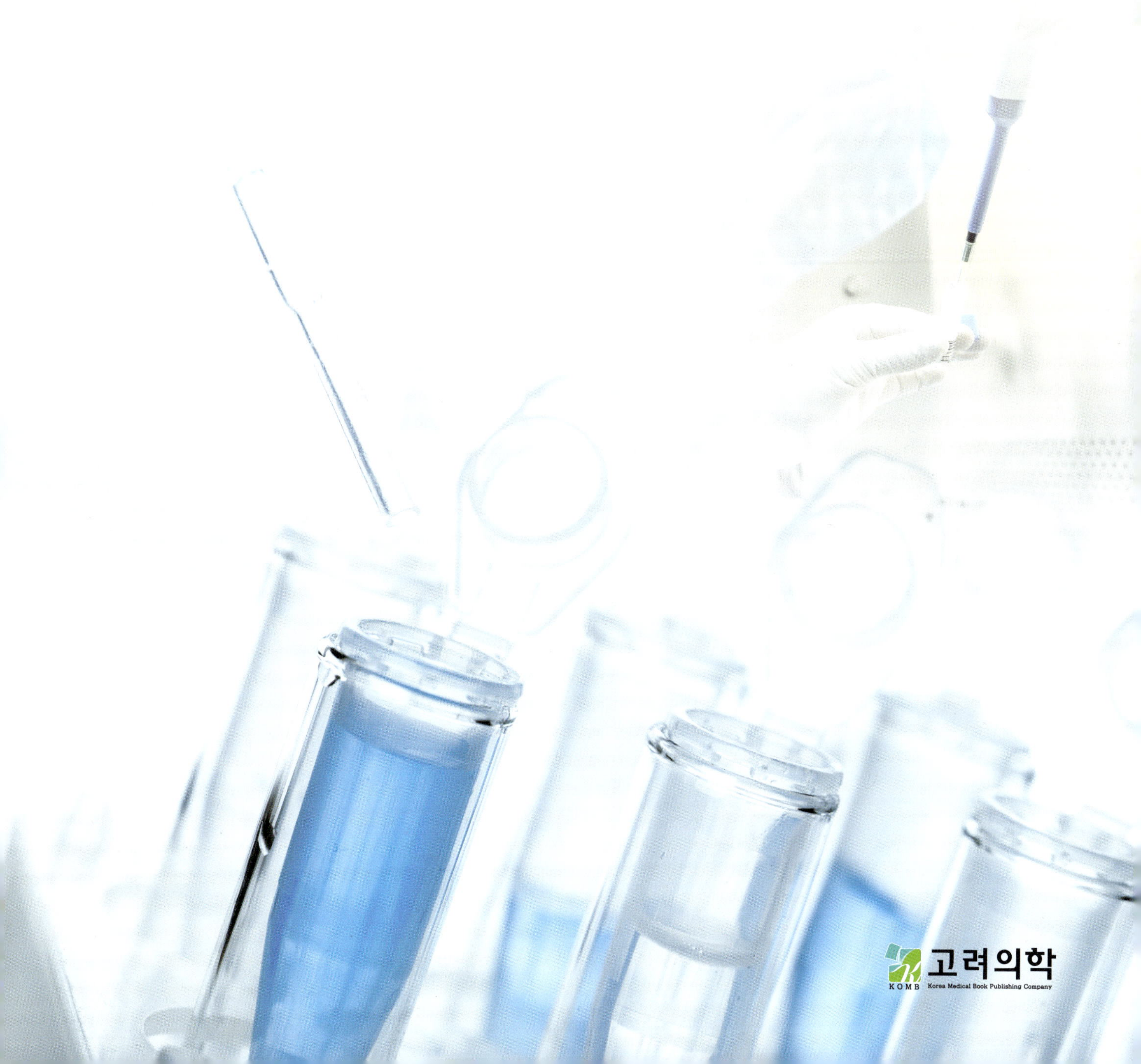

고려의학
KOMB Korea Medical Book Publishing Company

7판 머리말

임상병리학개론은 1980년 초판이 발행된 지 31년의 오랜 기간이 지난 뒤 2002년도에 이르러 한국임상병리학과교수협의회 주관으로 어렵게 개정판이 나왔고, 그 뒤로 몇 번의 개정과정을 거쳐 6판까지 출판되었다. 그동안 임상병리학 분야도 눈부시게 많이 발전하여 과거 전적으로 수작업에 의존하던 검사들이 거의 대부분 자동화 기계로 대치하여 이루어지고 있으며, 검사 기기들도 소형화하면서 누구나 손쉽게 할 수 있게 되는 시대를 맞이하게 되었다. 이러한 변화의 추세에 맞춰 학교에서 다루어야 할 내용도 크게 변화하였기에 책 내용도 대폭적인 수정을 하고 임상병리학개론 7판으로 출판하게 되었다. 특히 근래에는 건강검진센터들이 많이 설립되면서 검사기관의 대형화와 함께, 수많은 각종 검사들에 대해 참고치(정상치)를 쉽게 찾아 볼 수 있는 책들이 많지 않기에 본 개정판에서는 중요 검사들에 대해서 참고치를 쉽게 찾아 볼 수 있도록 정리하였다. 또한 근년에는 병원들의 해외 환자 유치 및 향후 외국 병원들의 국내 설립에 관한 관심이 증가하면서 임상병리분야에서의 영어에 대한 중요성이 대두되는데 맞춰 대학에 갓 입학한 신입생들에게 임상병리학 분야에서 사용하는 영어를 쉽게 접할 수 있도록 하기 위해 환자와의 대화에 관한 영어회화 내용을 좀 더 보강하였다.

임상병리학 분야는 대학병원에서는 진단검사의학과, 병리과, 임상생리학 검사 분야 및 핵의학 분야로 나누어져 업무가 수행되고 있기 때문에, 갓 대학에 들어온 신입생들이 임상병리학과로 입학했을 때 이들 각 분야들을 이해하기 쉽도록 교육하기 위해 관련 분야와 관련된 여러 사진들을 삽입하여 이해를 돕도록 노력하였다.

임상병리학 분야는 질병의 선별, 조기발견, 진단 및 치료와 예후 판정에 중요정보를 제공하고 질병의 기전 및 병인론을 연구하는 의학의 기초학문이다. 의학의 모든 분야와 밀접하게 연관되어 있으므로 그 영역이 매우 광범위하다. 진단검사의학 분야에는 진단혈액학, 임상화학, 임상미생물학, 진단면역학, 임상수혈학, 분자유전학, 세포유전학, 검사정보학 등이 있고, 조직병리학에서는 조직검사학과 진단세포학이 있으며, 임상생리학분야에서는 순환기계, 호흡기계, 신경계, 기초대사기능계 및 기타 생리검사 등이 포함된다. 이와 같이 광범위한 분야를 짧은 시간에 임상병리학과에 입학한 학생들이 본서를 통해서 전공분야에 대한 이해와 자부심, 그리고 가치관을 확립하는 데 귀중한 길잡이가 되는 데 조금이라도 도움이 되길 바란다.

본 개정판에 수고해주신 한국임상병리학과교수협의회 교수님들과 이 책자가 나오도록 물심양면 지원해주신 고려의학 최병진 사장님을 비롯한 편집부 여러분께도 감사의 말씀전하고, 앞으로도 계속 개정판이 발행되면서 임상병리학과 학생들이 임상병리학을 이해하고 학습하는 데 좋은 길잡이로서 발전하기를 기대한다.

2021년 2월

한국임상병리학과교수협의회 저자 일동

머리말

우리나라 임상병리학과가 정규 대학으로써 1963년에 출발하여 50년 이상의 세월이 흘렀다. 임상병리학개론은 임상병리학과에 입학한 신입생들에게 임상병리학과란 무엇이며, 교육과정, 졸업 후 진로 방향을 인식시키기 위한 목적으로 1980년에 처음 발간되어 1993년에 개정되었으나 시대적 변천과정의 요구에 의해 한국임상병리학과교수협의회 주관으로 2002년도에 새로 대폭 개정하게 되어 임상병리기술학개론에서 임상병리검사학개론으로 명칭이 바뀌었으며, 내용 중에서 특히 우리 현실에 맞추도록 노력하여 편집하였다. 그러나 과학기술의 발전은 따라가기 힘들 정도로 빠른 속도로 변화하여 임상병리검사학개론의 개정은 또다시 필요하게 되어 한국임상병리학교수협의회에서는 또다시 개정을 하기로 결정하고 현 대학 교과과정에서 요구하는 학문을 함께 포함시키게 되었다. 졸업 후 임상병리사 국가시험을 치루는 데 필요한 국가시험에 관한 자료는 물론 미국 임상병리사 자격시험제도(ASCPi)에 관한 안내까지 넣게 되었다.

최근에 눈부시게 발전하는 임상병리 검사분야를 임상병리학과를 선택한 학생들이 이 분야에 대한 이해와 전공분야에 대한 자부심, 그리고 가치관을 확립하는 데 본서의 역할을 기대하며 또한, 현재 임상에서 일하고 있는 임상병리사들의 새로운 가치관 확립과 세계로의 진출을 위한 참고도서로서 큰 길라잡이가 되길 바란다.

본서를 발간하는 데 오랜 시간동안 개정과 새로운 분야를 집필하여주신 한국임상병리학과교수협의회 교수님들과 이 책자가 나오도록 도와주신 고려의학 최병진 사장을 비롯한 편집부 선생님들에게 감사드리며 이 책을 사용할 학생들의 앞날에 무한한 가능성의 길이 보이도록 기도드린다.

한국임상병리학과교수협의회

저자 일동

목차

CHAPTER 01 임상병리학 / 1

CHAPTER 02 임상병리학의 역사 / 5

CHAPTER 03 임상병리사의 업무 구성 / 15

CHAPTER 08 임상미생물학 / 125

CHAPTER 09 면역혈청학 / 151

CHAPTER 10 진단혈액학 / 163

CHAPTER 11 임상수혈검사학(혈액은행) / 175

CHAPTER 12 조직검사학 및 세포병리학 / 191

CHAPTER 13 요 및 체액검사학 / 235

CHAPTER 14 임상생리학 / 247

CHAPTER 15 핵의학 / 261

CHAPTER 16 분자생물학 / 285

CHAPTER 17 세포유전학 / 297

CHAPTER 01

임상병리학
Clinical Laboratory Science

1. 임상병리학이란?

임상병리학(clinical laboratory science, CLS 또는 medical technology)이란 여러 가지 기초과학, 기초의학의 지식과 기술을 임상검사에 응용할 수 있도록 연구 · 개발하여 실제로 기초과학과 기초의학을 사용해서 환자로부터 채취한 혈액, 소변, 대변, 체액 및 조직 등의 검체를 이용하여 질병의 진단과 경과관찰, 치료 및 예후 판정 등에 관련된 검사를 시행하고 다시 얻은 검사성적이 임상진단에 어떠한 의의를 갖는가를 연구하는 학문이다. 즉, 환자를 과학적인 방법으로 검사하여 진단의 정도와 능률을 향상시키기 위한 학문이 임상병리학이지만 흔히 임상병리학(臨床病理學, clinical pathology)이라고 하는 명칭을 많이 사용한다. 그러나 이 책에서는 전문의들이 연구하는 임상병리학과 해부병리학은 혼돈하기 쉬우므로 임상병리학이라고 하는 명칭을 사용하며, 별도로 병태검사학, 임상검사의학(medical technology), 임상검사진단학 등의 명칭을 사용하는 경우도 있다.

한편 임상병리사를 교육, 양성하는 대학(교) 등 교육기관에서는 학문적인 분류에 따라 임상병리학이라는 명칭이 사용되고 있으나 2002년 3월부터 의료법이 개정되어 의료기관의 전문과목 명칭이 임상병리과에서 진단검사의학과로 변경되었으며, 이에 따라 병원에서는 임상병리과(clinical pathology)라는 명칭 대신 진단검사의학과(laboratory medicine)라는 명칭이 사용된다. 그러므로 이 책에서도 병원의 직제, 구성, 업무 등의 내용을 기술할 때는 진단검사의학 또는 진단검사의학과라는 명칭을 사용한다.

임상병리학은 실제로 임상화학(clinical chemistry), 임상혈액학(clinical hematology), 임상면역학(clinical immunology), 임상미생물학(clinical microbiology), 임상생리학(clinical physiology), 면역혈액학(immunohematoloy) 또는 수혈의학(transfusion medicine), 세포유전학(cytogenetics) 및 진단분자유전학(diagnostic molecular genetics), 조직병리학(histopathology) 등의 분야이다. 이것을 종합적으로 연구하는 학자를 임상병리학자(clinical pathologist)라고 하며 이와 같은 검사업무를 실시하는 전문인을 임상병리사[medical technologist, MT 또는 clinical laboratory scientist (CLS) 최근에는 biomedical laboratory scientist (BLS)]라고 부른다. 임상병리학자는 여러 가지 검사 성적을 종합적으로 판정하여 임상의사의 진단에 상담자로서의 직책을 담당하고 있으며 임상병리사는 임상검사 의학 분야에 관한 검사업무를 담당하고 있다.

임상병리검사의 목적은 1) 진단 및 감별진단, 2) 질병 중등도 및 경과 판단을 통한 치료 방향 결정, 3) 예후 판정, 4) 건강검진이나 선별검사를 통한 질병 발견 또는 예방, 5) 치료 효과의 추적관찰에 도움을 얻고자 하는 것이다.

임상병리학의 실제적인 검사방법에 관해서는 각 분야에서 배우므로 임상병리학개론에서는 임상병리학 분야의 기초지식을 소개하고자 한다.

임상병리학(CLS)에 대한 정의는 여러 가지로 내리고 있다. 이 학문을 체계화하고 그 틀을 공고히 한 미국의 Heinemann은 “질병의 진단과 치료에 필요한 자연, 물리 및 생물과학의 원리를 여러 검사방법에 응용한 행위를 하는 것”이라고 하였으며, 역시 같은 나라 학자인 Fagelson은 “질병의 진단, 치료 및 건강 유지를 위한 여러 검사방법 및 분석행위와 관계되는 의학의 한 분야”라고 정의하였다. Fagelson의 정의가 훨씬 학문의 시대성에 비추어 적절한 것이라고 할 수 있다.

진단에서 검사의 의의를 고려해 보면 환자에게 직접 질병의 상황을 듣는 문진, 환자의 신체변화를 육안으로 관찰하는 시진, 병변부위를 손으로 만져보는 촉진, 두드려보는 타진과 같은 옛 방법으로 하는 진단법은 임상병리학이 발전된 현재도 중요한 기초적 진단법이다.

그렇지만 이런 방법들은 정확성을 기하기 어렵다. 수십 년간 근대의학의 발전은 눈부신 것이었으며 특히 진단방법에 관해서는 화학, 물리학, 생물학, 전자공학 등의 지식과 기술을 응용한 과학적 검사법이 급속히 발달하였고, 이런 검사법은 언제나 객관적이고 명확한 검사결과의 성적은 진단의 정확도와 능률을 현저히 향상시켰다.

물론 단순한 요(urine), 대변(stool)의 정성검사나 혈액의 성분분석, 미생물학 검사 등은 옛날 방법이나 최근 자동분석기, 각종 의학용 전자기기, 전자현미경, 내시경, 초음파 진단장치, 컴퓨터 진단장치 등 정밀한 검사기기의 발명, 발달이 검사법의 정밀도를 높여주고 있다. 최근 이런 기초과학, 기초의학을 진단학에 도입, 응용하여 실제로 진료에 쓰이는 여러 검사를 임상병리학(clinical laboratory science 또는 medical technology)이라 칭하게 되었으며 특히 하나의 학문체계로 연구되어 임상병리학이라는 새로운 학문이 생겨났다.

우리나라에서 임상병리사가 되려면 교육부가 인가한 임상병리학과에서 3~4년간 소정의 교양 과목과 위에서 기술한 모든 임상병리학의 전문과목과 임상 실습을 이수하고 졸업한 후 임상병리사 국가시험에 합격해야 된다. 의료기사법 시행령 제2조 제1항에 규정한 임상병리사의 정의를 보면 “임상병리사는 병리학, 미생물학, 생화학, 기생충학, 혈액학, 혈청학, 법의학, 요화학, 방사선 동위원소를 사용한 가검물 등의 검사 및 생리학적 검사(심전도, 뇌파, 심폐기능, 기초대사 기타 생리기능에 관한 검사를 말한다)의 분야에서 임상병리검사 업무에 필요한 기계, 기구, 시약 등의 보관 · 관리 · 사용, 가검물의 채취 검사, 검사용 시약의 조제, 혈액의 채혈 · 제제 · 제조 · 조작 · 보존 · 공급 · 기타 임상병리검사 업무에 종사한다"라고 규정하고 있다(1999. 6. 30 대통령령 제16,426호). 이 중 "기타 생리기능에 관한 검사에 대한"은 보건복지부 장관 유권해석에 의거(뇌) 유발전위검사, 근전도 검사, 안전기생리검사, 전기생리검사, 전정기능검사, 신경전도검사 등으로 분류할 수 있다.

위와 같은 과정을 거쳐서 임상병리사가 되면 대학병원, 종합병원, 의과대학 기초의학교실, 국립보건환경연구원, 질병관리본부, 식품의약품안전청, 국립과학수사연구소, 국립검역소, 보건소, 국군병원(군무원), 의원, 제약회사 연구실, 검사센터, 의료장비 및 시약 회사, 보험회사 등에서 근무하게 된다.

우리나라 현행법상의 의료기사는 1) 임상병리사 2) 방사선사 3) 물리치료사 4) 작업치료사 5) 치과기공사 및 6) 치위생사로 구분되며, 의료기사법에는 그 외 의무기록사, 안경사에 대한 사항도 들어 있다.

미국에서는 해부병리전문의와 임상병리전문의 자격을 얻으려면 미국의학협회(American Medical Association)의 의학 교육위원회(Council on Medical Education)나 미국 병리전문의 심의위원회(American Board of Pathology)에서 인정받은 수련 기관에서 4년간의 수련을 받아야 하고 4년 중 1년간은 보다 전문적인 실기 교육 훈련을 받아야 수험 자격을 얻는다.

전문의 국가시험은 보건복지부 고시과의 위임을 받아서 대한의학협회 내의 국가시험원이 주관하고 있다. 이와 같은 수련 교육과 자격을 구비한 후 소정의 시험에 합격하면 비로소 전문의 자격(board)을 인정받게 된다. 진단 검사 방법이 다양해지고 새로워지면서 이에 관한 지식과 검사기기도 다양하게 발전하게 되었다. 따라서 임상의사들도 환자와 관계된 검사 성적의 판독, 평가와 그 이용이 더욱 복잡하게 되었으며 보다 많은 전문지식을 필요로 하게 되었다.

검사 방법이 극도로 복잡 · 다양해지면서 임상의사들은 임상병리사들이 전문적인 지식과 각종 방법을 이용하여 얻은 검사 성적을 해석하고 종합하여 질병과 연관지어 임상의들의 치료 방향을 제시하여 주는 역할을 한다. 즉, 진단검사의학과 전문의와 임상병리사는 임상의사들과 함께 보다 나은 환자의 회복과 건강이라는 공동목표를 위하여 하나의 팀을 이루어 일한다.

CHAPTER 02

임상병리학의 역사

1. 초창기

임상병리학의 시초를 어디에 두느냐에 관한 이론은 많다. 예를 들어 회충 및 조충 등의 장내 기생충이 기록에 나타난 기원전 1550년까지 소급해 올라가기도 한다. 또한 기록에 의하면 십이지장충 감염이 삼단계로 구분되어 일어난다고 되어 있다. 회충이나 조충은 형태상의 특성이 있어 고도의 전문 지식을 필요로 하지 않으나 십이지장충 의식별에는 전문 지식이 필요하다고 되어 있다.

오늘날 각종 장내 기생충의 동정 검사가 병원의 검사실에서 행해지고 있다. 임상병리검사실에서 가장 흔히 취급되는 것은 요검사(urinalysis)이며 아마 최초로 행하였던 임상검사도 요검사였을 것이라는 것이 일반적인 의견이다.

중세기(1096~1438) 동안에 요검사는 상당히 유행하였으며 요의 상태를 보아 질병의 진단을 붙여 주고 치부를 한 엉터리 의사의 수도 적지 않았다 한다.

이보다 훨씬 이전에 고대 의원들은 어떤 사람의 요에 개미가 모여들고 그와 같은 요에서는 한결같이 단맛이 난다는 과학적인 관찰을 하여 요당(urine glucose) 검사를 통한 당뇨병(diabetes) 진단의 기초를 이루어 놓았다.

그러나 최초의 학문적인 근거를 둔 임상검사 행위는 14세기 Italy의 Bologna 대학 교수가 Giliani라는 여자를 고용하여 실험하도록 한 것이 최초였으며 Giliani는 최초의 임상병리사였을 뿐만 아니라 또한 최초의 임상병리사는 여자였음도 흥미 있는 일이다. Giliani는 임상검사 도중 검사실 감염(laboratory infection)이 되어 병원감염의 중요성이 더 한층 높아졌다.

17세기에 이르러 현미경이 발명되었고 우리는 일반적으로 현미경이라면 Leeuwenhoek (1632~1723)를 연관시킨다. 그러나 이전에 이미 복합 현미경(compound microscope)이 발명되었으며 Leeuwenhoek는 lens의 확대율과 선명도를 발전시켜 최초로 적혈구, 원충(protozoa) 및 세균의 형태를 관찰하는 데 성공하였다.

당대의 위대한 현미경 학자(microscopist)로 알려진 Malpighi(1628~1694)가 발생학(embryology)

과 해부학(anatomy) 분야에서 이루어 놓은 업적으로 보아 병리학의 시초를 세워 놓은 것은 Virchow(1821~1902)의 공이 컸음을 부인하는 사람은 없다.

Virchow는 병리학을 하나의 체계 있는 전문 의과학으로 기초를 잡는데 크게 헌신하였 다. 주로 세포병리학(cellular pathology)에 전념한 그였지만 인류학(anthropology)과 생리학(physiology)에도 관심이 많았으며 그가 내놓은 논문에는 다방면의 연구 실적이 수록되어 있다.

1847년 Virchow는 Berlin에서 최초로 병리학 저서(Archives of Pathology)를 발간하였다.

19세기 중반에 aniline 염료 생산이 가능하게 되면서 세포를 염색할 수 있게 되었고 또한 염색 표본의 현미경적 관찰이 가능하게 되었다. 화학 물질과 그 반응에 관한 지식의 급속한 발전은 현대 임상화학의 토대를 더욱 굳게 만들 수 있도록 하였다.

2. 최초의 임상병리검사실

미국에서 최초의 의학과 관계된 화학실험실은 대학교 내에 세워진 것으로 알려졌다. 당시 이 대학에 교수로 있던 Vieta C. Vaughan이 남긴 기록에 다음과 같이 쓰여 있다.

"1884년 Dr. Douglas라는 의사가 이 대학에 부임하면서 임상검사에 대한 강의를 시작하였고 그는 곧 동 대학 이사회의 동의를 얻어 작은 단층 건물의 실험실을 장만하게 되었다. 당시 의과 대학생들에게는 생소하게 여겨지던 이 실험실 시설을 확충해 가고 다양한 화학실험을 하게 되면서 점차 학생들의 관심을 끌게 되었고 마침내 이 실험실은 전국 제일의 훌륭한 시설과 명성을 갖춘 화학 실험실로 발전하게 되었다. 이 실험실에서의 실습 강의는 의과 대학생들뿐만 아니라 다른 자연과학을 하는 학생들도 많이 수강하게 되었다."

이 대학에 의과대학이 생긴 것은 1850년이었고 병원 시설이 갖추어진 것은 1874년에 이르러서였다. Dr. Vaughan 자신도 그가 의학 공부를 하는 1874년에 실험실 조수(laboratory assistant)를 한 경력이 있으며 임상실습 기간 동안 환자의 요, 혈액 그리고 위 내용물을 검사한 경험이 있다고 기록하였다. 또한 그는 백혈병성 혈액(leukemia blood)을 분별하고 간암 환자의 요에서 tyrosin과 leucine 등의 결정체를 검출하고 콩팥 질환으로 죽어가는 환자 소변에서 요소(urea)를 검출하였던 경험담을 자랑스럽게 기술하고 있다. 그 후 100년이 지난 오늘날은 발전된 검사법을 사용하기는 하나 같은 원리를 이용하는 것이 사실이다.

점차 다른 병원에서 병리의사의 필요성을 인식하게 되었다.

1878년 독일에서 병리학, 세균학을 수학하고 돌아온 William H. Welch가 자기 모교인 New York college of physicians and surgeons에 취직 신청을 하였다.

검사실을 갖고 있지 않았던 이 대학병원에서 빈 방이 있으면 검사실을 열고 일해 보라는 식으로 미온적인 태도였다. 마땅한 방을 찾지 못한 그는 결국 그곳을 포기하고 Bellerne hospital medical college

로 자리를 옮겼다. 지금도 병원 내에서 임상병리과를 확장하기 위한 자리를 얻는 일이 거의 불가능하다는 것은 100년 전 이야기와 마찬가지 실정이다. 그는 마침내 그 대학에서 조리대가 있는 방 세 개짜리 검사실을 차리게 되었다. 그는 "검사실을 시설하는데 학교에서 투자한 돈이 전체 25불에 불과하였다"라고 술회하였다. 고물 현미경 6대를 구할 수 있게 된 그는 학생 강의와 실습을 할 수 있게 되었다. Flexner에 따르면 이것이 미국 의과대학에서의 병리학 과정으로는 최초의 것이었다고 한다.

1885년 Dr. Welch는 명문 Johns Hopkins 대학에서 최초로 병리학 교수가 되었으며 여기서 그는 이층 건물을 이양 받아 용도에 따라 내부 시설을 고쳐서 1층에 세균검사실을 두었고 2층에 병리검사실을 만들었다. 또한 1, 2층을 터서 극장식으로 된 부검실을 설계하였다. 이곳에서 학생들은 병리학, 세균학 및 실험병리학 등을 배우게 되었다. 당시 이 대학에 병원이 없었던 관계로 대부분의 실험 재료는 인근 병원에 의지해야 했으며 병원이 생기고 뒤따라 임상검사실이 생긴 것은 1896년으로 기록되었다.

초창기에 병리검사의 가치라는 것이 사회의 경제 상태와 직접 관계가 있었다. 그러므로 이에 따르는 장소, 예산 등의 책정은 거의 등한시되었고 어느 대학 또는 병원에 병리학을 전공한 학자가 있고 그의 영향력이 많이 작용할 때 임상검사실은 쉽게 만들어지고 그렇지 않은 경우는 고전을 면치 못한 형편이다.

병리과가 병원 내에서 임상의 독립된 과로 인정을 받게 된 것은 1894년 Johns Hopkins 병원 이사회의 결정에 따라 이루어졌으며 이때부터 임상검사의 필요성이 일반 의사들에게도 알려지게 되었고 최초로 병리과 상임의사로 Dr. Flexner가 취임하게 되었다.

한편 임상검사의 유용성에 대한 반대 의사도 적지 않았는데 그 주된 반대 이유는 1) 검사 행위라 하는 것은 어느 정도 사치성이 있고 2) 검사 행위에는 넓은 장소를 필요로 하며 3) 검사 행위에 비용이 많이 들어서, 즉 환자에게 과중한 부담을 준다는 것과 4) 검사를 의뢰해서 결과를 얻기까지 너무 시간이 걸린다는 것 등이었다.

의과대학 교육과 수련 과정에 병리학 과목이 증설되고 또 이 교과목에 대한 실습 수련의 책임이 더 무거워지자 학생과 수련의들 사이에는 적지 않은 불평들이 있었다. 공부해야 할 것은 많으나 시간은 제한되어 있었고 또 종전에 받지 않던 병리과 수련도 해야 하니 시간에 더욱 쫓기게 되었다고 한다.

1908년에 임상검사 교본은 최초로 James C. Todd가 쓴 임상진단의 안내서(a manual of clinical diagnosis)를 발간한 후였으며 여기에 저자는 "검사실이란 의원 한 구석을 가리고 거기에 작은 실험대와 시약병을 놓을 수 있는 선반만 있으면 족하다"라고 하였다.

Dr. Todd는 Arthur Sanford와 함께 먼저 책을 토대로 검사 방법을 이용한 『임상진단(clinical diagnosis by laboratory methods)』이란 책을 발간하였다. 이 책은 당시 임상병리검사를 하는 데 지식을 총 망라한 가장 좋은 참고서로 인정받았다.

이 책의 현재 편집자는 Israel Davidsohn과 John Bernard Henry 등 두 병리학 교수들이다. 1900년 미국 내에 치기공 기사를 포함하여 약 100명의 의료 관계 기사들이 있었고 이들 전부는 남자였던 것으로 보고되었다. 그 후 1902년 임상병리사 수가 3,500명으로 증가했는데 그중 2,000명이 여자였다. 또한

1922년에 미국 내 병 · 의원 중 3,035개의 병 · 의원에 병리사가 있었다고 보고되었다. 이와 같이 임상병리사의 수는 증가하는 상태였는데도 대부분의 검사는 의사들이 하였다. 검사 행위를 하는 의사들을 흔히 기사(technician)라고 부르기도 하였다.

3. 임상병리학의 발전

제1차 세계대전은 비단 미국뿐만 아니라 전 세계적으로 의학 및 임상병리학 발전에 결정적인 계기가 되었다. 또한 전쟁 기간에 임상병리사의 수요가 갑작스럽게 증가하였다. 전쟁이 계속되는 동안 수많은 병리의사와 세균학자들이 육군과 해군에 입대하게 되었고 따라서 군대에서는 임상병리사 수요도 더욱 증가되었다.

검사 기술의 지식을 가진 개업의들의 손이 바빠서 스스로 하던 검사 기술을 조수들에게 가르치게 되었고 이와 같은 경력을 가진 사람들이 군대에서 더욱 효과적으로 일을 할 수 있게 되어 군에서 필요한 간호사 또는 검사기술 요원 등이 소집되었다.

각종 병원에서도 병리검사의 평가와 기술을 아는 의사들을 요구하게 되었고 이 같은 자격을 갖춘 의사는 다른 일반의에 비하여 우대를 받고 채용되었다. 이런 추세는 마침내 의학기술교육을 독립된 학문분야로 설정할 필요를 느끼게 하였으며 이와 같은 정규교육 훈련은 병리의사 지도 체제하에 이루어져야 한다는 이론이 대두하게 되었다. 이와 같은 사회적인 요청은 마침내 Minnesota 대학교에 최초로 의학 기술교육(임상병리 기술교육)의 정규과정을 개설하기에 이르렀다. 1992년 이 대학 교육 과정에 임상병리사들을 위한 의학기술 과목이 처음으로 설강되었다.

Minnesota 대학교의 임상병리검사기술 교육과정은 최초로 정규학위(학사) 수여과정으로 인정받았으며 그 입학 자격도 다른 자연계 지원생들과 똑같은 것이었다. 1926년 13명의 졸업생을 배출하였고 지금도 이 과정은 계속되고 있다. 1922년 미국에 임상병리전문의학회인 American Society of Clinical Pathologists (ASCP)가 창설되었다.

그 후 14년이 지난 1936년에 병리학 전문의 심의기구인 American Board of Pathology (ABP)가 창설되고 병리전문의 자격 기준이 설정되었다.

임상병리학의 시초가 언제부터였는지에 대한 정확한 답은 구하기 힘들다. 그러나 현미경이 발명되어 혈구 및 기생충과 세균의 형태가 밝혀졌을 때를 시초로 보면 틀림없고 제대로 체계를 갖춘 임상병리학은 1차 세계대전 때 태동되었으며 그 후 정규교육 과정이 대학에 개설된 1920년대에 이 학문은 지금의 면모를 갖춘 생명과학(life science)의 토대를 마련하였다고 할 수 있다.

4. 우리나라 임상병리검사 의학의 발전 역사

1) 역사적 배경

서양 의학을 우리나라에 도입한 것은 조선 고종시대, 즉 1885년 4월 10일에 한성 북부 제동에 왕립 병원인 광혜원(廣惠院)이란 병원을 닥터 알렌(Horace Newton Allen M. D; 미국 북장로 교회의 파견 의학 선교사)이 개설한 것이 시초라고 알려져 있다.

제2차 세계 대전의 종전과 미군의 진주, 이어서 6.25 사변과 연합군의 참전이 우리나라 현대 의학의 도입과 발전의 계기가 되었고, 임상병리검사도 그때부터 시작되었다.

의학의 본질은 병든 사람을 치료하여 사회에 복귀시키고 질병을 예방하며 국민의 건강을 보호 증진시키는 것이 목적이다. 의학의 목적을 달성하기 위한 학문과 기술이 고도로 발전한 것이 현대의학인데, 현대의학은 진료 내용면에서 질적으로나 양적으로 복잡 다양해지고 고도화되어 종전처럼 의사가 청진기로 진단하는 시대는 지났고 의사 한 사람의 힘으로는 정상적인 진료를 할 수 없는 시대로 변했다.

즉, 질병이 종류별 또는 장기 단위별로 전문화되어 각 과가 독자적으로 깊이 있고 무게 있는 의학 기술을 개발하여 전문 분야별로 조사한 소견이나 성적을 종합하여 진료에 적응시키는 것이 근대 병원의 장점이고 특징이다. 우리나라도 6.25 사변 후 급진적으로 의학의 발전이 거듭되어 전문의 제도가 실시되었고 의료의 분업 전문화는 앞으로 더욱 세분화될 전망이다.

2) 임상병리검사의 제도화

우리나라에서 임상병리검사는 1950년 6.25 동란이 일어나 UN군인 미군이 주둔하면서 미군 전상자를 치료할 목적으로 미군 해군병원과 육군병원이 옮겨오면서 시작되었다. 이들 병원에서 한국군도 의료요원(검사요원)으로 훈련을 받고 임상검사를 하였고, 휴전이 되면서 한국군인 의무병들이 제대하여 각 병원에서 임상병리검사를 함으로써 사실상 시작되었다. 그러나 그들은 경험을 바탕으로 병원 검사실에서 임상병리검사를 원활히 수행할 수 있었으나 면허증 없이 일을 하고 있었다.

임상병리검사의 중요성이 인식되면서 관심 있는 의사가 각 과 또는 병동에서 실시하던 기초 검사라든가 소규모의 검사실은 중앙화가 이루어졌고 병원이 신설 개설되는 경우는 임상병리과가 독립 운영되고 병원에서 큰 비중을 차지하게 되었다.

1963년도에 임상병리전문의 제도가 시작되었고, 동년 7월 31일 임상병리사 등에 관한 의료보조원법이 국회에서 의결 공포됨으로써 임상병리사 제도가 법적으로 확립되었고, 이보다 앞서 1963년 1월 28일 수도의과 대학에 의학기술초급대학(현 : 고려대학교병설 보건대학)이 병설되어 교육부 당국의 인가를 얻고 동년 2월 신입생을 모집함으로써 임상병리사 양성을 위한 최초의 교육기관으로 문을 연 것이다.

1965년 4월 29일 제1회 임상병리사 국가고시가 실시되어, 의정 사상 처음으로 면허를 소지한 공인된 임상병리사가 검사 업무를 수행하게 되었다. 그 후 의료 수준의 향상과 확대에 발맞추어 교육기관의 대대적인 증설과 의료기사법으로 법 개정이 이루어졌으며 임상병리검사기술학의 발전에 따라 교육기관의 학제도 1991년 3년제로 교육제도가 개편된 이후 현재는 3년제 대학과 4년제 대학교에 임상병리학과가 설치되었다.

5. 대한임상병리사협회(Korean Association of Medical Technologists)

1) 협회 창립

1962년 10월 14일 591명의 회원이 임상검사기술협회란 명칭으로 당시 서울 종로구 삼청동 소재 국립보건원에서 창립총회를 개최하여 오늘날의 대한임상병리사협회를 발족시켰으며, 1965년 12월 2일 복지부로부터 사단법인 허가를 받았고, 1987년 11월 23일 의료기사법에 의한 사단법인체로 인가를 받았다.

2) 협회 설립 목적

본 협회는 국민보건향상 및 의료사업의 적정을 기하기 위하여 임상병리 기술학의 학술 연구 및 기술보급을 촉진하여 회원 상호 간의 친목과 권익보장 및 자질향상을 구현함으로써 국민복지에 이바지함을 목적으로 한다.

3) 의료기사법 제정

1963년 7월 31일 법률 제1380호로 의료보조원법 제정. 1973년 2월 16일자로 의료기사법(법률 제2534호)이 제정된 후 1982년 4월 2일(법률 제3553호), 1987년 11월 28일(법률 제3949호), 1989년 12월 30일(법률 제4180호), 1991년 12월 14일(법률 제5763호), 1995년 1월 5일(법률 제4912호), 1999년 2월 8일(법률 제5841호), 2004년 1월 29일(법률 제7148호), 2020년 12월 15일(법률 제17643호), 2023년 10월 31일(법률 제19817호) 차례에 걸쳐 개정된 바 있다.

4) 주요 업무 활동

(1) 전국학술대회(연1회)

(2) 분과학술대회(9개 분과학회별 연1회 개최)

(3) 학회지 발간(연4회)

(4) 출판사업(회원 자질향상을 위한 각종 검사정보)

(5) 보수교육 실시(의료기사 등에 관한 법률 제20조)

(6) 국제협력(JAMT를 통한 연수교류 등)

(7) 무료직업 소개(중앙회 및 시도회별 사업)

(8) 의료관련단체 학회와의 교류(검사정보 교환 및 협력)
(9) 정도관리사업(대한임상검사정도관리협회 및 AAMLS 등과 연계사업)
(10) 해외교류(IAMLT 가맹국, AAMLS)
(11) 권익보호 및 향상사업(업권 보호 및 무면허자 척결, 사회적 지위향상 사업 등)
(12) 학술 진흥사업(7개 학술상 제정 포상)
(13) 회원자질 향상사업(각종 연수 및 국제학회 개최 등)
(14) 홍보사업(병리협보 발간, 각종 홍보 등)

5) 연혁

1962. 10.	대한임상검사기술협회 창립
1963. 3.	임상병리사회지 창간호 발행
7.	의료보조원법(법률 제1380호) 제정 공포
1964. 2.	의료보조원법 시행령(대통령"령" 1181호) 제정 공포
1965. 4.	제1회 국가고시(임상병리사) 실시
12.	사단법인 인가(보건사회부장관 허가 제47호)
1970. 5.	국제임상병리사협회(IAMLT : THE INTERNATIONAL ASSOCIATION OF MEDICAL LABORATORY TECHNOLOGISTS) 가입
1972. 10.	제7회 전국학술대회에 일본임상위생검사기사회 대표단 초청
1973. 2.	의료기사법 제정(법률 제2534호)
5.	한 · 일 양국 학술교류협의(매년 총회 및 학회 시 대표자 상호교류 협의)
1979. 3.	병리협호 창간호 발행(격월간)
1980. 5.	한 · 일 양국 학술교류 협정서 체결
1983. 6.	미국총회 및 학회(ASMT) 참석(주미지부 결성)
1985. 2.	학술분과위원회 구성(혈액학 · 혈액은행분과, 생화학, 요화학분과, 미생물, 기생충학분과, 면역, 혈청학분과, 핵의학분과, 세포 · 조직학분과)
1985. 6.	학술분과위원회별로 Symposium 실시
8.	국제학회 아 · 태지역 홍콩학회 대표단 및 일반회원 참가 (IAMLT REGIONAL CONFERENCE : ASIAN PACIFIC)
1986. 1.	병리협보 월간 발행(간별 변경 등 등록번호 라3081)
1987. 1.	학술분과위원회 6개 분과로 확대, 일부 분과명칭 변경(혈액학, 혈액은행분과, 생화학분과, 미생물, 기생충학분과, 조직, 세포학분과, 핵의학분과)
1988. 5.	학술분과학회 창립(혈액 · 수혈검사학회, 임상화학검사학회, 미생물 · 기생충검사학회, 면역 · 혈청검사학회, 조직 · 세포검사학회, 핵의학검사학회)

1990. 5. 춘계학술대회 분과학회별 개최
1990. 8. 보건전문대학 임상병리과 학제 3년으로 개편
1990. 9. 의료기사단체장협의회 결성
1990. 11. 대한임상검사정도관리협회 창설
1994. 4. 협회 30년사 발간
1994. 8. 의료기사법 제1조의 [지도] 등이 위헌임을 헌법재판소에 헌법소원 심판청구
1994. 9. 임상생리학검사학회 창립
1995. 7. 「임상병리사회지」 제호를 「임상병리검사과학회지」로 변경 공보처에 등록
1997. 8. 1. 하이텔 CUG [KAMT] 개설
1999. 4. 임상검사경영관리학회 창립
1998. 5. 한국보건의료인국가시험원 개원
1998. 7. IAMLT 총회 및 학술대회 2006년 유치 확정
1998. 10. 출판사 등록
1998. 12. 생리학검사 분야 경과 조치자 면허취득으로 동건 완결
1999. 3. 협회 출판사 ISBN 번호 획득
1999. 3. 임상병리학회지 ISSN 획득
1999. 6. 29. 생리학무면허자 고발(전국 150여 병원)
1999. 9. 1. 협회 홈페이지(www.kamt.or.kr) 개설
1999. 10. 10. 제1회 인터넷 검색 경시대회 개최
1999. 10. 21. HAAG IAMLT 사무총장 내한–2006년 제27차 국제학회 및 총회 사전답사
1999. 11. 15. 의료보험진료 수가산정기준 개정으로 임상병리사 업무제한
1999. 12. 5. 업무제한 철회를 위한 임시 대의원총회 개최
1999. 12. 17. 임상병리사 업무제한 철회를 위한 비상궐기대회
2000. 5. 19. 병리협보 ISSN 번호 배정받음(ISSN 1228–9272)
2000. 2. 대한임상병리사협회 영어명칭을 Korean Association of Biomedical Laboratory Scientists (KMBLS)로 개명
2002. 2. 15. 임상검사시약기기 총람 발간
2002. 5. 4. 전문병리사제도 시행을 위한 정책 심포지엄 개최
2003. 4. 12. 2006 IFBLS 세계임상병리사연맹 학술대회 조직위원회 구성
2003. 5. 12. 협회 노력으로 식약청의 유전자 마이크로어레이 칩(DNA Microarray Chip) 의료용구 지정 계획 백지화
2005. 1. 1. 생명윤리 및 안전에 관한 법률 시행령 및 시행규칙의 배아생성 의료기관, 배아연구기관, 체세포복제 배아연구기관 등의 인력기준에 임상병리학과를 이수한 자가 포함됨

2005. 1. 1. 제대혈은행 업무 지침에 검사업무를 담당하는 임상병리검사 관련 자격을 갖춘 검사관리자를 1인 이상 두도록 규정

2005. 4. 6. 전문병리사제도 시행을 위한 정관 변경 허가

2005. 11. 11. 대한임상병리사협회 회관 구입 계약

2005. 12. 17. 미국 임상병리사 자격시험(ASCPi : American Society for Clinical Pathology International) 국내 시행 확정

2006. 5. 30. 임상병리사법 단독법안 추진 결정

2006. 7. 30. '제27차 세계임상병리사연맹 총회 및 학술대회(IFBLS 2006-KAMT)' 등록 및 초록마감-28개국 8,000여 명 참가 등록, 초록 500여 편 접수

2009. 11.12. ISO 인증위원회 설립 임상병리사 정책개발연구회 발기

2010.01.27 유전검사연구회 발기인대회 개최

2013.04.26. [실효성 있는 국가 감염관리를 위한 국회 정책토론회] 주관

2014.09.26. 대한감염관리임상병리사회 창립총회 및 발기인대회 개최

2014.11.02. 의료기기법 시행규칙] 내 체외진단용 의료기기 품질책임자에 임상병리사 지정

2014.11.23. [의료기사 등에 관한 법률] 보건복지부 면허신고제 시행

2014.12.04. 대한임상검사과학회지 한국연구재단 KCI 등재후보지 선정

2015.07.04. [대한감염관리임상병리사회 '중동호흡기증후군(MERS) 검체 취급 안전지침] 제작

2016.10.14. 창립 54주년 기념 대한임상병리사협회 공식 애플리케이션 출시

2017.08.28. 대한임상검사과학회지 한국연구재단 KCI 등재학술지 선정

2017.09.22. 제5회 아시아 임상병리사연맹 총회 및 학술대회 개최(부산)

2018.12.20. 의료기사 등에 관한 법률 개정 시행, 협회 법정단체 인정

2019.03.23. 대한임상유전검사학회 창립

2020.02.06. 신종 코로나바이러스 감염증 비상대책위원회 출범

2021.06.19. 한국임상병리교육평가원 출범

2022.08.27. 대한임상병리사협회 60년사 출판기념회 개최

2022.10.05. 제35회 세계임상병리사연맹총회 및 제60회 대한임상병리사 종합학술대회 개최

2023.06.24. '대한감염안전관리 임상병리사회' 발대식

2023.10.31. '의료기사 등에 관한 법률 개정안' 면허취득에 현장실습 의무화, 국회본회의 통과

6) 기구구성

임상병리 협회의 기구구성은 그림 2-1과 같다.

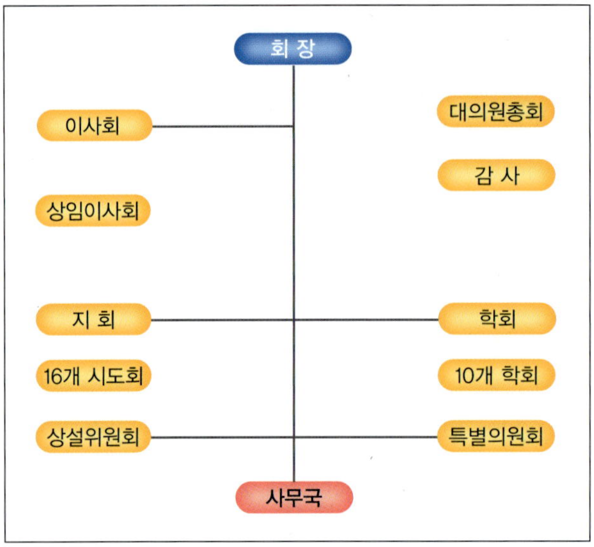

그림 2-1. 대한임상병리사협회 기구

16개 시도회 임상병리사회에는 서울시, 부산시, 대구시, 인천시, 광주시, 대전시, 울산시, 경기도, 강원도, 충청북도, 충청남도, 경상북도, 경상남도, 전라북도, 전라남도, 제주도 임상병리사회가 있다.

10개 학회에는 임상화학검사학회, 임상혈액검사학회, 임상수혈검사학회, 임상미생물검사학회, 임상면역검사학회, 임상핵의학검사학회, 조직세포검사학회, 공중보건검사학회, 임상생리검사학회, 임상검사정보학회가 있다.

CHAPTER 03

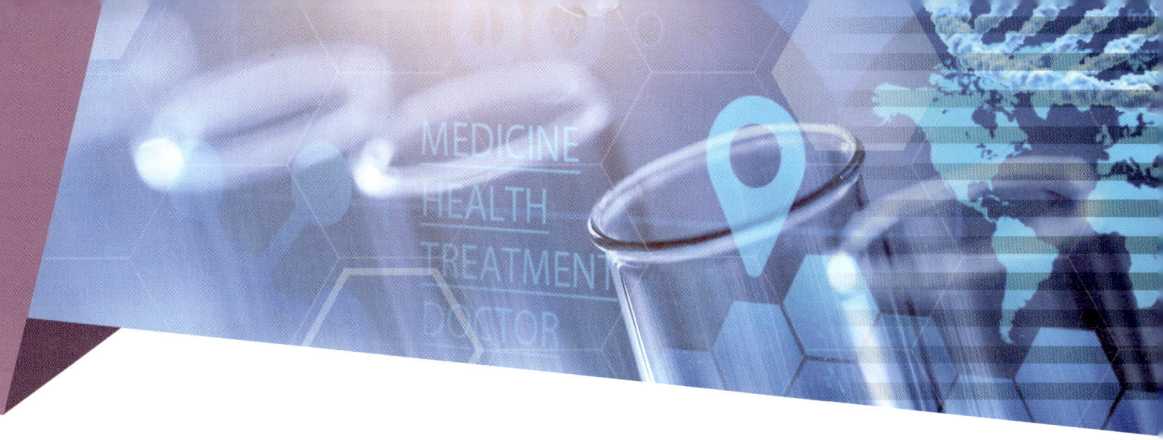

임상병리사의 업무 구성

1. 구성과 업무

1) 구성

병원에서 임상병리사는 다방면으로 중요한 검사업무를 수행하고 있다. 먼저 크게 나누어서 부서별로 보면, 가장 많은 인력이 있는 곳이 진단검사의학과이고, 그 다음 병리과, 생리검사부를 들 수 있다.

진단검사의학과의 분야로는 임상화학(Clinical chemistry), 진단혈액학(Diagnostic hematology), 임상미생물학(Clinical microbiology), 면역혈청학(Immuno-serology), 수혈의학(Transfusion medicine), 세포유전학(Cytogenesis) 및 분자생물학(Molecular biology), 응급검사실, 채혈실 등이 있다. 최근에는 특히 분자생물학, 유전학이나 현장검사(point-of-care testing, POCT), 자동화 검사(Total laboratory automation, TLA), 원격의학(Telemedicine) 등의 분야에 대한 관심이 높아지고 있다.

병리과의 분야로는 크게 조직병리(Histopathology), 분자병리(Molecular pathology), 면역병리(Histoimmunopathology), 소기관병리(Organelle pathology), 진단세포(Diagnostic cytopathology) 등이 있다.

생리기능검사로는 순환기계, 호흡기계, 신경계, 기초기능검사 등이 있고, 기타 특수 분야로는 수술실의 심 · 폐기사, 조직은행 등 병원의 여러 분야에 진출되어 검사업무를 수행하고 있다.

병원에서 임상병리사 업무의 간략한 구성은 그림 3-1과 같다.

2) 업무

(1) 진단혈액 검사부(diagnostic hematology laboratory)

혈액학검사(hematologic tests) 및 혈액응고검사(blood coagulation tests)를 위하여 적혈구 희석 pipet [RBC (red blood cell) diluting pipet], 백혈구 희석 pipet [WBC (white blood cell) diluting pipet](이런 희석 pipet를 melangeur이라고도 한다), lambda pipet, blood pipet shaker, 혈구계산판(Neubauer chamber), hematocrit centrifuge, hematocrit reader (Hct 판독기)와 자동혈액분석기(automated

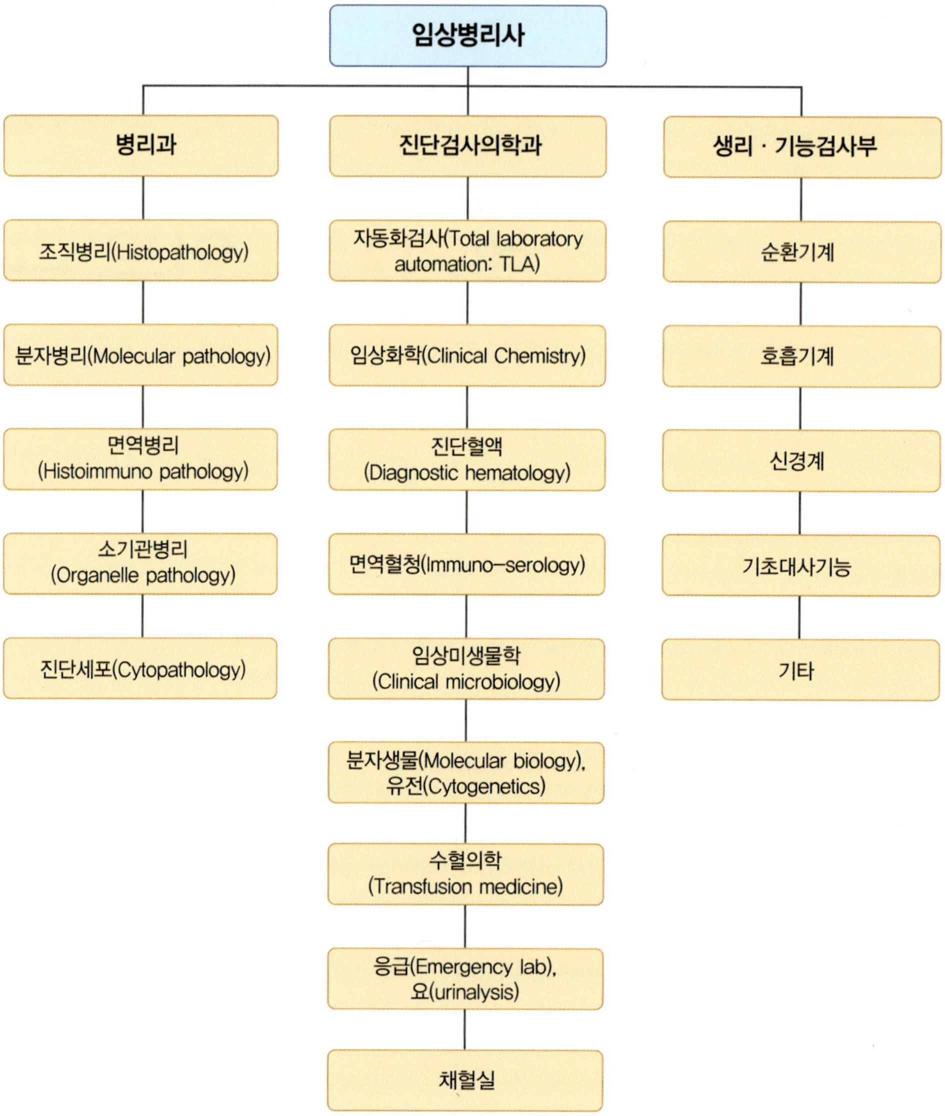

그림 3-1. 병원에서 임상병리사 업무 구성

hematology analyzer), 자동혈액응고분석기(automated coagulation analyzer) 등의 장비나 기구를 이용하여 혈색소(hemoglobin), 적혈구 지수(RBC index) 등 각종 혈액성분의 정량적 검사와 그림 3-2와 같은 적혈구(RBC), 백혈구(WBC), 혈소판(platelet), 망상적혈구(reticulocyte) 등 혈액 세포 성분의 형태, 백분율 및 절대수 계산, 혈액응고인자(coagulation factor)검사를 실시하여 혈액 질환을 비롯한 각종 질병의 진단은 물론 치료 방침의 결정, 치료 경과의 관찰 등에 도움을 준다.

자동혈액분석기의 종류는 TOA Sysmex 회사의 XE-2100, SE-9000, NE-alpha series 등, Beckman Coulter 회사의 GEN-S, STKS, T-890 등, Bayer 회사의 ADVIA-2120, ADVIA-120 등, Abbott 회사의 Cell Dyn-6000 등이 있다(그림 3-3).

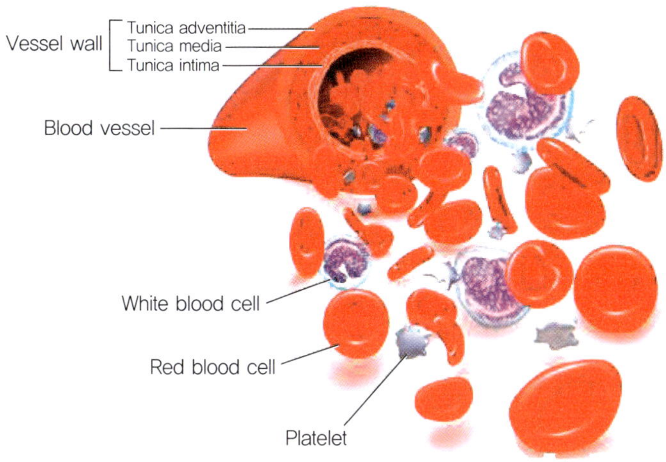

그림 3-2. 혈구의 형태

① **세포계산**(cell count)

가. 온혈구계산(complete blood cell count, CBC)

(i) 적혈구(RBC)

(ii) 혈색소(hemoglobin)

(iii) 적혈구용적률(packed cell volume) hematocrit (Hct)

(iv) 백혈구(WBC)

(v) 감별검사(differential count) : Wright 염색과 Giemsa 염색

나. 순환 호산구 계산(circulatory eosinophil count)

다. 혈소판 계산(thrombocyte count)

라. 그물적혈구 계산(reticulocyte count) Tunica adventitia Vessel wall Blood vessel White blood cell Red blood cell Platelet Tunica media Tunica intima

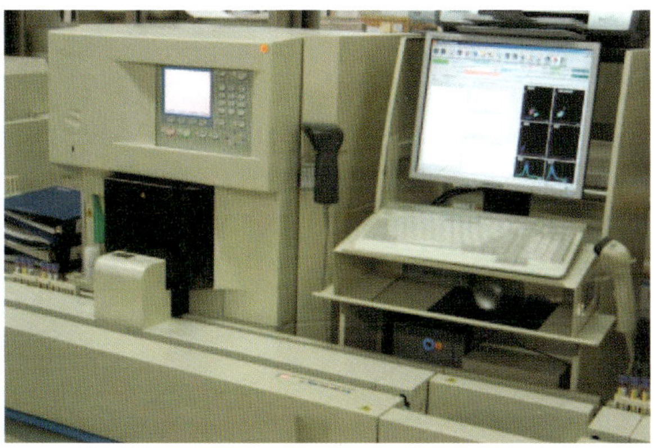

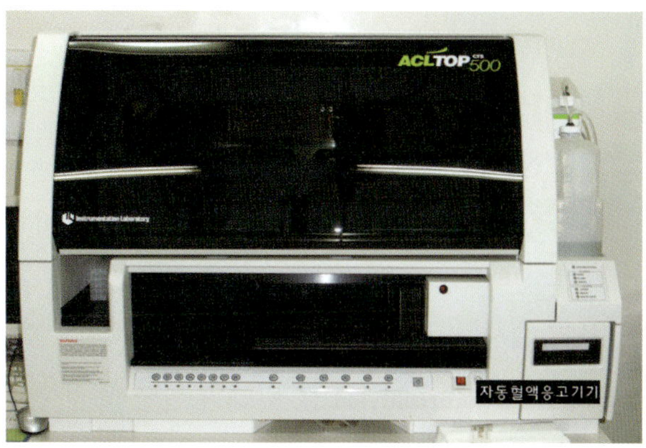

그림 3-3. 왼쪽 : 자동혈액분석기(Auto Analyzer, Sysmex XE-2100), 오른쪽 : 자동혈액응고기기(Coagulation Analyzer, Instrumentation Laboratory ACL TOP 500)

② 출혈성 인자 검사

가. 출혈시간(bleeding time)
나. 응고시간(coagulation time)
다. 혈병수축시간(clot retraction time)
라. 모세관저항성(capillary resistance)
마. 프로트롬빈시간(prothrombin time, PT)
바. 활성부 트롬보플라스틴시간(activated partial thromboplastin time test, aPTT)
사. 프로트롬빈소비시험(prothrombin consumption test, PCT)
아. 트롬보플라스틴형성시험(thromboplastin generation test, TGT)
자. 혈장칼슘재가응고시간(plasma recalcified clotting time)
차. 혈액 응고인자측정
카. 전혈응고용해시험(whole blood clot lysis test)
타. 섬유소용해시험(fibrinolysin test)

③ 기타 검사

가. 적혈구삼투압취약성검사(RBC osmotic fragility test)
나. 적혈구침강비(속도)(erythrocyte sedimentation rate test, ESR)
다. 혈색소전기영동(hemoglobin electrophoresis)
라. 적혈구 지수 및 항수(MCV, MCHC, MCH, CI, VI, SI)
마. LE cell preparation
바. Peroxidase staining과 Sudan black B 염색
사. Sickle cell preparation
아. Siderocyte stain
자. 백혈구알칼리인산분해효소(alkaline phosphatase stain for leukocyte)
차. PAS 염색
카. Heinz body 염색
타. NBT test
파. Cold agglutinin test와 PNH (paroxismal nocturnal hemoglobinuria) test

(2) 요 검사부(urinalysis laboratory)

요화학 검사(urinalysis)를 위하여 일상 요검사용인 Combistix (pH, protein, sugar), 당뇨병 검사용 시약인 Clinistix, pH paper 등 여러 시약들을 이용할 뿐만 아니라 요 굴절기인 refractometer, 요 비중계인 hydrometer, beaker, cylinder와 자동기계인 urinometer 등 기계와 그림 3-4와 같이 현재는 요침사 검

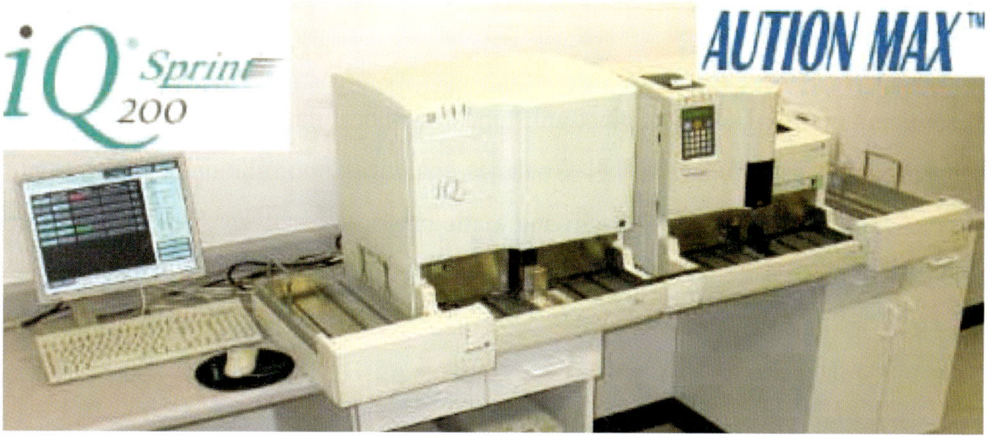

그림 3-4. 전자동 통합 요분석 시스템으로 요검경분석장비 iQ200과 요화학분석장비 AUTION MAX AX-4280을 연결한 시스템

경과 요화학 분석을 동시에 검사하는 자동화 기계(Fully automated urine analyzer)인 AUTION MAX iQ200, AX-4280, Sysmex UF-1000i, Roche URISYS 2400 등도 사용하여 환자의 소변 내 이화학적 물질을 검사하여 질병을 진단하는 데 추가 검사의 지표를 잡는 기초적인 일상검사(routine test)를 수행한다.

① **일상 요 검사**(routine urinalysis)

가. 물리적 검사(physical examination)

(i) 색깔(color)

(ii) 특성(character)

(iii) 비중(specific gravity)

(iv) 산도(pH)

나. 화학적 검사(chemical examination) : albumin, glucose, ketone body

다. 현미경적 검사(microscopic examination) : 유형 성분 검사

② **요 화학**(urine chemistry)

가. 정성 검사 및 반정량 검사(qualitative and semi-quantitative)

나. 정량검사(quantitative)

③ **콩팥기능**(kidney function)

가. Creatinine clearance

나. Mosenthal test

다. Urea clearance

(3) 임상화학 검사부(clinical chemistry laboratory)

생화학적 검사(biochemical tests, or blood chemical tests)를 위하여 각종 Kit 시약들은 물론 autopipet, serologic pipet, pipet filler, pipet aid, tubes, cylinder, flask, pH meter, 원심기(centrifuge), 냉장원심기(refrigerated centrifuge), 화학천평(balance analytical), bilirubinometer, spectrophotometer, flame photometer 및 자동분석기(예, Hitachi automatic chemistry analyzer 7600, Dimension system, Toshiba 200FR, Olympus AU 5431, Vitros 950, Cobas integra 700) 등(그림 3-5)을 이용하여 환자의 혈액, 혈청 및 체액 내의 이화학적 성분, 즉 효소, 기질, 호르몬, 전해질, 중금속 등을 검사하여 질병을 진단하기 위한 객관적인 정보를 제공한다. 이러한 생화학적 검사에는 간기능검사, 콩팥기능검사, 당뇨검사, 지질검사, 전해질검사, 내분비검사, 심혈관표지자(cardiac marker)검사, 종양표지자(tumor marker)검사, 치료적 약물농도검사(therapeutic drug monitoring, TDM) 등이 있다.

① **혈액 화학**(blood chemistry)

가. 전혈(whole blood)을 사용하는 검사

(i) Glucose, reducing sugar, glucose tolerance

(ii) NPN (Non Protein Nitrogen)

(iii) Ammonia

(iv) Blood gases (pH, PO_2, PCO_2)

(v) BUN (Blood Urea Nitrogen)

나. 혈장(plasma)을 사용하는 검사

(i) fibrinogen

(ii) 응고인자 검사(coagulation factor)

다. 혈청(serum)을 사용하는 검사

(i) 단백질(protein)

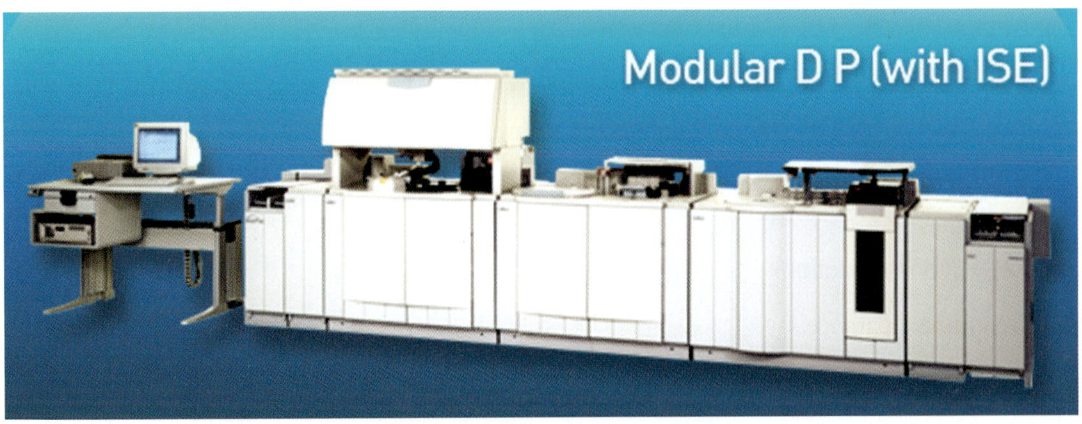

그림 3-5. 자동화학분석기(Automatic chemistry analyzer, Roche Modular)

a. 총 단백질(total protein)
b. 알부민(albumin)
c. 글로불린(globulin)
d. A/G ratio
e. haptoglobin

(ii) 비단백질 질소(non protein nitrogen)

(iii) 무기이온(inorganic ions)

a. 칼슘(calcium)
b. 염소(chloride)
c. 무기인(inorganic phosphorus)
d. 철(iron)과 총 철결합능력(total iron binding capacity)
e. 칼륨(potassium)
f. 나트륨(sodium)

(iv) 효소(enzyme)

a. CK (creatine phosphokinase)와 CK isoenzyme
b. 아밀라제(amylase)
c. γGTP (γ-glutamyl-transpeptidase)
d. G6PD (glucose−6−phosphate dehydrogenase)
e. αHBD (alpha-hydroxy-butyric dehydrogenase)
f. ICD (isocitric dehydrogenase)
g. LAP (leucine amino peptidase)
h. LD (lactic dehydrogenase)와 LD isoenzyme
i. 리파아제(lipase)
j. 5′ nucleotidase
k. ACP (acid phosphatase)
l. ALP (alkaline phosphatase)
m. AST (aspartate aminotransferase)
   또는 SGOT (serum glutamic oxaloacetic transaminase)
n. ALT (alanine aminotransferase)
   또는 SGPT (serum glutamic pyruvic transaminase)

(v) 탄수화물(carbohydrate)

a. 포도당(glucose)
b. xylose absorption test

(vi) 지질(lipids)

a. 콜레스테롤(cholesterol)과 콜레스테롤 에스테르(cholesterol ester)

b. LDL-cholesterol

c. HDL-cholesterol

d. Lipoprotein electrophoresis

e. Triglycerides

(vii) 기타(miscellaneous)

a. cortisol

b. osmolality

② 간기능검사(liver function test)

가. 빌리루빈(bilirubin)(direct와 total)

나. ICG (indocyanin green test)

다. CCF (cephalin-cholesterol-flocculation)

라. γGTP (γ-glutamyl transpeptidase)

마. hippuric acid 합성

바. 황달 지수(icterus index)

사. LAP (leucine aminopeptidase)

아. LD (lactic dehydrogenase)와 LD isoenzyme

자. 5'−nucleotidase

차. 알칼리 포스파타제(alkaline phosphatase)

카. AST (SGOT)

타. ALT (SGPT)

파. 티몰과 아연 혼탁 반응(thymol and zinc turbidities)

③ 갑상선 기능(thyroid function)

가. 기초대사율(basal metabolic rate, BMR)

나. BEI (butanol stractable iodine)

다. PBI (protein bound iodine)

라. T3 resin up take (radioisotope dertemination)

마. T4 by column

바. T4 by competitive binding

사. I131 uptake (radioisotope determination)

아. T3와 T4 by radio immuno assay

자. TSH-(thyroid stimulating hormone)

④ **독물학**(toxicology)

가. 남용 약물

나. 치료 약물(digoxin 등)

⑤ **위액 검사**(gastric analysis)

가. 물리적 검사(physical examination)

나. 화학적 검사(chemical examination)

(i) free, total and combined acidity

(ii) lactic acid

(iii) 잠혈 반응(occult blood reaction)

다. 현미경적 검사(microscopic examination)

라. 삽관의 술식(technique of indution)

(4) 미생물 검사부(microbiology laboratory)

환자의 혈액, 체액, 염증 분비물, 객담, 요, 대변 등의 가검물을 사용하여 인체에 감염된 병원체를 검출하기 위해 세균 배양(bacterial culture)하고, 어느 세균인지 확정하기 위하여 동정(identification)하며, 검출된 세균에 대한 항균제 감수성 검사(antimicrobial susceptibility test)를 실시한다. 사용되는 기구 및 장비는 각종 배양용 배지(media), loop(세균을 접종하는 기구), cinerator(사용한 loop를 태워서 멸균하는 기구), slide glass, 현미경(microscope), 전자현미경(electron microscope), 배양기(incubator), 건열멸균기(dry oven), 고압멸균기(autoclave), 혐기성 배양기(anaerobic culture system; 예, GasPak anaerobic jar), 그림 3-6과 같은 미생물 자동분석기(예: Vitek, MicroScan, BactT-Alert, Bactec Mgit, Vidas, Cobas Core) 등이 있다. 미생물 검사를 통해 인체에 감염된 세균을 신속하게 동정하고 약제 감수성 검사를 실시하여 감염증의 진단과 치료에 중요한 자료를 제공한다.

① **염색**(stain)

가. 그람염색(gram stain)

나. 항산성 염색(acid fast stain)

다. 과립 염색(granular stain)

라. 기타

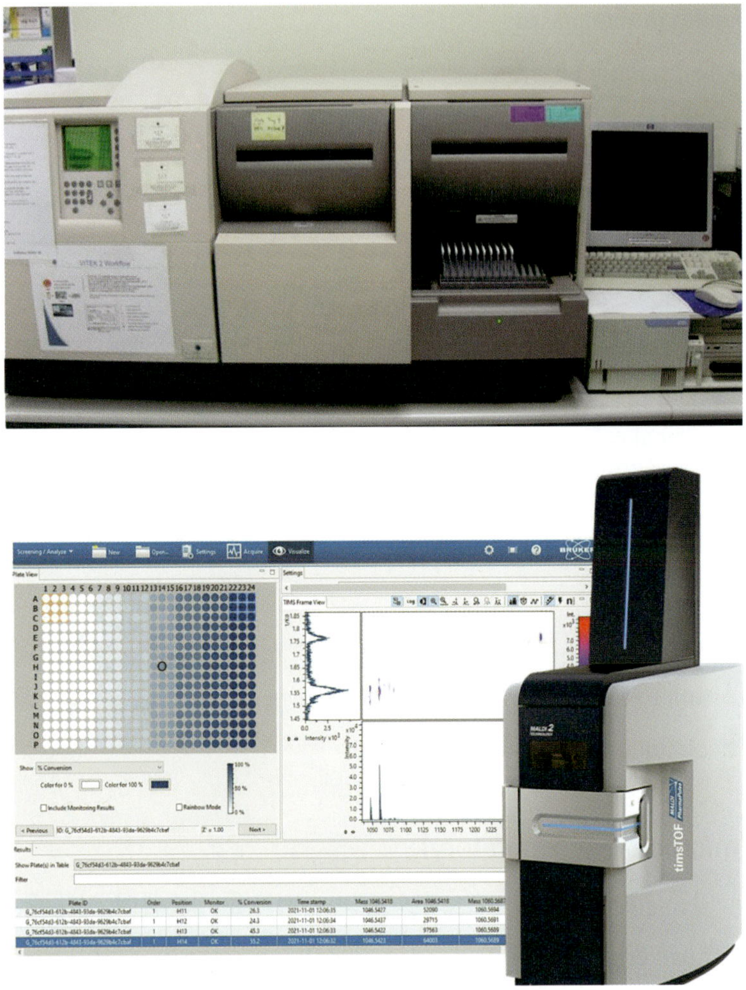

A B

그림 3-6. 미생물 자동분석기
A) BioMerux Vitek II B) Bruker사의 MALDI-TOF-MS system

② 세균(bacteria)과 진균(fungi)의 일상 배양 및 특수 배양에 대한 가검물

가. 부검물(autopsy materials)

나. 혈액(blood)

다. 귀(ear)

라. 눈(eye)

마. 피부(skin), 머리털(hair), 손톱(nails)

바. 뇌척수액(cerebrospinal fluid)

사. 객담(sputum)

아. 대변(stool)

자. 외과적 생검물(surgical biopsies)

차. 목 및 기도 분비물(throat and nasopharynx)

카. 여출액과 삼출액(transudate and exudates)

타. 요(urine)

파. 상처와 궤양(wound and ulcers)

③ 일반 병원성 세균의 동정

가. 운동성(motility)

(i) 현수법(hanging drop method)

(ii) 반고체 배지법(semisolid method)

나. 형태(morphology)

다. 염색성(staining properties)

라. 배양성(cultural behavior)

마. 생리학적 특성(physiological characteristics)

(i) 유리 산소(relation to free oxygen)

(ii) 혈액 한천 배지상의 용혈(hemolysis on blood agar)

(iii) 발효 반응(fermentation reactions)

(iv) 질소 환원(nitrogen reduction)

(v) 요소이용(urea utilization)

(vi) 탄소원(citrate utilization)

(vii) 색소 형성(pigment formation)

(viii) 인돌 생성(indole production)

(ix) 황화수소 생성(H_2S production)

(x) 암모니아 생성(ammonia production)

(xi) 배지의 pH (relation to pH of medium)

(xii) 단백질 액화(protein liquefaction or digest)

(xiii) 지시약(indicator reduction)

(xiv) oxidase activity

(xv) coagulase activity

(xvi) 섬유소 용해능(fibrinolytic activity)

(xvii) catalase activity

(xviii) bile solubility

바. 혈청학적 반응(serological reaction)

(i) 협막 팽화 시험(capsular swelling)

(ii) 응집 시험(agglutination test)

사. 동물 실험(effect on laboratory animals)

(i) 동물 접종(animal inoculation)

④ **항생제감수성검사(antibiotic susceptibility test)**

⑤ **배지, 염색용액 시약 준비**

⑥ **멸균(sterilization), 소독(disinfection)**

⑦ **변 검사(stool examination)**

가. 직접 도말법(direct smear (saline, iodine))

나. Iron-hematoxylin (or trichrome) 염색

다. Concentration method

(i) Zinc sulfate flotation

(ii) Formalin-ether sedimentation

(5) 면역혈청 검사부(immuno-serology laboratory)

혈청검사(serologic tests)를 위하여 각종 kit 시약들과 pipet, pipet washer, microrpipet, pipettor, syringe (corn Wall syringe), tube, centrifuge tube, microslide, syringe (disposable, 일회용 주사기), 투베르쿨린 주사기(tuberculin syringe), microplate, water bath(항온수조), incubator(부란기, 항온기), rotator(수평 회전기, 매독 혈청검사용) 및 dispenser(정량 분주기) 등을 이용하여 그림 3-7과 같이 질병의 원인체인 항원과 병원체에 대한 면역체인 항체를 검출함으로써 감염병을 확진하는 것뿐만 아니라, 각종 면역기능이라든가 AIDS와 같은 면역결핍증, 변형단백 질환, 자가면역 질환 및 조직적합성 검사 등을 실시한다.

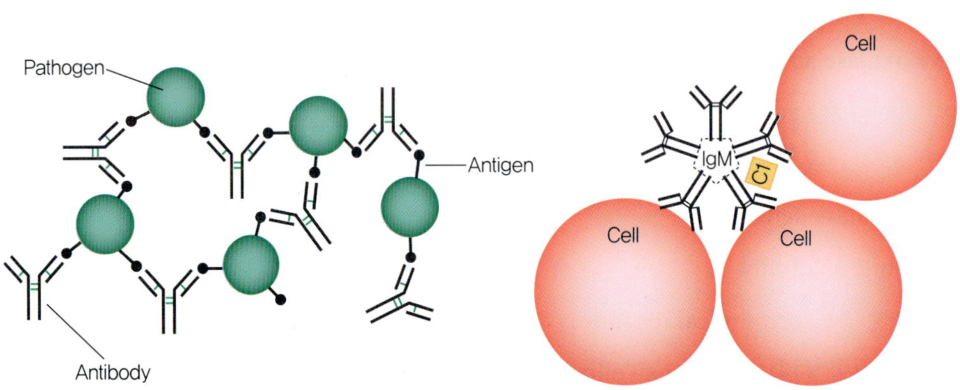

그림 3-7. 항원항체반응과 면역글로불린 모식도

① 열성 질환 검사(tests for febrile diseases)
② 감염단핵구증 검사(tests for infections mononucleosis)
③ ASO titer (antistreptolysin O titer)
④ CRP (C-reactive protein)
⑤ RA test (test for rheumatoid arthritis)
⑥ STS (serological tests for syphilis)
⑦ 임신 반응 검사(pregnancy test)
⑧ Hypofibrinogenemia
⑨ 감마글로불린(γ-globulin)
⑩ HBs Ag와 anti-HBs
⑪ α-fetoprotein
⑫ 혈구 응집 저지 반응(hemagglutination inhibition test)

(6) 혈액은행 검사부(blood banking laboratory)

혈액은행(blood banking) 검사부를 면역혈액 검사부(immunohematology laboratory)라고도 하며, ABO 혈액군(ABO blood group)을 검사하는 시약(항혈청)인 anti-A serum, anti-B serum, Rh 혈액형(Rh type)을 검사하는 시약인 anti-Rho (D) serum, 기타 혈액형을 알아낼 수 있는 anti-K (kell), anti-M, anti-Fy (duffy), anti-Jk (kidd)와 같은 항혈청, 그리고 표준 시약혈구(Selectogen, Identigen) 등을 사용하여 비예기항체를 검색하고, 혈액냉장고(blood bank refrigerator), viewing box, serofuge(혈액은행 업무용 원심기) 등을 이용하여 헌혈자로부터 혈액을 채혈하며, 헌혈에 필요한 검사를 수행한다. 공혈(혈액)과 수혈자(환자)의 ABO 혈액군, Rh 혈액형 및 기타 혈액형 검사, 그리고 수혈에 필요한 항체 선별 검사와 교차시험(적합성 검사) 등을 실시한다.

① 혈액형(blood grouping) 검사
가. ABO 혈액군
나. Rh형

② 교차적합시험(cross-matching)

③ 쿰스시험(Coombs' test)
가. 직접 쿰스시험(direct Coombs' test)
나. 간접 쿰스시험(indirect Coombs' test) Pathogen Antigen lgM Cell Cell Cell C1 Antibody

④ Rh 항체 역가 측정(Rh antibody titration test)

(7) 임상생리 검사부(clinical physiology laboratory)

임상생리검사(clinical physiologic tests)는 의용전자공학(medical electronics)과 의용공학(medical engineering)의 발달로 임상생리 검사에 넓게 이용되고 있는 심파동 촬영계[electrokymograph (EKG)], 심전계[electrocardiograph (ECG)], 전기쇼크 검사기계(electro-shock test, EST) 초음파 심장촬영기(echocardiograph), 심동도계(balistocarodiogram) 등을 이용하는 순환기계검사로 심음도검사, 심전도검사, 맥파검사 등을 실시하며, 호흡기계통 검사로서 폐활량, 폐기량검사, 폐포기능검사 등을, 기초대사기능검사로서 산소 소비량 검사를, 신경, 근계검사로서 근전도검사, 뇌파검사 등을 수행한다.

(8) 조직·세포 검사부(histology and cytology laboratory)

조직검사(histologic tests)와 세포검사(cytologic tests)를 위하여 각종 시약들과 조직 박절기(microtome, rotary type 혹은 microtome, sliding type), 염색접시(staining dish), carrier (slide를 끼우고 염색할 때 쓰는 기구), 부유온수저(floating water bath), 냉동 절편기(cryostat microtome), 자동 침투기(autotechnicon) 등을 이용하여 수술 시 절제한 조직이나 부검 시 절제한 조직의 박층 표본을 만들어 염색하여, 염증이나 암의 진행상황을 알기 위한 검사를 하고, 또 산부인과 환자의 질에서 탈락된 세포를 PAP 염색법을 이용하여 암세포를 선별하고 염증이나 암의 진행 정도를 알아내는 검사를 실시한다.

① 일반 조직 표본 제작
② 동결 절편 표본 제작
③ 일반염색(routine stain)
④ 특수염색(special stain)
⑤ 세포학적 검사

(9) 핵의학 검사부(nuclear medicine laboratory)

핵의학과에서 실시하는 검사들은 주로 면역, 혈청학적 반응에 의한 것으로 2차 반응 항체에 동위원소를 표지(labelled)한 시약들을 주로 쓰며 냉장고, 냉장원심기(refrigerated centrifuge) gamma-counter(동위원소 자동측정기), water bath(항온수조), penta-wash(세척기), reactant tray(반응 트레이, 4×5 wells), tube, micro-pipette 등 기계와 기구들을 이용하여 HBs Ag (hepatitis B surface antigen), anti-HBs (HBs 항체), HAV-Ab (IgM) [hepatitis A virus 항체(IgM형)], CEA (Carcinoembryonic Antigen), T3 RIA (triiodothyronine radio immunoassay), T4 RIA (thyoxine RIA), TSH (thyroid stimulating hormone) 등의 검사를 미량인 ng (nanogram, 10^{-8} gram)이나 pg (picogram, 10^{-12} gram)까지 측정할 수 있는 정밀검사를 실시한다.

(10) 진단분자유전학 검사부(diagnostic molecular cytogenetics laboratory)

세포유전검사(cytogenetic test)와 분자생물학검사(molecularbiologic test)를 위하여 핵형분석기(karyotyping system), 핵산증폭기(amplifier), 전기영동 장치(electrophoresis system) 등을 이용하여 세포배양(cell culture), 염색체 검사(chromosomal study)를 시행하여 각종 유전질환 및 원인불명의 기능장애, 염색체 이상 질환, 불임, 악성 종양 등을 진단하고 친자 감별검사를 실시한다.

① **염색체검사**(chromosome test)

가. 핵형분석(karyotyping)

나. 염색체 band 검사(G 분염법, Q 분염법, R 분염법, 고정도 분염법, 형광동소보합법(Fluorescent in-site Hybridization))

② **조직적합성 항원검사**

가. HLA DNA typing (A, B, C, DR)

나. HLA B 27 Ag.

다. HLA Cross Matching

③ **중합효소연쇄반응**(Polymerase Chain Reaction)**을 이용한 검사**

가. C형 간염 검사(HCV PCR)

나. B형 간염 검사(HBV PCR)

다. 백혈병 표지자 검사(Leukemia marker PCR)

라. 결핵균 검사(T. B PCR)

2. 임상병리사의 업무범위

국민의 보건 및 의료 향상에 기여하며 업무의 범위나 한계는 대통령령으로 정하여 병리학, 미생물학, 생화학, 기생충학, 혈액학, 법의학, 요화학, 세포병리학, 방사성 동위원소를 사용한 가검물 등의 검사 및 생리학적 검사(심전도, 뇌파, 심폐기능, 기초대사 기타 생리기능에 관한 검사를 말한다) 분야에서 임상병리검사 업무에 필요한 기계 기구 시약 등의 보관 관리 및 사용, 가검물의 채취 및 검사, 검사용 시약의 조제, 혈액의 채혈, 혈액 제제의 제조 및 조작, 보존, 공급, 기타 임상병리검사 업무에 종사한다. 이와 같이 임상병리검사는 검체를 대상으로 하는 임상병리검사와 생체를 대상으로 하는 생리검사로 대별할 수 있다.

혈액, 요, 뇌척수액, 변, 위액 등 각종 체액, 각종 분비물, 조직 등을 이용하는 각종 검사와 심전도, 심음도, 맥파, 뇌파, 근전도, 기초대사, 폐 기능 및 초음파, 뇌 유발전이, 전정 기능 검사 등의 생리학적 검사를 실시한다. 이들 검사는 환자의 상태가 시시각각으로 변화하기 때문에 일단 검사한 결과는 두 번 다시 동일한 상태에서 검사할 수는 없다. 그리고 검사 결과는 환자의 병태와 직결되어 진단, 치료, 예후 등을 판단하는 데 귀중한 정보가 될 뿐만 아니라 경우에 따라서 긴급을 요하는 때가 적지 아니하며, 혈액, 뇌척수액 등의 가검물을 재료로 얻는 데 한계가 있으므로 소중하게 취급하여 파손, 분실 등의 사고를 방지해야 한다.

임상병리학은 빠르게 발전하여 어제의 연구 과제가 오늘은 새로운 임상검사로 추가되어 검사항목이 다양화될 뿐 아니라 의료보험의 확대 실시는 업무량을 격증시키고 있다.

의학이 고도로 발달하였다고는 하지만 지난 수년간의 임상병리학과 의료기구의 발전으로 미루어 앞으로 의료의 고도성장은 분명하다. 또 범국민적 의료보험 정책은 필연코 예방의학적 차원의 인식을 높일 것이므로 장차를 대비한 임상병리학의 보급이 중요하다. 따라서 발전하는 임상병리검사 기술과 보조를 맞추기 위하여 신간 도서를 통해서나 학회나 연구회에 적극적으로 참석하여 새로운 정보를 익혀 나가야 한다.

3. 임상병리검사 수행 시 고려 사항

임상병리사가 근무하는 병원과 보건의료기관은 여러 가지 전문 분야의 직종(약 30직종)이 다른 사람들이 모여 종사하는 매우 복잡한 분야이다. 그러므로 종사하는 사람마다 개성이 다르고 맡은 일이 달라 상호간 업무내용의 이해부족 등에서 오는 여러 가지 문제가 일어날 수 있어 언행에 신중을 기함은 물론, 환자로 인하여 야기되는 문제가 대부분이므로 병원이라는 특수성을 감안하여 환자를 위해 봉사하는 마음가짐으로 상호 인격을 존중하는 방향에서 이해와 협조에 노력해야 한다.

1) 의료사고 및 의료과오 방지

임상병리검사는 앞에서도 언급했듯이 다양화뿐 아니라 증가 일로에 있다. 이와 같은 양상은 계속될 것이므로 의료 사고, 의료과오가 발생할 기회가 증가할 가능성은 증대되고 있다. 사고의 발생은 최악의 경우 귀중한 생명을 잃게 하는 불행한 결과를 초래할 수도 있으므로 가검물(피검물)을 검사하니까 하는 안일한 사고방식은 금물이며 항상 위험도가 뒤따른다는 사실을 잊어서는 안 될 것이다. 모르는 사이에 가검물 또는 표본이 바뀐다든가 사무적 착오로 인한 검사 결과는 오진의 원인이 될 것이며, 오진으로 인한 중대한 결과나 부적합한 수혈 등은 사태를 더욱 악화시킬 수 있다. 이와 같은 의료사고가 법적으로 의료 과오로 판명되면 그 책임을 면할 수 없다.

의료 과오는 대개의 경우 의료 사고가 발생함으로써 노출되는데 그 발생배경을 살펴보면 작은 부주의에서 온다는 사실을 잊어서는 안 된다. 따라서 사고 예방에 세심한 관심을 갖고 일상 업무의 내용을 충분히 숙지해야 하고 검사실의 제반 규칙을 지키며 의료법 및 의료기사법을 준수하면서 주어진 임무를 수행해야 한다.

의료기사는 의료법 제59조 제2항에 의사의 지도하에 진료 및 의화학적 검사업무에 종사할 수 있으며 업무 범위는 의료기사법 시행령 제12조의 범위에서 행사할 수 있다.

임상병리검사 업무는 진료 의사가 진단상 또는 치료상 필요로 하는 검사를 구체적으로 지시하여 검사실에 의뢰함으로써 임상병리사의 소관 업무를 실시하고, 검사한 여러 가지 결과는 주치의에 의해서 다른 소견과 종합 평가하여 진료에 이용되는 것이다. 의료법에서 의사의 지도하라는 말은, 검사 종목의 선택 또는 결과의 해석 판단권이 의사에게만 있는 것이므로 임상병리사가 행하는 전반적인 검사 행위에 대한 개별적이고 구체적인 지도하에 업무를 수행한다는 뜻은 아니다. 의사만이 할 수 있는 진료상의 지식과 기술적인 지도자로서 검사의 유의할 사항, 검사에 대한 자문, 검사 결과의 확인 등 일반적이고 포괄적인 업무의 조정을 행한다는 의미로 해석된다.

2) 임상병리사의 품위 손상 행위 금지

임상병리사의 품위 손상 행위의 범위가 의료기사법 시행령 제13조에 규정되어 있으며 대통령령으로 정한다.

첫째, 임상병리사의 업무 범위를 이탈하는 행위

둘째, 의사의 지도를 위반하여 업무 범위를 하는 행위

셋째, 학문상 또는 인도주의상 허용되지 아니하는 방법으로 업무를 하는 행위

넷째, 검사 결과를 사실과 다르게 하는 행위

등 인격적으로 품위를 잃는 행위를 말한다. 교훈적 훈시의 규정으로서 검사업무에 관하여 범죄 또는 부정행위가 있을 때에는 경우에 따라서는 면허 취소 또는 명칭 사용 정지 행정처분이 이루어질 수 있다.

3) 비밀 누설의 금지

의료법 제19조 및 의료기사법 제10조에 규정되어 있으며 임상병리사는 의료기사법 또는 다른 법령에 특히 규정된 경우를 제외하고는 그 업무상 지득한 비밀을 누설하지 못한다. 임상병리사는 직무상 타인의 질병의 유무, 신체적 특수 상황 그리고 타인의 비밀을 알 기회가 많기 때문에 업무상 지득한 비밀 수칙의 의무를 부과하고 있다. 이와 같은 경우 비밀이란 적은 범위 내의 사람 이외에는 알려져 있지 않은 사실로서, 타인에게 알리지 아니함으로서 객관적으로 어떤 이익이 된다고 느껴지는 것일 때, 검사 결과로 지득한 사항뿐만 아니라, 업무 때문에 부수적으로 알게 된 사항도 이에 포함된다. 또한 "타인에게 누설하지 말 것"이란 자기 이외의 여하한 자에 대해서도 알리는 경우 이에 해당된다.

이 같은 일을 공공연히 행하였을 때 그 내용 여하에 따라서는 형법상의 명예 훼손죄에 적용될 수도 있다. 다만, 비밀 수칙 의무의 위반은 비밀을 누설함으로써 피해를 입은 자 또는 법정대리인의 고소가 없는 한 죄는 문책당하지 않는다. 이와 같은 품위 손상 비밀 수칙 등의 법규는 임상병리사에게만 적용되는 것이 아니라 의약계 종사자는 물론 변호사 등 여러 직종의 공통된 수칙인 것이다.

4) 임상병리학의 연구

고도로 발전된 의학, 특히 임상병리 기술의 발달과 검사 성적이 환자에 미치는 기여로 보아 임상병리사가 해야 할 일은 다대하고 막중한 것이다. 따라서, 임상병리 업무를 효율적으로 수행하기 위해서 진보하는 새 기술의 소화와 개발을 위한 연구와 노력에 힘쓰고 스스로의 자질 향상을 도모하는 것이 임상병리사의 위치를 더욱 공고히 하는 첩경이 될 것이다.

4. 임상병리사의 직무

임상병리사란, 사람으로부터 채취한 가검물이나 인체의 생리적 기능 변화를 과학적 방법으로 검사하여 질병의 진단, 치료, 예후 판정에 도움이 되도록 그 결과를 제공하는 직업이다.

표 3-1. 임상병리사의 직무 분야

임무(Duty)	일(Task) – 기관+방법(기자재 등)	일의 요소(Task element) – 일의 순서
A. 검사준비	A1 검사정보 확인하기	A1-1. 환자정보 확인하기(인적사항, 예약 등) A1-2. 환자상태 확인하기(공복, 약물 복용) A1-3. 검사명 확인하기
	A2 검체 채취하기	A2-1. 검체용기 준비하기(항응고제별, 온도) A2-2. 환자정보 기록하기 A2-3. 검체 채취방법 설명하기 A2-4. 검사과정 설명하기(소변) A2-5. 채혈하기 A2-6. 채취 후 주의사항 설명하기 A2-7. 검체 운반하기 A2-8. 위, 수탁 검사 관리하기
	A3 검사전 처리하기	A3-1. 검체 접수하기(분류, 검체 확인) A3-2. 검체 전처리하기(원심분리, 분주, 보관)
B. 혈액학검사	B1. 일반혈액 검사하기	B1-1. 혈구 수 계산하기 B1-2. 헤마토크리트 측정하기 B1-3. 혈색소 측정하기 B1-4. Reticulocyte 계산하기 B1-5. 적혈구 침강속도 측정하기 B1-6. 백혈구 백분율 검사하기 B1-7. 자동혈액 검사하기
	B2. 특수혈액 검사하기	B2-1. 용혈성 빈혈 검사하기 B2-2. L. E cell 검사하기 B2-3. NBT test 검사하기 B2-4. LAP score 계산하기

B. 혈액학검사	B3. 혈액응고검사하기	B3-1. 출혈시간 측정하기 B3-2. 내인계 검사하기 B3-3. 외인계 검사하기 B3-4. 혈전증 검사하기 B3-5. 출혈성 경향 검사하기 B3-6. 혈소판 기능 검사하기 (Agg, Adresive, VWF)
	B4. 골수검사하기	B4-1. 도말표본 일반 염색하기 B4-2. 도말표본 특수 염색하기 B4-3. 생검조직 슬라이드 제작하기 B4-4. 생검조직 일반 염색하기 B4-5. 생검조직 특수 염색하기 B4-6. 유세포검사하기
	B5. 체액검사하기	B5-1. 체액세포수 계산하기 B5-2. 체액세포 염색하기 B5-3. 체액세포 감별하기
	B6. 염색체 검사하기	B6-2. 염색체 슬라이드 제작하기 B6-3. 염색체 슬라이드
C. 생리기능검사	C1. 순환기계 검사하기	C1-1. 심전도 검사하기(24시간, 운동부하) C1-2. 운동부하, 24시간, 기타 심전도 검사하기 C1-3. 심장초음파 검사하기 C1-4. 심도자 검사하기
	C2. 신경, 근계 검사하기	C2-1. 뇌파 검사하기 C2-2. 비디오 모니터링 뇌파 검사하기 C2-3. 수면다원 검사하기 C2-4. 신경(근)전도 검사하기(유발전위) C2-5. 기타 신경계 검사하기(뇌 혈류량, 뇌지도)
	C3. 기타 검사하기	C3-1. 폐기능 검사하기 C3-2. 내시경 검사하기 C3-3. 안과생리기능 검사하기, 전정기능 검사하기 C3-4. 이비인후과 생리기능 검사하기
	C4. 환자 상대하기	C4-1. 환자 안정시키기 C4-2. 응급상황 대처하기 C4-3. 후 처치 확인하기 C4-4. 환자정보 보안유지하기
D. 임상화학검사	D1. 요검사하기	D1-1. 요외관 검사하기 D1-2. 요시험지법 검사하기 D1-3. 요침사 표본 제작하기 D1-4. 요침사 염색하기 D1-5. 요침사 검경하기 D1-6. 요침사물 감별하기 D1-7. 기타 요화학적 검사하기

<table>
<tr><td rowspan="3">D. 임상화학검사</td><td>D2. 분석 검사하기</td><td>D2-1. 단백질 검사하기(TP, Alb)
D2-2. 비단백질 화합물 검사하기
(BUN, Cre, Uric acid, Bilirubin, Amonia)
D2-3. 지질 검사하기
D2-4. 삼투압 측정하기
D2-5. 산화환원계 검사하기
D2-6. 가수분해 효소계 검사하기
D2-7. 전이효소계 검사하기
D2-8. 기타계 효소 검사하기
D2-9. 선천성 대사이상증 검사하기
D2-10. 골표지자 검사하기
D2-11. 당 검사하기
D2-12. 당화단백 검사하기
D2-13. 당대사물 검사하기
D2-14. 비타민과 호르몬 검사하기
D2-15. 혈중약물 검사하기
D2-16. Na, K, Cl 검사하기
D2-17. CO_2, HCO_3 검사하기
D2-18. ionindca, Ca, P, Mg 검사하기
D2-19. 중금속 검사하기
D2-20. 혈액가스 검사하기</td></tr>
<tr><td>D3. 기능 검사하기</td><td>D3-1. 간기능 검사하기
D3-2. 신기능 검사하기
D3-3. 췌장기능 검사하기</td></tr>
<tr><td>D4. 기기 분석하기</td><td>D4-1. 자동분석 검사하기
D4-2. 크로마토그레피 검사하기
D4-3. 전기영동 검사하기</td></tr>
<tr><td rowspan="4">E. 미생물검사</td><td>E1. 일반세균 검사하기</td><td>E1-1. 도말표본 만들기
E1-2. 무염색 검색하기
E1-3. 염색 검사하기
E1-4. 검체별 배양 검사하기
E1-5. 항균제 감수성 검사하기
E1-6. 배지, 시약 제조하기</td></tr>
<tr><td>E2. 일반세균 동정하기</td><td>E2-1. 그람양성 구균 검사하기
E2-2. 그람양성 간균 검사하기
E2-3. 그람음성 구균 검사하기
E2-4. 그람음성 간균 장내세균 검사하기
E2-5. 기타 그람음성 간균 검사하기
E2-6. 혐기성균 검사하기
E2-7. 기타 나선균, 리케치아, 클라미디아, 마이코플라스마 검사하기</td></tr>
<tr><td>E3. 결핵 검사하기</td><td>E3-1. 도말표본 검사하기
E3-2. 배양 검사하기
E3-3. 항결핵제 감수성 검사하기
E3-4. 결핵균 분자유전학적 검사하기</td></tr>
<tr><td>E4. 진균 검사하기</td><td>E4-1. 도말표본 검사하기
E4-2. 검체 접종하기
E4-3. 배양 검사하기
E4-4. 동정 검사하기</td></tr>
</table>

E. 미생물검사	E5. 바이러스 검사하기	E5-1. 세포배양 관리하기 E5-2. 바이러스 배양 검사하기 E5-3. 바이러스 항원 검사하기
	E6. 기생충, 대변 검사하기	E6-1. 도말표본 검사하기 E6-2. 기생충 동정하기 E6-3. 흡충 피부반응 검사하기 E6-4. 분변 지방 검사하기 E6-5. 잠혈 검사하기
	E7. 감염관리 검사하기	E7-1. 수질 검사하기 E7-2. 공기, 공조 검사하기 E7-3. DNA 지문 검사하기
F. 진단병리검사	F1. 일반조직검사하기 (육안검사, 일반조직검사)	F1-1. 육안검사하기 F1-2. 조직고정하기 F1-3. 일반조직 절편 제작하기 F1-4. 동결절편 제작하기 F1-5. 뼈조직표본 제작하기 F1-6. 헤마톡실린-에오신 염색하기 F1-7. 고정액, 염색시약 제조하기 F1-8. 결합조직 염색하기 F1-9. 골격근 조직 염색하기 F1-10. 신경조직 염색하기 F1-11. 핵산 염색하기 F1-12. 탄수화물 염색하기 F1-13. 지질 염색하기 F1-14. 유전분 염색하기 F1-15. 생체색소 염색하기 F1-16. 무기질 염색하기 F1-17. 병원미생물 염색하기
	F2. 특수조직검사하기 (면역조직 화학적 검사, 분자병리학적 검사)	F2-1. 면역조직화학 검사하기 F2-2. 효소조직화학 검사하기 F2-3. 유세포분석 검사하기 F2-4. 분자병리 검사하기 F2-5. 종양염색체 검사하기 F2-6. 종양세포 배양 검사하기
	F3. 전자현미경적 검사하기	F3-1. 투과전자현미경 검사하기 F3-2. 주사전자현미경 검사하기
	F4. 부검 검사하기	F4-1. 부검 준비하기 F4-2. 부검 후처리하기 F4-3. 부검조직표본 제작하기
	F5. 세포병리 검사하기	F5-1. 세포도말표본 제작하기 F5-2. 세포염색표본 제작하기 F5-3. 산부인과 세포염색표본 판독하기 F5-4. 비산부인과 세포염색표본 판독하기 F5-5. 결과 보고하기

G. 면역혈청검사	G1. 일반혈청 검사하기	G1-1. 매독혈청 검사하기 G1-2. 열병응집 검사하기 G1-3. 임신반응 검사하기 G1-4. 한랭혈구 응집 검사하기(흉막폐렴검사) G1-5. 바이러스 항원 검사하기 G1-6. 바이러스 항체 검사하기 G1-7. 알레르기 검사하기 G1-8. 종양표지자 검사하기 G1-9. 자가면역항체 검사하기 G1-10. 홀몬 검사하기
	G2. 세포면역 검사하기	G2-1. 조직적합성 검사하기 G2-2. 림프구 아형 검사하기 (T-lymphocyte subset) G2-3. 백혈병 표지자 검사하기
H. 혈액은행검사	H1. 수혈검사	H1-1. 수혈업무 관리하기 H1-2. 혈액형 항원 검사하기 H1-3. 혈액형 항체 검사하기 H1-4. 혈액적합성 검사하기 H1-5. 수혈부작용 검사하기(신생아 부적합 검시)
	H2. 수혈 혈액 관리하기	H2-1. 수혈혈액 보관하기(입출고, 재고관리) H2-2. 성분제제 준비하기(Apheresis)
	H3. 헌혈자 관리하기	H3-1. 헌혈자 맞이하기 H3-2. 헌혈자 관리 및 채혈하기 H3-3. 헌혈자 관리하기
I. 핵의학검사	I1. 핵의학 체외 검사하기	I1-1. 핵의학 호르몬 검사하기 I1-2. 핵의학 종양표지자 검사하기 I1-3. 핵의학 바이러스 검사하기 I1-4. 핵의학 빈혈 검사하기 I1-5. 핵의학 골표지자 검사하기 I1-6. 핵의학 면역 검사하기 I1-7. 핵의학 약물 검사하기 I1-8. 핵의학 기형아 검사하기 I1-9. 핵의학 기타 검사하기
	I2. 핵의학 특수체외 검사하기	I2-1. 방사능 측정하기 I2-2. 혈액량 측정하기 I2-3. 씰링 검사하기 I2-4. 신사구체 여과율 검사하기 I2-5. 호르몬 자극 시험 검사하기
J. 검사 후 처리 (Delta & Panic, 보고, 통계, 검체처리, 보관, 폐기, 장비점검, 장비정리, 점검, 시약점검)	J1. 결과 관리하기	J1-1. 검사결과 정도 관리하기 J1-2. 결과 보고하기 J1-3. 결과 보관하기
	J2. 검체 관리하기	J2-1. 검체 보관하기 J2-2. 검체 폐기하기
	J3. 기기 성능관리하기	J3-1. 기기 세척하기 J3-2. 기기 점검하기 J3-3. 시약 및 재료 관리하기

K. 안전관리	K1. 시설환경 안전관리하기	K1-1. 화재 예방하기 K1-2. 전기시설 관리하기 K1-3. 압축가스 관리하기 K1-4. 화학물질 관리하기 K1-5. 발암물질 관리하기 K1-6. 고압멸균기 관리하기 K1-7. 적출물, 폐수 관리하기
	K2. 장비, 기구 안전 관리하기	K2-1. 안전상자 관리하기(Safety cabinet) K2-2. 전기기기 관리하기 K2-3. 초자기구 관리하기
	K3. 감염 관리하기	K3-1. 간염, 에이즈 감염예방 관리하기 K3-2. 결핵검사실 관리하기 K3-3. 법정전염병균 감염예방 관리하기
	K4. 방사선 안전 관리하기	K4-1. 방사선 방어 관리하기 K4-2. 방사성 동위원소 사용 관리하기 K4-3. 핵의학장비 관리하기
L. 자기개발	L1. 전문성 향상하기	L1-1. 보수교육 받기 L1-2. 위탁교육 받기 L1-3. 학술활동 하기
	L2. 자기 관리하기	L2-1. 건강 관리하기 L2-2. 취미 활동하기
M. 경영관리	M1. 인사 관리하기	M1-1. 근태 관리하기 M1-2. 인력 배치하기(근무편성…) M1-3. 수행능력 평가하기 M1-4. 직원 교육하기
	M2. 원가 관리하기	M2-1.검사원가 관리하기 (일반수가, 보험수가, 장비, 시약, 인건비 등) M2-2. 검사항목 관리하기 M2-3. 검사실적 관리하기 M2-4. 신규검사 개발하기
	M3. 정보 관리하기	M3-1. 통계 관리하기 M3-2. 검사결과 처리하기 (입력, 출력, 조회, 수정) M3-3. 전산장비 관리하기 M3-4. 전산장애 시 대응능력 평가하기
	M4. 정도 관리하기	M4-1. 정도관리 자료 검토하기 M4-2. 지속적 질향상 팀 운영하기(CQI 활동) M4-3. 위험도 관리하기 M4-4. 내부정도 관리하기 M4-5. 외부정도 관리하기
	M5. 물품 관리하기	M5-1. 시약재고 관리하기 M5-2. 물품재고 관리하기
	M6. 장비유지 보수하기	M6-1. 유지 보수하기

5. 병원과 진단검사의학과

병원을 구성하는 단위는 여러 가지로 설명될 수 있는데 업무별로 크게 나누어서 다음 세 가지로 대별된다. 즉, 병원의 업무를 기능별로 분류하는 직능별 조직이 있는데, 그 조직에는 의사 조직, 의료기사 조직, 간호사 조직 등이 있고, 병원의 업무가 실행되는 장소가 있는데 소위 행정 부문(部門)이라고 한다. 이 부문은 입원 진료라든가 외래 진료부와 같은 부문별 조직을 말한다. 그리고 셋째로 인적 조직인데 인턴, 레지던트, 전문의와 같은 의사의 조직, 간호사의 조직, 임상병리사의 paramedical 조직, 그리고 병원의 경영과 사무직에 있는 Non-medical 조직 등이 있다. 병원을 구성하는 병원 내부의 조직은 위와 같은 조직이 있거니와 여러 병원들의 병원 조직은 크게 두 가지의 형식으로 나뉜다(미국의 병원체계). 첫째는 「의료시설+의사」 형식의 병원으로서 closed staff system이라고 한다. 이런 병원의 특색은 의사를 장으로 하는 진료과가 구성되며 병원에 소속된 의사는 상근하는 체제이다. 그리고 두 번째는 「의료시설」 형식의 병원인데 환자 수용을 위주로 하는 시설로서 개인의원이 종합병원과 계약을 맺고 입원환자를 계약된 병원(open staff system hospital 혹은 attending system이라고 함)에 입원시키고 진료하는 의료체계를 뜻한다. 이런 병원의 특색은 의사가 시설을 이용하는 형식이다. 병원의 직능별로 부문별 조직의 형태는 여러 가지의 형태가 있는데, 본 장에서는 medical, paramedical, non-medical 부문으로 구별되는 형태의 조직을 소개하면 그림 3-8과 같다.

그러면 병원의 진단검사의학과가 기능적으로 임상병리검사 업무에 포함되는 여러 가지 일들을 효율적으로 수행하고 협조하기 위하여 어떤 조치가 강구되어야 하는가? 진단검사의학과를 합리적으로 운영하며 검사 업무를 기능적으로 수행하기 위해서는 다음과 같은 기본 조건이 갖추어져야 한다.

1) 진단검사의학과의 위치는 응급실, 중환자실, 입퇴원부, 수술부, elevator 등이 가까운 곳에 위치해야 하며 수도, 전기 등의 사정이 안정된 곳이어야 한다.
2) 병원 내외로부터 가검물(可檢物) 운반에 따르는 제반 사항이 고려되어야 한다.
3) 각종 검사법이 결정되어서 이 검사법에 따라서 소요되는 장비 기구, 검사실 소요면적, 인원 수 등이 정확히 추정 결정되어야 한다.
4) 병원의 크기 및 성격은 대학병원, 종합병원, 정신과병원, 소아과병원, 국립병원, 도립병원, 교육병원 등의 성격과 현재와 장래 그 병원이 가질 규모에 의해서 결정된다.

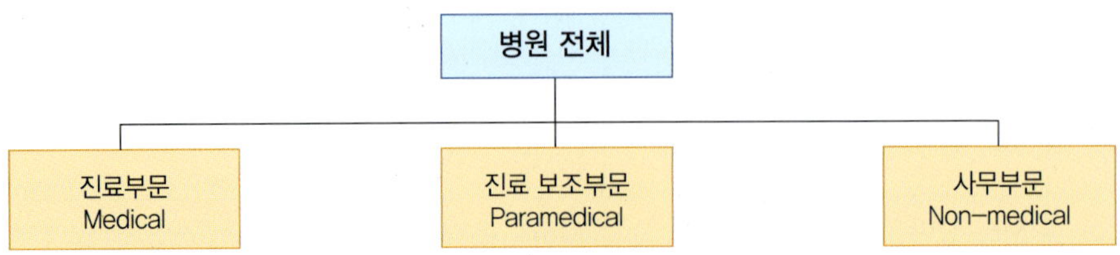

그림 3-8. 병원의 조직형태

(1) 연간 입원환자 수
(2) 연간 외래환자 수
(3) 병상 수
(4) 검사 건수
(5) 검사 종사인원 수
(6) 각종 검사에 소요되는 작업량과 검사 수행에 필요한 시설

5) 격리과에 필요한 검사실이나 작업장 : 세균검사실이나 조직검사실은 일반적으로 격리되며, 세균검사실은 가장 깊숙한 곳에 두고 세척, 멸균실에 연결해 있도록 한다. 전자기기가 많은 검사실은 실온, 습도 조절 등이 필요하다.
6) 각 검사실에서 수행하는 검사의 종류
7) 각 검사실의 대략적인 요구 면적, 기구 및 작업 인원 수
8) 환기, 조명, 방음, 습도, 온도의 조절, 내산(耐酸) 및 내알칼리 기타 재해 대책
9) Mechanical service로서 suction과 gas 및 압축공기 배관, 전기 배선 및 특수조명 등의 고려
10) 고정기기(fixed equipment)와 가동성 기기(portable equipment)의 구분
11) 전화, paging speaker 등의 의사소통 시설을 고려
12) blood bank의 설치 여부 및 위치와 운영
13) 검사실에 환자 대기실과 specimen toilet 설치의 유무
14) 응급 검사 종목의 설정, 특히 야간과 주말을 위한 응급 검사 종목
15) 타과에서의 검사 의뢰 방법과 병실, 수술실, 분만실, 외래 및 응급실로부터의 가검물 운반 및 접수 방법
16) 주간, 저녁 및 야간의 가검물 접수 장소
17) 검사 보고지의 처리 및 기록 보관 방법
18) Paraffin block, 조직표본 등의 보관 방법
19) 초자 기구의 세척, 건조, 멸균법 및 보관
20) Culture media 조제 및 저장 시설
21) 독물실 설치의 유무와 독물의 종류 및 수량
22) 증류수 소요량 및 저장 방법
23) 가검물 처리 종류와 방법
24) 검사실 청소 및 세탁물 취급과 저장 방법
25) 검사실용 보급품의 저장 방법
26) 사무실 및 conference room(학술 토론회의실)
27) 같은 시간 중의 최대 작업인원 수
28) 안전 관리를 어떻게 할 것인가?

진단검사의학과의 위치는 병실이나 수술실에서도 가깝고 외래 환자도 오기 쉬운 위치에 배치되어야 하며, 직사광선은 광학 기구나 시약 등에 좋지 않으므로 되도록 차광이 되도록 설계하는 것이 좋다. 검사실의 면적은 김(1969)에 의하면 우리나라의 실정으로는 병원 전체 면적의 26%가 병실에 배당된다면, 진단검사의학과는 4.1% 정도가 배당되어야 한다고 하였는데, 실제로 병실면적의 약 1/6만한 면적이 필요하다는 것이다. 미국 임상병리학회의 주장에 의하면 임상병리사 한 사람마다 자기 양팔을 벌려서 차지할 만큼의 시험대가 배당되는 공간이면 가장 효과적이라고도 한다. 실제로 임상병리사 1인당 약 16 m^2(5평)가 되어야 된다.

검사실의 시설은 우선 우리나라의 신체 규격(병리사)에 알맞은 검사실, 실험대, 의자 등을 시설해야 할 것이며, 고정식보다는 이동식으로 하는 것이 장기적으로 경제적일 것이다. 그다음에 중요한 것이 물, 전기, 증류수, 하수도 시설(하수도 시설은 독극물을 처리할 수 있도록 되어야 한다.) 등인데, 증류수는 마음대로 사용할 수 있어야 하고 전기는 특히 자가 발전기를 별도로 준비하여 정전 시 즉시 가동하도록 배선되어야 한다. 그리고 외래환자를 위한 시설이 중요한데 외래환자의 채혈, 채뇨, 채변, 골수천자 등은 부담을 주지 않고 효과적으로 실시하기 위해서는 적절한 화장실, 침실 등이 마련되어 관리되어야 한다.

6. 진단검사의학과의 구성

진단검사의학과를 구성하고 있는 인원은 그 병원의 규모와 특성에 따라서 약간의 차이는 있으나 주어진 업무가 같아 표 3-2의 내용과 별 차이가 없다.

표 3-2. 진단검사의학과의 구성원

과장(진단검사의학과 전문의)
검사실장
수석병리사
주임병리사
임상병리사(평 병리사)
임상병리 수련의(인턴 및 레지던트)
임상병리사 인턴
행정요원
기타

1) 진단검사의학과장(진단검사의학과 전문의)

우리나라도 6 · 25 이전에는 검사 업무를 임상 각과(내과, 외과 등)에서 제각기 간단히 시행하였다. 요즈음처럼 검사업무가 중앙화된 후부터는 이 방면의 학문을 전공한 의사나 임상병리사의 판단과 검사

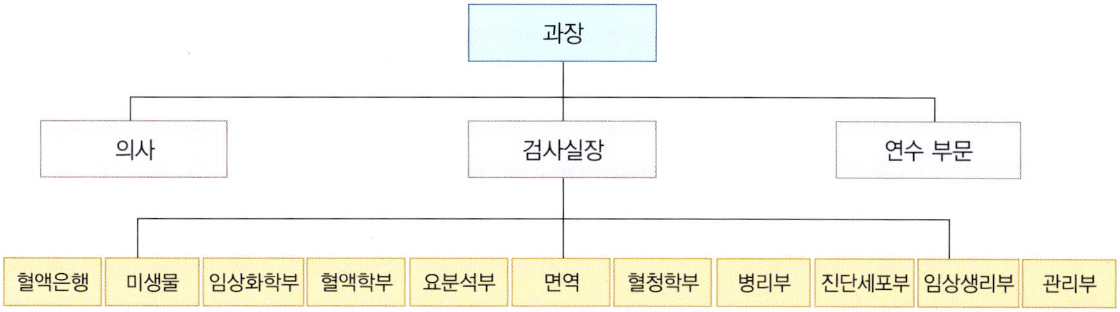

그림 3-9. 진단검사의학과의 조직

로 이루어지기 때문에 객관적인 진단 역할은 중요하며 의의가 큰 것이다. 진단검사의학과에서는 진단검사의학과장(진단검사의학과 전문의)의 임무와 역할이 아주 크다 하겠으며, 맡아야 할 업무를 열거하면 다음과 같다.

① 검사방법을 선택하고 기준을 세워서 임상의들에게 그 용도와 해석을 주지시킨다.
② 검사성적의 신뢰도를 높이기 위하여 정도관리에 대한 대책을 세운다.
③ 임상 각과 의사의 검사 업무에 대한 질문에 응하고 수련의(인턴과 레지던트) 교육을 담당한다.
④ 진단검사의학과의 기술적, 행정적 협조의 조정을 하며 책임을 진다.
⑤ 연구와 자료 정리 그리고 타과의 임상연구에 협력한다.

2) 검사실장

진단검사의학과에서 해야 할 일은 환자에게서 얻은 모든 가검물을 여러 가지 방법으로 조사 분석하는 것인데 병원의 다른 분야와 다른 점이 바로 임상병리사와 의사가 같이 공동으로 업무를 수행한다는 것이다.

흔히들 진단검사의학과를 일컬어서 "하나의 배[선박]를 같이 타고 험난한 바다를 헤쳐 나가는 것과 같다"라고 비유한다. 오로지 환자의 생명을 위하여 임상병리사와 의사, 그리고 간호사가 힘을 합해서 검사에 임해야 한다는 것이 중요하며 필요한 것이다. 그래서 진단검사의학과의 검사실장은 어느 누구보다도 그 역할이 중요하며 배[선박]의 「키」를 잡고 있는 자와 같다고 해도 될 것 같다.

검사실장은 검사에 대한 폭넓은 지식을 가져야 함은 물론이고 무엇보다도 상하의 인간관계에서 원만한 인격을 갖추고 있어야 한다. 검사실장은 친절하고 온정이 있고 위신이 있어야 하며 가까이 할 수도 있고 너무 딱딱해서는 안 된다. 그리고 너무 명령적이거나 또 너무 사귀기 쉬워도 곤란하다. 검사실장은 대인관계가 너무 가까우면 공평성과 개인 평가에서 객관성을 유지하기 어렵게 되는 것이다.

(1) 검사실장의 자격

검사실장의 자격은 현재 우리나라의 임상병리사법에 의해서는 면허를 갖고 있는 임상병리사가 되어야 할 것이다. 그리고 검사실장은 다년간 임상병리검사의 경륜을 고루 갖추고 있는 자여야 하며 그 검사실과 병원의 사정을 잘 이해하고 소화시킬 수 있는 자여야 한다.

우리나라도 장차는 선진국처럼 등급(grade) 제도가 있어서 임상병리사로 하여금 본직에 대한 만족과 승급 또는 진단검사의학과의 효율적인 업무수행에 역할을 다할 수 있어야 할 것이다. 검사실장의 임무를 열거하면 다음과 같다.

(2) 검사실장의 직무와 책임

검사실장은 각 검사부서 또는 진단검사의학과에서 수행되는 임상병리사의 업무를 간접적으로 관장하며, 임상병리검사의 행정, 교육, 인적관리, 시약관리, 검사의 정도관리 및 검사업무가 원활히 수행되도록 책임을 다해야 하는데, 무엇보다도 진단검사의학과의 기능이 원활히 운영되고, 의사와 임상병리사, 간호사와 임상병리사의 관계 등 인적 관계를 밀접하고 생산적인 분위기를 이끌어나가는 것이 중요하다.

3) 수석 병리사

각 부서에서 부내의 기술적 및 관리면에 책임을 지고 리드하고 관장하는 임상병리사를 수석 병리사라고 한다. 수석 병리사는 그 부서의 업무 분야에 대한 학술적인 지식은 물론 진단검사의학과장과 검사실장과의 협조관계가 잘 이루어지도록 할 수 있어야 한다. 그리고 무엇보다 검사 업무의 학술적 정보에 누구보다 빠르고 앞서 있어야 한다.

4) 주임 병리사

수석 병리사가 부재 시 업무를 대행한다.

5) 임상병리사

의료기사법 시행령 제2조 제1항에 의하면 임상병리사의 업무 범위가 다음과 같이 규정되어 있다. 즉, 「임상병리사는 병리학 · 생리학 · 미생물학 · 생화학 · 기생충학 · 혈액학 · 혈청학 · 법의학의 분야에서 임상병리검사 업무에 필요한 기계 · 기구 · 시약 등의 보관 · 관리 · 사용 · 가검물의 채취, 검사, 검사용 시약의 조제, 혈액의 채혈, 제제의 제조, 조작, 보존, 공급, 기타 임상병리검사 업무에 종사한다」로 되어 있다.

그러나 상기의 내용은 단지 임상병리 업무에 대한 규정일 뿐이고 책임의 한계라든가 환자에 대한 윤리적인 것 등에 대한 것은 아니다. 임상병리검사는 환자에 대한 검사이므로 곧바로 생명이라는 엄숙한 사실과 직결되어 있다는 사실을 언제나 잊어서는 안 된다. 존귀한 인간의 생명이라는 것은 실험의 대상이 될 수 없는 것이며, 한 번의 실수로 인한 간접의 피해는 용납될 성질의 것이 아니다. 그래서 임상병리사는 검사 업무에 대하여 정확하고 신뢰도가 높아야 하며, 환자에 대해서는 개인적 비밀을 유지하는 등의 도덕적 윤리관이 확고해야 한다. 또 임상병리사는 업무 분야에 영역 한계에 명확해야 하는데 임상병리사의 업무 분야가 아닌 것은 절대로 취급하거나 해석하지 말아야 하며, 물론 임상병리사가 아닌 자가 임상병리사의 업무 분야를 침해하는 것도 용납될 수가 없는 것이다.

6) 진단검사의학과 수련의(resident)

의과대학을 졸업하고 「인턴」 과정을 거친 후 임상병리학(진단검사의학과 전문의)을 전공하기 위하여 임상병리검사실에서 공부하는 의사를 말한다. 4년 과정이며 진단검사의학과 과장(진단검사의학과 전문의)이나 의사(진단검사의학과 전문의)의 지도하에 수련한다.

7. 각 부서(검사실)에서 의뢰하는 진단검사의학과 검사의뢰서

진단검사의학과에서 수행하는 업무 내용은 어떤 것이 있으며 이 업무는 어떤 과정을 통해서 검사가 이루어지고 결과 보고가 되는가? 병원에 따라서 다소의 차이는 있을 것이나 대략 그림 3-10에서와 같은 과정으로 업무가 처리된다. 그러나 검사 업무야말로 신뢰성이 높은 훌륭한 임상병리사, 순도와 정확성이 높은 시약(reagents), 경우에 알맞은 우수한 검사 기구 및 기기의 조건이 잘 갖추어 있어야만 기대하는 검사결과를 유도할 수 있다는 것을 명심해야 한다.

임상 각과에서 의뢰하는 검사의뢰서(request)는 병원마다 여러 가지 양식이 있으며, 전산화가 이루어진 병원에서는 종이 검사의뢰서 없이 검사업무가 전산시스템을 통해 의뢰된다. 부록 A.에 일반적인 검사의뢰서 양식을 수록하였으니 참고하기 바란다.

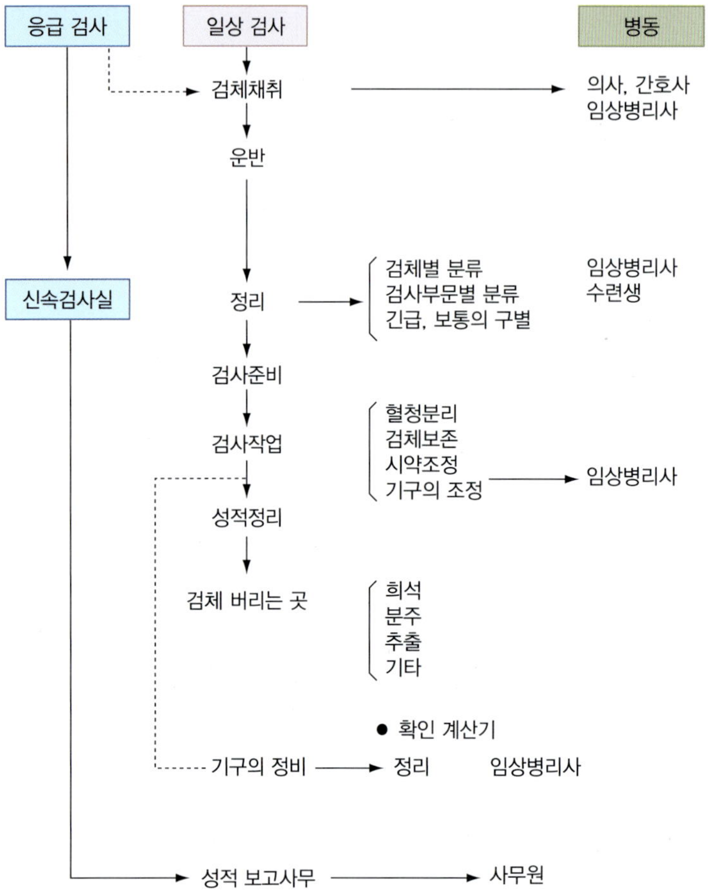

그림 3-10. 검사 업무의 과정

CHAPTER 04

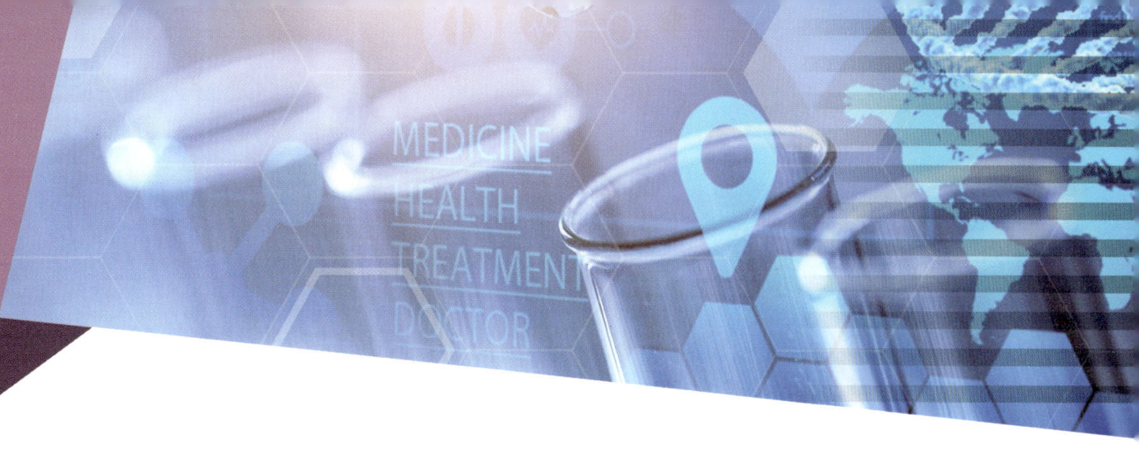

검사실자동화

1. 검사실의 정보시스템(Laboratory information system)

1) 검사실 정보시스템(Laboratory information system)의 개요

LIS는 Laboratory Information System의 약자로, 각종 검사장비의 완벽한 인프라 구축으로 검사실의 완전 디지털화를 이룬 것을 말한다. 즉, 임상병리 정보시스템은 병원의 검사실 데이터를 기록하고 관리하는 시스템이다.

현대사회의 정보통신기술이 각 분야에 광범위하게 활용되기 시작하면서 의료계도 예외는 아니다. 그 어느 때보다도 효율적인 병원경영을 위해서 현재 많은 병원들이 1990년대부터 처방전달시스템(OCS, order communication system)을 기반으로 발전하면서 병원정보시스템(HIS, Hospital Information System)을 설치 완료하였거나 설치를 고려하고 있으며, 이러한 주위의 환경이 임상병리검사 업무의 전산화(LIS, Laboratory Information System)를 더욱더 가속화하였다.

임상병리 정보화시스템(LIS)은 검사실에서 발생하는 모든 정보를 전산을 통해 보다 빠르고 정확하게 진료에 이용하는 시스템으로 바코드를 이용하여 검사 시 발생하는 오류를 줄이고 발생한 결과를 실시간으로 병동과 외래에 전달함으로써 신속한 검사결과의 정보 제공을 목적으로 한다.

LIS에서는 검사와 관련한 모든 정보를 전산화함으로써 진료종사자들이 검체정보, 검사정보, 결과정보 등을 직접 검사실에서 가져오지 않고도 확인할 수 있어 기존의 검사의뢰지와 결과지 등을 통해서 이루어지던 검사실의 일반적인 흐름이 전산으로 대체되는 것이기도 하다.

따라서 전산을 통한 검사의뢰와 검사결과의 자동입력, 결과의 전산 확인이 가능해져서 진료의사는 검사를 확인하는 데 소요되는 시간과 노력을 줄이고 검사실은 검사결과를 수작업으로 기입하던 방식이 아닌 자동 결과입력을 통해서 정확성을 높이고 검사소요시간(turnaround time; TAT)을 줄여 신속, 정확하게 환자의 상태를 주치의에게 결과 보고를 할 수 있게 되었다. LIS는 검사 의뢰부터 검체채취, 검사, 보고, 정도관리를 거쳐 임상의사가 검사결과를 이용하기까지의 모든 부분을 말한다.

2) LIS의 필요성

이러한 임상병리 정보시스템의 필요성을 세 가지 측면에서 살펴볼 수 있다. 첫째, 검사 결과의 신뢰도 향상에 대한 것이다. 임상병리과는 주로 환자에게서 채취한 검체를 가지고 각종 검사를 수행하여 그 결과를 전달하는 진료지원부서로서 임상병리검사결과는 환자의 진단 및 치료에 중요한 척도가 된다. 임상병리검사는 합리적인 임상진료에 반드시 필요하며 임상의학과 예방의학 못지않은 중요한 역할을 하고 있다. 따라서 임상병리과는 검사결과를 신속하게 검사 의뢰처에 보고할 수 있어야 하며, 동시에 검사 결과의 정확도와 정밀도를 높여 신뢰도를 극대화해야 한다. 둘째, 검사시간의 단축이다. TAT가 대폭 감소하였으며, 검사결과가 보통 한 시간 이내에 보고되고 있다. 셋째, 검사업무에 표준화와 효율적인 검사실 운영이다. 검사실마다 질적 수준차이가 줄어들었고, 검사량의 단기간 증가에도 탄력적으로 대처할 수 있게 되었다.

3) LIS의 발전방향

진단검사의학과의 환자 진료정보는 전체 정보의 50% 정도를 발생 · 처리하고 있으며 이러한 정보 처리기능을 원활히 하기 위하여 컴퓨터가 1970년대 이후 검사실에 들어오기 시작하여 현재는 종합전문병원의 97.6% 종합병원의 86.7% 그리고 전체적으로 약 70% 이상의 의료기관에 보편적으로 사용하는 것으로 알려져 있다. 검사실의 전반적인 자동화 정도는 지속적으로 증대하고 있고 정보의 사용이 더욱 더 다양해지면서 검체의 준비 및 운반이 컴퓨터의 제어통제에 의해 임상병리사들의 도움 없이 자동으로 진행될 것이다. 이로 인하여 병원 검사실 종사자들의 혈액전파 감염의 위험이 경감되고 언제 어디에서나 검사정보가 활용되는 시대가 도래할 것으로 기대된다. 혈당검사와 같은 현장검사(Point Of Care Test, POCT)를 무선으로 연결하여 임상병리검사 정보시스템에서 처리하고 시뮬레이션 모델링과 가상현실 기법은 검사실의 운영 효율화를 획기적으로 향상시킬 것이며, 이들 기법은 질병의 발생 과정을 검색하는 데 이용되어 질병의 조기진단 방법 검색에 사용될 것이므로 임상병리검사 정보시스템의 향후 발전은 가속화될 것으로 생각된다.

LIS의 특징은 실시간으로 검사의 진행 과정을 확인할 수 있어 진료 시 검사의 진행을 전산상으로 확인할 수 있으며, 사용자 위주의 프로그램으로 검사의 누적결과와 결과 그래프 등을 제공하며 주치의 및 병동별 환자 분류, 다양한 통계 프로그램의 제공 등으로 기존 LIS보다 한 단계 발전된 LIS를 적용할 계획이다. 이러한 검사실 정보화는 의료서비스의 고급화와 효율화를 통해 대환자 서비스 만족도를 대폭 증강시킬 것으로 전망된다.

4) 검사정보시스템의 소개

다음에는 임상병리검사 정보시스템의 주요 프로그램 화면을 예시하였다.

(1) LIS 프로그램 초기화면-예시화면

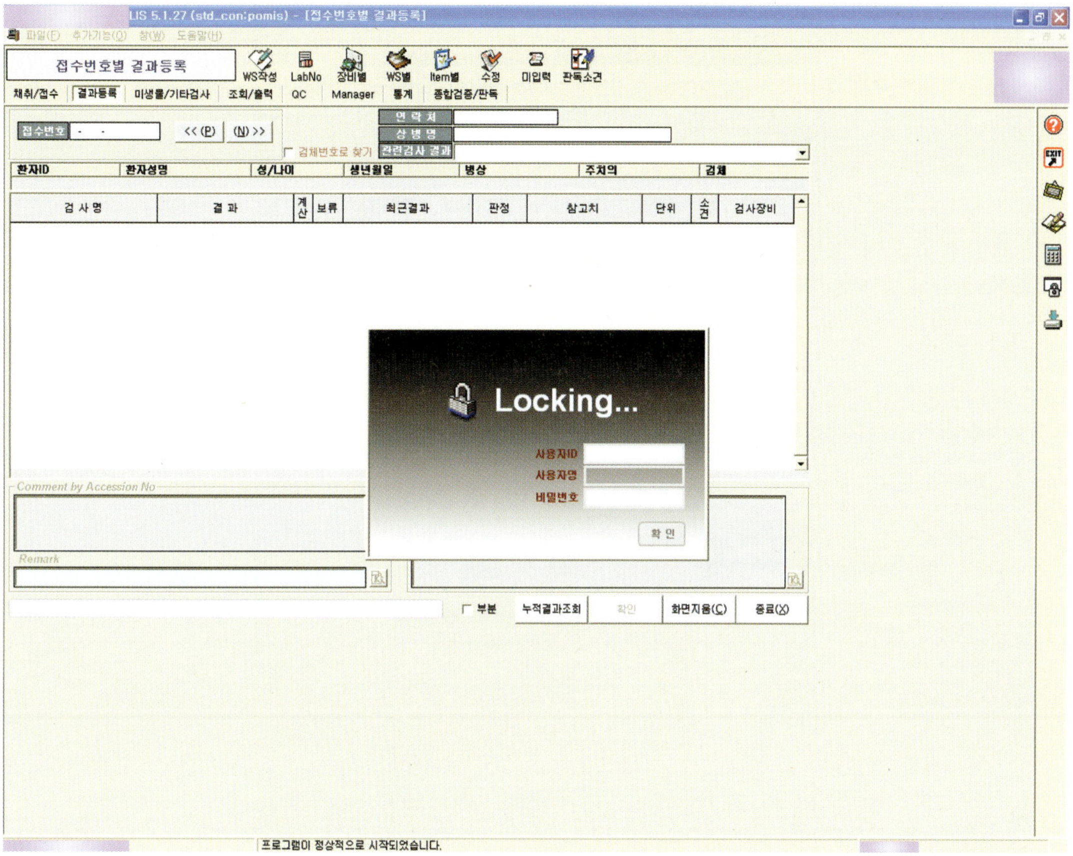

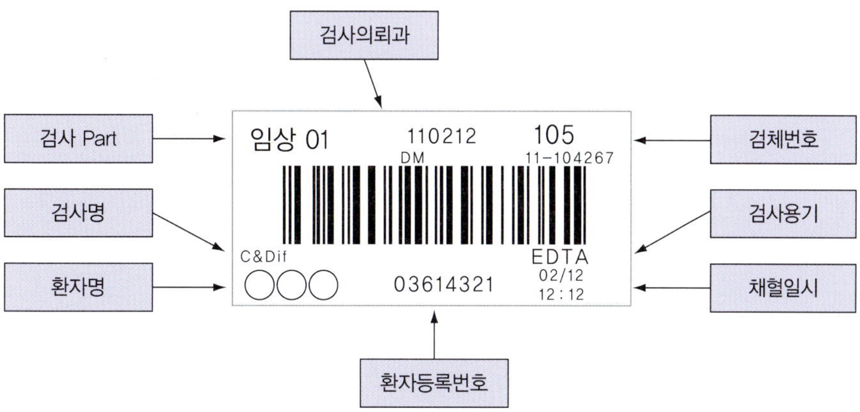

(2) 검체채취/접수, 채혈관리-예시화면

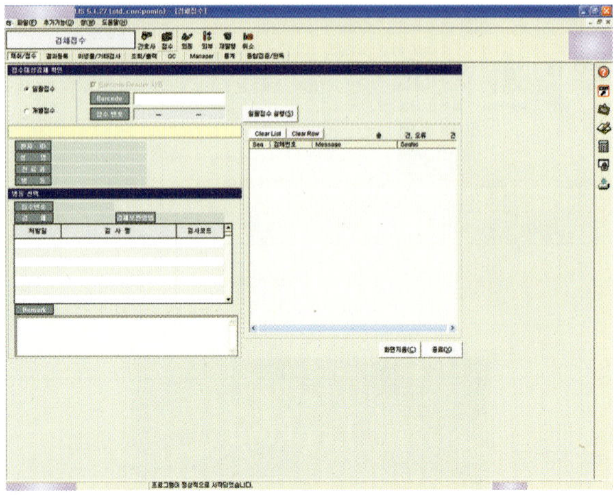

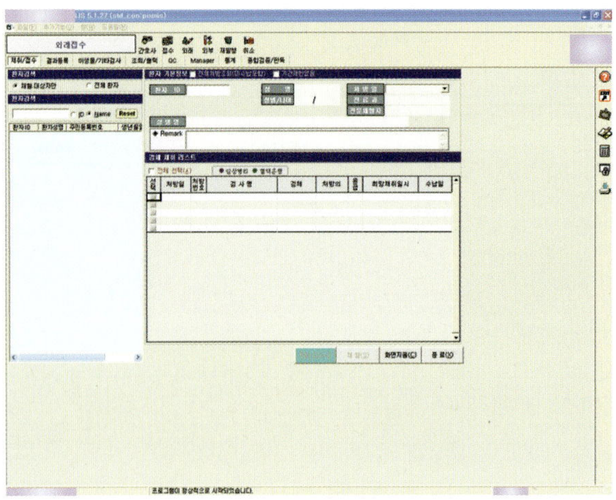

(3) 워크시트 생성-예시화면

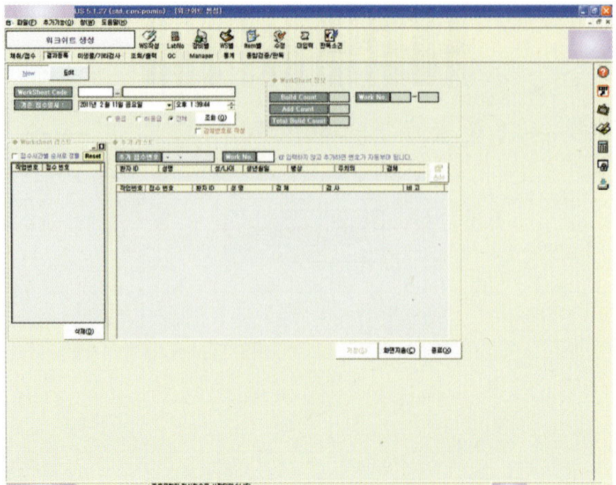

(4) 결과등록-예시화면

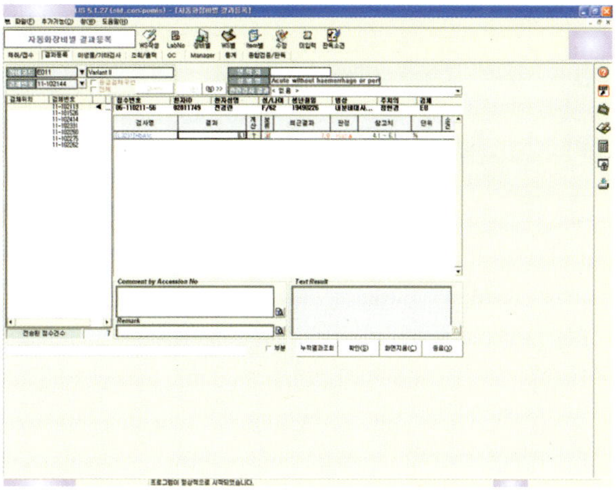

(5) 미확인 결과 목록 조회-예시화면

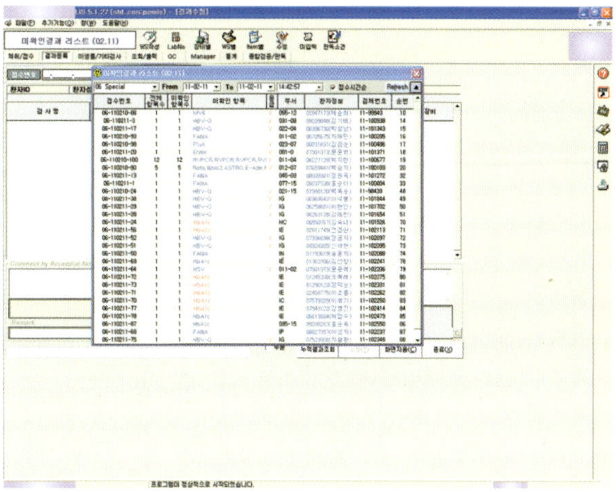

(6) 환자의 누적된 검사결과 조회-예시화면

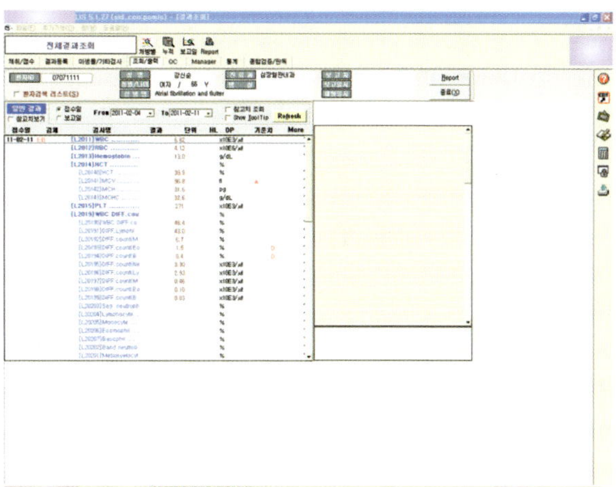

(7) 정도 관리-예시화면

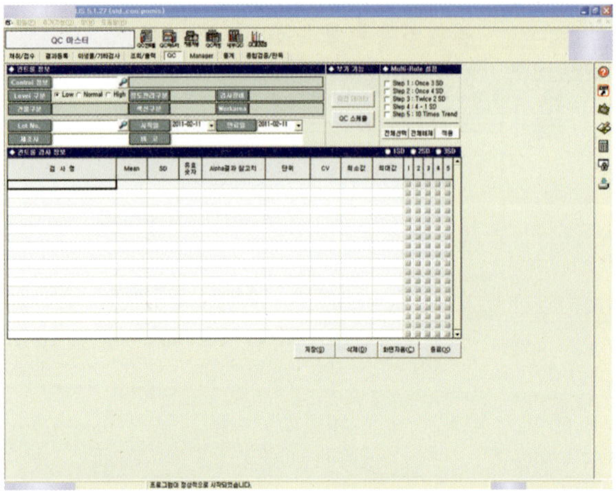

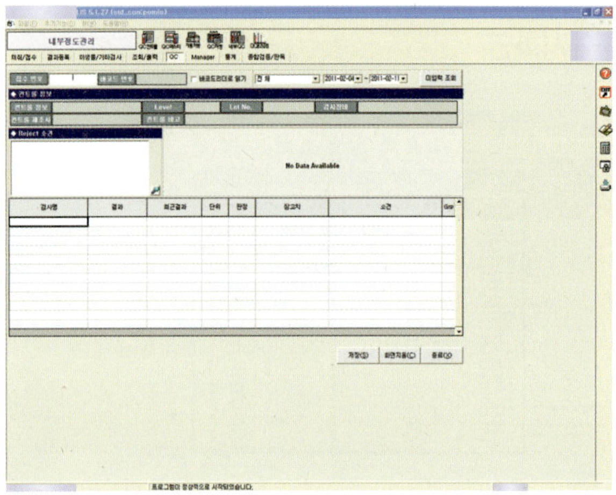

(8) 마스터 관리-예시화면

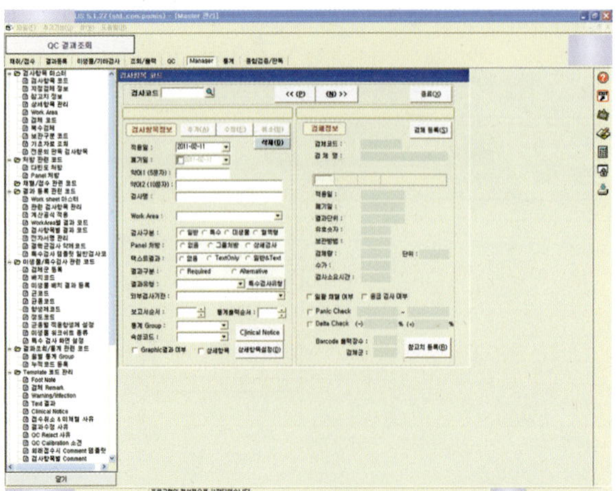

(9) 통계 관리-예시화면

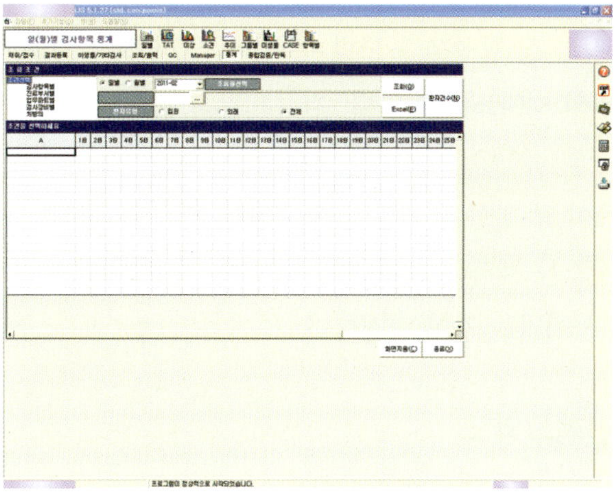

(10) TAT 관리-예시화면

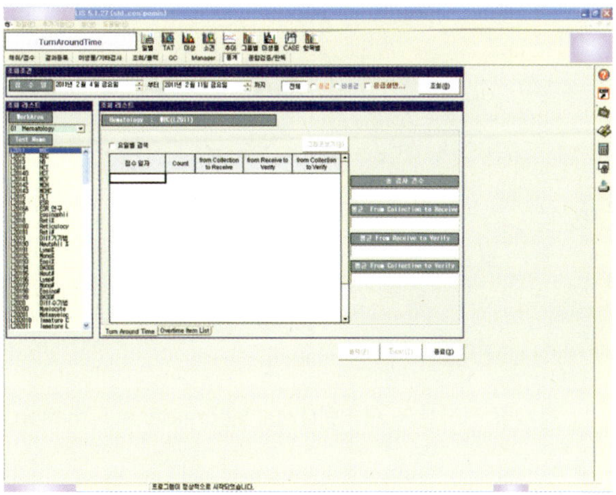

2. 검사실 전자동화 시스템(Total laboratory automation, TLA)

1) 검사실자동화 시스템의 정의

검사실자동화 시스템이란 환자에게서 채취한 검체를 검사하는 데 기존의 분석만 자동분석기를 써서 하든 Off-Line System 방법과는 달리 환자검체 정보입력, 원심분리, 분석을 위해 자동분석기로의 검체 운반, 분석 및 결과보고 등의 전체적인 처리과정을 담당하는 On-Line System을 의미한다.

즉, TLA (total laboratory automation) = LAS(분석기 + 반송 시스템) + LIS이며, 이것은 기존의 검사과정이 환자정보 입력, 원심분리 및 검체분석과 결과보고 및 보관 등을 수작업으로 진행하던 것을 모두 자동화된 시스템을 사용하여 처리함으로써 신속, 정확하게 효율적으로 진행시킬 수 있는 검사 체계이다.

2) TLA의 장·단점

검사실의 자동화를 도입함으로써 검사결과를 빠르고 정확하게 보고할 수 있어 TAT 시간을 감소시킬 수 있고 검체 전체 처리 과정의 질 향상을 도모할 수 있다. 그리고 오류발생 비율의 감소, 검체 채혈량을 감소시킬 수 있고 채혈관의 숫자도 줄어든다. 검사요원의 수도 검사건수와 상관없이 필수요원으로 운영할 수 있다.

단점으로는 초기투자 비용이 많이 들기 때문에 대형병원들을 제외하고는 아직까지 시행을 못하고 있는 실정이다. 그리고 넓은 장소를 차지하기 때문에 많은 면적이 필요하며 장비 이외에 자동화 시스템에 대한 추가 유지보수 비용이 들어가는 것이 단점이다.

3) TLA의 검사단계별 진행요약도

그림 4-1과 같이 자동화 시스템이 갖추어졌다면 검사진행의 단계별 절차는 그림 4-2와 같이 진행된다.

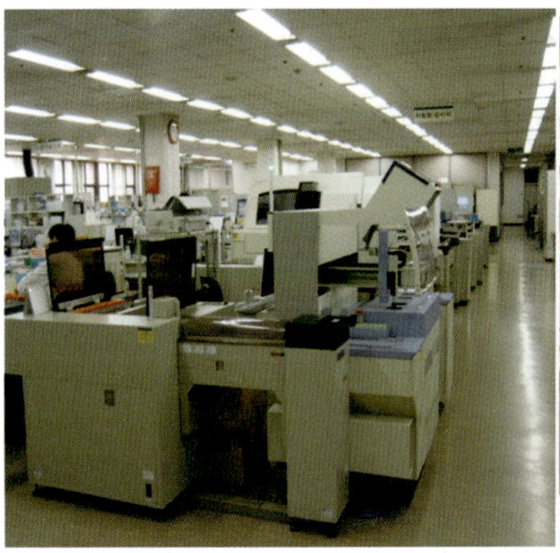

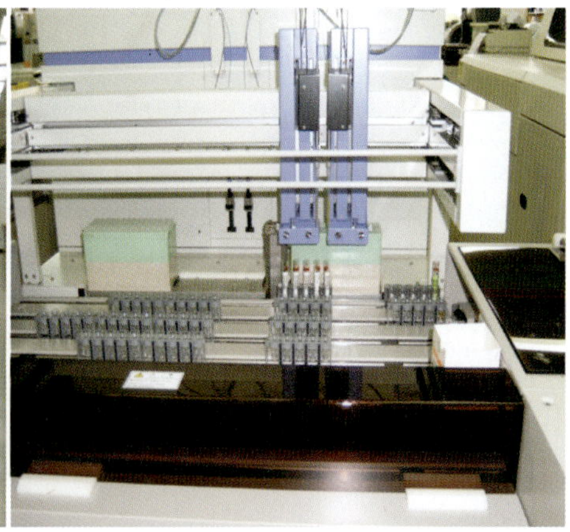

그림 4-1. 검사실 전자동화 시스템(Total laboratory automation, TLA)

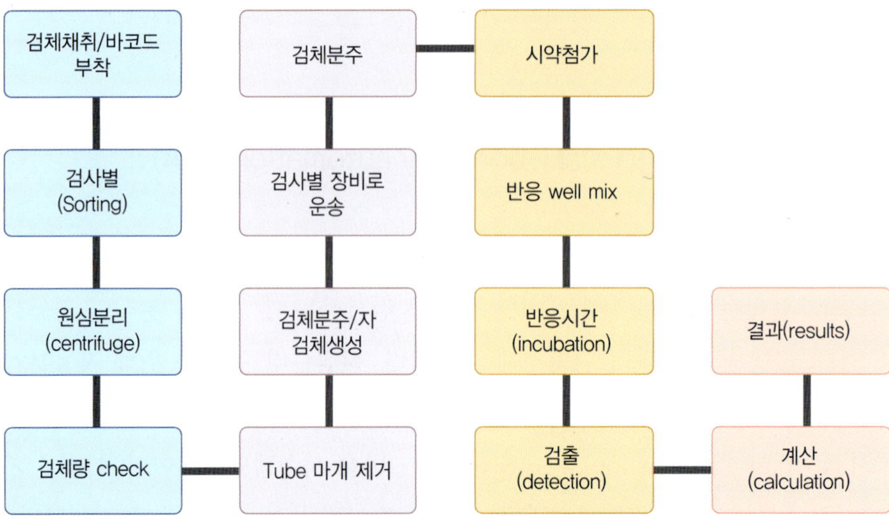

그림 4-2. TLA 시스템의 검사단계별 절차

CHAPTER 05

임상병리학의 교육제도와 교육과정

1. 우리나라의 교육제도

우리나라 임상병리학의 교육제도는 3년제 및 4년제 학제를 갖춘 전국 50여 개 대학 임상병리학과에서 소정의 교양과목, 전공과목과 임상실습(대학병원 및 종합병원) 10학점(8주)을 포함하여 110에서 120학점 이상을 이수하는 교육과정을 필하고 국가시험에 응시하게 되는 3년제 과정과, 130에서 140학점을 이수하고 국가시험에 응시하는 4년제 과정이 있다. 많은 대학에서 직무중심의 교육과정으로 개편되고 있으며 4차 산업혁명에 대비해 다양한 특화교과목을 운용하고 있다. 최근 전문가로서 임상병리사 업무 수행에 필요한 적절한 교육을 실시하고 있는가에 대한 교육의 질적인 문제, 즉 교육기관의 교육여건 기준, 표준교육과정, 학제 및 임상실험실습의 표준화 등에 대한 연구가 진행되고 있다.

2. 우리나라 임상병리학과의 교육과정

1) 교육과정의 개요

1963년 수도의과 대학에 의학기술초급대학(현, 고려대학교대학 보건과학대학)이 임상병리사 양성을 위한 최초의 2년제 교육기관으로 개교한 이후 1965년 처음으로 임상병리사 국가고시가 실시되었다. 임상병리기술학의 발전에 따라 특히 임상병리검사 업무 내용에 비추어 교육기관의 학제도 1979년 연세대학교 원주의과대학 보건학부에 임상병리기술학 전공으로 4년제가 개설되었고, 기존 2년제의 전문대학 학제도 1991년 3년제로 교육제도가 개편되었다. 이에 따라 1990년 전국 임상병리과 교수협의회에서 기안하고 교육부에 상정하여 확정된 대학 임상병리학과 표준 교과과정(standard curriculum)에 개설된 교양과목, 전공선택과목 및 전공필수과목의 종류와 내용을 시대적 변화에 따라 새로 개정하여 보건의료계의 임상병리검사 분야에서 수행하는 직무와 연계성을 갖고 있으며, 학생들은 교과과정을 충분히 이해하고 습득해야만 임상병리사로서 역할을 수행할 수 있다.

대학마다 교과과정이 학기별로 약간의 차이는 있으나 교육부에서 규정하고 있는 대학의 교육과정(모형)에 맞도록 설정되어 있다. 교육부에서 규정하고 있는 대학의 교육과정에서 교양과목과 전공과목의 비율은 20:80으로 구성되며 1학기에 18~24학점의 교양과목을 포함하여 3년 동안 총 110학점 이상을 이수해야 전문보건학사로 배출되며, 또한 4년제 임상병리학과에서는 130학점 이상을 이수하고 이학사, 보건학사로 배출된다.

2) 교육과정

(1) 교양과목

교양과목은 일반교육(general education)이라고도 하는데, 교양과목의 뜻은 쉽게 말해서 인격을 완성시키는 교육으로 설명할 수 있다.

우리나라의 교육법 시행령 제125조에 의하면 '일반교양 과목이라 함은 일반 교양적 인격을 도야하는데 필요한 과목을 말한다'라고 규정하고 있다. 임상병리학과에서는 학제에 따라 3~4년 동안 소정의 교양과목을 이수해야 하며, 미국이나 일본 같은 나라의 대학 교양과목의 학점과 시간에 비하면 적은 편이다. 교양과목은 임상병리사라는 전문인이 되기 이전에 훌륭한 인격의 소유자, 책임감이 있는 국민이 되는 것이 중요하며 인간성의 도야와 정신 교육에 정진하며, 국가관을 확고히 하기 위하여 교양과목의 중요성이 강조되고 있다. 학제에 따라 다소 차이는 있지만 일반적으로 개설된 교양과목과 전공과목의 학점과 시간을 표 5-1에 예시하였으며 규정된 학점을 이수하게 된다.

표 5-1. 임상병리학과 교육과정

교과목명	학년/학기												총학점	총시간
	1년 1학기		1년 2학기		2년 1학기		2년 2학기		3년 1학기		3년 2학기			
	학점	시간	학점	시간	학점	시간	학점	시간	학점	시간	학점	시간		
실용영어	2	2	2	2									4	4
정보기술학	2	2	2	2									4	4
TOEIC			2	2									2	2
의학용어	2	2											2	2
생명과학	3	3											3	3
일반화학			3	3									3	3
해부학	3	3											3	3
생리학	3	3											3	3
병리학			3	3									3	3
공중보건학									2	2			2	2
보건통계학											2	2	2	2
의료관계법규											2	2	2	2

생화학			2	2									2	2
임상화학 및 실험					3	3	3	3					6	6
요화학 및 실험			2	3									2	3
핵의학									3	3			3	3
생체시료검사학											2	3	2	3
분자생물학									2	3	2	3	4	6
정도관리학					2	2							2	2
미생물학	2	2											2	2
미생물학 실험		1		2									1	2
임상미생물학					2	2	2	2					4	4
임상미생물학 실험					2	4	2	4					4	8
기생충학	2	3											2	3
진균학 및 실험			2	3									2	3
바이러스학 및 실험					1	2							1	2
면역학							3	3					3	3
면역혈청학									2	3	2	3	4	6
감염관리학									2	2			2	2
혈액학			2	2	2	2							4	4
혈액학 실험					2	4	2	4					4	8
수혈기술학									2	4			2	4
세포유전학									2	3			2	3
임상생리학					3	3	3	3					6	6
임상생리학 실험					2	3	2	3					4	6
조직학	2	2											2	2
조직검사학					2	2	2	2					4	4
조직검사학 실험					2	3	2	3					4	6
진단세포학											3	3	3	3
임상검사과학 개론	2	2											2	2
임상검사경영관리학											2	2	2	2
연구방법론											2	2	2	2
임상실습									10	20			10	20
계	23	24	21	24	25	34	23	31	25	40	17	20	134	173

(2) 전공과목

전공과목은 사회 각 분야에서 필요로 하는 전공 분야의 학문적인 이해와 능력 및 태도를 개발하여 인류사회에 공헌하도록 하며, 인간의 완성을 지향하는 데 있다. 우리나라의 교육법 시행령 제125조에 의하면 '전공과목이라 함은 해당 학과의 전문학술연구상 이수해야 할 과목을 말한다'라고 규정하고 있다. 임상병리학과의 전공과목은 병원 진단검사의학과와 병리과 등에서 업무를 충실하게 수행할 수 있도록 개설되어 있으며, 이 과목들은 연계성, 계열성, 통합성 등이 대학과 사회, 그리고 과목과 과목 사이에 연관되어 있다. 임상병리학과에서 이수해야 할 전공과목의 종류와 학점 및 시간은 표 5-1에 예시하였다.

임상병리학과의 전공과목은 생물과학(biological science)인 동시에 또한 사회과학(social science)의 한 분과라고 해도 과언이 아니다. 왜냐하면 본 교육을 통하여 이론과 실기를 습득한 임상병리사의 임무가 질병의 진단 업무에만 있는 것이 아니라, 국민의 건강과 보건 향상에 다른 직종의 의료인과 더불어 책임이 있는 것이며, 그래서 더욱 광범위한 분야에까지 지식을 필요로 하는 것이다.

전공과목을 크게 두 가지로 분리하여 생각할 수 있는데, 그것은 기초의학 기술교육(education of basic sciences in medical technology)과 임상병리 기술교육(education of clinical medical technology)이다. 기초의학 기술교육은 소위 임상병리 기술교육의 예비 교육이라고 할 수 있으며, 임상병리 기술교육은 진정한 실증과학으로써 실습과 실험을 통하여 습득되는 학문이다.

더구나 본 과목은 질병의 진단에 관한 과학이므로 해당 전공과목을 교육하는 학생을 지도하는 교수와 조교는 해당 전공 분야에서 일정 수준 이상(면허증 소지)의 기술과 경험을 가진 교육자여야 한다. 그리고 기초의학 기술교육과 임상병리 기술교육은 서로 긴밀한 연계성이 있으며 불가분의 밀접한 연관이 있다.

기초의학 기술교육에 포함되는 과목들은 인체생리학, 조직학, 보건통계학, 공중보건학, 의료관계법규 등이며, 임상병리학에 포함되는 과목으로는 (1) 임상혈액학(clinical hematology), (2) 임상생화학(clinical biochemistry), (3) 임상미생물학(clinical microbiology), (4) 임상혈청학(clinical serology), (5) 면역혈액학(immunohematology, 또는 수혈검사학 transfusion technology), (6) 임상기생충학(clinical parasitology), (7) 조직병리검사학(histopathologic technology), (8) 임상세포학(clinical cytology), (9) 요화학(urinalysis), (10) 임상생리학(clinical physiology) 등이다.

3. 미국의 임상병리학 제도

1) 임상병리학 교육심의위원회(Council on Medical Education of the American Medical Association)

임상병리 기술교육 및 수련의 요건은 매우 다양한 것이 특징이며 요건을 맞추는 데는 교육 기관이나 수련 병원에 따라서 다르다. 병원의 수준과 규모에 따라 수련 내용도 다를 뿐만 아니라 우리나라처럼 획일적이지 않다. 수련 기관의 수가 적을 때에는 등록국에서 정기적으로 감사를 실시하였으나 숫자가 많아진 지금은 이와 같은 감사 실시가 거의 불가능해졌다. 그 후 미국 임상병리학회(American Society for Clinical Pathology, ASCP; 전에는 American Society of Clinical Pathologists로 표기해 왔음)와 공동사업으로 ASCP 내에 임상병리기술교육심의위원회(Board of Schools)를 상설 기구로 두었으며 최초로 6명의 병리전문의로 구성된 위원회가 인가한 기관에서 의학기술교육(임상병리기술교육) 실태를 조사 · 평가하고 연구하게 되었다.

그래서 중단되었던 교육기관의 감사평가 계획이 계속되었고, 그 임무는 교육기관과 가까운 거리에 있는 병리전문의가 맡아서 하도록 하였다. 그러나 대개의 감사 평가는 형식에 머물고 말았다. 많은 감사 위원들은 서류나 기기를 검토하지 않거나 교수와 학생들과 면담도 하지 않고 (좋게 말하면 아주 우호적인 분위기에서) 자연스럽게 감사를 끝내는 경우가 많았다.

교육심의위원회가 발족된 후 몇 년 동안은 시범감사 형식으로 병리사와 병리전문의가 한 조가 되어 실시하였으며 감사 보고도 별도로 작성케 하였다. 시범 감사 결과가 성공적인 효과를 거두자 병리사도 병리전문의와 동등한 자격으로 이 계획에 참여하도록 하였다.

1952년 개정된 ASCP 정관에 따라 미국 임상병리사회(ASMT, American Society of Medical Technologist)의 대표 3명도 투표권을 가지고 ASCP 운영에 참여하였고, 그 수는 점차로 늘어 1960년엔 4명이 되었고 1969년에는 5명으로 증가되었다. 미국 임상병리사회(ASMT, American Society of Medical Technologist)는 임기 5년의 ASCP 협의 위원 5명씩을 매년 정기 총회에서 선출하도록 하였다.

교육기관 감사계획을 하는 것은 심의위원회의 업무 중 큰 비중을 차지하고 있었다. 감사는 교육기관을 인정해준 다음해 1차로 실시하며, 그 후는 5년마다 실시한다. 다시 말해서 800개가 넘는 교육기관 중 매년 160개 기관을 감사해야 한다는 어려운 문제가 계속 남아 있게 마련이다.

충분한 재원도 없기 때문에 감사 위원들은 자기의 시간을 뺏기고 교통비 등의 부담도 스스로가 감당해야 한다. 물론 큰 도시에서는 이런 난점이 별로 없으나, 지방으로 멀리 가야 하는 경우는 적지 않은 곤란을 초래하였다. 이와 같은 인적 자원의 부족이나 재정적인 빈곤은 뒤로 미루더라도 대부분의 위원들이 감사에 생소하다. 여러 가지 시정 안이 제출되었으나 재정적인 문제로 폐기되곤 하였다. 또 유급 감사원의 고용안도 대두되었으나 그것도 전문지식과 이해의 결핍으로 실용성이 없는 것으로 부인되고 말았다. 그중 1968년 감사원들에 대한 사전 연수(workshop) 계획이 세워져 감사원들에게 연수를 시킨 후 질적으로 우수한 감사를 하게 되었다. 이 방법도 역시 재정 문제가 뒤따라야 하는 난점 때문에 결국 1969년에 와서 각 교육기관으로부터 감사의 질을 향상시키기 위한 찬조금을 걷기로 하였으며, 그 액수는 수련생 수에 따라 거출하기도 하였는데 이렇게 해서 모은 돈은 감사원의 workshop 개최와 감사원 경비 충당에 보조하여 주도록 하였다. 사실 교육심의위원회는 아무 권한이 없는 기구에 지나지 않는다. 다시 말해서 건의에 그치고 그 건의를 이행하는 아무런 권력이 없었다. 병리전문의와 임상병리사의 감사 보고와 건의는 다시 심의위원회에서 논의되는데, 그 대상은 주로 신설 교육기관의 인가 · 기존 교육기관의 재인가 또는 폐지건 등이며 이 건의는 심의위원회를 거쳐 다시 미국 의학협회(AMA, American

Medical Association)의 임상병리교육평의회(Council on Medical Education)에 회부되어 최종적으로 결정되면 해당 기관에 통고한다.

1968년 심의위원회가 ASCP 사무실로 옮기게 되었고 일부 업무를 분담하게 되었다. 1970년 7월부터 이곳에서 병리 수련 지망생들의 학력과 자격요건을 평가하게 되었는데, 이 업무는 본래 교육심의위원회의 소관이던 것이 이양된 것이다.

등록국(Board of registry)의 업무 중에는 자격부여에 따르는 제반 행정절차와 요식행위 등에 관한 것도 있고 또 ASMT, ASCP와 전국 임상병리사직 관계위원회(National committee for careers in the medical laboratory)와 공동 작업으로 병리사의 인원 확보를 위하여 신체장애자에게도 수련을 시켜 자격을 부여하는 제도를 만들기도 하였다. 한편 교육심의위원회에서 임상 경험을 향상시킬 수 있는 실험교육계획(experimental educational programs)도 세우게 되었다. 그러나 교육심의위원회에서는 대학원 교육에 관해서는 손을 대지 않아도 되었는데, 그 이유는 대학원 교육을 따로 관장하는 부서가 있기 때문이다. 의학 기술학이 발전하고 다양해지면서 임상병리사들의 대학원 또는 그 이상의 교육 목표를 세우고 공부하는 학생들이 늘어나게 되었다. 대학원 이상의 교육을 받은 병리사들은 대개 검사실 감독, 교육기관 또는 전공 연구기관 등으로 진출하는 사람들이 많게 되었다.

2) 미국 임상병리학과의 교육과정

임상병리기술학(의학기술학, Medical Technology 또는 Clinical Laboratory Science)을 전공하는 학생은 대학 교육을 만족스럽게 마칠 수 있는 기초 실력을 갖추고 있어야 한다. 또 그 수련과정을 거치는 동안에 면허(자격)시험에 합격할 수 있는 자격을 갖추어야 한다. 임상병리사로 취업하기 위해서 학생들은 대학교육을 통하여 전공과목들에 대한 충분한 지식과 실기를 익히고 자기 의사 표시를 글로 표현할 수 있는 능력과 인간에 대한 깊은 이해를 배워야 한다.

또한 나날이 변해가는 사회상과 자기 주변 환경에 올바로 적응할 수 있는 능력도 대학에서 배워야 한다. 임상병리기술학(의학기술학)을 전공하는 학생들을 위하여 개설된 교양필수, 교양선택, 전공필수 및 전공선택 등 교과목의 종류와 비중은 전문대학(community college)이나 대학에 따라 약간 다르다.

그러나 국가시험 자격요건으로 임상실습을 포함하여 2년제 대학은 60학점 이상, 4년제 대학은 소정의 학점 이상(응시자의 자격에 따라 다양함)을 이수해야 한다. 표 5-2는 미국 4년제 일반 교과과정을 나타낸다. 특히 미국에서는 화학, 미생물학을 포함한 생물학 과목을 소정의 학점 이상과 수학 등 병리사의 국가시험 응시요건에 맞는 학과 이수와 학점수를 규정하고 있다(자격인증기관이나 응시자의 경력에 따라 다양해질 수 있음).

현행 미국의 교육과정은 다음과 같이 3형으로 구분할 수 있다.

1. 3년 + 1년 실습과정
2. 4년 + 1년 실습과정
3. 4년 + 1년 실습 + program 과정

표 5-2. 미국 4년제 일반 교과과정

1학년(30학점)	
1학기	**2학기**
영어작문 I 해부학 및 생리학 I 수학 일반화학 I	영어작문 II 해부학 및 생리학 II 의사소통 일반화학 II
2학년(30학점)	
1학기	**2학기**
문학 역사 I 사회과학 I 유기화학 및/또는 생화학 I	일반미생물학 역사 II 사회과학 II 유기화학 및/또는 생화학 II
3학년(30+학점)	
미생물학 I 혈액학 I 임상화학 I 면역학 유전학 생리학 분자생물학	
4학년(30+학점)	
미생물학 II 혈액학 II 면역혈액학 임상화학 II 요화학 경영관리 교육학 연구(research) 질 평가(quality assessment) 임상실습	

(1) 3년 + 1년 과정(3 plus 1 programs)

3년 + 1년 과정은 대개 대학 교육 3년과 임상실습 1년을 말한다. 다시 말하여 대학교육 3년 수료 후 졸업하며 동시에 자격 고시에 응시할 수 있는 제도를 말한다. 교육심의위원회 규정에 의하면 대학교 과정과 임상병리기술학 수련기관(School of Medical Techonology)은 긴밀한 연락관계를 취하면 수련과정과 이 기간 동안 이수하는 과목을 이 대학에서 학점을 줄 수 있도록 정상 수업과정과 같은 것이라야만 한다고 되어 있다.

3년간의 전공에 관한 학문을 이수하는데 1학년에서 주로 일반교양 과목을, 2학년에서 전공 관련 교양과목을, 3학년에서 전공과목을 배우고, 4학년에서 임상실습을 위하여 인가받은 의료기관에서 수련하게 된다. 대부분의 임상실습은 해당 수련기관의 전임 또는 선임 병리사들이 맡고 있으며(겸임강사 위촉) 평가도 이들이 하여 그 평가표가 대학당국으로 전달되면 그 결과에 따라 수련생의 성적을 결정한다. 대학이 부속병원을 가지고 있을 때 장점은 여러 가지이다. 우선 교육훈련 수준이 높고 실습 재료가 풍부하고 계속되는 학교생활을 통하여 다른 동료들과 같이 학생활동, 교외활동, 각종 운동경기와 행사 등에 참여할 수 있는 것들이다.

간혹 2 + 2 프로그램을 말하는데, 이는 2년 동안 생물학이나 화학, 생화학 등을 전공한 학생들이 3학년에 진학하면서 MT 또는 CLS 프로그램으로 학적을 변경하여 임상검사기술학을 전공하게 되는 경우로 MT 프로그램으로 옮긴 후 1년 또는 1년 반 동안의 임상검사기술학 전공과목을 배운 뒤 1년 정도의 임상실습을 거친 후 MT 시험에 응시할 수 있는 자격을 얻게 된다.

(2) 4년 + 1년 과정(4 plus 1 programs)

4년 + 1년형 과정은 임상 실습에 들어가기 전에 대학 교육을 마치는 것을 말한다. 즉, 학사학위를 받은 후 1년간 수련하여 면허 시험에 응시하는 것이기 때문에 면허를 취득할 때까지 5년간의 전문 교육을 필요로 한다. 4년간 대학교육의 전공은 아무것이나 관계없으나 면허시험 요건으로 되어 있는 화학, 생물학, 미생물학 및 수학 등의 필수과목에 대한 학점을 취득해야 한다. 어떤 대학에서는 학사 과정에 혈액학(Hematology), 기생충학(Parasitology)과 조직학(Histology) 등의 과목이 개설되어 있다.

그런가 하면 임상병리학(Medical Technology) 전공을 교육과정에 개설하고도 이 전공과 직접 관계된 과목 강의를 못하는 곳도 있다. 4년+1년형은 실습 기간 중 성적이 학점에 반영되지 않는다. 실제로 그럴 필요도 없다.

Northeastern 대학의 경우 5년제 과정으로 교육과정은 quarter제로 이루어지는데, quarter제의 경우 1 quarter는 1학기의 3/4 정도의 시간에 해당되며, quarter 중간중간에 병의원, 의료시설이나 제약회사 등에서 보수를 받아가면서 근무할 수 있는 장점이 있기도 하다. 이런 대학은 대개 인근 병원과 계약이 이루어져 정기적으로 일정한 수의 실습생을 대학의 요청에 따라 받아 훈련시킨다.

4. 미국의 임상병리사 자격시험과 ASCPi

우리나라의 임상병리사 국가시험 제도는 별도의 장에서 다룬다.

1) 자격의 종류와 자격시험

미국의 임상병리사 관련 자격시험에 관하여 간단하게 언급하고자 한다.

미국에는 우리나라의 임상병리사에 해당되는 Medical Technologist (MT) 또는 Clinical Laboratory

Scientist (CLS)와 Medical Laboratory Technician (MLT) 또는 Clinical Laboratory Technician (CLT)와 같은 두 직급의 직군이 있으며, 조직병리기사(Histotechnologist, HLT)나 세포병리기사(Cytotechnologist, CT)는 별도의 직군으로 분류되며, 임상병리사 단일직급밖에 없는 우리나라와는 달리 학력수준이나 경력에 따라 계층이 있어 낮은 직급으로 분류되는 Phlebotomist로부터 Technician, Technologist를 거쳐 비교적 상위직급인 Specialist나 Diplomate로 직급이 구분되기도 한다.

2) 자격(cerficate)과 면허(license)

우리나라에 비해 보다 특이한 점이라면 위에서 열거한 직군들에 대하여 면허시험보다는 자격시험이 보편적이다. 면허(license)란, 주로 정부기관이 어떤 특정한 업무행위에서 해당업무의 면허소지자에게만 업무수행을 할 수 있도록 제한하는 것으로 '자동차운전면허' 같은 것이 대표적인 예이다. 이에 비하여, 자격(certificate)이란 정부기관보다는 주로 비정부기관(Nongovernmental Organization, NGO)에서 자격시험이나 기타 업무수행능력 검증을 통해 특정인이 해당업무 수행능력을 갖고 있음을 인증하는 것으로 업무수행과 관련하여 면허보다는 제한적인 부분이 훨씬 적은 것이 특징이다. 현재 우리나라에서는 한국보건의료인 국가시험원에서 시행하는 국가시험을 치른 응시자가 시험에 합격하기만 하면 보건복지부 장관이 국가시험 합격자에게 면허를 부여하고 있으며 이러한 보건의료인에 대한 면허제도는 이웃나라 일본과 거의 비슷하다. 미국에서는 주에 따라 자격증(certificate) 외에도 업무수행을 제한하는 면허까지 갖추어야 임상검사 업무를 수행할 수 있도록 매우 강력한 면허제도를 택하기도 한다. 면허제도가 강력한 California 주 외에도 Georgia, Florida, Hawaii, Louisiana, Montana, Nevada, North Dakota, Rhode Island, Tennessee, West Virginia, Puertorico (U. S. territory) 등이 면허 제도를 택하고 있으며 면허제도를 택하는 주의 숫자가 점차 늘고 있다.

이렇듯 미국에서는 자격증이 면허와 구분되는데, 미국 내에서는 자격증 없이도 취업이 가능한 주가 있지만 자격증이 있다면 자신의 관련 업무 수행능력이 있음을 쉽게 알려줄 수 있어 취업에 훨씬 도움이 된다. 그렇지만 면허제도를 택하는 주에서는 면허를 소지하지 못하면 관련 업무를 수행할 수 없도록 법으로 규제하고 있다.

미국 내에서 면허소지자들이 면허를 소지하거나 유지하기 위해서는 인증된 교육기관(accredited program)에서 교육을 이수하였다는 졸업증명서 외에도, 의료기관에서의 실무경험을 증명할 수 있는 현장실무(internship/training) 이수증, 보수교육 이수증(예를 들면, 최근 2년 동안에 24평점 등)을 제시해야 하며, 회비도 내야만 한다.

3) 자격인증기관과 NAACLS

미국 내 대표적인 MT 자격 인증기관으로는 American Society for Clinical Pathology Board of Registry (ASCP/BOR), American Medical Technologists (AMT), 그리고 National Credentialing Agency (NCA) 세 곳이 있다. 우리나라의 한국보건의료인 국가시험원과 같이 자격시험을 시행하고 있

는 비슷한 기능을 하는 곳들이다. 하지만 우리나라에서는 보건복지부에서 면허증을 발급하는 것과는 달리 이러한 자격인증기관들이 직접 자격증을 수여한다.

이들 세 곳 인증기관 중 어느 한 기관에서 치르는 시험에 합격하기만 하면 자격(ASCP/BOR와 AMT에서는 MT 자격, NCA에서는 CLS 자격으로 차별된 이름을 사용)을 얻을 수 있으며 약간의 차이는 있지만, 이 세 곳의 자격인증은 세계적으로도 인정받고 있다. 요즈음 얘기로는 ASCP와 NCA가 서로 통합하려는 노력을 보이고 있는데, 아직은 불투명한 상태이다.

미국에서 MT 자격시험을 치르기 위해서는 일단 해당기관의 자격요구 조건을 충족시켜야 하는데, 특히 임상검사학 교육을 시행하는 교육기관들은 Peer group 성격으로 구성된 National Accrediting Agency for Clinical Laboratory Science (NAACLS)에서 그 교육기관의 교수요원 확보, 교육시설 및 환경, 급속한 의료기술 발전에 따라 정기적인 교육과정 개편 여부 등을 평가하여 교육 프로그램으로서의 자격이 있는지를 냉정하게 검토한 후, 향후 5~7년 동안 프로그램 인증을 받게 된다. 예를 들어 적절한 교수를 확보하지 못했거나 오래된 커리큘럼을 그대로 사용하고 있거나 새롭게 변화하고 있는 임상검사업무를 교육시킬 만큼의 교육시설을 학생 수에 비례하여 충분히 확보하지 못하였다면 새롭게 인증 받지 못하게 되며, 그 교육기관은 폐쇄될 수밖에 없게 된다. 최근 병원에서 교육하던 미국의 병원교육 프로그램(hospital-based programs)들이 점차 없어지는 이유는 이렇게 강화된 교육여건을 제대로 맞출 수 없어 자연적으로 폐쇄되는 것 같다. 현재 NAACLS에서 인증된 4년제 학사학위 과정 MT 교육기관으로는 226개 프로그램이 있는데, 이는 과거에 비하면 개설된 프로그램 수가 약간씩 감소하고 있는 것 같다. 표 5-3은 NAACLS(인증기관)에서 제시하는 전공 교과과정이다.

자격인증시험 응시자는 이렇게 NAACLS에서 인증된 프로그램에서 교육과정을 이수해야 하는 것이 필수이다. MT 자격시험이라면 당연히 학사학위 이상의 학력, 의료기관에서의 6개월 이상의 임상실무 경험 및 실습기관으로부터의 실무경험 확인서 등을 기본적으로 갖추어야 한다.

요즈음에는 대학 재정지원을 통하여 교육인적자원부의 통제가 약간씩 강화되고 있는 것이 사실이다. 하지만 우리나라에서는 일단 교육인적자원부가 학과신설 허가신청을 받았을 경우, 학과신설 허가신청서 검토와 실사를 거쳐 신입생 정원이나 증원이 결정되어 신입생을 모집하기 시작하는 것이 비교적 용이한 편이다. 또한 교육인적자원부가 제시하는 비교적 굵직한 기본요건들만 충족시켜 나가면 대체로 그 학과 정원을 그대로 유지할 수 있게 된다. 우리나라는 학과 정원에 비하여 실습을 제대로 받기 위한 실습공간이나 시설, 장비 등에 대한 기준이 미국에 비하면 턱없이 낮게 설정되어 있어 안타깝다. 교육인적자원부는 대학에 재정지원을 하고 있다면 재정지원을 한 만큼 학생들을 위한 시설이나 장비에 대한 투자가 제대로 이루어지고 있는지를 좀 더 면밀하게 검토할 필요가 있다. 우리나라에서는 아직 비정부 기관의 신뢰도들이 비교적 낮아 쉽지는 않겠지만 우리도 정부에서 전적인 지원을 받을 수 있는 민간단체(NGO)로 이미 개설되어 있는 학과나 새로 신설되는 학과들에 대하여 수요자인 학생들이 질 높은 교육을 받을 수 있을지를 확인하여 신임하는 미국의 NAACLS와 같은 임상검사 과학 프로그램 인증기구를 신설해야 할 것이다.

표 5-3. NAACLS(인증기관)에서 제시하는 전공 교과과정

표준 22B1	해부학/생리학, 면역학, 유전학/분자생물학, 유기화학/생화학, 미생물학, 통계학
표준 22B2	검사업무의 전분석, 분석, 후분석 요소 (Pre-analytical, analytical, and post-analytical components of laboratory services) 혈액학, 혈액응고, 화학, 미생물학, 요화학, 검경학, 분자진단학, 면역학, 면역혈액학
표준 22B3	검사실의 전분석 요소에 활용되는 질 보장/질 개선 (quality assurance /quality improvement)의 원리와 실제
표준 22B4	검사실 안전 검사실 업무에 적용되는 정부규제 및 표준
표준 22B5	사람 사이와 학문 사이의 의사소통 및 팀워크(team building)의 원리
표준 22B6	윤리학의 원리와 적용 현재의 전문직업의 능력개발을 위한 전문성의 원리와 활용
표준 22B7	검사서비스 사용자와 공급자 교육과 훈련에 필요한 교육 기법과 용어
표준 22B8	비공식 소비자로서 발행된 연구논문들을 평가하기에 충분한 실험설계와 기술에 관한 지식
표준 22B9	• 위기 대처능력과 임상적 판단능력(critical pathway and clinical decision making) • 작업향상(performancc improvement) • 검사실 업무에 영향을 미치는 의료보험 전달체계의 역동성 • 인사관리(직위, 수행평가, 직원활용, 일 흐름의 분석 및 직원 성향을 포함) • 재정관리(손익계산, 수가/이익, 상환요구 등) 재물/재고관리

출처: JIFCC vol. 24. 1 인용.

4) ASCP MT 시험과목과 출제 수준

ASCP MT 시험과목으로는 Blood Bank(21%), Urinalysis & Body Fluid(8%), Chemistry(21%), Hematology(21%), Immunology(8%), Microbiology(21%)로 임상검사 업무에 국한하고 있으며 조직병리검사학, 세포검사학, 생리기능검사, 핵의학검사 등은 완전히 별도의 자격으로 구분되어 우리나라, 일본, 호주, 캐나다 등의 자격시험이나 면허시험 내용과는 커다란 차이가 있다.

특히 미국 자격시험의 특징은 수험자의 해당 업무수행 능력이 있는지 측정하는 것이 가장 주요한 목적이기 때문에 실제 현장(의료기관 등)에서 1년 정도의 초보 경력을 가진 사람들이 수행할 수 있을 정도의 업무에 국한하여 그 능력을 평가하게 된다. 따라서 아무리 진단기술이 발달하여 최첨단 진단기술을 의료기관에서 응용하고 있다 하더라도 자격시험의 수준은 항상 임상경험 1년 정도의 초보자 수준(entry-level)에서 출제하여 능력을 평가하고 있으며, 자격시험의 출제 범위도 Content Outline에서 인터넷을 통해 미리 수험자에게 공표하고 있어 최첨단의 어렵고 까다로운 부분에서는 수험생들이 피해가면서 수험준비를 할 수 있다. 하지만 새롭게 개발된 진단방법이 임상에서 보다 많이 활용하기 시작하여 매우 보편적인 업무가 되었다면 시험에서 관련된 시험문항을 개발하여 체계적으로 관련 문항에 대해 검토한다. 물론 실제 시험에 삽입시켜 수험생들의 난이도 등을 측정하고 개발된 문항에 문제점이 없는

지를 위원회에서 충분히 검토한 후 시험문항으로 적절하다고 판단한 후에야 정식으로 문제은행에 포함되어 출제가 가능하게 된다.

참고로 MT (ASCP) 시험범위에 해당되는 Content Outline을 부록 B에 실었다.

5) 문항분석과 CAT 시험방식

충분히 검토되고 검증된 문항이 문제은행(item bank)에 포함된 문제라 하더라도 출제된 문항들은 시험실시와 함께 문항분석이 이루어져 각 문항에 대한 난이도(difficulty)나 변별도(discrimination) 등으로 기출 문항들의 개별 문항에 대한 분석이 이루어진다.

이렇게 난이도나 변별도와 같은 개별 문항에 대한 분석 자료가 충분히 확보된 상태에서, 특히 ASCP에서는 다른 인증기관들보다 먼저 CAT (Computer Adaptive Test)를 실시하기 시작하였으며 응시자들은 가까운 test center에서 컴퓨터로 on-line상의 시험을 치르기 때문에 시험을 치른 직후 바로 그 자리에서 합격 여부도 확인할 수 있다.

ASCP에서 시행하는 자격시험은 무엇보다도 철저한 문항분석을 기초로 하여 컴퓨터상에서 응시자의 능력 수준에 맞는 문제부터 무작위로 문항이 주어지는 것으로 시험 응시자마다 서로 다른 문항들이 제시되면서 답할 수 있게 되어 있다. 즉, 응시자의 능력에 따라 적절하게 준비된 맞춤형(tailored) 문제를 제시하면서 응시자의 능력을 측정하는 것으로 만약 응시자의 능력 수준이 높다고 판단되면 보다 어려운 문제들이 계속해서 제시되겠지만, 보통 수준의 문제를 제시하는데도 계속 오답이 나오는 응시자라면 보다 쉬운 문제를 제시하면서 응시자의 능력을 신속하고 정확하게 측정할 수 있다. 따라서 CAT에서는 응시자의 능력을 매우 신속하고 타당하게 평가할 수 있을 뿐 아니라 만약 응시자들이 컴퓨터 시험 요령을 익히기만 한다면 응시자들에게도 먼 거리를 여행할 필요 없이 시험을 치를 수 있는 매우 편리한 시험방식이므로 다른 인증기관들도 CAT로 시험방식을 바꾸어 가고 있는 실정이다.

6) American Society for Clinical Pathology International (ASCPi) 실행

ASCP/BOR에서는 다양한 종류의 시험을 거쳐 응시자들에게 자격을 인증하고 있는데 대표적인 자격들로 MT (ASCP), MLT (ASCP) SBB (ASCP), SH (ASCP) 등 20여 종류가 있다.

이러한 ASCP 자격들은 이미 세계적으로 널리 인정되고 있는 자격들이다. 그런데 최근 ASCP에서는 새로운 제안을 해왔다.

2005년 7월 초 한국임상병리학과교수협의회 혈액학 분과 교수들이 미국 California State University at Dominguez Hills (CSUDH)를 방문하였을 때 '한국의 임상병리사 교육, 훈련 및 면허제도(The Educational, Training and Licensing Systems for CLS in Korea)'를 발표하게 되었다. 발표 중에 한국에서 공급과잉된 임상병리사들을 절대 수요 부족을 느끼고 있는 미국에서 활용하는 것이 어떠한지를 제시할 수 있었다. 발표 내용을 듣던 Dr. Ellen Hope Kearns 교수와 CSUDH 모든 교수들은 2,000명이 넘게 쏟아져 나오는 졸업생 수에 분명 놀라는 기색이었다. ASCP Global Task Force Team으로 활약하고 있던 Dr. Kearns는 그 기회를 놓치지 않고 ASCP 본부에 알렸으며, 10월 4일 오후에 ASCP 시카고 본부에서 부회장인 Dr. Blair Holladay, Dr. Pat Ellinger, Dr. Geraldin Piskorski가, L. A.에서는 Dr. Ellen Hope Kearns 교수가, 그리고 한국에서는 고려대학교 보건과학대학 조경진 교수(Dr. Kyung-Jin Cho)가 동시에 참여하여 Teleconference를 시작하였다. 30분의 Conference Call에서 인사를 나누자마자 첫 번째 확인 내용은 한국에서 1년에 2,000여 명의 임상병리과 졸업생이 배출되는 것이 사실이냐는 질문이었으며 한국에서는 곧바로 명확한 확인 대답을 하였으며 ASCP 부회장 Dr. Holladay는 10월 8일 Seattle에서 열리는 연례 Governers' Meeting에 ASCPi(당시 가칭) 안을 상정하겠다고 약속하였다.

급속도로 진행된 ASCPi 프로젝트는 같은 해 12월 16일 Dr. Blair Holladay ASCP 부회장, Dr. Ellen Hope Kearns CSUDH 혈액학 교수, 국제자격 인증담당 Manage인 Miss Jennifer Williams가 한국을 방문하여 고려대학교 보건과학대학에서 세미나를 가졌다. 교수협의회 회장 및 부회장을 비롯한 전국의 임상병리과 교수들과 소수의 임상병리사와 재학생들이 참석한 가운데 황선철 고려대학교 보건과학대학 명예교수의 사회로 2시간 여 동안 ASCP 부회장 Dr. Holladay와 Dr. Ellen Hope Kearns 교수의 발표 후 Miss Jennifer Williams의 인사와 함께 토의로 진행되었다. 궁금한 사항들이 질문으로 이어지면서 짧은 시간이었지만 상당한 관심들이 쏟아졌다.

다음날 12월 17일 오전에 대한임상병리사협회(KAMT) 사무실에서 ASCP delegates 3명과 대한임상병리사협회장, 총무이사, 사무총장, 조경진 교수, 김태운 교수 등이 참여한 가운데 향후 ASCPi의 실행에 관한 본격적인 논의가 시작되었다. 시험자격에 대한 논의에서 견해 차이로 협상이 결렬될 뻔 했지만 Dr. Holladay의 결심으로 일단 ASCPi를 한국에서 최초로 실시하기로 하고 KAMT가 적극 협조하기로 약속하였으며 이미 Chicago의 재미동포 Miss Jo Yu가 맡아 번역하고 급한 상황이었지만 수차례 수정을 거쳐 인쇄된 브로슈어를 KAMT 회원들과 25개 학교에 발송하면서 2006년 6월을 시발점으로 정하고 본격적인 ASCPi 한국 내 실행준비에 들어갔다.

곧이어 KAMT에서는 국제자격인증위원회(Committee for International Certificates)가 구성되었는데 조경진 교수를 위원장으로 하고 2년 임기의 6인의 초대 위원이 임명되어 ASCPi와의 여러 가지 문제점을 하나하나씩 협의해 나가고 있으며 일주일에 3~4차례 정도의 전자우편 교신을 통하여 ASCPi와 시행에서 시행착오를 줄여나가고 있다. 우선 회원들로부터 많은 문의가 들어오고 있는데 대체로 어디서부터 무엇을 가지고 ASCPi 준비를 해야 하는지와 어디서 어떻게 시험을 치르며 또한 ASCPi 자격을 얻었을 때 이점이 무엇인지에 대한 물음 등이다.

7) ASCP i MLT, MT, MB 응시자격

여기에서는 MT 외에도 참고삼아 MLT와 MB (Molecular Pathology Technologist) 응시자격까지도 언급하기로 한다. 아직 MB의 자격시험은 한국에서 이루어지고 있지 않지만 향후 MB 시험까지도 한국에서 실시할 예정이다.

◎ Medical Laboratory Technician, MLT (ASCPi)

MLT (ASCPi)의 자격인정이 시험 분야의 자격을 갖추려면 신청인은 최소한 다음 경로 요건 중 하나를 충족시켜야 한다.

경로 1. 한국의 *공인 전문대학 또는 대학교 임상병리과에서 2년 또는 3년간의 전문대학 수료하고, 한국의 보건복지부 장관으로부터 임상병리사 면허를 취득한 후 당해 연도 보수교육을 필한 자.

경로 2. 한국의 *공인 전문대학 또는 대학교에서 2년 또는 3년간의 전문대학 수료과정(8학기분 시간의 생물학과 8학기분 시간의 화학 과정을 포함)을 마치고 한국의 보건복지부 장관으로부터 임상병리사 면허를 취득한 후 당해 연도 보수 교육을 필한 자. 여기에 더하여 다음 분야의 실험실에서 만 3년간의 실험실 경험을 갖춘 사람(해당 분야 : 수혈기술, 임상화학, 혈액학, 면역학, 미생물학, 현미경검사).

◎ Medical Technologist, MT (ASCPi)

MT (ASCPi) 자격인정이 시험 분야의 자격을 갖추려면 신청인은 최소한 다음 경로 요건 중 하나를 충족시켜야 한다.

경로 1. 한국의 *공인 대학교에서 4년의 학사학위(임상병리학과) 과정을 수료하고, 보건복지부 장관으로부터 임상병리사 면허를 취득한 후 당해 연도 보수교육을 필한 자.

경로 2. 한국의 *공인 전문대학 또는 대학교에서 2년 또는 3년의 전문대학 임상병리과 과정을 수료하고, 한국의 보건복지부 장관으로부터 임상병리사 면허를 취득한 후, 편입 등을 통해 교육부 장관의 인가를 얻은 대학에서 학사학위를 취득하고 당해 연도 보수교육을 필한 자.

◎ Molecular Pathology Technologist, MB (ASCPi)

MB (ASCPi)의 자격인정이 시험 분야의 자격을 갖추려면 신청인은 최소한 다음 경로 요건 중 하나를 충족시켜야 한다.

경로 1. 한국의 *공인 대학교에서 4년의 학사학위(임상병리학과) 과정을 수료하고, 보건복지부 장관으로부터 임상병리사 면허를 취득한 후 당해 연도 보수교육을 필한 자.

경로 2. 한국의 *공인 전문대학 또는 대학교에서 2년 또는 3년의 전문대학 임상병리과 과정을 수료하고, 한국의 보건복지부 장관으로부터 임상병리사 면허를 취득한 후, 편입 등을 통해 교육부 장관의 인가를 얻은 대학에서 학사학위를 취득하고 당해 연도 보수교육을 필한 자.

* : 한국 교육인적자원부 또는 보건복지부에 의하여 인증된 대학 및 학과

한국에서의 시험 시행을 최초로 2006년에 성공적으로 출발시킨 데 힘입은 ASCP는 이러한 ASCPi 시험을 영어권 국가인 Philippine, Singapore, Hong Kong 등으로 확대하기로 결정하고 그들 나라에서도 성공을 거두면 이집트 등 아랍권 국가로 전파해 가고 궁극적으로는 유럽에까지 진출하여 세계적인 자격시험으로 발전시킬 계획을 갖고 있다. 미국의 임상병리사 자격증(certification)을 표 5-4에 실었고, ASCPi 시험 절차와 응시원서 작성 요령을 부록 C에 실었다.

표 5-4. 미국의 임상병리사 자격증(certification)

	Certification
Technicians	Apheresis Technician, AT (ASCP) Donor Phlebotomy Technician, DPT (ASCP) Medical Laboratory Technician, MLT (ASCP) Histotechnician, HT (ASCP)
Technologists	Medical Technologist, MT (ASCP) Blood Banking, BB (ASCP) Chemistry, C (ASCP) Cytotechnologist, CT (ASCP) Hematology, H (ASCP) Histotechnologist, HTL (ASCP) Microbiology, M (ASCP) Molecular Pathology Technologist, MB (ASCP)
Specialists	Hemapheresis Practitioner, HP (ASCP) Blood Banking, SBB (ASCP) Chemistry, SC (ASCP) Hematology, SH (ASCP) Pathologist's Assistant, PA (ASCP) Microbiology, SM (ASCP) Cytotechnology, SCT (ASCP) Virology, SV (ASCP) Laboratory Safety, SLS (ASCP)
Diplomates	Diplomate in Laboratory Management, DLM (ASCP)

CHAPTER 06

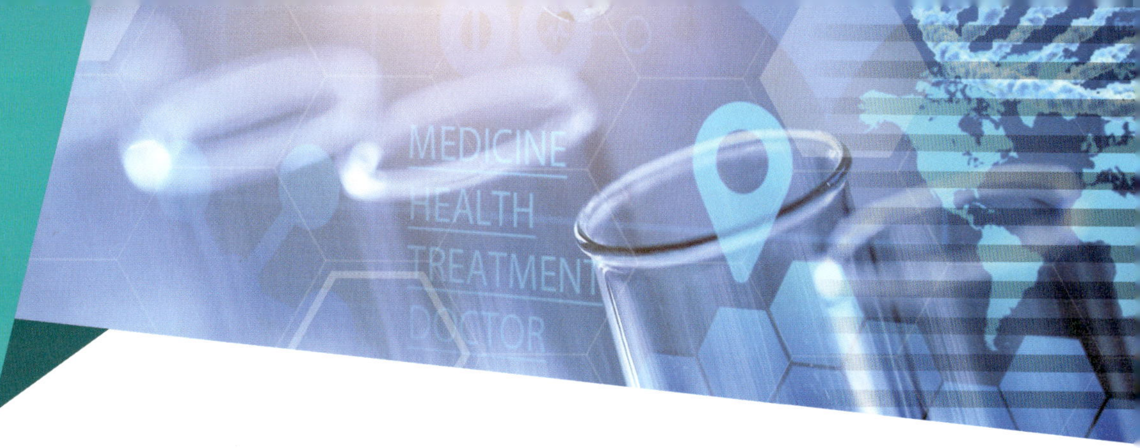

검사실 안전과 병원감염관리

Laboratory Safety and Hospital Infection

1. 임상 검사실에서의 안전

1) 검사실 안전의 중요성

임상검사실에서 안전의 중요성과 일차 응급처치의 중요성은 아무리 강조해도 지나치지 않다. 검사실에서 많은 사고가 일어나는 것은 아니지만, 이와 같은 사고는 부주의와 적절한 의사소통의 부족에서 발생하는 경우가 대부분이다. 이런 이유로 안전에 관한 교육과 실습은 검사실 종사자에게 매우 필요한 사항이다. 대부분의 검사실 사고는 올바른 기술 연마나 일반 상식에 준해 예방할 수 있다.

검사실에는 잠재적 위험물이 많이 있지만 이것들은 단순한 주의에 의해서도 통제될 수 있다. 그러나 안전에 관한 부분은 대부분 개인적인 사항이 많고 또한 안전하지 못한 행위가 작업자 본인에게는 해가 없을 수도 있지만 옆의 작업자에게 해를 입힐 수도 있다는 것을 항상 염두에 두어야 한다.

2) 안전관리 매뉴얼의 작성

각 임상검사실은 안전한 실험과 주의사항에 관한 것을 모두 포함하는 안전 매뉴얼을 비치하고 이를 손쉽게 이용할 수 있도록 해야 한다. 검사실의 안전수칙에는 검사실 장비와 위험물질 혹은 감염물질의 적절한 사용과 처리에 관한 규정을 포함하고 있어야만 하고 추가정보나 새로운 정보가 갱신되었을 경우 모든 작업자가 사용할 수 있도록 공지 또는 교육해야 한다. 또한 각 검사실에는 검사상 취급되는 위해물질의 목록을 작성하고 사용법을 기술해야 한다. 그리고 검사실 구성원 모두가 안전 매뉴얼의 내용과 비치된 위치를 알고 있어야만 한다.

3) 응급상황 대비 훈련

긴급 상황 시에는 검사실 내에서의 정확한 대응 절차와 대피 요령을 쉽게 이용할 수 있도록 훈련되어야 한다. 모든 실험실과 건물의 비상구를 검사실 종사자들은 파악하고 있어야 하고 소화기, 방화담요, 응급 샤워장치, 눈 세척기, 호흡기 및 보호안경 등의 안전장구 위치도 알고 있어야 한다.

또한 불시에 훈련을 실행하여 검사실 종사자들의 긴급 안전사고에 관한 대처 요령을 습득시켜야 한다.

4) 안전관리 표준지침의 필요성

임상검사실에서의 안전표준은 미국의 경우 여러 기구와 위원회에서 시행, 관리, 또는 검증하고 있다. 직업안전보건청(Occupational Safety and Health Administration, OSHA), 임상검사표준국가위원회(Clinical and Laboratory Standards Institute, CLSI), 질병통제센터(The Center for Disease Control and Prevention), CAP (The College of American Pathologist) 등에서 안전표준을 개발, 사용하도록 권고하고 있으며, 국가 차원에서 안전에 관한 보호조항과 법률(The Occupational Safety and Health Act of 1970)을 제정(1. 화학적 위해 물질, 2. 병원성 혈액감염원)하여 근로자들이 작업장에서 건강에 영향을 받지 않도록 강화하고 있다. 그러나 우리나라에는 임상검사실 안전에 관하여 법률로 제정된 보호 조항이 전무하고 위와 같은 위원회의 활동이나 연구 또한 매우 미미한 사항이다. 따라서 검사실에서 임상병리사의 안전과 보호에 관한 의식 전환과 법률로서의 제정을 위한 노력이 필요한 시점이다. 따라서 선진국과 같이 검사실 안전에 관한 법률제정 노력을 시도해야 함은 물론, 병원 임상검사실에서 근무하는 병리사는 검사실 내의 위험요소를 동정 또는 파악하고 있어야 하고 사고를 예방할 수 있는 기본적인 안전예방지침을 준비하고 그 내용을 숙지해야 한다.

5) 검사실의 위해물질

(1) 생물학적 위해물질과 감염 통제

임상검사실에는 많은 위해요소들이 존재하는데 감염물질과 그 요소들의 관리 및 처리에 주의를 기울여야 한다. 감염 가능한 위해 요소들은 직접 또는 검사실 내 환경을 통하여 감염될 수 있는데, 혈액 채혈과정과 혈액의 취급, 운반, 검사 중에 발생할 수 있다. 생물학적 감염요소에 의해 가장 흔히 일어나는 사고는 감염성 물질의 흡입, 오염된 주사침 및 주사기로부터의 찔림, 주사기로부터의 비말(spray), 검체 튜브로부터의 비말(aerosol), 혹은 원심분리 시 사고 등을 들 수 있다. 이 외의 감염원으로는 오염된 초자류로부터의 찔림이나 긁힘, 수술, 부검 도구로부터의 베임, 작업 테이블이나 바닥에 떨어진 병원성 감염물질들의 부적절한 처리에 의해 발생할 수 있다. 감염 위험요소를 다루는 데 있어서 적절한 감염물질의 표시는 매우 중요한 단계이다. 따라서 폐기용기 및 비닐 봉투에 생물학적 위험물질(biohazard) 표식 외에 일시 및 폐기 내용물을 표기하는 것이 필요하다(그림 6-1).

① 감염통제 프로그램

임상검사실은 환자로부터 다양한 생물학적 검체를 수집하여 분석을 수행하기 때문에 생물학적 위험물질의 노출에 대한 대비가 매우 중요하며 이중 혈액매개 감염원(blood-borne pathogens)의 관리가 가장 중요하다.

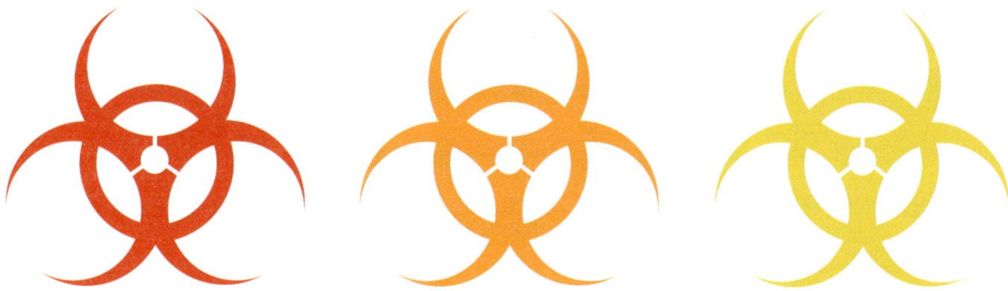

그림 6-1. Biohazard symbol

미국 OSHA에서 만든 프로그램은 1992년 3월에 법으로 제정되었고, 미국 질병통제예방센터(Centers for Disease Control and Prevention, CDC)는 모든 환자 검체의 취급에 관한 표준 예방조치를 병원감염 통제에 대한 가이드라인으로 발표하였다. OSHA의 감염통제에 대한 프로그램에는 감염통제 계획과 실행에 검사실 설계 및 공학적 관리, 개인보호의류 및 장비, 교육과 훈련, 안전표시, B형 감염바이러스 예방접종의 수행, 노출사고 후 의학적 추적 등을 포함하고 있고, CDC는 후천성 면역결핍증 바이러스(Human immunodeficiency virus, HIV)에 대한 직업적 노출 후 화학예방법에 대한 권고 사항을 제공하고 있다. CLSI는 환자 검체를 통하여 검사실 종사자에게 감염되는 혈행성 감염질환의 방어에 관한 가이드라인을 발표하였다. 위 세 기관은 혈액매개 병원체에 대한 보건의료 종사자들의 노출 위험을 감소시키기 위해 함께 노력하고 있다.

보건의료 시설의 전염성 질환 감염 프로그램은 보건의료 시설에서 일하는 사람들의 안전이 강화되도록 관련 시설들을 적절하게 설계해야 한다. 미국 OSHA 산하의 노동 전담부서에서 이와 같은 보건의료 시설에 대한 안전 기준의 실제적 표준을 개발하고 있다. 그리고 CDC는 이러한 표준을 수행하는 데 있어 지켜야 할 가이드라인을 발표하였고, CAP은 임상검사실에서 자발적으로 참여할 수 있는 인증프로그램을 제공하고 있다. 그리고 위와 같은 조치들과 요구사항에는 검사실에서의 안전한 작업의 수행 수준과 생물학적 위해에 대한 안전 정도의 측정을 요구하고 있다.

② 표준예방조치

표준예방조치는 감염성이 있는 혈액이나 체액의 직접 접촉으로 발생하는 전염성 질병의 통제 체계이다. 이러한 통제 체계에는 개인 보호장구를 포함하여 양호한 작업환경에서의 검사수행, 검사실 환경의 공학적 관리에 대한 적절한 이행 등이 포함되어 있다. 그리고 병원검사실 종사자들은 환자나 환자의 체액과 직접 접촉할 수 있기 때문에 B형 감염 바이러스나 HIV 같은 병원체로부터 보호될 수 있는 프로그램이 포함되어 있어야 한다.

모든 환자가 혈액매개 병원체를 옮기는 것은 아니지만, CDC는 모든 환자로부터 채취한 검체는 감염물질로 인정하도록 권고하고 있고 환자와 관련한 모든 것들을 감염물질로 처리하도록 권고하고 있다. 따라서 이와 같은 환경에서의 표준예방조치 실행은 전염성 질환이 있는 환자로부터 검사실 종사자를 보호하게 될 것이고, 환자들 간의 교차오염도 방지할 수 있을 것이다.

③ 검체-유래 병원체로부터의 보호

검체-유래 병원체의 노출에 대한 표준조치는 주로 HBV, HIV와 HTLV (human T cell lymphotrophic viruses)에 초점이 맞추어져 있고 이 외에 C형 간염(hepatitis C virus, HCV)에 대한 표준조치도 필요한 사항으로 간주되고 있다. 바이러스 전염은 HBV, HCV, HIV가 중요한 전염성 병원체로 검사실에서는 주로 다음의 3경로를 통해 직접 전염된다.

가) 경피: 혈액, 혈청, 혈장, 체액의 검사 시 주사침이나 메스 등에 의해 발생하기도 하지만 수혈이나 혈액을 이용하여 만든 제품에 의해서도 발생할 수 있다.

나) 상처: 칼에 의해 미세하게 베었거나 찰과상, 긁힘, 화상, 눈물, 삼출성 피부병변 등이 있는 경우 전염성 있는 혈액이나 혈장, 체액을 통하여 감염될 수 있다.

다) 점막: 점액질 표면에 감염성 미생물이 존재하는 혈액, 혈청, 혈장, 체액이 오염되어 발생하는데, 이는 입으로 파이펫팅을 하거나 전염원이 비말 또는 튀어서 입이나 비강의 점액질 또는 결막에 침입되어 발생한다.

HBV나 HIV는 감염된 혈액이나 체액이 묻어 있는 검사실의 전화기나 테스트 튜브, 장비 등을 통해 상처나 점막으로 감염될 수 있다. HIV는 혈액, 정액, 질 분비물, 타액, 눈물, 모유, 뇌척수액, 양수 그리고 요에서 발견되지만 혈액과 정액, 질 분비물, 모유만이 HIV 전염과 관련이 있는 것으로 보고된다. HBV는 많은 양의 혈액과 혈액제품을 다루는 병원 검사실과 장기이식 전문병원에서 특히 관심을 가져야 되는 바이러스로 주사침을 통하거나 경구를 통한 혈액 오염과 혈액 비말의 흡입을 통하여 감염될 수 있는 매우 위험한 병원체이다. B형과 C형 간염 바이러스의 감염은 검사실에서 가장 많이 발생하는 검사실 관련 감염증이다. 따라서 적극적인 예방조치로서 검사실에 종사하는 임상병리사 및 병리의사와 그 외 종사자의 예방백신 접종이 매우 필요하다. 또한 결핵균의 감염을 억제하기 위해서는 폐결핵이 확인되었거나 혹은 감염이 의심되는 환자의 검체를 처리할 때에 마스크나 감염방지 호흡기를 착용하도록 해야 한다.

④ 안전한 업무 수행

가) 손세척

검사실의 전염성 병원체에 대한 위험을 감소시키기 위해서는 혈액 검체를 다룬 후 손을 철저히 씻는 것이 가장 중요하다. 따라서 검사실에는 적어도 하나 이상의 싱크대에 풋 페달(foot pedal)을 이용하여 개폐할 수 있는 수도를 설치해야 하고 역시 풋 페달을 이용하는 세제분주기를 설치해야 한다.

- 손세척 방법
  ① 따뜻한 물로 양쪽 손과 손목을 적신다(이때 너무 뜨겁거나 찬물을 사용하지 않는다).
  ② 그리고 티스푼 하나 정도 양의 물비누를 분주기로부터 받는다.
  ③ 손과 손목, 손톱과 손가락 사이를 거품을 넣어 잘 비빈다(약 10초간).

④ 따뜻한 물로 잘 헹군 후 완전히 말린다.
⑤ 만일 사용하고 있는 싱크대에 발이나 무릎으로 작동되는 스위치 장치가 없다면 페이퍼 타월을 이용하여 손으로 수도꼭지를 잠가서 깨끗한 손의 재감염을 막는다.

나) 음식 및 음료수의 섭취 제한

음식 및 음료수의 섭취, 흡연, 화장 등의 행위를 할 때 감염성 미생물이 오염된 손에 의해 쉽게 입으로 침입할 수 있으므로 검사실 내에서는 음식 섭취 및 흡연 등을 제한해야 한다.

⑤ 개인 보호 장비

개인 보호 장비로는 눈, 얼굴, 머리와 손, 발 등을 보호할 수 있는 장구, 보호의류와 호흡장치 등 감염원을 차폐할 수 있는 장비를 준비하고 있어야 한다. 이러한 장비들은 위생적이고 신뢰할 수 있는 작업 조건을 제공할 뿐만 아니라 최적의 상태에서 검사를 수행하는 데 중요한 요소들이다.

⑥ 차폐용구 및 보호의류를 이용한 예방조치

앞에서 언급한 것처럼 임상검사 검체에 의해 감염될 수 있는 중요한 병원체는 HBV, HCV, HIV, 그리고 약제내성을 가진 결핵균이다. 그러나 위와 같은 많은 감염질환 병원체들은 보호장구와 실험복의 착용을 엄격하게 지키면 감염을 예방할 수 있다. 검사실에서 피부(특히 긁혔거나, 찰과상, 피부염 혹은 병소부위가 있을 때)와 점막(눈, 입, 호흡기계)은 전염성 병원체가 감염될 수 있는 가능한 경로로 고려될 수 있다. 주사침이나 예리한 기구, 깨진 유리를 주의하여 다루고 위와 같은 예리한 물건에 의한 찔림은 반드시 피해야만 한다. 또한 위와 같은 물건들을 다루거나 버릴 때 매우 주의 깊게 다루어야 하고 일관된 습관을 가져야만 된다. 감염된 세포 배양액, 혹은 바이러스가 포함된 물질을 다루는 데는 지속적 조심성과 주의력을 가질 수 있도록 훈련되어야만 된다. 차폐장치 및 기구를 통한 예방조치는 전염성 병원체의 노출로부터 검사자를 보호할 수 있는 적극적 행위이다.

가) 보호장갑

생물학적 검체를 다루는 데 손 및 피부가 노출될 수 있는 경우에는 반드시 장갑을 착용해야 한다. 이와 같은 기본예방 조치의 수행은 환자로부터 얻은 체액 및 조직을 다루거나 감염된 동물 또는 실험동물을 다루는 데 추천되는 조치이다. 장갑은 차단을 통한 보호가 궁극적인 목표이기 때문에 재활용을 금지하고, 장갑을 벗은 후에는 반드시 손을 세척한다.

나) 실험복

모든 검사실 종사자는 단추를 채울 수 있는 실험복을 입어야 하고 실험실을 나가기 전까지 입어야 한다. 이와 같은 실험의류는 감염액의 침투를 막을 수 있는 재질로 된 것을 사용하고 노출된 피부는 모두 감쌀 수 있도록 한다.

다) 마스크와 눈 보호 장구

감염성 혈액이 튀거나 비말될 때 또는 시약을 조제할 때 시약 성분이 점막(눈, 입, 코)에 오염될 수 있다. 또한 화학물질 중에서 흄(hume)이나 가스를 발생시키는 위해한 화학물질을 취급할 때 보호안경(goggles), 가스마스크 등을 사용해야 한다.

라) 결핵 감염관리를 위한 호흡기 및 마스크

결핵균은 감염된 사람으로부터 나온 작은 침방울들이 다른 사람의 호흡기계에 감염되어 전염된다. 따라서 환자가 기침을 하거나 환자의 검체를 다룰 때 전염될 수 있다. 따라서 환자를 직접 접하거나 검체를 다룰 때는 호흡기나 마스크를 착용해야 한다. 그리고 위와 같은 환자를 다루는 보건의료 종사자들은 호흡기나 마스크의 정확한 사용법을 교육받아야 한다.

⑦ 비말 병원체로부터의 보호

임상검사실은 대단히 많은 위해 물질을 다루고 있다. 특히 병원성 유기체들의 공기를 통한 감염(airborne infection)과 미세입자의 비말을 통한 감염기회는 검체를 다루는 모든 검사실 종사자에게서 발생할 수 있다.

가) 안전상자(Biosafety cabinet)

검사실의 안전상자는 공기로 전염될 수 있는 검체를 다루는 작업장에서 사용하는 안전장치이다. 비말상의 작은 방울들은 검체를 혼합하거나 원심 분리, 또는 슬라이드에 직접 도말검사를 실시하는 중에 발생하는 것으로 알려져 있다. 공기에 포함되어 있는 감염성 요소는 열이나 자외선으로 멸균되거나 가장 일반적인 방법인 HEFA (High efficiency particulate air) 필터를 사용하여 제거하고 있다. 안전상자는 배출 시스템을 통하여 오염된 공기를 제거할 뿐만 아니라 비말오염의 확산을 제한함으로써 작업자의 안전을 강화할 수 있다.

나) 검체처리 과정에서의 보호

환자로부터 얻은 검체를 취급할 때에는 항상 보호장갑을 착용해야 하고 검체를 운반할 때에는 새지 않는 안전한 가방에 넣어 운반해야 한다. 검체 취급 시 공기로 감염될 수 있는 경우에는 혈액이 담겨 있는 튜브의 뚜껑을 열 때, 혈청을 다른 튜브로 옮길 때 또는 혈액을 원심 분리할 때 등이다. 특히 혈액 또는 검체가 들어 있는 튜브에서 마개를 열 때에는 가제나 특수 보호패드를 사용하여 조심스럽게 마개를 열어야 하고, 이때에도 검체와 작업자 사이에 차폐막이 있으면 검체의 비말에 의한 감염을 예방할 수 있다. 이 외에 안전상자 등을 이용하면 비말감염으로부터 보호될 수 있다.

차폐막이나 안전상자는 주기적으로 소독을 실시한다. 검체를 원심 분리할 때에는 항상 검체 마개를 해야 하고 원심분리기 역시 완전히 멈출 때까지 덮개를 열지 말아야 한다. 이 외에도 파이펫이나 기구를 이용하여 감염검체를 다룰 때에는 적절한 훈련을 통하여 실수로 인한 감염기회를 줄여야 하고, 감염검체를 폐기할 때에도 지침에 따라 적절하게 처리해야 한다.

- 검사실의 생물학적 안전 수칙
  ① 입으로 파이펫팅 하지 말아야 한다.
  ② 감염우려 검체를 다룰 때에는 엎지르지 않게 주의하고 비말 발생을 최소화한다.
  ③ 주사침이나, 란셋 등 날카로운 기구를 사용할 때 찔리지 않도록 주의하고 이와 같은 것들을 폐기할 때에는 안전한 콘테이너에 넣어 처리한다.
  ④ 보호 실험복과 장갑을 착용한다.
  ⑤ 모든 검사 작업 뒤에, 장갑을 벗은 뒤에, 감염성 물질을 접촉한 후에는 바로 손 세척을 실시한다.
  ⑥ 검체 및 시약을 엎질렀을 경우 즉시 닦고 작업대를 멸균한다.
  ⑦ 검사실에서는 먹거나, 마시거나, 음식을 저장하거나, 담배를 피우지 않는다.

(2) 기타 위험물

임상검사실 내에는 생물학적 위험물 외에도 화재, 전기장비, 초자류, 반응성이 높은 화학물질, 인화성 유기용매, 독성 연무가 발생하는 위험물질이 존재한다. 따라서 이와 같은 유해 물질의 사용 및 관리가 안전에 매우 중요한 요소가 된다.

① 인화성 물질

에테르나 아세톤 같은 인화성 유기용매가 사용될 때에는 화재나 폭발에 대한 우려가 있으므로 검사실 내에서는 매우 위험한 물질로 관리해야만 한다. 이러한 물질들은 안전한 저장장소에 보관해야 하는데 적절한 보관 장소에 보관한다 하더라도 인화성 증기가 발생되어 누출될 수 있으므로 환기장치의 설치가 필수이다. 인화성 물질을 사용할 때에는 적절한 주의조치를 알고 있어야만 한다. 예를 들면 인화성 액체를 다른 용기에 옮길 때에는 매우 천천히 붙고 주위에 불이 켜져 있을 때는 이와 같은 작업을 하지 말아야 한다. 인화성 물질을 사용하지 않을 때에는 폐쇄된 용기에 넣어 보관하도록 한다.

② 화학적 위험물

검사실 내에서 검사실 종사자에게 상해를 입힐 수 있는 물질로는 강산이나 강알칼리 같은 휘발성, 가성, 중독성, 혹은 부식성 시약들이 있다. 화학물질과 시약들은 위험을 유발시키는 형태가 다르게 나타나는데 황산 같은 화학물질은 코로 흡입되었을 때 더 위험하고 페놀이나 초산 같은 물질은 피부를 부식시킨다. 또한 여러 화합물들이 복합적으로 상해를 유발시킬 수 있다.

산이나 알칼리는 통기가 잘되는 저장장소에 보관하고 휘발성 물질들은 특히 마개를 잘하여 보관하도록 한다. 이와 같은 표준조치를 위해서는 검사실에서 사용하는 유해한 화학물질의 사용 및 관리에 대한 교육이 필요하다. 또한 검사실에서 사용하는 위험한 화학물질의 인체와 관련한 독성 현상과 징후는 검사실 종사자 모두가 교육을 받아야 한다.

가) 물질안전보건자료

물질안전보건자료(material safety data sheets, MSDS)는 OSHA가 1983년 약 600여 종의 화학물질로 시작한 후 미국화학제조업자협회(Chemical Manufacturers Association, CMA)가 미국표준연구소의 공인을 얻어서 4년 동안의 작업 끝에 1992년 통일된 안을 제정하여 공포한 화학물질에 관한 안전 및 관리 지침이다. MSDS에는 다음과 같은 내용이 포함되어 있다. 첫째, 화학물질에 대한 일반 정보와 유해위험성, 성분함량 등 응급 시 알아야 할 정보, 둘째, 응급 시 조치 요령과 화재 및 누출 시 대응방법, 셋째, 취급 및 저장, 인명보호 등 유해 상황을 예방하기 위한 예방책을 그리고 넷째, 독성이나 폐기 시 주의해야 할 중요한 정보가 실려 있다. 따라서 검사실 안전 담당자는 검사실에서 사용하는 모든 화학물질에 대한 MSDS 파일들을 준비해야 한다.

나) 보호

잠재적으로 위험성이 있는 용액이나 화학물질을 사용할 때에는 눈, 얼굴, 머리, 손발에 대한 보호의류와 차폐장치 같은 보호장구를 사용해야 한다. 휘발되거나 증기가 발생하는 용액은 흄후드(fume hood) 아래서 사용하도록 한다. 유해한 용액이나 오염된 물질에 의한 사고 발생 시 신속히 대처가 필요하므로 검사실에는 안전 샤워기, 얼굴이나 눈 세척기 등의 안전장치가 즉시 사용될 수 있도록 적절한 위치에 구비되어야 한다. 화학물질을 다룰 때에는 보호장갑을 착용해야 하고 작업대가 잘 정리 정돈되어야 한다. 또한 모든 화학물질에 대한 표기가 완전하고 정확해야 한다. 화학눌질의 폐기는 최종 폐기 시까지 잘 표시된 저장고에 넣어 보관한다.

다) 특정 유해화학물질

i) 황산(sulfuric acid): 65% 농도 이상에서는 실명의 원인이 될 수도 있고 피부에 화상을 일으킬 수도 있다. 경구 흡입 시 심한 화상을 입는 원인이 된다.

ii) 질산(nitric acid): 노란색 흄(fume)이 발산될 때 매우 유독하고 조직에 상해를 입힐 수 있다. 흄에 과하게 노출되면 고통스러운 자극과 가려움, 피부의 황변, 실명, 사망의 원인이 된다. 질산이 경구로 흡입되었을 때에는 매우 심한 화상을 입게 되고 위벽이 천공되거나 사망의 원인이 될 수도 있다.

iii) 초산(acetic acid): 심한 부식성을 가지고 있고 증기에 계속 노출되면 만성 기관지염을 유발할 수 있다.

iv) 염산(hydrochloric acid): 코로 흄이 흡입되는 것을 피해야 하고 피부에 약간 접촉되었어도 화상을 방지하기 위하여 즉시 물로 씻어내야 한다.

v) 가성소다(sodium hydroxide): 피부, 눈, 점막에 닿으면 매우 유해하고 부식성 화상의 원인이 될 수 있다. 매우 낮은 농도에서도 유해하고 약간만 접촉하더라도 즉시 치료해야 한다.

vi) 페놀(phenol): 희석된 용액에서도 부식성 화상 혹은 피부염의 원인이 될 수 있어 접촉 후에는 알코올이나 물로 깨끗이 닦아내야 한다.

vii) 사염화탄소(carbon tetrachloride): 냄새를 느낄 수 없는 낮은 농도에서도 간에 상해를 입힐 수 있다.

viii) 삼염화초산(trichloroacetic acid): 매우 심한 부식성을 갖고 있고 호흡기계에 자극적이다.

ix) 에테르(ether): 중추신경계의 기능을 저하시키는 원인이 된다.

라) 화학발암물질 구별

발암물질(carcinogen)은 살아 있는 세포에서 암의 성장을 유도하는 물질이다. 그러므로 검사실 내에서 이와 같은 물질을 다루는 작업자는 위험성을 항상 고려해야 하고 가급적 위험성이 적은 동일물질을 선택하여 사용하도록 한다. 발암물질은 적정한 보호 장치를 한 후 사용해야 하며 검사실에서는 암을 유발할 수 있는 화학물질의 리스트를 작성하고 모든 사람들이 볼 수 있도록 배치해야 한다.

마) 유해인자에 대한 경고

유해인자동정시스템은 미국소방안전협회(National Fire Protection Association, NFPA)에서 개발한 시스템으로 건강에 대한 위해, 인화성, 화학반응 위험성 등에 대한 정보를 문자, 표시, 그림으로 간략히 설명하고 있는데, 이 시스템은 검사실에도 적용시킬 수 있다.

이 동정시스템은 커다란 다이아몬드 모양 내에 4개의 작은 다이아몬드 심벌로 나누어져 있다. 이 심벌을 이용하여 위해한 화학물질의 위험정도를 표시할 수 있는데, 검사실 내에서 사용하는 화학물질들도 적용된다. 맨 위쪽 다이아몬드는 적색이고 인화성의 위험정도를 표시한다.

오른쪽의 다이아몬드는 노란색이고 화학물질의 반응성과 폭발 가능성의 정도를 표시한다. 왼쪽의 다이아몬드는 파란색이고 건강 위해가능성을 표시한다. 맨 아래 다이아몬드는 흰색이고 방사능, 특정 생화학적 유해물질 등의 위험요소에 대한 정보를 표시한다. 이 시스템은 위험의 정도를 4에서 0까지로 나누어 표시하는데, 4는 매우 위험한 상태이고 0은 위험하지 않은 것을 나타낸다(그림 6-2).

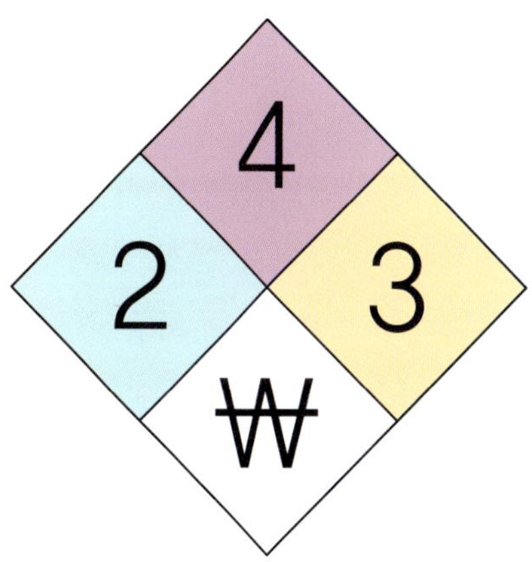

그림 6-2. NFPA에서 제공하는 화제경고 라벨

③ 전기적 위험

임상검사실에서 전기장치 및 전기기구에 의한 쇼크 사고는 매우 빈번하게 일어나는 검사실 사고의 원인이지만 이것에 대한 위험 인식도는 매우 낮다. 따라서 전기에 대한 일반적 지식과 안전상식은 검사실의 장비를 운용하는 데 매우 필수적인 지식이다. 검사실의 모든 장비는 반드시 접지되어 있어야 한다. 만일 접지되어 있지 않으면 장비를 접촉한 사람을 통하여 접지효과가 발생할 수 있는데, 이때 매우 위험한 상해가 발생할 수도 있다. 검사실의 고장이 난 전기장치의 수리나 검증 시에도 반드시 주의해야 하며 가급적 그 작업에 훈련된 사람이 실시해야 한다.

④ 초자기구류의 위험

임상검사를 수행하는 작업에는 많은 종류의 초자기구가 사용된다. 초자기구를 사용하는데 불필요한 작업이나 사고로 인한 파손이 일어나지 않게 주의를 기울여야 한다. 초자기구가 파손되었을 경우에는 일반폐기물과 섞지 말고 깨진 유리를 담을 수 있는 특정 용기에 버려야 한다.

초자류의 보관 및 정리 시 무거운 초자류는 아래쪽 선반에 놓고 큰 초자류는 적은 초자류보다 뒤에 놓는다. 선반은 적정한 높이에 위치시키고 손이 닿지 않는 곳에 초자류를 보관하지 않는다. 부주의로 인해 깨지거나 금이 간 초자류는 자상의 원인이 될 수 있다. 따라서 깨진 초자류로부터 자상을 방지하기 위해서는 파손된 초자의 적절한 처리와 매우 주의 깊은 작업태도가 필요하다.

⑤ 화재 위험

검사실 내에는 다양한 소방장비들이 사용 가능하도록 준비되어 있어야 하며 소방장비의 사용에 관한 교육이 충분해야 한다. 또한 화재경보기의 정확한 사용법을 알고 있어야 하고, 화재 발생 시 행동절차를 숙지하고 있어야 한다.

6) 소독 및 멸균

검사실을 깨끗하고 위생적인 상태로 유지시키는 것은 중요한 일이다. 특히 혈액이나 감염성 물질의 사용 후 작업대의 청소와 오염제거는 매우 중요한 일이라 하겠다. 혈액이나 체액을 엎질렀을 경우에는 먼저 종이 타월이나 가제 패드를 이용하여 오염된 액체를 완전하게 흡수시킨 후 사용한 가제나 종이 타월은 유해폐기물로 폐기시키고 오염된 곳은 세제로 닦는다. 계속해서 소독제로 멸균한다.

(1) 표백제의 사용

차아염소산나트륨(액상 가정용 표백제)은 중간정도의 살균력을 가진 멸균제로서 흔히 사용한다. 5% 차아염소산나트륨을 통상 10배 희석(0.5% sodium hypochlorite)하여 사용하고 살균력을 유지하기 위해 매주 새로 제조하여 사용한다.

검체가 엎질러졌을 때 오염지역을 청결하게 하기 위해서는 강한 표백용액을 사용해야 한다. 작업대는 희석한 표백용액으로 매일 청소해야 한다. 3% 페놀 세제 같은 강한 세제는 멸균 전 사용할 수 있다. 오염된 파이펫은 표백제에 충분히 담근 후에 고압멸균 한다.

(2) 고압멸균(autoclaves)

고압멸균은 증기를 이용하여 멸균을 하는 것으로 멸균 대상물질들은 증기가 용이하게 통과할 수 있도록 배치해야 한다. 고압멸균은 습도, 온도, 시간에 좌우되는데 끓는 물보다 증기가 더 높은 온도로 상승할 때 더욱 효과적으로 세균을 사멸시킬 수 있다. 고압멸균기의 효과와 수행정도를 점검하고 체크하는 것은 검사실의 질 관리 프로그램의 일종이다. 따라서 고압멸균기의 운용과 사용법에 관한 충분한 교육과 평가가 있어야 한다.

7) 임상검사실 폐기물 처리

의료폐기물은 특히 잘 찢어지거나 파손되지 않는 용기에 넣어 보관해야 하고 위생적인 상태를 유지해야 한다. 임상검사실의 폐기물 통제의 목적은 모든 작업자로부터 유해한 물질의 노출을 제한시키거나 분리시키는 데 있다. 이와 같은 폐기물관리 및 처리에 관한 내용은 CLSI의 지침을 참조할 수 있다.

(1) 전염성 폐기물

전염성 폐기물로는 혈액이나 혈액부산물, 오염된 날카로운 유리 및 기구, 병원성 폐기물 등이 있다. 전염성 폐기물은 생물학적 위해성에 따른 표준 심벌을 표기한 용기에 넣어 보관하고, 최종적으로는 소각 또는 멸균 처리한다.

(2) 폐기물 용기

폐기물 용기는 작업자가 필요할 때 쉽게 접근할 수 있는 위치에 놓아야 하고 편리하게 사용할 수 있도록 한다. 용기는 실수 및 사고로 엎어지더라도 새거나 빠져 나오지 않는 용기를 사용한다.

① 예리한 폐기물을 처리하는 용기(sharp containers)

일회용 주사기나 주사침, 칼날 등의 폐기물들은 예리한 부분이 빠져나오지 않는 용기에 넣어 보관해야 한다. 이와 같은 용도의 용기에 관한 상세한 지침은 OSHA나 CLSI의 가이드라인에서 얻을 수 있다. 이와 같은 용기를 사용하는 일차 목적은 주사침 등이 폐기 처리되거나 운반될 때 작업자를 보호하기 위한 것이다. 그리고 이와 같은 용기는 환자 주변과 검사실 내에 위치해야 한다. 또한 주사침 사용 시 주사침의 캡을 다시 덮지 않고 바로 폐기되도록 고안된 처리용기를 사용할 것을 권고하고 있다. 그리고 이와 같은 용기가 란셋 등 날카로운 작업도구를 사용할 때에도 이용되도록 추천하고 있다. 대부분의 주사침 사고는 채혈 후 주사침의 캡을 다시 닿는 과정에서 발생한다. 따라서 주사침의 캡을 다시 닿지 말고 폐기해야 하지만 부득이 닿아야 하는 경우에는 한손을 등 뒤로 하고 한손으로만 캡을 닿도록 한다. 또한 날카로운 기구들을 폐기용기에 부적절하게 처리하였거나 부주의로 린넨물에 섞어 넣는 경우 상해를 입을 수 있다. 검사실 내의 자상이나 찔리는 사고는 sharp container를 사용하면 대부분의 사고를 예방할 수 있다.

② 생물학적 유해물 보관 용기(biohazard containers)

혈액을 포함하는 혈액검체는 보관이나 이동 중에 새지 않도록 biohazard container에 넣어야 한다. 임상검사실에서 사용한 오염된 검체와 그 외 물질들은 폐기 처리하기 전에 멸균을 실시하거나 혹은 폐기 처리에 적합하도록 특수하게 제작된 백에 넣는다. 유해한 검체나 물질이 담긴 용기에는 생물학적 유해 표시를 부착하고 검사실 모든 종사자들은 유해표시가 의미하는 것과 예방조치에 대한 내용을 숙지하고 있어야 한다. 장비가 오염되었을 경우에는 정해진 장소에 보관하거나 적절하게 세척, 멸균을 실시한다. 앞으로 임상검사에서는 일회용 보호의류, 장갑 등의 사용이 증가함에 따라 생물학적 유해폐기물의 양이 증가하게 될 것이다.

③ 생물학적 유해물 처리 가방(biohazard bags)

대부분의 감염성 물질 폐기 시에는 플라스틱 가방을 사용하는 것이 적절하지만 딱딱하거나 깨진 초자류, 날카로운 주사침이 통과하지 않는 container를 사용할 수도 있다. 생물학적 유해 표시가 되어 있는 플라스틱 혹은 금속 재질의 가방은 멸균이 용이하므로 2차 멸균용기로도 사용할 수 있다. 이러한 보관 용기에는 모든 혈액, 체액, 조직, 그 외에 감염우려가 있는 일회용 물건 등을 넣을 수 있는데 이와 같은 용기를 사용 시에도 작업자는 보호장갑을 착용해야 한다.

표 6-1. 의료폐기물 종류별 분류

종류	폐기물 종류		전용용기(도형색상)	보관기간
격리의료폐기물	「감염병예방법」 제2조제1항에 따른 감염병으로부터 타인을 보호하기 위하여 격리된 사람에 대한 의료행위에서 발생한 일체의 폐기물		상자형 합성지류 (적색)	7일
위해의료폐기물	조직물류 폐기물	인체 또는 동물의 조직 · 장기 · 기관 · 신체의 일부, 동물의 사체, 혈액 · 고름 및 혈액생성물(혈청, 혈장, 혈액제제)	상자형 합성지류 (황색)	15일(치아는 60일)
	병리계 폐기물	시험 · 검사 등에 사용된 배양액, 배양용기, 보관균주, 폐시험관, 슬라이드, 커버글라스, 폐배지, 폐장갑	합성수지류, 골판지류 또는 봉투형(황색)	15일
	손상성 폐기물	주사바늘, 봉합바늘, 수술용 칼날, 한방침, 치과용침, 파손된 유리재질의 시험기구	상자형합성수지류 (황색)	30일
	생물 · 화학 폐기물	폐백신, 폐항암제, 폐화학치료제	합성수지류, 골판지류 또는 봉투형(황색)	15일
	혈액 오염	폐혈액백, 혈액투석시 사용된 폐기물, 그 밖에 혈액이 유출될 정도로 포함되어 있어 특별한 관리가 필요한 폐기물	합성수지류, 골판지류 또는 봉투형(황색)	15일
일반의료폐기물	혈액 · 체액 · 분비물 · 배설물이 함유되어 있는 탈지면, 붕대, 거즈, 일회용 기저귀, 생리대, 일회용 주사기, 수액세트		합성수지류, 골판지류 또는 봉투형(황색)	15일

(3) 폐기물의 최종 멸균

백이나 용기에 담겨 있는 오염 가능물질의 최종 멸균은 소각 혹은 고압멸균이다. 자체적으로 처리하지 않는 의료폐기물에 대해서는 허가된 업자에게 위탁하여 환경오염이나 미적으로 불쾌감을 느끼지 않도록 처리해야 한다. 또한 검사실의 관련 담당자는 의료폐기물에 관한 법률지침을 숙지하고 있어야 한다.

8) 기본 구급구조의 절차 및 요령

임상검사실에는 많은 미생물 감염 우려와 유해한 화학 물질이 있기 때문에 사고 시 대처할 수 있는 구급구조에 관한 지식을 숙지하고 있는 것이 중요하다. 그리고 상해의 예방차원에서 교육을 실시하여 사고발생 요인을 억제하는 것도 중요하지만 사고 발생 시 사고자에 대한 정확한 응급구조를 실시할 수 있는 능력을 갖추는 것 역시 매우 중요하다. 구급처치는 "상해를 당했거나 병리적인 급성질환자에 대하여 전문 의료진의 적절한 치료를 받기 전에 시행하는 즉각적이고 임시적인 처치"를 말한다. 예를 들면 출혈을 멈추게 하거나 쇼크를 예방하고, 기도를 유지하고, 상처를 보호하는 등의 조치이다. 따라서 검사실 종사자들은 응급구조의 내용과 절차를 완전히 이해하고 있어야 한다.

응급상황 시에는 환자의 안정을 위하여 매우 차분한 상태를 유지해야 하고 환자 주위로 모여들지 말아야 한다. 검사실 내에서 발생하는 일반적인 응급 상황과 적절한 응급구조 절차를 아래에 기술하였다.

가) 강알칼리나 강산에 의해 입안이나 피부에 화상을 입었을 때: 흐르는 수돗물에 철저하게 헹군 후 만일 화상이 심하면 의사에게 치료를 의뢰한다.

나) 알칼리나 산으로 인해 눈에 화상을 입었을 때: 최소 15분 동안 흐르는 물에 철저하게 세척한다. 사고자가 흐르는 물에 눈을 잘 씻을 수 있도록 주위의 동료가 도움을 준다. 이와 같은 목적으로 눈 세척기 설치를 권하지만 흐르는 물에 씻는 것으로도 충분하다. 그러나 세안 컵을 사용하는 것은 바람직하지 않다. 사고자가 눈을 세척하는 동안 의사에게 즉시 알린다.

다) 열화상: 흐르는 찬물(혹은 얼음물)에 넣어 고통을 줄이고 추가적인 조직 상해가 일어나지 않도록 주의한다. 따뜻한 물 약 1.2리터에 중탄산나트륨(sodium bicarbonate) 두 스푼(식탁용)을 넣은 물로 처치하고 붕대를 느슨하게 감는다. 3도 이상의 화상(피부가 타서 없어진 경우)은 연고나 그리스를 사용하지 말고 즉시 의사에게 보여야 한다.

라) 경미한 자상: 비눗물로 조심스럽고 철저하게 세척한다. 유리파편 같은 물질이 묻어 있는 경우에는 상처로부터 조심스럽게 떨어낸다. 피부에 붙은 유리조각을 떨어내는 가장 좋은 방법은 흐르는 물로 세척하는 것이다.

마) 심한 자상: 베인 부분의 출혈 방지를 위하여 깨끗한 붕대로 상처 부위를 압박하고 즉시 의사에게 보인다.

화상같이 심한 사고의 경우에는 신속히 전문 의료진에게 치료를 요청해야 하고, 일반적인 사고에 대해서도 응급조치가 완료된 후에 가급적이면 신속히 의사에게 보여야 한다. 화학물질에 의한 화상(특히 눈의 경우)의 치료에서는 속도가 매우 중요한 요소이다. 검사실 종사자들은 사고예방에 대한 교육과 철저한 주의력으로 안전사고의 빈도를 낮추는 노력을 지속적으로 추진해야 하며 이와 같은 프로그램은 검사실 질 관리 향상에 중요한 요인이 될 것이다.

2. 병원감염관리

1) 병원감염의 정의

병원은 저항력이 저하된 환자들과 병원체가 많은 곳에서 근무하는 직원들, 전염병동과 같은 전염되기 쉬운 지역에서 종사하는 사람과 물질의 이동 등 병원 내에서 질병의 확산에 영향을 주는 특별한 역학적 고려가 요구되는 독특한 환경을 가진 곳이다(그림 6-3). 의학적 무균(medical sepsis)이란 병원성 미생물의 수를 감소시킴으로써 병원성 미생물의 전염을 줄이기 위해 사용되는 소독기술을 말하는데 손을 깨끗이 씻는 것과 오염된 물질과 환자들을 밀접하게 접하게 되는 병원 내 직원들이 가운(isolation gown)을 입는 것, 전염성 환자를 치료할 때 마스크를 쓰도록 하는 것 등은 병원에서 감염의 확산을 억제하는 가장 중요한 방법의 하나이다. 또한 의사들의 전문적 활동과정에서 사용하는 장비나 청소도구들과 마루와 벽 그리고 침구를 통해 병원감염을 일으킬 수도 있다.

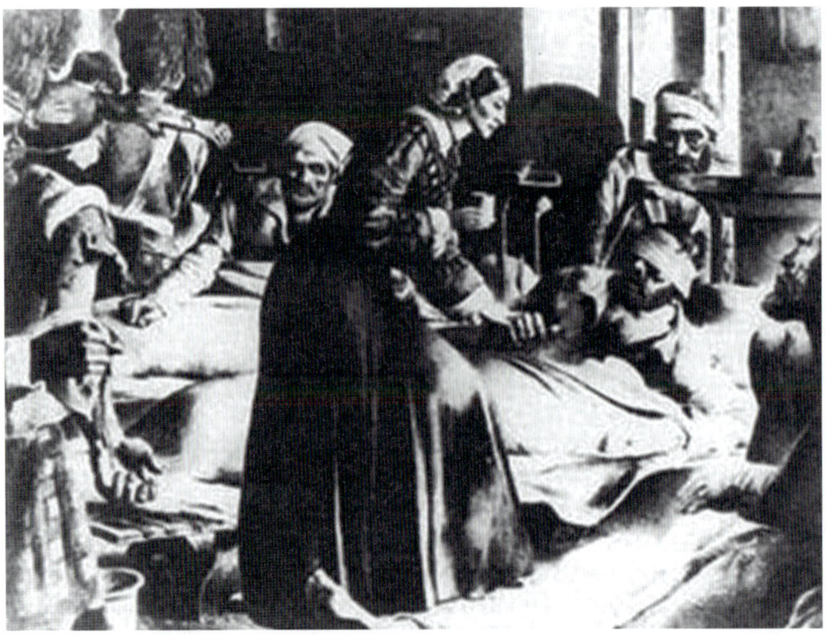

그림 6-3. 크리미아의 군병원에서 환자를 돌보고 있는 Florence Nightingale은 군병원에서 위생의 중요성을 강조하였다(1854).

병원감염이란 "입원 당시에 없었던 혹은 잠복하고 있지 않던 감염이 입원기간 중, 혹은 외과 수술 환자의 경우 퇴원 후 30일 이내에 발생하는 것"을 말한다. 환자뿐 아니라 병원 내에서 발생하는 직원들의 감염도 병원감염에 포함된다. 의학의 발전과 더불어 감염에 취약한 노령인구의 증가, 만성 퇴행성 질환자의 증가, 다량의 항균제의 남용, 항암제 및 면역 억제제의 사용으로 인한 면역부전 환자의 증가, 각종 침습적 의료처치의 이용 확대 등으로 인한 병원감염률이 높아지고 있다.

병원감염은 내인성 감염(endogenous infection)과 외인성 감염(exogenous infection)으로 나눌 수 있는데, 내인성 감염은 환자 자신의 구강, 장 등에 정착하고 있는 정상상재균총에 의해서 유발되는 감염을 말하며, 이러한 세균들은 건강한 사람에서는 아무런 문제가 되지 않지만 환자 자신의 감염에 대한 저항력이 저하된 의식불명 환자에서의 흡인성 폐렴, 백혈병 환자나 항암요법 환자 등호중구 감소증 환자 등에서의 패혈증 등의 발생을 말한다. 이에 비해서 외인성 감염은 외부에 있는 미생물이 체내에 들어와서 발생되는 감염을 말하며 진료의 목적으로 수행되는 요로 혹은 혈관 내 카테타 삽입, 내시경 검사 등 여러 가지 처치와 관련하여 의료진의 손에 묻은 미생물이 직접 혹은 간접적으로 침투해서 발생하는 감염이다.

외인성 감염 미생물의 근원에 대해서는 흔히 병원의 주위 환경, 실내공기, 오물들을 생각할 수 있겠지만 실제로 가장 중요한 것은 의료진의 손을 통해 다른 환자를 진료할 때 옮겨온 미생물들이 중요한 감염원이 된다. 따라서 손 씻기는 가장 간단하면서도 중요한 감염예방 수기의 하나로 알려져 있다. 병원감염에 대한 또 다른 역학적 문제는 광범위한 항생제의 남용이다.

항생제 사용은 병원에서 치료받고 있는 질병의 억제를 위해 필수적이지만 지나친 항생제의 사용으로 병원 내에서 항생제에 내성이 있는 미생물의 발생을 초래한다. 항생제에 내성이 있는 미생물에 의해 유발되는 병원감염은 만약 환자가 극도로 면역이 저하된 상태에 있게 된다면 치료하기 어렵기 때문에 과도한 항생제의 사용은 심각한 문제가 된다. 이러한 특별한 경우를 고려하여 병원에서는 전문 역학자를 고용하여 질병의 확산을 억제하는 표준화된 방법을 사용해야 한다.

2) 면역저하 환자

감염에 감수성이 있는 환자가 병원성 미생물에 노출되지 않도록 하는 것은 매우 중요하다. 병원환경에서 세균의 양을 억제함으로써 면역체계가 손상된 환자들을 보호하기 위해 특별한 예방법이 사용되는데 이러한 범주의 환자로는 조산아, 기관이식 환자, 방사선 치료를 받고 있는 환자, 전신 화상 환자 등이 포함된다(표 6-2).

이런 경우에 방문자를 극히 제한하며 마스크와 가운의 착용, 특별한 공기여과장치 그리고 심지어 완전한 격리가 요구된다. 이와 같이 "면역저하 환자(immunocompromised patients)"란 숙주 방어기전이 선천적 혹은 후천적으로 질적 또는 양적인 장애가 생겨 감염의 위험도가 높은 환자들을 말한다. 우리가 가장 흔히 볼 수 있는 암이나 항암치료 후 발생되는 면역손상 환자들의 숙주방어기전 장애 중에서도 특히 호중구 감소증(500/mm^3 이하)은 입원 중 치명적인 감염을 일으키는 가장 중요한 위험요인 중 하

표 6-2. 면역약화 환자에서 병원감염의 주요 위험인자

감염위험 요인	감수성 요인	주된 감염증
인공보조 장치, 정맥 내, 요관 내 장치	외적 요인	비뇨기 감염, 균혈증, 농양
조직이식(콩팥, 심장, 골수)	세포 매개면역 약화	폐렴, 비뇨기감염, 균혈증
광범위한 화상	세포 매개면역 약화	균혈증
비장절제, 재생 불량성 빈혈	항체합성 기능 손상	폐렴, 균혈증, 수막염
골수 생성부전	백혈구 수 감소	폐렴, 비뇨기감염, 균혈증
악성 종양	면역결핍, 백혈구 수 감소, 항체합성 기능 손상	폐렴, 비뇨기감염, 균혈증
HIV (AIDS) 감염	면역결핍	폐렴, 세균 및 진균 감염증

나이다.

병원감염의 정의는 입원기간 중 발생한 감염을 의미하는 것이지만 면역손상 환자에서는 원인균이나 발생일 혹은 잠복기를 기준으로 병원감염 여부를 판단하기 어려울 뿐 아니라 병원 감염원도 내인성(endogenous)과 외인성(exogenous)을 구분한다는 것이 대단히 어려워 병원 감염이라고 정의되어 보고된 논문은 소수에 불과하고 대부분 일반적 감염에 대해서만 언급되고 있다. Rutstein 등이 암 센터에서 병원 감염이 12%가 발생되었다고 보고했는데, 그중에서 백혈병이 가장 높았으며, 그중에서도 급성 골수성 백혈병이 가장 많았다.

가장 흔한 병원체로는 세균이 75% 이상을 차지하였고 진균이 3~10%, 바이러스는 2%에 불과하였으며 중복감염도 흔하게 나타났다. 세균이 가장 흔히 볼 수 있는 병원감염의 병원체임에는 틀림없으나 세균의 종류에 대해서는 병원의 특성에 따라 차이가 많은데 그람음성 세균이 가장 많았고 그람양성 세균의 발생 빈도가 1980년대 초 30% 정도에서 최근 40% 이상 증가하는 경향을 보이고 있다. 그람음성 세균 중에는 주로 *Pseudomonas*, *E. coli*, *Klebsiella* 등이 대부분이지만 *Acinetobacter, Enterobacter* 등이 증가추세이고, 한 가지 특이한 사항은 *Sternotrophomonas maltophilia*가 일부 병원에서 많이 분리되고 있다는 사실이다. 그람양성 세균 중에서는 *Staphylococcus aureus,* coagulase negative *Staphylococcus* (CNS)가 주요 원인균이지만 최근 *Streptococcus*가 증가 추세를 보인다(표 6-3).

3) 병원감염의 기준

병원감염의 기준을 어떻게 정하느냐에 따라서 감염률이 크게 달라질 수 있다. 미국 CDC에서 작성된 병원감염의 기준이 1987년 National Nosocomial Infection Survey (NNIS)에서 처음으로 사용되었고 1988년 다시 수정된 후 오늘날 세계적으로 많은 병원에서 사용되고 있다. 국제적으로 공인된 감염기준을 채택함으로써 다른 병원과 감염률을 비교할 수 있다는 이점이 있다. 그러나 그러한 감염기준의 일부가 병원 사정에 따라 다를 수도 있으므로 수정이 필요할 때가 있다. 중요한 것은 한 병원 내에선 모두가

표 6-3. 주요 병원감염 질환과 원인균

원인균			감염비율	감염질환
그람양성 세균	*Staphylococcus aureus*(황색포도알균)		11%	비뇨기계, 호흡기계 감염 심내막염
	Enterococcus(장알균)		10%	비뇨기계 감염 심내막염
그람음성 세균	장내세균과	*E. coli* *Klebsiella* species *Proteus* species *Enterobacter* species *Serratia marcescens*	40% 이상	비뇨기 감염 복막염 균혈증 폐렴 패혈증 위장관염, 신생아 수막염
	Pseudomonas aeruginosa(녹농균)		9%	화상과 외상 감염 패혈증 폐렴

항상 동일한 기준을 적용해야 일관성 있는 감염률을 비교할 수 있다. 면역이 손상된 환자의 병원 감염은 일반 환자들과 차이가 있으므로 병원감염 기준도 병원감염을 일으킬 가능성이 높은 상황을 규명하기 위한 감시(surveillance) 중심이다. 반드시 같은 기준을 적용할 필요는 없지만 면역 기능이 정상인 환자와는 다르다는 의미에서 이해를 돕기 위해 St. Jude children's Research Hospital에서 사용하고 있는 일반적인 기준을 소개하면 다음과 같다.

가. 병원 감염은 입원과 증상 발현 사이의 기간이 잠복기간 이상인 경우나 입원 당시에는 없었고, 잠복 상태에 있지도 않았던 감염이 입원 48시간 후 발생한 경우로 정의한다. 입원 당시부터 새로운 증상이 생길 때까지 계속 발열이 있는 경우는 지역사회 감염으로 분류한다. 입원 발열이 해열된 후 72시간 이후 새로운 증상이 생긴 경우는 병원감염으로 분류한다.

나. 입원 당시의 감염이 입원 첫 48시간 내에 명확해진 경우는 최근 입원과 관련이 있다는 증거가 없는 한 지역사회 감염으로 분류한다.

다. 잠복 감염의 재활성화(예: herpes zoster, herpes simplex, *Pneumocystis carinii* 폐렴 등)는 지역사회 감염으로 분류한다.

라. 다발성 감염(multiple infection)은 해부학적 또는 시간적으로 차이가 나는 경우를 제외하고는 첫 감염만 병원 감염에 포함시킨다.

마. 과거 감염과는 다른 장소에서 새로운 미생물이 배양된 경우에는 환자 상태가 악화되거나 새로운 병원균에 대한 치료를 위해 항균제를 바꾼 경우에만 병원 감염에 포함시킨다.

4) 병원감염의 현황

CDC는 1974년부터 1983년까지 10년간 미국 내의 388개 병원을 대상으로 한 조사에서 병원감염을

5.7%로 보고하였고, 영국에서는 1980년에 43개 종합병원을 대상으로 한 조사에서 9.2%의 감염률을 보고하였다.

우리나라의 병원감염에 대한 통계는 아주 미미하며 몇 개의 연구결과가 보고되고 있을 뿐이다. 모든 환자의 병원감염률은 5.8~15.5%까지 보고되며 중환자실(ICU) 환자의 감염은 10.5~39.7%, 그리고 외과환자의 수술 후 창상감염은 5.6~9.8%까지 보고된다. 이러한 감염률의 차이는 환자군의 특성, 증례의 발견 방법, 감염 기준 등의 차이로 인한 변수가 있겠지만, 우리나라에서의 병원감염률은 아마 10% 내외가 되는 것으로 생각된다.

5) 병원감염 질환의 종류

(1) 균혈증(bacteremia)

균혈증이란 임상 증상과 함께 혈액 배양에서 한 종 이상의 미생물이 분리되는 경우를 말하며, 암 환자의 병원감염 중 약 20% 정도를 차지한다. 혈액에 병원균이 침입하는 장소로는 호흡기, 위장관, 피부가 대부분이고 균혈증을 일으키는 위험 인자는 혈액 암과 장기간의 치료에 따른 과립구 감소증, 입원 일수, 골수이식 등이다.

균혈증의 예후에 영향을 미치는 인자들로는 병원균, 호중구수, 골수 상태, 쇼크 여부 등이며 그람음성 간균 특히 *Pseudomonas aeruginosa*와 *Klebsiella pneumoniae*인 경우에 그람양성 세균보다 사망률이 높다. 피부에 상재하는 coagulase negative *Staphylococcus*나 비병원성 *Corynebacterium* spp.인 경우에는 혈액 채취 시 오염되는 경우가 많으므로 해석에 유의해야 한다.

과거에는 그람양성 세균과 그람음성 세균의 발생빈도가 비슷하였으나 최근 그람양성 세균의 빈도가 증가하고 있다. 그 이유는 중심정맥 도관술의 보편화와 더불어 새로운 quinolone계 항생제의 예방적 사용과 경험적 항생제로 광범위 cephalosporin 제제들이 흔히 사용되기 때문으로 생각된다. 일반적으로 혈액 암에서 일반 암보다 15배 이상의 균혈증 빈도를 보이고 일반 암보다 혈액 암에서 *P. aeruginosa*와 *K. pneumoniae* 등 그람음성 간균에 의한 감염이 훨씬 많다.

비장절제술을 받은 환자에서는 *Streptococcus pneumoniae*에 의한 균혈증이 많고 우리나라에서 분리되는 폐렴균은 penicillin G와 제3세대 cephalosporin, imipenem 등에 내성이 많이 나타나므로 치료에 유의해야 한다(그림 6-4).

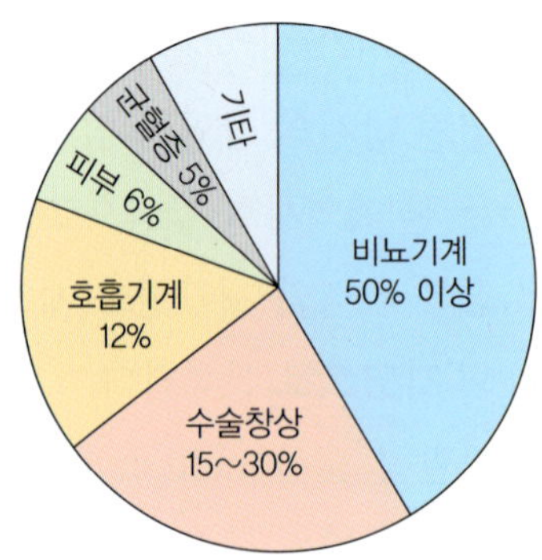

그림 6-4. 기관별 원내감염 발생 빈도

(2) 호흡기 감염

폐렴, 부비동염, 인두염, 중이염 등 호흡기 감염은 암 환자의 병원감염 중 20~30%를 차지하고 있으며 가장 심각한 감염 합병증이다. 흔히 분리되는 세균은 *S. aureus*, *E. coli*, *K. pneumoniae, P. aeruginosa*나이러한 환자들은 객담이 거의 없고 침습성 방법도 사용할 수 없어 병원체를 알 수 없는 경우가 일반 환자들보다 더욱 많다. *Candida*나 *Aspergillus*와 같은 진균감염은 많지 않다고 되어 있으나 불행히도 우리나라에서는 폐 침습성 아스페르길루스증 환자의 발생 빈도가 높으므로 광범위 항생제에 반응이 없는 경우에는 반드시 *Candida*나 *Aspergillus*와 같은 진균감염증을 의심해 보아야 한다(표 6-4).

(3) 비뇨기 감염

혈액 암 환자에게는 많지 않으나 전립선, 방광, 관절, 간, 난소, 대장 및 직장 등의 암 환자에서는 20% 정도에서 나타난다. *E. coli, K. pneumoniae, P. aeruginosa, Proteus mirabilis* 등의 그람음성 세균이 대부분을 차지하고 있고 그람양성 세균은 장구균(enterococci)이 가장 많다.

(4) 창상 감염

보통 창상 감염은 수술부위에 농이 형성되는 것이 일반적이지만 호중구 감소증 환자들은 장액성(serous) 분비물, 홍반성 또는 경화성 병변 이외에 농이 보이지 않는 경우가 많으므로 유의해야 한다. 창상 감염도 암 환자의 병원감염 중 20%를 차지한다.

보통 창상 감염은 광범위 절제술을 시행하는 경우가 많아 혈액 암보다는 일반 암 환자에서 더욱 많이 발생하고 *S. aureus, E. coli,* coagulase negative *Staphylococcus* 등이 흔히 분리된다.

(5) 위 장관 감염

소화기계의 병원감염의 진단은 대부분 설사와 같은 임상 증상에 근거하여 이루어지므로 감염성 설

표 6-4. 병원감염으로 발생하는 주요 질병

질환	위험요소	병원체	발생빈도
폐렴	어린이, 노약자, 수술환자, 위 감염 환자, 통풍장치	*S. aureus*, 항생제 내성 그람음성 간균, 진균, 바이러스	0.5~1.0% 입원 환자
균혈증	정맥 내 카테터 삽입	Coagulase-negative *Staphylococcus*, *Enterococcus*, *Candida*, *S. aureus*, *E. coli*	증가 추세 (1980년대 2~3배 증가) 감소 추세
수술창상	허약, 인공장치시술, 대장, 위, 척수액 채취 등	*Staphylococcus*, *Enterobacter* spp. 내인성 호기성 및 혐기성세균,	전체의 15~30%로 비뇨기 감염 다음으로 높다.
비뇨기계	장기간 유치 카테터 장치, 항생제 장기치료	*Proteus*, *Morganella* spp.	전체의 50% 정도로 가장 많다.
진균감염	균혈증, 창상감염, 비뇨기 감염	*C. albicans*(79%), *Torulopsis* spp.(8%), *Aspergillus* spp.(1.3%)	창상에서 증가 추세이다.
바이러스 감염	AIDS, 수혈, 임신	HIV*	증가 추세이다.

* Human Immunodeficiency Virus

사 증후군과 항암제와 관련된 점막염의 감별이 쉽지 않다. 암 환자에서 위 장관의 병원 감염에 대해서는 알려진 것이 거의 없다. 가능성이 높은 세균으로는 *Salmonella* spp., *Shigella* spp., rotavirus, *Clostridium difficile* 등이 있다.

6) 병원감염 예방과 감염관리

(1) 감염환자의 격리

폐렴, 요로감염, 패혈증 증상이 있는 화상 환자 감염 환자는 코호트하여 가능한 한 가운과 장갑, 손 씻기 등을 엄격히 시행하여 감염되지 않은 환자들에게 미생물이 전파될 가능성을 최소한으로 한다(그림 6-5).

(2) 유치도뇨관 관리

요로감염으로 소변 배양에서 미생물이 나오는 환자가 있을 경우에는 다른 환자도 유치도뇨관과 관련된 관리를 철저히 한다. 감염을 차단하기 위하여 가능한 빨리 카테 터를 제거하며 카테터를 만지고 난 후에는 반드시 손을 씻어야 한다. 소변 백을 비울 때에는 감염원이 최소가 되도록 주의해야 한다.

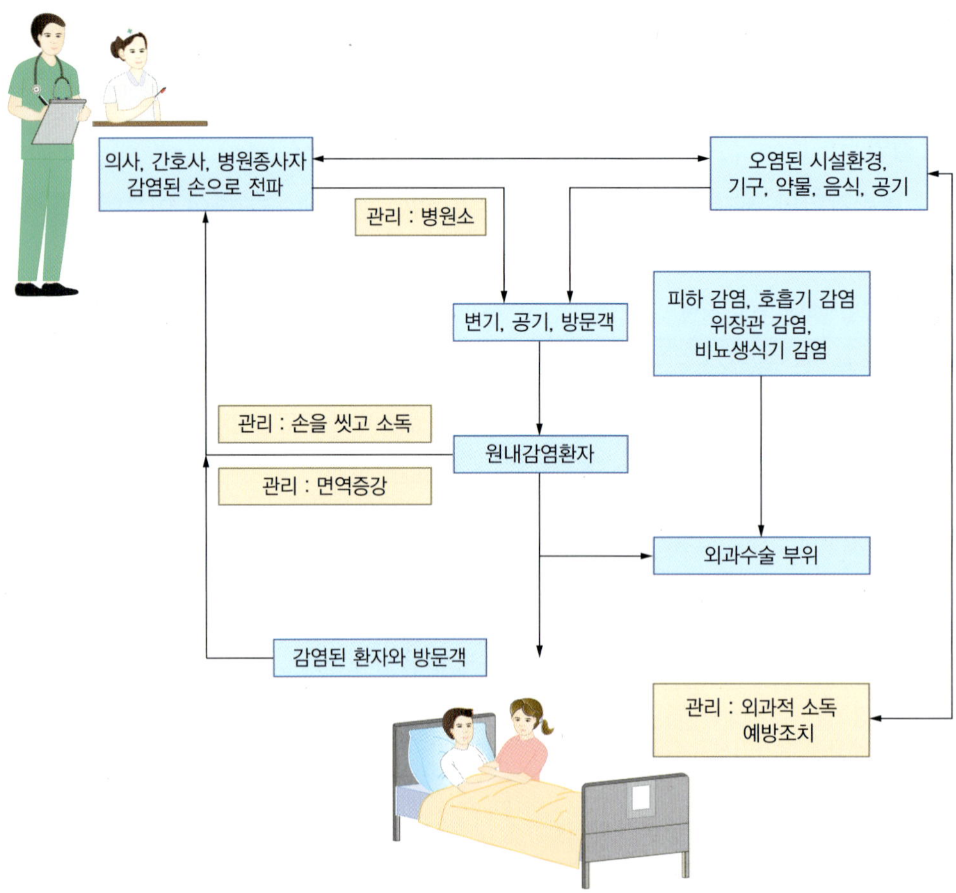

그림 6-5. 병원(원내) 감염경로와 관리방법

(3) 감염된 의료진과 방문객 차단

병동의 방문객과 의료진이 자가 점검(self screening)을 할 수 있도록 교육과 지침을 정한다. 화상환자를 직접 치료하는 의료진이 급성 감염증이 있는 경우는 근무를 제한하고 다른 사람과 교체해야 하며 방문객은 환자와 직접 접촉하지 않도록 하고 그 이유를 충분히 설명하여 각자가 주의하도록 한다.

(4) 병실바닥, 가구, 싱크 등의 관리

차아염소산염(sodium hypochlorite)이나 4가 암모늄 제제(quaternary ammonium chloride) 등 병원에서 지정한 소독제를 이용하여 깨끗하게 청소함으로써 감염원을 제거한다.

(5) 사용한 용기 및 기구 관리

화상 환자의 침상이나 화상 병동에서 나온 열린 식염수통, 수돗물, 음료수와 컵, 흡입술(suction) 후 튜브 헹굼 물 등에서 *Pseudomonas*와 같은 미생물이 자주 검출된다. 따라서 세척, 창상치료(soaking dressings), 호흡기치료 기구에 사용하는 멸균 증류수 및 식염수 등은 개봉하여 24시간 이상 경과하지 않도록 한다. 생리식염수 또는 호흡기 치료 시 사용하는 투약 기구(medication reservoirs)는 24시간마다 교환하여 소독 후, 사용 전에 헹군다. 또한 여러 차례 사용하는 주사용 병(multiple-use vial)의 사용을 최소화하여 오염과 감염원을 제공하지 않도록 한다.

환자가 사용한 기구 등은 병원의 소독품 관리방법에 준하여 관리하며 가능한 한 즉시 혈액, 조직, 기타 물질 등을 제거하여 화상 환자로부터 나온 병원균에 의해 다른 기구나 장소가 오염되지 않도록 비닐 백 등으로 포장하여 중앙공급실로 보내어 소독 및 멸균한다. 그리고 멸균된 기구와 세척, 포장, 새로운 린넨의 사용 등에 대해 자세하게 기록하고 점검한다.

(6) 오염된 쓰레기와 린넨 관리

많은 수의 그람음성균에 의해 정착된 화상 상처와 화상 환자로부터 나온 린넨, 삼출물에 의해 젖은 린넨, 특히 오염 전 드레싱을 한 경우에 나온 쓰레기는 이중포장하고 "오염"이라고 표시하여 별도의 방법으로 처리하고 즉각적인 청소가 중요하다(그림 6-6).

그림 6-6. 생물학적 위험경고(Biohazard) 표시

(7) 손씻기

한 환자를 만지고 다른 한자를 만질 때에는 반드시 손을 씻는다. 침습적인 처치나 화상 부위에 직접 접촉하기 전에는 장갑을 착용하고, 소독용액으로 스크럽하는 것이 좋으며 의료진에게 피부질환이 있는 경우는 감염매개를 최소화할 수 있도록 가능한 한 강한 수준의 소독제를 사용한다.

(8) 보호구 착용

감염을 전파시키지 않기 위한 가운, 장갑, 마스크의 착용은 치료 중인 환자뿐만 아니라 의료진을 통해 다른 환자에게 병원균이 전파되는 것을 막을 수 있는 보호막이 된다. 특히 화상환자의 경우 외부와 통하지 않는(lmpervious) 가운을 착용함으로써 화상부위와의 직접접촉을 피할 수 있고 수액요법을 실시할 때 병원균이 부착되어 오염된 유니폼 또는 scrub suits로 인해 다른 환자에게 매개되는 것을 막을 수 있다.

(9) 정맥 카테터의 관리

수액과 수액세트는 24시간마다 교환하고 정맥주사 부위의 드레싱은 무균적으로 하고 될 수 있는 한 48~72시간마다 부위를 교환한다.

(10) 치료 및 처치

상처 치료나 침습적 처치는 무균적으로 한다.

(11) 화상환자의 이동

화상환자를 옮기는 것은 최소화하고 부득이한 경우에는 들것이나 휠체어를 이용하되 깨끗한 시트로 덮어야 한다. 화상환자가 입원하는 부서의 의료진은 환자를 받는 즉시 치료하며 환자가 사용한 들것이나 휠체어가 오염되었을 경우는 소독약으로 닦는다.

7) 특수한 환경에서의 감염관리

(1) 화상병동의 감염관리

화상자 병동에서는 세심한 주의가 필요하고 외과수술 도중 노출된 조직으로 미생물이 감염되지 않도록 세심한 주의가 필요하다. 환자가 전염성 질병이 있을 때 그들이 다른 환자와 접촉하지 않도록 하는 것이 반드시 필요하며 또한 그들을 치료하는데 관계되는 의료진의 수를 제한할 필요가 있다. 이것은 병원균이 공기나 직접적인 접촉에 의해 감염될 수 있는 심한 화상 환자를 치료할 때 특히 중요하다.

피부의 정상 방어 기전에 손상을 입은 화상환자는 정상상재균총과 과립구의 활성(granulocyte activity) 때문에 감염에 대한 감수성이 매우 높다. 화상병동의 감염은 병원성 미생물의 전파를 차단함으로써 예방할 수 있으며 감염의 예방으로 화상의 심도를 줄이고 환자의 조기 퇴원과 조기 사회복귀를 촉진한다. 화상부위의 처음 24시간 동안에는 멸균된 상태이거나 미생물이 정착(colonization)되어 있다. 2~3일 후 그람양성 세균이 정착되는데 대부분은 포도상구균이다. 4~5일 후에 그람음성 세균이 정착되고 보통은 환자 자신의 장관 내 세균에 의해 감염된다. 화상에서의 감염은 환자 자신의 정상상재균총으로 인한 경우가 많지만, 때로는 입원 후 이미 정착되어 있는 다른 환자나 의료진, 환경에 의해 감염되기도 한다. 감염을 예방과 관리하기 위해서는 숙주의 저항력 증진을 토대로 하여 항생제를 신중하게 투여하고 환경 내에 존재하는 감염성 미생물을 감소시키며, 교차감염의 가능성을 차단해야 한다.

화상 환자의 감염위험이 증가하고 선택적인 항생제 사용에 의한 저항성 균주와 쉽게 치료되지 않는 특수 화상환자의 병동은 중환자실과 같은 특별한 배려가 필요하며 가능한 한 격리를 하고 손 씻기를 철저히 하는 것이 중요하다.

교차감염의 예방은 화상환자를 위한 병원규정과 시술, 임상각과의 상호협조로 이루어지며 병원직원에 대해 공식적 · 비공식적으로 지속적인 병원감염 관리교육을 통해 이루어진다. 감염 관리의 점검과 평가는 감염관리사의 책임이지만 화상병동의 외과의사나 수간호사의 지속적인 관심과 협조가 있어야 가능하므로 감염 환자의 즉각적인 탐지 및 감시, 교차 감염 방지 및 집단 발생의 차단은 화상 환자들 사이에 내재된 여러 위험을 최소화해야 성공할 수 있다.

(2) 임상병리(진단검사의학)과의 감염관리

임상병리(진단검사의학)과는 병원감염과 관련된 특수한 분야로서 직원들은 검체 채취, 수송, 검체 취급 과정 및 분석 과정에서 감염 물질에 노출될 위험이 크기 때문에 이러한 과정에서 발생될 수 있는 감염을 최소화하여 환자와 직원들을 감염으로부터 보호해야 한다.

① 일반적인 관리지침

가. 검사실 내의 환경을 항상 청결하게 유지하고 감염되었거나 오염이 의심되는 물건은 멸균 소독한 후 사용한다.

나. 환자로부터 감염되거나 환자 간 교차감염을 방지하기 위하여 채혈자는 채혈규정을, 검체 취급자는 검체 취급 규정을 엄수한다.

다. 검사물을 처리하는 지역 내에서는 식사, 흡연, 화장 등을 하지 않는다.

라. 식품, 음료 등을 화학약품, 시약, 생물학적 재료 등과 함께 같은 냉장고에 보관하지 않는다.

마. 검체를 취급하고 장갑을 벗은 후 검사실을 떠나기 전에는 반드시 손을 씻는다.

바. 검사실 문에는 "위험(Hazard warning)" 표시를 붙여 꼭 필요한 경우 이외의 출입을 제한한다.

사. 임상병리과 책임자는 직원을 보호하기 위한 예방대책을 세우고 지속적인 교육을 실시한다.

아. 검사실의 구조는 동선이 짧고 불필요한 이동이 없도록 디자인한다.

자. 검사실 내의 가구는 튼튼하고 닦기 쉬운 것이어야 한다.

차. 검체를 처리하는 동안은 가운을 착용해야 하며 일과 중이거나 일과가 끝난 후 가운을 검사실 밖으로 입고 나가지 않도록 한다.

② 검체 취급 시 주의사항

가. 검체 취급 전 · 후에는 반드시 손을 씻는다.

나. 모든 혈액, 체액, 혈청 등은 오염된 것으로 간주하여 취급한다.

다. 병원성 진균, 세균, 결핵균의 배양 등은 Biosafety cabinet 시설이 되어 있는 곳에서 실시한다.

라. 결핵배양 용기나 검체를 다루다가 엎질렀거나 용기를 깨뜨렸을 때는 종이 타월로 덮고 10배 희석한 차아염소산염(sodium hypochlorite)액을 부어 30분 이상 적셔두며 자외선 등(UV lamp)을 켜둔 채 24시간을 봉쇄하고 모든 직원은 그 방을 떠나 있게 한다.

마. 간염이나 AIDS 환자의 검체로 오염된 장소는 "기본경계(standard precaution)"에 준하여 처리한다.

바. 일과가 끝난 후 작업대는 매일 병원 내 규정에 따른 소독제로 오염을 제거한다.

사. 감염물체와 환자의 검체는 적절히 소독한 후 폐기한다.

아. 검체 채취와 관련된 바늘, 칼날, 기타 날카로운 물질은 열에 안정성이 있고 단단하며 뚫어지지 않는 지정된 용기에 버린다.

③ 임상병리(진단검사의학)과 직원을 위한 안전관리

가. 절대로 입으로 피펫팅(pipetting)을 하지 않는다.

나. 모든 과정에서 연무질(aerosol)이 발생하지 않도록 주의한다.

다. 간염 또는 AIDS 등과 같이 혈액 매개성 질환 환자의 검체를 취급할 때는 장갑을 착용하도록 하고 검체용기에 "기본경계(standard precaution)"란 표시를 하며 다른 용기로 검체를 이동할 경우에도 같은 표시를 해둔다. 이 표시가 있을 경우 특별히 주사침 자상(needle stick injury)을 예방하기 위하여 검체 취급 규정을 필히 준수하도록 한다.

라. 혈액, 혈청, 체액 등을 바닥에 흘렸거나 그것들이 튀었을 경우 10배 희석한 차아염소산염(sodium hypochlorite) 용액으로 닦아낸다.

마. 감염성 또는 감염의 가능성이 있다고 판단되는 검체와 접촉 또는 주사침자상을 입었을 경우에는 부서장을 경유하여 감염관리실로 즉시 보고하고 신속한 조치를 받을 수 있도록 한다.

바. 바늘에 찔린 경우는 그 자리에서 충분한 양의 피를 짜낸 후 소독제로 소독한 후 감염관리실과 의논하여 적절한 조치를 받도록 한다.

사. 점막이나 피부에 접촉한 경우는 흐르는 물로 충분히 씻어내고 눈에 들어간 경우는 생리식염수로 씻어낸 후 감염관리실과 의논하여 적절한 조치를 받도록 한다.

8) 효율적인 감염관리

병원감염관리의 목적은 입원기간 동안의 감염위험을 감소시켜서 병원감염을 줄이는 것이다.

1974년 미국에서 효율적인 감염관리에 대한 연구(Study on Efficacy of Nosocomial Infection Control, SENIC)가 시작된 이유는, 그때까지 몇 년 동안 감염관리를 시행해 오던 병원들이 그동안 그들이 하던 일이 과연 병원감염을 감소시켰는지, 많은 예산으로 운영되는 감염관리 사업이 효과가 있는지에 대한 의문이 들기 시작했기 때문이다.

이 연구는 미국 내 388개 병원을 대상으로 환자들의 의무기록지를 조사하여 1970년과 1975년에 있었던 병원감염률을 비교하였다. 5년 사이에 감염률이 높아졌거나 별 변화가 없는 병원도 있었고 또 현저히 떨어진 병원도 있었다. 즉, 가장 효율적인 관리방법은 감염감시(surveillance)에 기반을 둔 관리방법이며 병원감염의 32%를 예방할 수 있다고 한다. 아직 병원감염관리의 기초단계에 있는 우리나라는 예방 가능한 감염의 예가 더 많은 부분을 차지할 것 같다. 그리하여 10년간에 걸쳐 수백만 달러의 연구비를 쓰면서 시행된 SENIC project는 병원감염관리의 비용효율성(cost-effectiveness)을 입증하게 되었다. 감염감시에 기반을 둔 감염 프로그램은 아래의 3대 업무가 포함되어야 한다.

가. 효과적인 감염발생 감시체계의 확립

나. 감염관리를 위한 정책 및 규칙의 수립

다. 병원 직원들을 위한 지속적인 교육사업의 유지

(1) 감염발생 감시(surveillance)

감염발생 감시와 보고는 감염관리사업의 시발점이며 중추(中樞)라고 할 수 있으며 우리나라 감염관리 활동에서 가장 미비한 점이다. 각 병원이 고유하게 가지고 있는 문제점을 정확히 파악하여 이에 부응하는 사업을 수행할 수 있기 때문이다. 또 지속적인 감시 활동을 통해서 그 대책과 교육의 결과를 모니터(monitor)하여 효율적인 품질관리가 가능하다는 것이다. 미국의 CDC 연구에 의하면 감염발생 감시체계가 잘 세워져 있는 병원일수록 감염률이 낮은 것으로 밝혀졌다. 감염발생률을 감시하는 데는 여러 가지 방법이 있지만 감염관리 전담요원의 수, 병상 수, 환자군의 특성 등을 고려하여 그 병원 실정에 가장 알맞은 방법을 택해야 한다. 감염 감시는 병원 내 모든 환자를 대상으로 하여 모든 감염을 빠짐없이 다 찾아내야만 그 목적을 달성하는 것이 아니다. 감염감시 체계의 확립을 위해서는 아래 3가지가 결정되어야 한다.

① 병원감염의 기준

병원감염의 기준을 어떻게 정하느냐에 따라서 감염률이 크게 달라질 수 있다. 미국 CDC에서 작성된 병원감염의 기준이 1987년 National Nosocomial Infection Survey (NNIS)에서 처음으로 사용되었고 1988년 다시 수정된 후 오늘날 세계적으로 많은 병원에서 사용되고 있다. 국제적으로 공인된 감염기준을 채택함으로서 다른 병원과 감염률을 비교할 수 있다는 이점이 있다.

그러나 그러한 감염기준의 일부가 병원에 따라 사정이 다를 수도 있기 때문에 수정이 필요할 때가 있다. 중요한 것은 한 병원 내에선 모두가 항상 동일한 기준을 적용해야 감염률의 변화를 비교할 수 있다.

② 환자 발견방법

모든 감염을 찾아내기 위해서는 미생물검사실의 검사결과, 진단방사선과 검사결과, 병동순회, 환자 의무기록지의 열람 등이 병행되어야 하지만 감시활동에 종사할 수 있는 인력을 고려하여 조절해야 한다. 예를 들면 미생물 검사를 중심으로 하는 방법은 감수성은 33~65%이지만 적은 인력으로 효과적으로 감시체계를 구축할 수 있는 장점이 있다.

③ 감염감시의 종류

조사기관의 인적 자원과 목적에 따라

가. 병원 전체의 감시(hospital-wide surveillance)

나. 우선순위 중심의 감시(priorty/objective directed surveillance)

다. 분야별 감시(targeted surveillance)가 있으며

부서별(unit specific), 순환(rotating)과 유행(outbreak) 조사가 있다. 병원 전체의 감시는 필요한 인력과 노력에 비해서 큰 효과를 기대할 수 없으므로 감시를 위한 감시가 되고 실제로 감염예방에는 연결되지 않을 수 있다. 분야별 감시는 중환자실과 같은 감염발생률이 높은 부서를 감시함으로써 비용 면에서 효과적일 수 있다. 최근에 와서 많은 관심을 끌고 있는 감시방법은 우선순위 중심의 감시이며 일명 "목적에 따른 감염감시(Surveillance By Objective, SBO)"라고 한다. Haley는 "감염감시는 실제로 감염을 예방하는 결과가 성취될 때 비로소 그 활동의 타당성이 입증되며 많은 예산을 소모하는 감염관리 활동의 지속성을 보장할 수 있다"고 주장한다. 이를 위해서는 첫째로 예방하고자 하는 병원감염, 감염관리 활동 등을 나열하고 그 우선순위를 정한 다음 전담 감염관리요원의 시간을 배당한다. 전담요원의 시간을 배당할 수 없는 우선순위 하위권의 감염관리활동은 삭제한 다음, 예방하고자 하는 감염에 대한 감시방법 및 기타 관리전략을 결정하면서 각 병원감염의 감소율(percent)에 대한 목표를 정한다. 그리고 마지막으로 이렇게 결정된 감염관리 활동은 매년 재검토하여 다음 해의 사업계획으로 이어진다.

(2) 감염관리를 위한 정책 및 규칙(Policy and regulation)

감염관리를 위한 방침과 규정에는 다음 사항들이 포함된다.

① 병실에서의 환자 격리에 관한 방침과 방법

② 특별부서(중환자실, 신생아 중환자실, 투석실, 분만실 등)에서의 환자격리 방침과 방법

③ 각 부서(수술실, 마취과, 중앙공급실, 임상병리과, 특수검사실, 주방, 약제과 등)의 감염관리 방침과 방법

④ 감염가능성이 많은 정맥 내 주사 및 카테터의 관리, 호흡기 치료 기계 사용법, 도뇨 카테터의 삽입과 관리 등에 대한 감염예방 지침

⑤ 병실 또는 기타 병원 내 환경의 청소와 소독, 이에 대한 방침과 규정은 문서로 규정되어야 하며 수시로 병원감염위원회에 의해서 개정된다. 병원감염관리에서 가장 어려운 점의 하나는 위의 여러 가지 정책과 규칙이 책에 있는 원칙에만 기준할 수 없다는 점이다. 예를 들면 환자격리에 관한 규정이 병원의 사정상 원칙에 따라갈 수 없을 때에는 다른 변형된 격리방법을 고안해야 한다. 또 환자 간의 전염을 막기 위해 주사기 등 일회용 기구를 사용하라는 원칙이 있지만 그런 비용을 감당할 수 없을 때에는 다른 방법을 고려해야 한다. 따라서 병원감염관리에 관한 정책과 규칙은 현실성이 있고 실천 가능한 범위 내에서 시작하여 점차 확장해 나가는 것이 효과적이다.

(3) 감염관리 교육

병원 직원들을 대상으로 하는 감염관리 교육은 병원감염관리 사업의 중요한 요소가 된다. 모든 직원이 다 교육을 받아야 하지만 간호사들은 환자들과의 접촉이 가장 많은 직종이므로 이들에 대해 우선적으로 시행하는 것이 중요하다. 정기적으로 필요에 따라 부서별로 하는 현지교육(In-service teaching)을 통하여 병원감염에 대한 지식과 수기를 배우게 될 뿐만 아니라 감염관리에 관한 의식을 높이게 된다.

9) 감염관리위원회의 구성과 역할

병원감염관리위원회(nosocomial infection control committee)는 병원 내 감염관리 사업을 총괄하는 최고 의결기관으로서 효율적인 감염관리 프로그램을 기획, 추진하며 감염관리 실무자인 감염관리 팀에게 행정적, 재정적 지원을 제공하는 병원감염관리를 위한 가장 중요한 조직이다(그림 6-7). 그 구성은 병원협회의 표준화 심사의 하나이며 위원회는 정기적인 모임을 가지면서 감염발생과 감염관리에 관한 보고를 받고 감염관리 대책을 심의하며, 감염관리 사업의 우선순위를 정하고 병원장의 자문에 응하여 환자와 직원들의 감염 예방을 시도하는 것을 목적으로 한다.

위원회는 일반적으로 임상의사(내과, 외과, 소아과, 산부인과)를 포함하여 그 외 임상병리과, 수술실, 중환자실, 병실, 약제과, 영양실과 병원행정을 대표하는 위원으로 구성된다. 때로는 중앙공급실, 응급실과 기타 부서에서도 필요시에는 위원회 모임에 관여한다.

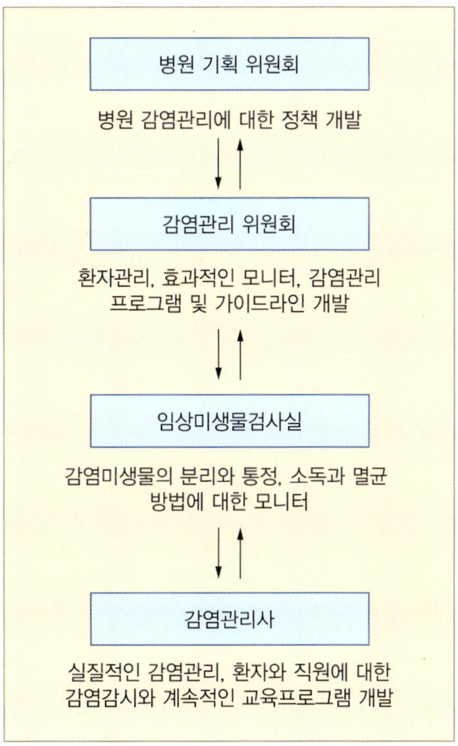

그림 6-7. 감염관리 프로그램의 진행과정

위원장은 의사 중에서 병원감염관리의 지식과 경험이 있고 또 이에 대한 관심과 열성을 가진 자가 그 업무를 맡는 것이 통상이다. 따라서 일반적으로 감염학 전문의나 임상병리전문의가 위원장이 된다. 그러나 우리나라에서는 행정부서, 간호부를 포함한 원내 여러 부서에 대한 영향력을 고려해서 부원장이 위원장 역을 맡는 것도 효과적일 수 있다(표 6-5).

가. 주기적으로 감염감시 결과의 보고를 받아 분석하고,

나. 감염관리 실무자나 그 외 각 부서에서의 제안을 심의하며 결제하고,

다. 회의에서 논의된 사항을 병원 각 부서에 전달하고,

라. 감염관리 실무자의 활동에 대한 정책적, 행정적 지원을 제공하는 데 있다.

모든 감염관리 활동을 위원회의 이름으로 시행함으로써 병원장, 각 부서장, 의사, 간호사, 그 외 직원들의 협조를 기대할 수 있다. 병원감염관리를 체계적이고 효율적으로 시행하기 위해 병원 내 감염관리 사업을 총괄하는 병원감염관리위원회가 있다. 이는 병원협회에서 실시하는 병원표준화 심사의 대상이 되고 1992년 6월 보건복지부는 80병상 이상의 종합병원에서 병원감염관리위원회의 설치운영을 포함하는 병원감염관리 개선지침을 각 병원에 통보하였다.

표 6-5. 병원 환경감시 프로그램

기구 또는 공급물질	모니터 주기	모니터 방법
멸균기		
고압증기멸균기	매주	세균 아포를 도말한 스트립 사용
건열멸균기	매주	
가스(예: ethylene oxide)	사용 시마다	
수액	매월 또는 격월 – 무작위 검사	미생물 기원의 생물학적 독성 물질 검출
각종 기구	매주	세균 아포 스트립
혈액, 정맥 내 수액	단위별 무작위 검사	검체를 호기성, 혐기성 배양
호흡기 치료 또는 장치기구	간헐적으로	검체배양
물, 얼음	오염이 의심될 때마다	검체 여과지 배양

(1) 감염관리위원회의 구성

감염관리위원회는 두 그룹의 위원으로 구성된다. 첫 그룹은 감염관리사업에 직접 종사하는 핵심그룹이며 이 감염관리 "팀"에는 감염관리 실장, 감염관리 간호사, 감염내과 전문의, 임상미생물 전문의, 그 외 감염감시, 자료의 분석, 감염관리 정책의 수립 등에 직접 관계하는 사람들이 포함된다.

둘째 그룹은 병원 내 중요 부서를 대표하게 되며 내과, 외과, 소아과, 행정부, 간호부, 약제부, 중앙공

급실이 이에 포함된다. 그 외 수술실, 중환자실도 추가할 수 있으며 위원회의 수는 그리 문제되지 않는다. 위원의 자격으로는 감염관리 관심을 가진 사람, 병원 내 각 전문 분야에서 권위가 인정된 사람, 재치 있고 말 잘하는 사람, 덕망 있는 사람 등을 들 수 있다. 감염관리위원회의 구성에서 가장 중요한 사람은 위원장이다.

위원장의 자격으로는 감염관리에 대한 지식과 경험 그리고 이에 대한 특별한 관심과 열성을 들 수 있으므로 감염내과 혹은 임상미생물 전문의가 적임자라 할 수 있다. 우리나라에서는 진료부서, 간호부서, 행정부서에 대한 영향력을 고려해서 부원장 혹은 진료부장이 위원장을 맡는 것이 더 효과적일 수 있다. 물론 감염관리학이나 임상미생물학의 지식이 크게 도움이 되겠지만 그렇지 못하다 하더라도 감염관리에 큰 관심이 있고 덕망이 있으면서 동료들 사이에 존경을 받는 의사라면 위원장의 역할을 충분히 수행해 나갈 수 있다. 누가 위원장을 하든지 그 자리가 자주 바뀌는 것은 감염관리 프로그램의 목적 달성에 도움이 되지 못한다.

① 감염관리 의사

미국의 SENIC project에서 감염관리의 효율성을 최대한으로 높이기 위해서는 감염관리 간호사 이외에 감염관리에 관심과 지식이 있으며 병원 내에서 영향력이 있는 의사(감염내과 또는 그의 임상의 혹은 임상병리 전문의)가 필요하다는 결론을 얻었다. 감염관리 의사는 감염관리위원회 위원장, 감염관리실장 등을 겸임할 수도 있으며 감염관리 프로그램 전반에 걸쳐 주도적 역할을 하게 된다. 감염 감시체계의 성립, 감시 자료의 분석 등 감염관리 간호사의 업무를 지원하며 감염관리 정책이나 규칙을 적용하는데 영향력을 발휘하여 감염관리 프로그램을 효과적으로 운영하는 데 큰 역할을 하게 된다.

② 감염관리 간호사

감염관리 활동 중에서 가장 중요한 것은 감염감시이며 감염감시는 감염관리 간호사 없이는 불가능하다. 감염관리 간호사의 업무는 각 병원의 규모나 감염관리 정책에 따라 차이가 있을 수 있으나 이미 감염관리가 잘 정착된 선진국의 예를 보면 아래와 같이 크게 몇 가지로 나누어 볼 수 있다.

가. 병원감염 발생 감시와 보고
나. 감염관리 정책과 규정의 작성
다. 직원대상 감염관리 교육
라. 병원 내 직원에 대한 자문
마. 병원감염 집단 발생의 조사
바. 기타 업무

이 중 가장 중요한 업무는 병원감염 발생 감시활동이다. 병원감염 감시활동은 실제로 병원감염이 어떠한 양상으로 얼마나 발생하는지 조사하는 것으로 감염관리 간호사 업무의 가장 많은 시간이 소요되는 부분이기도 하다. 전체 업무시간의 50% 정도를 이에 소요하는 것이 보통이라고 한다. 국내 병원의 경우 보통 감염관리위원회가 설치되어 있고 간호부(과)나 다른 관련 부서에서 병원감염 관리를 일부나마 시행해 오고 있었던 것은 사실이다. 그러나 이러한 활동들이 막연히 감소하리라는 추측만으로 적용해 온 경우가 많아서 실제로 감염발생률에 차이가 있는지를 알게 된다면 감염관리 방법의 평가에 구체적이고 과학적인 근거를 제시할 수 있게 된다.

또한 감염관리 간호사가 매월 조사한 감염발생 자료를 감염관리위원회에 보고하여 이 자료를 근거로 감염 발생을 감소시키기 위한 대책을 세우고 방법을 찾아간다면 안건이 별로 없어 유명무실하게 운영되고 있는 경우가 대부분인 국내 병원의 감염관리위원회가 제 궤도를 찾는 데 도움이 될 것이다.

그 외에 감염관리와 관련이 있는 업무로 병원직원의 건강관리, 의료의 질 향상활동 등을 담당할 수도 있다. 또한 감염관리위원회의 간사로 활동하는 경우가 대부분이고 감염관리와 관련된 임상연구를 수행하여 감염예방 방법을 모색하기도 한다.

③ 감염관리 임상병리사(Infection Control Technologist)

1980년대 초에 미국에서는 감염관리 실무담당자를 간호사로만 할 것인가에 대한 논의가 있었다. 1970년대 중반까지는 전체 병원의 6%만이 간호사 이외의 다른 직종이 감염관리 실무를 담당하였다. 이들 중 대부분은 학사나 석사학위를 소지한 미생물학 전공자였고 이미 감염관리 간호사가 있는 종합병원이나 대학병원에서 근무하였다. 감염관리 임상병리사의 수는 적지만 감염관리학회에서 활동이나 감염관리학회지에 문헌을 발표하는 데 더 적극적이었다.

감염관리 간호사가 교육이나 감염관리수기에 더 중점을 두는 반면, 이들 감염관리 임상병리사는 감염발생 유행의 조사에 더 비중과 관심을 두는 것으로 나타났다. 그러나 결론적으로 감염관리 간호사와 감염관리 임상병리사는 서로 다른 지식과 기술을 가지고 일할 수 있으므로 감염관리에는 모두 효과적인 것으로 조사되었다. 감염관리 임상병리사의 경우 간호수기와 임상 업무에 관한 훈련이 필요하다.

④ 기타 사무직과 감염관리 비서

이러한 직원은 감염관리와 관련된 행정업무의 보조, 서류정리 등의 업무를 담당하여 감염관리사가 이러한 업무에 소요하는 시간을 줄이고 좀 더 중요한 업무에 시간을 할애할 수 있게 한다. 또한 감염관리 전산프로그램을 사용할 때 자료 입력과 프로그램 유지에 소요되는 시간이 많아 전산업무에 익숙한 감염관리 사무직이 자료의 입력과 전산 프로그램의 관리를 담당할 수 있으면 매우 효과적이다.

(2) 감염관리위원회의 역할

감염관리위원회의 궁극적인 역할은 병원감염관리 프로그램을 총괄하는 것이며 적극적인 모임을 통해서 감염발생과 감염관리에 관한 보고를 받고 감염관리 대책을 심의하는 것이다. 그러나 위원회가 직접 감염관리사업을 시행하는 것은 아니며 감염관리에 관해서 독창적인 기안을 하는 것도 아주 드물다.

위원회의 실무는 감염관리 팀이 작성한 안을 재가하고 감염관리에 관한 여러 가지 정보를 병원 내 여러 부서로 홍보하는 것이다. 이어서 위원회에서 결정된 안에 대해 정치적인 후원을 제공하여 감염관리 팀이 감염관리 사업의 집행을 가능케 하는 것이다.

1992년 6월에 발표된 보건복지부의 병원감염관리 개선지침에서는 감염관리위원회의 기능을 아래와 같이 상세히 규정하였다.

가. 병원감염의 예방과 관련된 정책에 관한 사항
나. 각종 감염관리 요원의 선정배치에 관한 사항
다. 법정전염병 등 감염환자의 처리에 관한 사항
라. 병원 내에서 발생하는 모든 감염에 대한 대책수립 시행에 관한 사항
마. 전반적인 위생 관리에 관한 사항
바. 병원감염관리 규정, 개정에 관한 사항
사. 병원감염관리 실적의 분석평가에 관한 사항
아. 직원의 감염관리 교육에 관한 사항
자. 감염과 관련된 직원의 건강관리사항
차. 기타 병원 내 감염관리에 관한 중요한 사항

결론적으로 감염관리위원회의 목적과 기능은 첫째, 주기적으로 감염감시 결과의 보고를 받아 분석하고 둘째, 감염관리실이나 그 외 각 부서의 제안을 심의 · 결제하고 셋째, 회의에서 논의한 사항을 병원 각 부서에 전달하고 넷째, 감염관리 실무자의 활동에 대한 정책적 · 행정적 지원을 제공하는 데 있다. 모든 감염관리활동을 위원회의 이름으로 시행하여 병원장, 각 부서장, 의사, 간호사, 그 외 직원들의 협조를 기대할 수 있다.

CHAPTER

07

임상화학
Clinical Chemistry

인체를 구성하고 있는 물질들의 대사, 생리적 현상, 병리현상 그리고 질병의 기전을 이해하고 혈액, 요, 기타 체액으로부터 질병 예방, 치료, 진단에 활용할 수 있는 화학 물질을 정확히 분석하는 데 필요한 ① 기계 기구 ② 시약 관리 및 제조법 ③ 질 관리법 ④ 검체 취급법 ⑤ 화학물질의 분석법 ⑥ 분석 물질과 질병과의 관계를 연구하는 학문이다.

1. 임상화학검사의 역사

임상화학검사의 역사는 기원전까지 거슬러 올라가 그 대상은 주로 요(urine)이었다. 기원전 4~5세기에 Hippocrates이 uroscopy(요 검사)의 중요성을 강조한 후 요를 보고 질병을 예측하는 요의 육안 검사가 중세기경까지 수행되어 왔다.

5세기에는 Ayus Ved가 당뇨병 환자의 요(Mellite urine, honey urine)에 곤충이 몰려드는 것을 발견하였고, 이와 같은 발견이 임상화학으로 발전하게 되었다.

임상화학은 16세기경 Swiss의 의학자이며 연금술자인 P. A. Paracelsus(1493~1541)가 연금술에 대한 화학적인 이해를 의학에 응용하는 것을 시도하면서 의학과 화학이 접목되어 iatrochemistry (medicalchemistry)라는 분야가 발달하게 되었다. 또한 Paracelsus는 노화는 정신과 화학물질의 균형 변화에 의하여 일어난다는 견해를 피력하였다.

혈액을 시료로 하는 임상 · 화학적 검사는 혈액의 채취나 관리가 어렵기 때문에 요화학에 비하여 상당히 늦게 시작되었다.

17세기 후반에 Robert Boyle이 혈액의 일반 성상과 비중, 응고시간에 대하여 기술한 후 B. Langrish가 화학분석 수단을 이용해서 혈액의 성분을 분석하게 되었다. 18세기에 이르러 빈혈일 때에는 적혈구가 감소하고 부종 환자는 알부민 뇨(albuminuria)의 원인으로 혈청 알부민이 감소하는 것으로 알려졌다. 임상화학검사는 19세기에 이르러 비약적으로 발전하였다. 1848년 Rees가 혈청을 끓이거나 알코올

추출 등으로 유기물질을 추출하였고 1880년에는 Victor C, Vaughen은 질병과 혈청 성분의 변화를 소개하였다. 통풍(gout) 환자의 혈청에 요산(uric acid)이 상승하고 위액의 산 성분이 염산이라는 확인이 19세기의 업적이다.

20세기에 이르러 임상화학검사는 검사물질의 다양화, 검체에 미량 존재하는 물질들의 분석, 그리고 정확하게 물질을 분석하기 위하여 새로운 분석법이 개발되었다.

1900년대에 들어와서는 의화학, 생화학, 분석화학, 생체화학, 그리고 생리학적 변화 과정 등을 종합한 용어로 임상화학(clinical chemistry)이란 새로운 학문명을 사용하게 되었다. 1931년에 Peter & Ban Slyke가 "clinical chemistry"라는 단어를 처음 사용하였고 채혈법의 발달, 비색계의 발명, 분석법의 개발 등에 의하여 다양한 물질을 분석하게 되었다. 1950년대를 넘어서 비색분석법, 면역분석법, 형광분석법 등의 개발과 분석기기의 자동화(automation)로 미량의 검체로 짧은 시간에 많은 검체를 분석할 수 있게 되었을 뿐만 아니라 분석 결과의 정확도(accuracy)도 향상되었다.

2. 검사에 사용하는 각종 기구들의 용도와 사용법

1) 피펫(pipet)

일정량의 액체를 계량하거나 옮길 때 사용하는 기구로 용량은 20 mL 이하이다. 보통 유리 제품으로 사용할 수 있지만 목적에 따라서는 일회용 플라스틱 제품을 사용하기도 한다. 피펫은 용도에 따라 윗부분에 수용(TC, to contain)과 출용(TD, to deliver)이 표시되어 있다. TC는 표시된 눈금까지 액체를 넣었을 때의 부피이며, TD는 눈금까지 넣은 액체를 배출하여 나온 양이 표시된 부피를 말한다. 그림 7-1에 용량피펫(Volumetric pipet), 오스트발트-폴린피 펫(Ostwald-Folin pipet), 모아피펫(Mohr pipet), 혈청학적 피펫(Serological pipe), 마이크로피펫(Micropipette) 그림을 실었다. 피펫을 사용할 때는 입을 사용하지 않고 피펫 bulb, 피펫 aid와 같은 피펫 보조 기구를 이용한다(그림 7-2).

2) 플라스크(flask)

플라스크는 화학 실험뿐만 아니고 모든 기초과학 실험에서 빼놓을 수 없는 기구이다. 화학반응, 증류, 표준액 조제 등에 널리 사용되며, 목적에 따라 여러 종류가 있다. 그림 7-3(1)의 용량 플라스크(volumetric flask)는 표준용액과 규정액 같이 정확한 용액을 만들 때 이용되고, 그림 7-3(2)의 캘달플라스크(Kjeldahl flask)는 질소 화합물 분해에 이용하였다.

3) 실린더(cylinder)

그림 7-3(3)의 눈금실린더는 정확도는 떨어지나 24시간 소변의 부피 측정 같은 용액 부피 측정에 사용하거나 정성검사용 시약 제조 등에 사용한다.

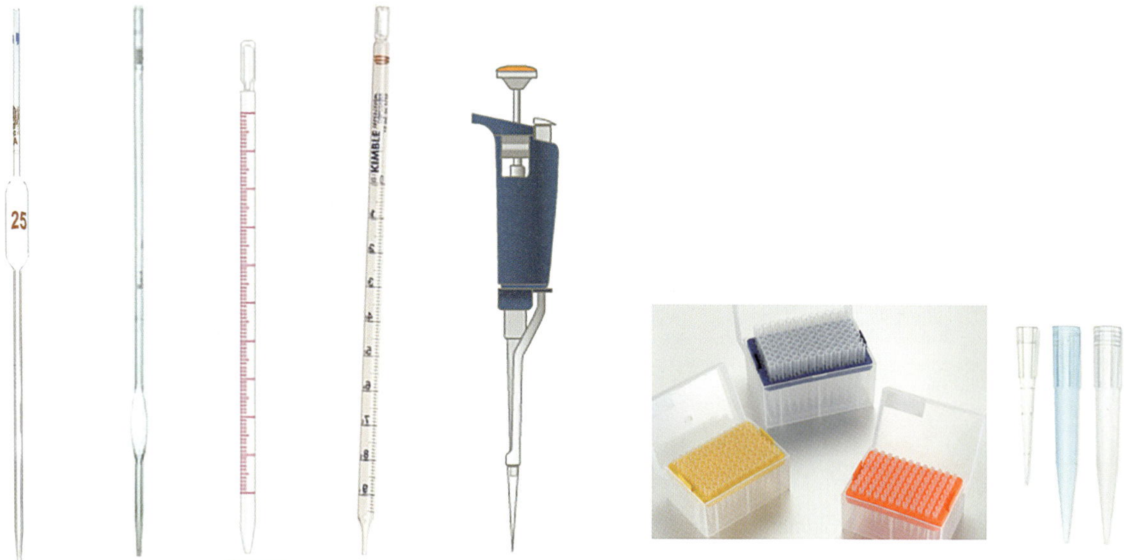

(1) (2) (3) (4) (5) (6)

그림 7-1. Pipet의 종류 (1) Volumetric pipet, (2) Ostwald-Folin pipet, (3) Mohr pipet, (4) Serological pipet, (5) Micropipette, (6) tip

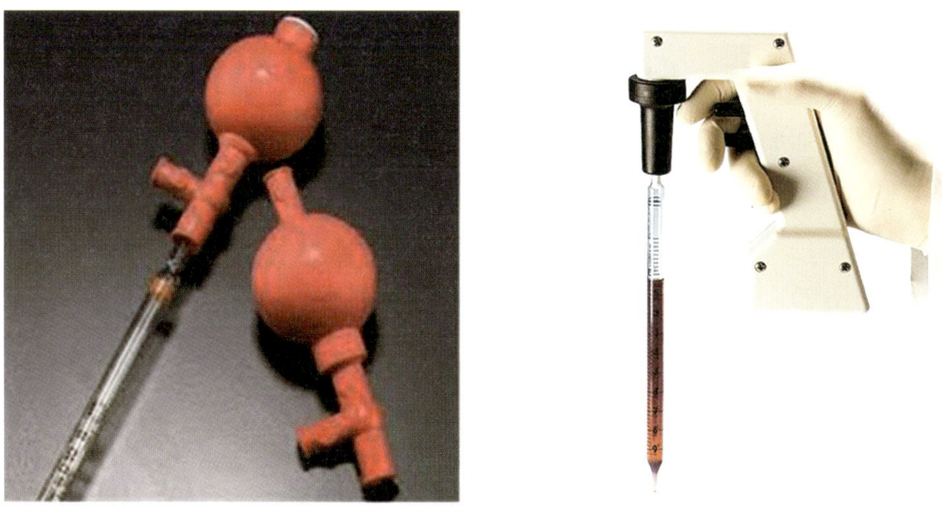

A B

그림 7-2. A: 피펫 bulb, B: 피펫 aid

4) 분별깔때기(Separatory funnel)

그림 7-3(4)의 분별깔때기는 여러 물질이 혼합되어 있는 용액에서 원하는 한 물질을 추출할 때 사용하는 도구이다. 기본적으로 밀도의 차이로 섞이지 않는 상태에서 분별깔때기를 이용해 추출해낸다.

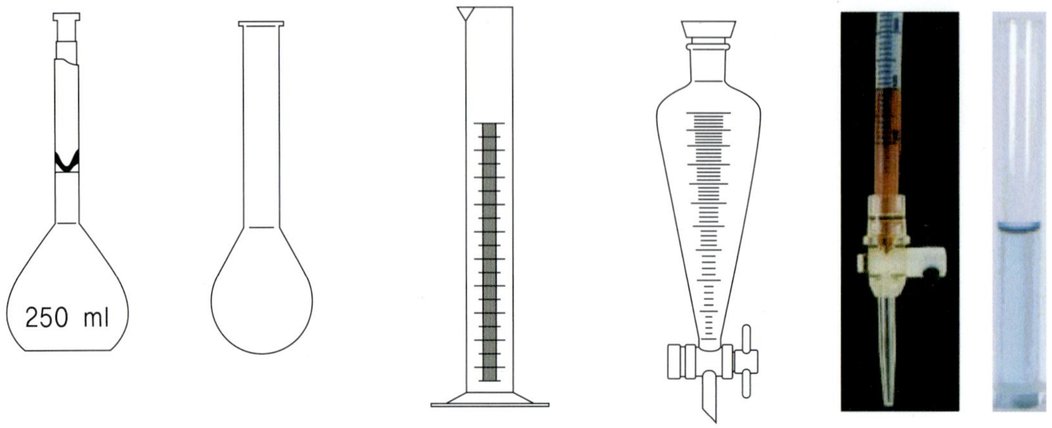

(1) (2) (3) (4) (5) (6)

그림 7-3. 유리기구의 종류 (1) Volumetric flask, (2) Kjeldahl flask, (3) Cylinder, (4) Separatory funnel, (5) Burette, (6) Test tube

5) 뷰렛(buret, 또는 burette)

산염기 적정(titration)할 때 사용하는 유리기구로 뷰렛과 비커를 조합하여 사용한다[그림 7-3(5)].

6) 시험관(test tube)

물질을 분석할 때 검체와 시약의 반응관으로 사용한다[그림 7-3(6)].

3. 순수물의 제조법

먹는 물과 달리 임상화학 분석에 사용하는 물은 물 속에 함유되어 있는 물질을 최대한 제거하기 위해 다양한 정제 방법을 사용하여 제조한다. 일반적으로 전필터–증류–역삼투–이온교환 등의 혼합방식을 사용한다(그림 7-4). 물의 순도를 표시하는 단위는 전기전도도(단위: μS/cm)와 전기저항(단위: MΩ · cm)을 일반적으로 사용한다.

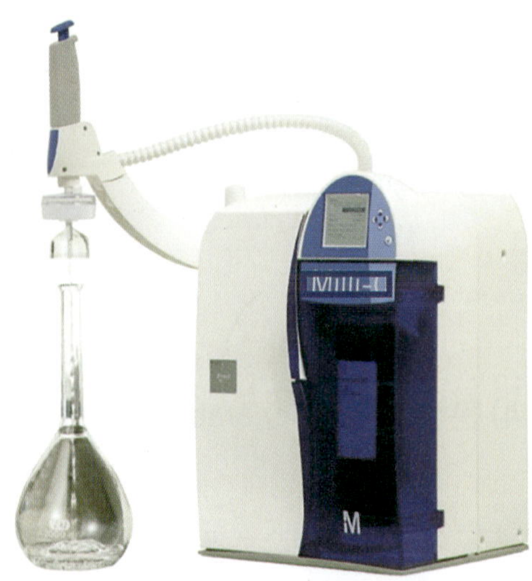

그림 7-4. 순수물 제조장치

4. 용액과 농도

시약을 제조하기 위하여 구입한 시약병에는 시약명, 분자식, 분자량, 시약의 농도 그리고 등급 등이 쓰여 있다. 용액의 농도는 일정량의 용매 또는 용액 속에 녹아 있는 용질의 양을 정량적으로 나타낸 것으로 퍼센트 용액, 몰농도, 몰랄농도, 노말농도 등 표현 방법도 다양하다. 용액의 농도를 나타내는 방법과 특정 농도를 가진 용액을 만드는 방법을 알아야 한다.

1) 퍼센트(%) 용액

용질의 분자량을 고려하지 않고 용액의 질량(또는 체적) 100에 대한 용질의 질량 또는 체적을 백분율로 나타낸 농도로 질량부피 백분율(% m/v), 부피백분율(% v/v), 질량백분율(% m/m) 등으로 구분한다. 생명과학이나 진단검사실에서는 질량부피 백분율을 주로 사용하고 있다.

2) 몰(molarity, M) 농도

용액 1,000 mL(1 L)에 녹아 있는 용질의 몰(g 분자량) 수를 나타내며, M 또는 mol/L로 표시한다.

$$\text{Mol/L} = \frac{\text{질량(g)}}{\text{분자량}} \times \frac{1{,}000\ \text{mL}}{\text{용액량(mL)}}$$

3) 노말(normality, N) 농도

용액 1,000 mL(1 L)에 녹아 있는 용질의 g 당량 수를 나타내며, N으로 표시한다.

$$\text{N/L} = \frac{\dfrac{\text{질량(g)}}{\text{분자량}}}{\text{원자가 또는 } H^{+} \text{ 또는 } OH^{-}\text{수}} \times \frac{1{,}000\ \text{mL}}{\text{용액량(mL)}}$$

4) 몰랄(molality, m) 농도

용매 1 kg 속에 녹아 있는 용질의 몰 수를 나타내며 m으로 표시한다.

5. 임상화학검사실에서 사용하는 기기

1) 원심분리기(centrifuge)

원심분리(centrifugation)는 원심력(centrifugal force)을 이용하여 액체 중의 고체입자, 액체 미립자 등을 분리하는 과정을 말한다. 임상화학 진단검사실에서는 기본적으로 응고한 혈액에서 혈청을 분리하거나 혈장분리, 검체준비, 침사물 등의 준비에 사용하며, 이런 작업은 RCF가 1,000 xg, 10분 정도면 충분하다. 이 작업을 실행하는 장치가 원심분리기(centrifuge)이다(그림 7-5).

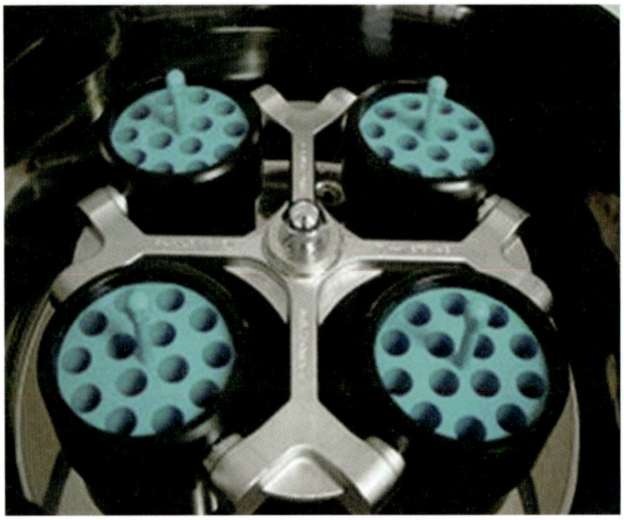

그림 7-5. 수평형 원심분리기

2) 수소 이온농도 측정기(pH meter)

pH (potential hydrogen)는 용액의 산성이나 알칼리성의 정도를 나타내기 위해 수소 이온농도를 지수로 나타낸 것이다. 즉, 용액의 산성도를 알아보는 척도로 수소 이온농도의 역수를 상용대수로 나타낸 값이다. pH 미터는 전극을 이용하는 전기적인 측정장치로 pH 전 범위를 측정할 수 있으며, 용액 속에 담근 pH 지시전극과 기준전극 사이의 전위차를 전기화학적으로 측정하여 pH를 결정한다(그림 7-6).

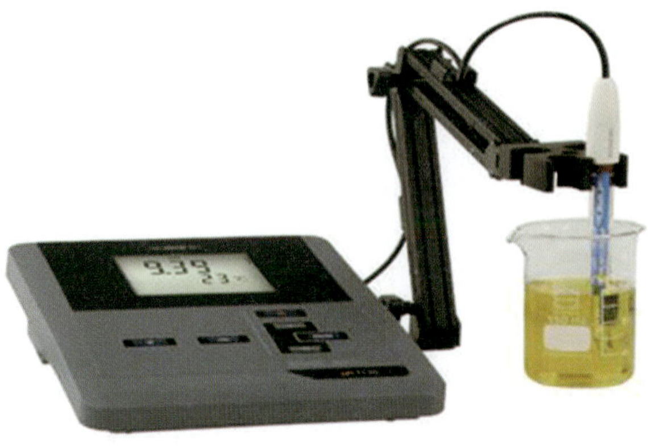

그림 7-6. pH meter

3) 저울(balance)

임상화학분석은 농도를 알고 있는 표준액과 비교하여 생체시료 중 물질을 정량 분석하여 농도를 구하는 것이다. 농도는 질량과 부피의 비이므로 분석의 기본은 질량과 부피의 측정에 있다. 정량 분석의 기준이 되는 표준액은 일정 중량의 순물질을 일정 용량의 용매에 녹인 것이므로 질량 부피 계측의 정도가 임상화학 분석의 기초가 된다. 질량은 저울로 측정하는데, 저울은 모든 측정기계 중에서 최고의 정도를 가지고 있다(그림 7-7).

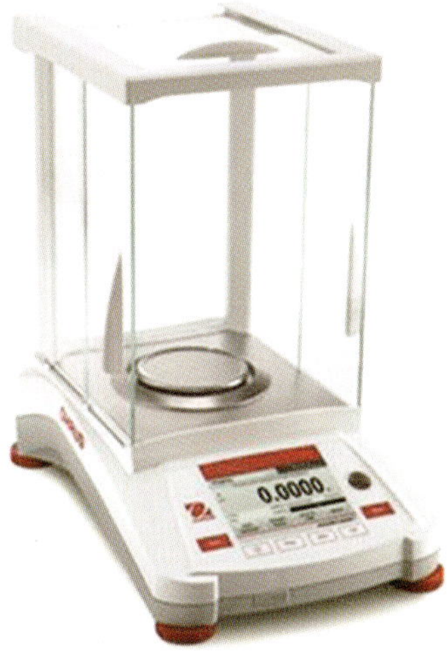

그림 7-7. 전자 저울

4) 분광광도계(spectrophotometer)

임상화학 분석은 분광광도분석법과 그 이외의 분석법으로 나눌 수 있으며, 임상화학 분석의 90%를 분광광도분석법이 차지하고 있다. 분광광도계는 어떤 용액의 흡광도를 하나 또는 그 이상의 파장에서 측정하는 장치로 어떤 물질의 측정에서 파장의 선택은 발색 용액의 흡광도가 최대일 때의 파장을 이용한다. 이것은 측정될 물질이 조사된 파장의 빛에 대하여 최대로 흡수할 수 있는 감도라고 할 수 있다.

분광광도계 내의 빛의 강도 측정은 어떤 파장의 빛에도 민감하므로 검체와 관계된 제한된 파장의 빛을 내야만 고도의 특이도를 낼 수 있다. 그림 7-8에 분광광도계의 기본 구조를 나타냈다.

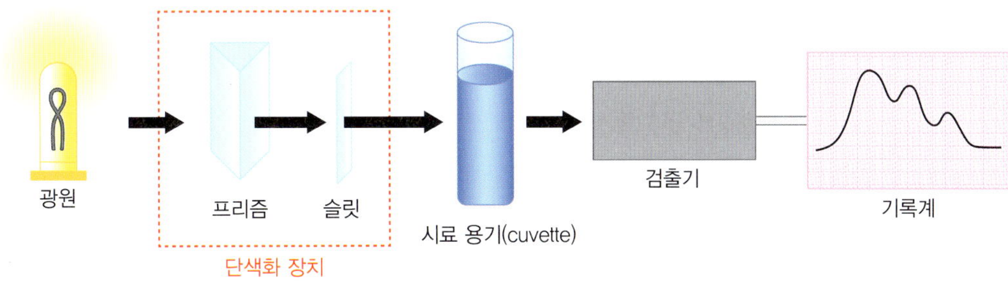

그림 7-8. 분광광도계의 기본 구조

5) 원자흡광 광도계(atomic absorption spectrophotometer, AAS)

원자흡광 광도계는 대부분의 미량 금속 원소를 고감도로 분석할 수 있는 장치이다. 바닥상태의 원자는 원자 자신이 들뜰 때 나타내는 휘선스펙트럼을 선택적으로 흡수하는 성질을 가지고 있다. 시료 중의 금속화합물을 해리하여 원자화하고 같은 원소에서 방출되는 휘선스펙트럼선을 조사하면 원자흡광이라 불리는 광흡수가 관찰된다. 그림 7-9는 원자흡광광도계와 광원인 속빈음극램프(Hollow cathode lamp) 사진이다.

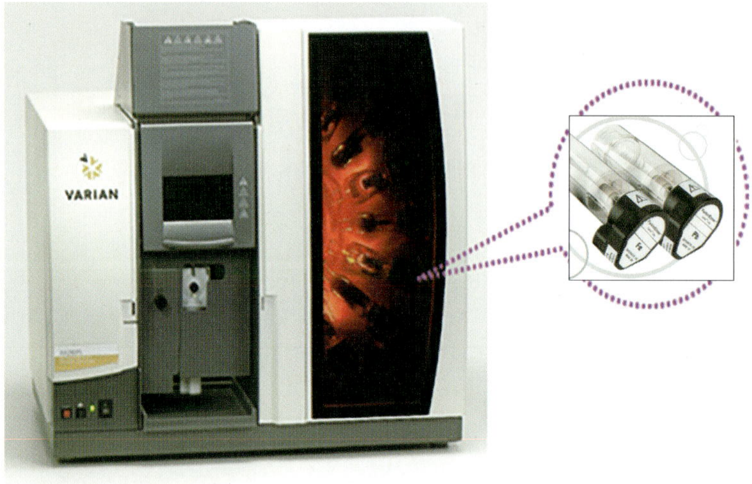

그림 7-9. 원자흡광광도계와 속빈음극램프

6) 형광광도계(fluorescence spectrophotometer)

어떤 분자에 자외선이나 가시광선을 조사하면 바닥상태의 분자는 빛에너지를 흡수(흡광)하여 들뜬 상태로 전이가 일어난다. 이렇게 들뜬 상태의 분자는 짧은 시간 있다가 안정한 바닥상태로 되돌아갈 때 흡수한 에너지를 다시 빛으로 방출하는데, 이러한 현상을 광 발광(photo luminescence)이라 한다. 발광에는 형광(fluorescence)과 인광(phosphorescence)이 있다.

7) 혼탁측정기(nephelometry)

항원-항체 복합물에 빛을 조사하면 입자의 크기와 빛의 파장에 따라 레일리(Rayleigh) 산란이나 미(Mie) 산란이 일어난다. 이 산란광을 일정한 각도(15°~90°)에서 측광하여 용액 중 물질의 농도를 구하는 것이 혼탁분석법(nephelometry)이다.

8) 반사율광도계(reflectometer)

진단검사에서 시험지나 플라스틱에 시약을 첨부한 요 시험지법(글루코스, 단백, 우로빌리노겐 등)의 정성이나 반정량검사에 이용된다. 시험지법으로 분석한 물질의 농도는 화학반응으로 생성된 색소량과 비례한다.

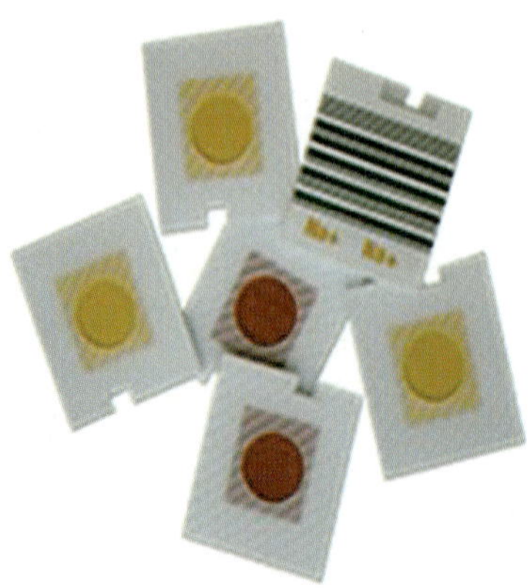

그림 7-10. 필름방식 슬라이드

반사율광도법은 화학반응으로 생성된 분석물의 색소에 빛을 조사하여 반사된 빛을 측정하여 물질의 양을 구하는 방법이다. 용액 내 반응에 의해 일어나는 화학분석을 습식 화학검사(wet chemistry)라 하고, 용액 내 반응에 의하지 않고 시험지 등을 이용한 화학분석을 건식 화학검사(dry chemistry)라고 한다. 현재 건식 화학검사와 반사율광도법을 조합한 화학분석기를 개발하여 많이 사용하고 있다. 그림 7-10은 건식 화학검사에 사용하는 필름방식의 슬라이드이다.

6. 검체 준비

임상화학진단검사는 환자로부터 채취하여 얻은 체액을 이용하여 생체 화학성분의 변동을 화학적으로 접근하여 그 결과로 어떤 병이 나타나는 증상이나 진행 단계를 파악하여 치료방침을 결정하거나 치료효과를 판정하고, 예후를 판단하는 것이다. 진단검사로 가장 많이 이용하는 검사시료는 혈청과 소변이다. 혈액이나 소변은 검체 채취가 쉬울 뿐만 아니라 검체로부터 질병과 관련된 많은 유용한 정보를 얻을 수 있기 때문이다. 임상병리사는 물질을 분석하기 전에 어떤 검체를 채취해야 하는가를 생각해야 한다. 왜냐하면 분석 물질 또는 사용 기기마다 검체의 준비 방법이 다르기 때문이다. 임상화학검사실에서 분석하는 검체의 종류는 전혈(whole blood), 혈장(plasma), 혈청(serum), 요(urine), 뇌척수액(cerebrospinal fluid, CSF), 기타 체액(body fluid) 등이 대부분이다.

7. 혈액 검체의 종류와 분석물질

전혈은 혈액 세포와 혈장으로 구성되며, 응고를 방지하기 위해 항응고제가 첨가된 시험관에 채취한다. 전혈은 일반적으로 혈액학적 검사에 사용된다.

혈장은 전혈에서 혈액 세포를 제거한 것으로 항응고제가 들어 있는 진공채혈관에 채취한 혈액을 넣어 혼합한 후 원심분리하면 혈액세포는 가라앉고 위에는 투명한 황색 액체성분인 혈장이 남는다.

혈청은 임상화학진단검사에 가장 많이 사용하는 혈액검체로 혈장과 다른 점은 섬유소원(fibrinogen)이 제거되고, 혈소판 성분의 오염이 있지만 인위적인 변성을 받지 않고 화학성분이 대부분 자연상태 그대로 존재한다. 혈액을 채취한 후 실온에서 10~20분이면 섬유소원 석출이 완료되고 응고하여 서서히 혈병 수축이 일어난다. 혈액이 응고되면 즉시 원심분리기로 혈청을 분리한다(표 7-1).

표 7-1. 혈액 검체의 종류와 분석물질

검체종류	분석물질
Whole blood	Blood gas, Ammonia
Plasma	Fibrinogen, Prothrombin time
Serum	Enzyme, Protein, NPN, Electrolyte, Lipid, Glucose

8. 검체의 채취

검체를 채취할 때는 가장 먼저 주의할 점은 검체 채취관에 환자의 이름을 적는 일이다. 환자로부터 검체를 채취할 때는 검체관의 이름과 환자의 이름이 동일한 환자임을 확인해야 한다. 뿐만 아니라 분석 물질에 영향을 주지 않도록 채취 시기, 방법, 환자 상태 등을 고려해야 한다. 특히 전혈이나 혈장이 필요한 검체를 준비하기 위하여 채혈할 때는 분석물질에 영향을 미치지 않는 항응고제(anticoagulant)를 선택해야 한다. 최근에는 진공채혈관이나 시약병에 바코드(bar code)를 많이 활용한다. 바코드에 정보를 입력할 때 정확한 정보를 입력해야 한다.

채혈하기 위하여 사용하는 기구는 주사기(syringe)나 진공채혈관(vacutainer)을 사용한다. 그림 7-11은 진공채혈관과 채혈용 바늘과 홀더(blood collection needle & holder) 사진이다.

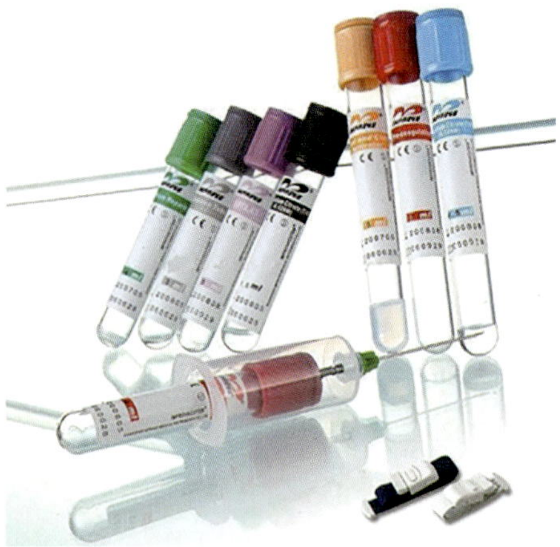

그림 7-11. 진공채혈관과 채혈용 바늘과 홀더

9. 화학물질의 분석

1) 자동화기기를 이용한 검체 내 물질 분석

생체시료 중의 화학성분 진단검사는 검체와 시약의 전 처리 과정을 거쳐 반응 후 비색 분석한다.

분석물질과 시약을 첨가 반응시키는 과정이 손으로 수행하는 수기(manual) 방법에서 기계가 신속하게 수행하는 자동화 방법으로 전환되었다.

자동화한 장치는 대부분 분광광도법에 기초한 자동분석이며, 이렇게 분석 과정을 자동화한 장치를 자동화학분석기(automatic chemical analyzer)라 한다(그림 7-12). 자동화학분석기의 시작은 1954년 미국의 Skeggs가 발명하여 Technicon 사에서 보급한 자동분석기가 최초이다. 물질 분석의 자동화로 분석의 신속화, 분석 물질의 다양화, 검체의 미량화, 분속시간의 신속화 그리고 자료의 관리가 용이하게 되었다. 다음에 자동화학분석기를 이용한 임상화학진단검사를 기술하였다.

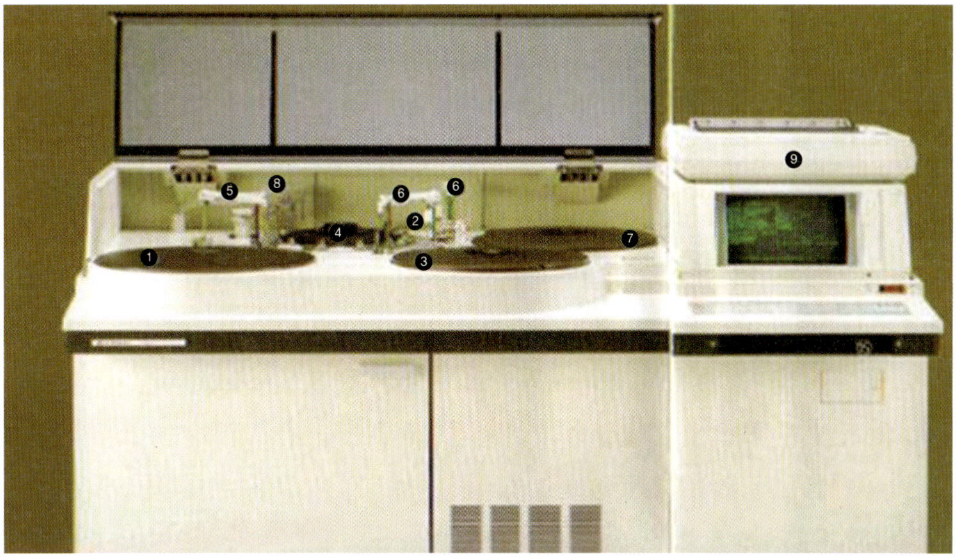

그림 7-12. 자동화학분석기
① Sample disk ② 1st Reagent disk ③ 2nd Reagent disk ④ Reaction disk ⑤ Sampling probe ⑥ Reagent probe ⑦ Stirring mechanism ⑧ Rinse mechanism ⑨ Printer

2) 당검사(glucose test)

혈액 내의 당질은 주로 포도당이고 아주 적은 양의 fructose, galactose, pentose, mannose 등의 단당류가 존재한다. 혈당 측정은 8시간 이상 공복 상태에서 측정하는 공복혈당, 당뇨병을 진단하고 관리하는 진단검사로 가장 예민한 지표로 평가되는 식후 2시간 혈당, 포도당을 경구 투여 후 혈중에서 포도당이 제거되는 과정을 파악하는 경구당부하시험은 모두 혈액 내 포도당을 측정한다. 이러한 혈당 측정의 중요한 진단적 목표는 당뇨병을 진단하고 관리하는 것으로 미국 당뇨학회의 당뇨병(American Diabetes Association) 진단 기준은 1) 공복 혈당 126 mg/dL 이상, 2) 2시간 혈당 200 mg/dL 이상, 3) HbA1c 6.5% 이상 시 당뇨병으로 진단한다.

당검사를 하는 주요 체액은 혈액, 소변, 뇌척수액으로 포도당 농도 측정은 혈당 측정법인 Glucose oxidase법, Hexokinase법을 이용한 자동화학분석기로 가능하다.

3) 단백질(protein)

혈청 중에는 보통 6.8~8.5 g/dL 정도의 총단백질이 존재하나 그 대부분은 알부민으로, 나머지는 여러 글로불린 분획이며 생화학적으로도 다양한 역할을 맡고 있다. 알부민을 비롯해서 α1, α2 및 β-글로불린은 간세포에서, γ-글로불린은 형질세포에서 합성되나 이들 단백은 끊임없이 합성, 붕괴, 체내에의 분포 및 체외로의 유출이 일어나서 소위 동적평형을 유지하고 있다. 혈청단백대사의 속도는 의외로 빨라서 반감기는 알부민이 17~23일, IgG는 15~26일, 프리알부민은 빨라 1.9일 정도이고 평균 10일 정도이다. 매일 총단백의 약 1/10 정도가 대사회전(turn over) 하고 있다.

보통 진단검사 정보로서 전기영동의 5분획(알부민, α1, α2, β, γ−글로불린)과 생리적 기능 면의 항체, 효소, 응고, 섬유소용해인자, 호르몬, 종양마커 등의 측정도 적지 않다. 총단백은 Biuret법으로, 알부민은 BCG법으로 측정한다.

4) 비단백질소(nonprotein nitrogen, NPN)

혈청 중 단백 이외의 질소화합물을 비단백질소(non protein nitrogen, NPN)라고 총칭하고 urea, uric acid, creatine, creatinine, ammonia, amino acid 기타 미량의 성분으로 이루어지며 정상인에서는 요소가 NPN의 45~50%를 점하기 때문에 요소 이외의 NPN을 잔여 질소(residual nitrogen)라고도 한다.

NPN 중 요소는 단백대사, 요산은 purine(핵산) 대사, 크레아티닌은 크레아틴 대사의 종말 산물로 모두 콩팥을 통해서 배설된다. 이들 물질의 혈중 농도는 체내에서의 생성, 체내분포, 콩팥으로의 배설 밸런스에 의해 결정되며 콩팥질환을 필두로 각종 질환에서 변동해서 그 측정은 진단검사로써 중요하다. 또 혈중 크레아틴은 주로 근육질환의 경우에, 혈중 암모니아는 간성 혼수 때 의의가 있다.

5) 지질(lipid)

지방의 성질은 물에 안 녹으며 alcohol, ether, acetone 같은 유기용매에 녹고 주로 C, H, O와 때로 N, P 등을 가지며 가수분해에 의해 지방산을 내거나 지방산과 ester를 형성하고 식물이나 동물의 대사에 참여한다. 동맥경화증, 고혈압, 그리고 고지방혈증을 진단하기 위하여 혈청 총지질, Total cholesterol, HDL-cholesterol, LDL-cholesterol, triglyceride, phospholipid, free fatty acid, apolipoprotein 등을 분석한다.

6) 전해질(electrolyte)

물의 항상성을 유지하는 것은 모든 생명체가 살아가는 데 대단히 중요하다. 포유류에서 다양한 체액의 삼투압과 물의 분포를 유지하는 것은 주로 네 가지 주된 전해질, 즉 나트륨(Na^+), 칼륨(K^+), 염화물(Cl^-), 그리고 중탄산염(HCO_3^-)의 기능에 의한다.

전해질은 pH의 유지, 적절한 심장 및 근육기능, 산화환원반응, 효소에 대한 보조효소의 중요한 역할을 수행한다. 전해질이 비정상적인 농도로 있게 되면 다양한 장애의 원인 혹은 결과가 초래될 수 있다. 따라서, 전해질 농도의 정량이 진단검사실의 가장 중요한 작업 중의 하나가 된다. 비정상적인 삼투압 및 산−염기 값을 알아내기 위해서는 전해질에 대한 지식을 필요로 한다.

전해질은 양이온 쪽으로 움직이는 음전하를 띠는 음이온(anion)과 음이온 쪽으로 움직이는 양전하를 띠는 양이온(cation)으로 구분된다.

생리학적인 전해질에는 Na^+, K^+, Cl^-, HCO_3^-, Ca^{2+}, Mg^{2+}, $H_2PO_4^-$, HPO_4^{2-}, SO_4^{2-}, 그리고 젖산과 같은 일부 유기음이온 등이 포함된다. 비록 용액 내 아미노산과 단백질들 또한 전기적 전하를 운반할 수 있지만, 이들은 대개 전해질과 분리해서 고려된다. 주요 전해질(Na^+, K^+, Cl^-, HCO_3^-)은 주로 유리이온으로 생성되는 반면, 많은 양(>40%)의 Ca^{2+}, Mg^{2+}, 그리고 미량원소들은 알부민과 같은 단백질에 결합되어 있다.

7) 전기화학분석법(electrochemical analysis)

전기화학분석법이란, 전위차나 전기량 등의 전기화학적 변화량을 측정하여 목적 성분을 정량하는 분석법의 총칭이다. 이 분석법은 임상진단화학 분석법에서 전해질이나 혈액가스 등 분광광도계법으로 정확한 분석법이 확립되어 있지 않은 성분이나 신속한 간이 분석법의 필요성이 높은 성분의 정량에 응용되고 있다. 그 대표적 분석법으로 이온선택전극법, 전량적정법, 효소전극법 등이 있다. 이온성이 있는 물질 분석에 전극(electrode)을 사용한다. 전극에는 분석 물질만 선택적으로 반응하는 이온선택막(Ion slective membrane)이 존재하기 때문에 물질을 각각 분리 분석할 수 있다. 진단검사에서는 Na, K, Cl 등 전해질과 pH, $_{P}CO_2$, $_{P}O_2$ 등 혈액가스(blood gas)를 분석하는 데 활용된다. 최근에는 항체(antibody)나 수용체(receptor) 그리고 효소(enzyme)를 이용한 생물측정기(biosensor)가 결합된 전극(electrode)이 개발되어 글루코스와 같은 유기 물질들의 분석에 활용되고 있다. 그림 7-13에는 전해질 분석과 혈액가스 측정을 동시에 하는 전기화학분석기 사진이며 그림 7-14는 이러한 분석기에 사용하는 이온선택전극이다.

8) 효소(enzyme)

생체세포 내에서 어떻게 반응이 그렇게 일정하고 속도 있게 진행되는가 하고 생화학자들이 관심을 가진 결과 생세포 내에서 촉매가 작용하고 있음을 알았다. 이것은 소량이 필요하고 소모되질 않는다. 생존에 필요한 화학 반응의 촉매를 소위 효소라 한다. 본체는 단백질이며 작용에 금속이온(Mg^{2+}, Mn^{2+}, Ca^{2+}, Cu^{2+}, Co^{2+}, Zn^{2+} 등), cofactor 등이 필요하다. 효소는 생물의 세포가 만들어내는 단백성의 촉매로

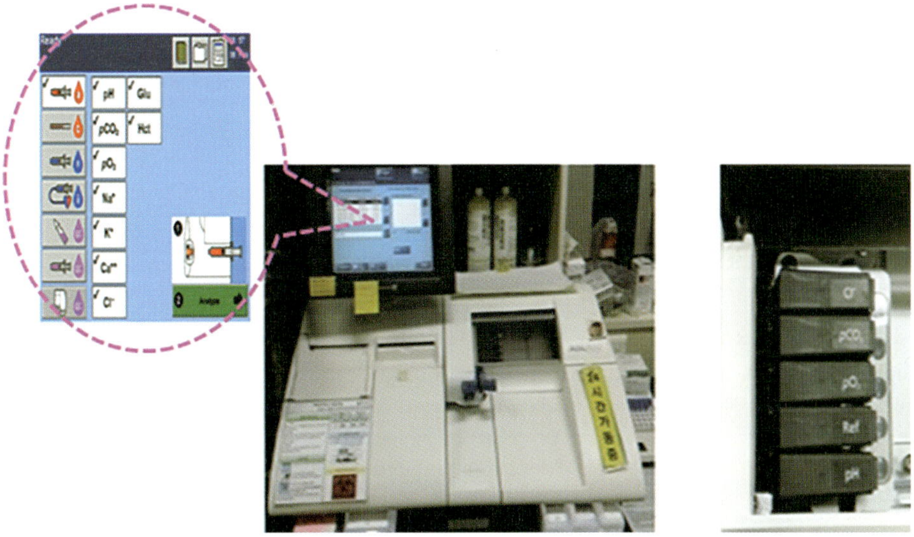

그림 7-13. 전해질-혈액가스분석기

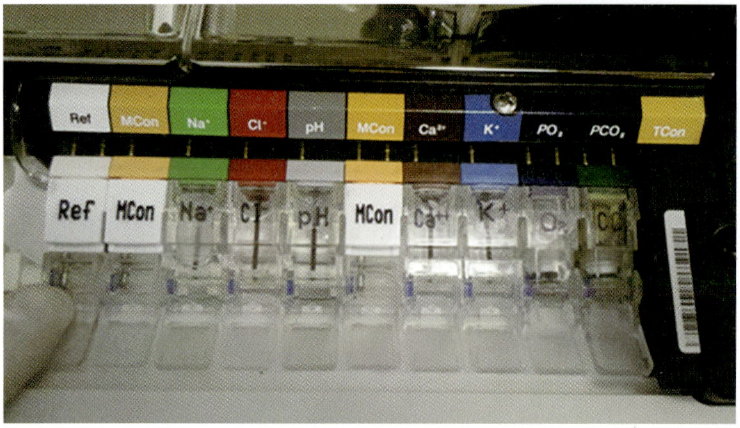

그림 7-14. 전기화학분석기의 이온선택전극

생체 내에서 에너지의 공급, 생체성분의 합성, 분해, 배설, 음식물의 소화, 흡수 등 물질의 변환이나 흐름을 조절하는 역할을 하고 있다.

화학반응이 진행되려면 촉매가 있든 없든 간에 우선 에너지를 필요로 하는데, 이것이 활성화 에너지이다. 촉매가 없는 반응의 경우 반응 온도를 상승시킴으로써 이 목적을 달성하기도 한다. 효소 촉매반응의 경우에는 높은 열은 필요 없고 활성에 필요한 에너지양이 적어진다.

혈청 중에는 여러 종류의 효소가 들어 있으며 그 증가나 감소가 임상진단에 이용되는 것이 많으며 또한 개발이 계속되고 있다. 효소는 촉매하는 반응에 따라 다음과 같이 여섯 가지 6군으로 분류한다.

(1) 산화환원효소(Lactate dehydrogenase, Malate dehydrogenase)
(2) 전이효소(Asparate aminotransferase, Alanine aminotransferase, Creatine kinase, gamma-Glutamyl transferase, Hexokinase)
(3) 가수분해효소(Alkaline phosphatases, Acid phosphatases, Amylase, Lipase, Cholinesterase)
(4) 분해효소(Aldolase)
(5) 이성화효소(Glucosephosphate isomerase)
(6) 합성효소(Glutamine synthetase)

표 7-2에는 질병진단에 활용되는 효소 종류를 표시하였다.

표 7-2. 질병진단에 활용되는 효소 종류

효소 종류	임상적 의의
Amylase, Lipase, LAP	Pancretitis
ALT, Cholinesterase	Liver disease
AST, LD	Liver dease, Myocardial infarction
CK	Myocardial infarction
ALP	Liver disease, Bone disease
ACP	Prostate carcinoma

9) 간기능검사(Liver Function Test, LFT)

간은 당질 · 지질 · 단백의 합성과 분해 및 저장, 핵산대사, 비타민의 흡수와 저장, 쓸개즙의 생성과 배설, 해독기능, 혈액 응고인자의 합성, 철 · 동 기타 중금속대사 등 여러 생체성분의 합성, 분해, 저장, 해독 및 이물질의 배설과 같은 다양한 생리적 기능을 담당하는 중요한 장기이다.

간기능검사는 간질환의 유무와 그 감별진단 및 정도와 예후의 판단, 치료방침의 결정에 중요한 역할을 한다. 간의 광범위한 생리기능 이상으로 초래되는 혈액이나 요의 변화를 측정하거나 각종 부하시험 등에 기초한 다수의 간기능검사법이 고안되어 간질환의 진단과 치료에 이용되고 있다. 각종 간기능검사법은 민감도와 특이성이 서로 다르다. 간세포는 장애가 있더라도 재생 기능이 강하며 정상 조직이 손상된 부위의 기능을 대체할 수 있을 만큼 대사능력이 활발하므로 가벼운 정도의 간병변에서는 간기능검사상에 이상이 보이지 않는다. 따라서 목적에 따라 각각의 특징과 장점이 있는 여러 종류의 검사를 조합하여 실시할 필요가 있다.

내시경검사, 담도조영검사, 신티그래피(scintigraphy), 초음파진단법, CT 스캔, 혈관조영 등의 형태학적인 간, 담도 검사나 간염바이러스(hepatitis B virus, hepatitis A virus) 관련 검사를 일반적인 간기능검사법과 함께 실시해 종합적으로 판정해야 한다. 혈액을 이용한 간기능검사 법의 종류는 다음과 같다.

(1) 당질 대사기능

간은 포도당을 글리코겐으로 전환하여 저장하고 혈당량이 부족하면 글리코겐을 다시 포도당으로 분해하여 혈당을 조절하는 탄수화물대사의 주요 조절 장소이기 때문에 간기능이 저하될 경우 탄수화물 대사에 영향을 받는다. 갈락토오스 부하시험(galactose tolerance test)과 당부하 검사(glucose tolerance test, GTT)가 있다.

(2) 단백질 대사기능

작은창자에서 흡수된 아미노산은 간문맥을 거쳐 간세포에 도달한 후 여러 조직에 필요한 새로운 단백질을 합성하는 과정에 사용된다. 특히 혈액 중에 있는 중요한 단백질 중 감마글로불린을 제외한 알부민(albumin), 글로불린(globulin), 피브리노겐(fibrinogen), 프로트롬빈(prothrombin) 등을 만드는 데 이용된다.

간기능이 저하된 환자의 경우 알부민 및 혈액 응고인 자의 합성 저하로 인해 부종이 나타나고 복수가 차며, 잇몸출혈과 코피가 잘 나게 된다. 총단백질, 알부민, 혈청단백 전기영동분획, 특수단백으로 CEA, AFP 검사가 있다.

(3) 지질 대사기능

간은 음식이나 지방조직으로부터 지방산을 흡수하여 저장하고, 중성 지방을 자체 생산하고 지방을 운반하는 지질단백질(lipoprotein)과 레시틴(lecithin) 같은 인지질의 합성에 관여한다.

간에서 합성된 콜레스테롤 중 약 80%는 쓸개즙산염으로 전환되고 나머지는 지질단백질의 형태로 수송된다. 총 콜레스테롤, 에스테르 콜레스테롤, 유리 콜레스테롤, 인지질, 지질단백질 검사가 있다.

(4) 해독기능

간세포에는 시토크롬 P-450 (cytochrome P-450)을 포함해 약 2,000종류 이상의 효소가 활동하여 체내에 들어온 약물 또는 독성 물질을 배설하기 쉬운 형태로 만들어 몸 밖으로 배출한다. 특히 아미노산이 대사될 때 생성되는 부산물인 암모니아를 CO_2와 결합해 요소를 합성하며, 이를 소변으로 배설시킨다. 간기능이 저하되면 독성 물질, 특히 암모니아가 요소로 전환 · 배설되지 못해 혈액 중에 쌓이게 되며 이 때문에 간성 혼수 증상이 생기게 된다. 마뇨산 시험과 약물 대사시험이 있다.

(5) 이물질 배설기능

체내에 이물을 주입하면 이화학적 성상에 따라 간 또는 콩팥에서 배설된다.

ICG (indocyanine green) 시험은 염료 배설 시험으로 간질환의 민감한 지표로 사용된다.

(6) 혈중효소 활성측정

가) 간기능에 특이성이 높은 효소: ALT, ornithine carbamyl transferase (OCT), sorbitol dehydrogenase (SDH), glutamate dehydrogenase (GLDH), alcohol dehydrogense (ADH), guanine deaminase, lactate dehydrogenase (LD 4, 5)

나) 특이성이 낮은 효소: AST, LD1, ICD (isocitrate dehydrogenase)

다) 담즙 울체를 반영하는 효소: ALP, ALP isoenzyme, LAP, GGT, 5′-nucleotidase

라) 효소 생성능을 반영하는 효소: cholinesterase (ChE), lecithin-cholesterol acyltransferase (LCAT)

마) 알코올 및 약물을 반영하는 효소: GGT

(7) 응고, 섬유소용해계 기능

여러 종류의 혈액응고 단백질들이 간에서 합성이 된다. 또한 섬유용해 단백질인 항트롬빈(antithrombin) III와 protein C도 간에서 합성이 된다.

피브리노겐, 프로트롬빈시간(prothrombin time) 검사가 있다.

(8) 빌리루빈 대사기능

빌리루빈(bilirubin)은 간에서 분비되는 황갈색의 색소이며 파괴된 적혈구의 유리된 혈색소로부터 만들어진다. 생성된 빌리루빈은 알부민과 결합된 상태로 혈액 내에 존재하는데, 이를 간접 빌리루빈(indirect bilirubin, unconjugated bilirubin)이라 하며, 간접 빌리루빈이 간을 거쳐 알부민이 분리되고 글루쿠론산(glucuronic acid)과 결합된 형태를 직접 빌리루빈(direct bilirubin, conjugated bilirubin)이라고 한다.

황달에서 총 빌리루빈의 양이 증가하는데 급성 용혈성 빈혈, 수혈부작용 등에 의한 용혈성 황달에서는 다량의 적혈구가 파괴되어 발생하며 간에서 빌리루빈의 생산 속도가 간의 제거 속도보다 빠르므로 혈액 내에 빌리루빈의 농도가 증가한다. 이때 증가하는 빌리루빈의 형태는 간접 빌리루빈이다. 담석이나 기생충, 암 등으로 인해 간에서 소장으로 빌리루빈을 운반하는 통로인 담도계가 좁아지거나 막히면 빌리루빈이 담도 내에서 혈액으로 다시 역류된다. 이때 혈액에는 직접 빌리루빈의 양이 많아지게 된다. 간질환이나 약물, 독소로 인해 간세포가 손상되면 간접 빌리루빈과 직접 빌리루빈의 농도가 동시에 증가한다.

10) 콩팥기능검사(Renal Function Teat)

콩팥은 단백이나 약물의 대사물, 산의 배설, 물이나 전해질의 분비 · 재흡수, 적혈구형성인자(erythropoietin), 활성형 비타민 D, 레닌(renin) 등 중요한 호르몬이나 효소 등을 생성하기도 하며, 체액의 삼투압, 전해질, 산-염기 농도를 일정하게 유지하며, 혈압을 조절해 체내환경의 유지에 기여하고 있다.

콩팥의 중요한 생리작용은 수분의 배설, 신진대사 종말산물, 특히 질소 성분의 배설, 전해질의 배설, 체내 이종물질의 배설, 혈액 삼투압, 체액량 및 산 · 염기 평형조절 등에서 생체 내부 환경의 항상성의 유지가 그 주요한 기능이다. 최근에는 내분비장기로서의 중요성도 주목되고 있다.

사구체기능 검사에는 24시간 크레아티닌 클리어런스시험(24 hours creatinine clearance, Ccr 24 hours), 요소 클리어런스시험(urea clearance, Curea), GFR 추정식(eGFR)이 있고, 요세관 기능검사에는 Fishberg 농축시험, 베타2-저분자글로불린(β2-microglobulin) 검사가 있다.

11) 심장기능검사(Cardiac Function Test)

심장은 2심방 2심실로 구성된 이중펌프로 심장의 펌프작용은 혈관을 통해 폐와 체세포로 혈액을 보내는데 압력 생성하며 안정 시 성인 심장은 분당 약 5 L의 혈액을 내보낸다. 심장에서 혈액이 가장 멀리 있는 팔다리를 순환하고 심장으로 되돌아오는데 약 1분이 소요된다. 매일 약 6,000 *l*의 혈액을 뿜어내고 일 년에 4천만 번 이상 박동하며 조직에 산소와 영양을 공급하고 노폐물을 제거한다.

가슴 통증을 호소하는 환자들에게 빠르고 정확한 진단이 필수이지만 진단에 도움을 줄 정도로 충분히 빠른 정보를 제공하기에 유용한 cardiac profile 검사는 지금도 부족한 상황이다. 흉통을 수반한 환자가 응급실에 도착하면 cardiac profile의 Baseline values를 알기 위해 cTnT 또는 cTnI, CK-MB, Myoglobin을 측정하고 그 후 3~8시간 간격으로 12~24시간까지 검사를 실시한다. 처음 12시간은 3시간마다 검사하며, cardiac profile 검사 중 cardiac troponin이 높게 검출되면 그다음 검사는 중지되고 심근경색(myocardial infarction, MI)로 진단한다.

Cardiac troponin I (cTnI)와 cardiac troponin T (cTnT)는 심근손상에 가장 민감하고 특징적 표지자로

cTnI와 cTnT는 정상순환에서 발견되지 않는다. 이들 심혈관 표지자는 심근 손상후 3~6시간 사이에 상승하기 시작(initial elevation)하여, cTnI는 14~18시간에 최고치에 도달하고 5~10일 후에 정상치로 돌아오며, cTnT는 10시간~2일에 최고치에 도달 후, 10~15일 후에 정상치로 돌아온다.

Myoglobin은 심장 근육세포와 골격 근육세포의 세포질 내에 존재하는 헴(heme) 단백으로 cardiac biomarkers 중 흉통 시 혈중에 처음으로 나타나는 표지자이다.

myoglobin의 아미노산 서열이 심장근육과 골격근육에서 동일하기 때문에 myoglobin의 진단특이성은 문제가 있어서 골격근육이 심각하게 손상된 환자에서도 myoglobin 혈중 농도는 증가한다. myoglobin은 심근손상(흉통) 후 1~3시간 사이에 상승하기 시작하여 5~8시간에 최고치에 도달하며 16~24시간 후에 정상치로 돌아온다.

CK-MB는 1980년대 초부터 AMI와 같은 심장 관련 상태를 평가하기 위해 이용하였으며 CK-MB는 심장과 관련이 없는 여러 질환에서 증가될 수 있고, 다른 근원의 조직(골격근육, 뇌, 폐)에서도 발견된다. CK-MB는 심근손상(흉통) 후 4~6시간 사이에 상승하기 시작하고, 약 24시간에 최고치에 도달하며, 48~72시간 후에 정상치로 돌아온다.

울혈성 심부전(congestive heart failure, CHF)은 우심실의 기능 저하로 정맥 순환에서 혈액의 저류(고임)를 야기하고 전신성 부종, 피로, 숨참 등의 특징적인 임상증후군을 동반하며 심장 기능을 상실하는 진행성 심장이상으로 심부전은 주로 심근 손상의 결과로 나타나므로 관상동맥심질환(CHD)의 증가와 수명 연장으로 노인에서 빠르게 증가하는 추세이다. 감별진단에 주요한 검사는 BNP (brain type natriuretic peptide)와 NT-ProBNP (N-terminal pro natriuretic peptide) 검사가 있다.

12) 호르몬검사(Hormone)

호르몬의 정의는 여러 가지 내분비 기관으로부터 분비되어 혈액 또는 림프액을 매개로 체내를 순환하여 각각 특유의 기관에 대하여 특별한 기능을 갖는 미량성분을 호르몬이라고 한다.

호르몬의 일반적인 작용은 보통, 장기 조직 내의 대사에 관계하지만 직접적으로 대사에는 관계하지 않고 그 속도를 조절하는 것이라고 생각한다.

펩티드 호르몬에는 insulin, glucagon, PTH, GH, prolactin이, 당단백 호르몬에는 LH, FSH, TSH, hCG 등이 있다. 스테로이드 호르몬에는 cortisol, aldosterone, estradiol 등이 있고 아미노산 호르몬에는 T3, T4, epinephrine, norepinephrine, dopamine 등이 있다.

13) 약물검사(Therapeutic Drug Monitoring, TDM)

약물은 질병 치료에 도움이 되는 화합물로 생체 내에는 보통 존재하지 않는 물질이다. 치료를 목적으로 투여한 약제는 미량을 투여하여 최고의 치료 효과를 얻을 수도 있지만, 치료량보다 많은 양을 투여하게 되면 독성 물질로 작용한다. 즉, 같은 양의 약물을 투여하더라도 어떤 사람은 안전하고 효과적이라고 평가하지만 다른 사람은 부작용 및 독성 등 여러 해로운 반응을 보이기도 하므로 적절한 약물치료를 위해서는 약물의 투여량을 개인별로 설정할 필요가 있다. 이러한 목적으로 혈중 약물농도를 측정하는 것을 치료약물 농도검사(therapeutic drug monitoring, TDM)라고 한다.

투여된 약물의 혈중농도는 환자의 질병, 인종, 나이, 성별, 체중, 병용투약 등 환경인자와 약물 대사효소 등 유전적 인자가 관여하기 때문에 최적량의 약물농도를 유지하기 위하여 TDM이 필요하다. TDM이 필요한 약물은 최적농도 범위가 좁고 대상 약물을 투여한 후 일정 시간 후의 혈중 약물농도를 측정하여 약물의 체내변화를 파악하고 개인별 약물의 최적투여량, 투여 간격, 투여시간 등을 결정한다.

TDM 대상 약물의 종류는 다음과 같다.

(1) 항경련제: phenobarbital, primidone, phenytoin, carbamazepine, valproate
(2) 순환기용 약물: digoxin, digitoxin, lidocaine
(3) 항천식제: theophylline
(4) 항생제: gentamycin, tobramycin, kanamycin, amikacin, streptomycin, vancomycin
(5) 정신병약: lithium, imipramine, desipramine, amitriptyline, nortriptyline
(6) 항종양약: methotrexate
(7) 면역억제제: cyclosporine, sirolimus, tacrolimus

10. 분리 분석법

1) 전기영동법(electrophoresis)

용액에 전류를 통하면 용액 중의 하전입자는 양극 또는 음극으로 이동하는데, 이 현상을 전기영동(electrophoresis)이라 한다. 단백질을 구성하고 있는 아미노산은 아미노기($-NH_2$)와 카르복실기($-COOH$)를 가지고 있기 때문에 단백질 분자를 pI(등전점)보다 산(H^+)이나 알칼리(OH^-) 용액에 넣으면 양(+) 또는 음(−) 전하가 된다. 여기에 전류를 통전하면 음극(cathode)이나 양극(anode)으로 이동하게 된다. 이와 같은 단백질의 이온성을 이용하여 단백질을 분리한다. 단백질의 분자는 분자량에 반비례하고 대전도에 비례하여 영동 분리된다.

진단검사에서 전기영동 검사를 수행하는 것은 질병에 따라 영동된 분획의 농도가 다르기 때문이다.

(1) 임상에 활용되는 전기영동 검사

Serum protein, CSF protein, LD, CK, AST, ALP, Amylase 효소의 Isoenzyme, Lipoprotein, HbA1c, DNA, RNA 등이 질병 진단에 활용된다.

(2) 전기영동 방법

혈청을 cellulose acetate membrane이나 agarose gel membrane과 같은 지지체 위에 도포한 후 pH 8.6인 완충액이 담긴 영동조(chamber)에 올려놓고 통전하면 단백이 지지체 위에서 영동 분리된다. 영동이 끝난 지지체를 Ponceau S나 amido Black 10 B와 같은 염색액으로 염색한 후 탈색–탈수–청명–Scanning하는 순서에 의한다(그림 7-15).

그림 7-16에는 혈청 단백전기영동 후 지지체를 Amido Black 10B로 염색한 사진, 영동된 분획을 Densitometer로 scanning한 결과, 오른손 주먹을 이용한 단백분획상 암기법, 전기영동장치에서 분획 이동 상황, 혈청 단백분획 5가지의 정상치 분포를 한꺼번에 표시하였다.

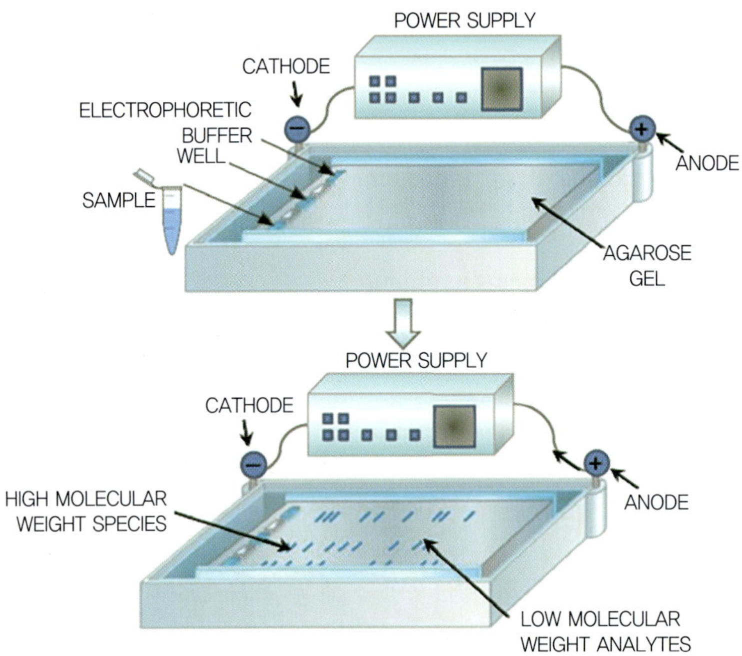

그림 7-15. 전기영동장치 시스템

2) 크로마토그래피(chromatography)

분자의 분배 속도와 분배 시간은 분자의 특성과 분자량 그리고 용매에 의한 용해도의 차에 의하여 달라지기 때문에 물질을 분리할 수 있다.

실험실에서 수행하고 있는 chromatography 방법은 Paper Chromatography, Thin Layer chromatography (TLC), Column chromatography, Gas Chromatography (GC), High Performance Liquid Chromatography (HPLC) 등이 있다.

임상에서는 Column chromatography, GC, HPLC 등이 사용되고 있다. 당화혈색소(HbA1c), 17-KS, 17-OHCS 등의 분석에 column chromathography를 사용한 적이 있으며, 현재는 HPLC는 HbA1c,

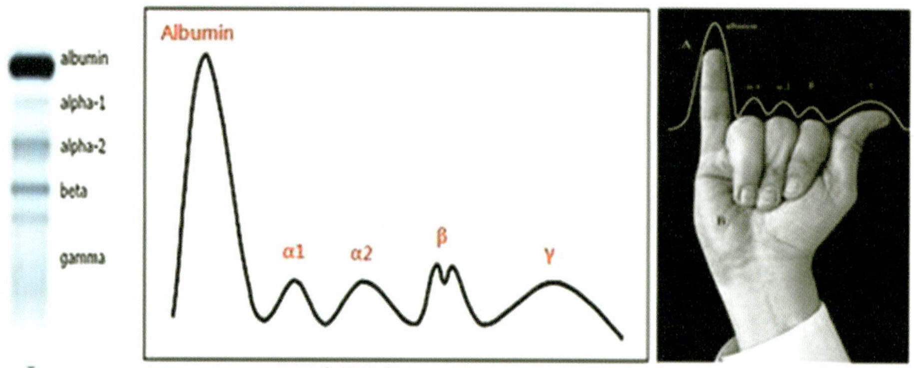

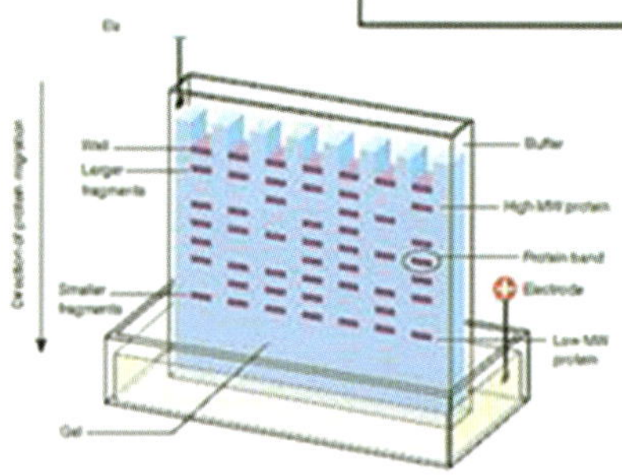

Status: Ok

Fraction	%	g/dL	g/dL Range	
Albumin	58.67	3.46	2.93	3.68
Alpha 1	3.39	0.20	0.11	0.31
Alpha 2	9.98	0.59	0.42	1.02
Beta	16.68	0.98	0.80	1.11
Gamma	11.28	0.67	0.53	0.89
Total Protein		5.90	4.90	6.90

Ratio	
A/G	1.42

그림 7-16. 혈청 단백전기영동 결과: Amido Black 10 B 염색상, 영동된 분획을 Densitometer로 scanning한 결과, 혈청 단백분획 5가지의 정상치 분포

amino acid, fatty acid, sugars, hormones, 그리고 TDM 등을 분석하는데 사용되고 GC는 ether, acetone, alcohol, benzene 등을 분석하는 데 사용한다.

그림 7-17과 그림 7-18에 EDTA 전혈로 당화혈색소(HbA1c)만을 측정하는 HbA1c 전용 HPLC 분석기와 고속 액체크로마토그래피법(HPLC)의 HbA1c 결과 그래프를 표시하였다.

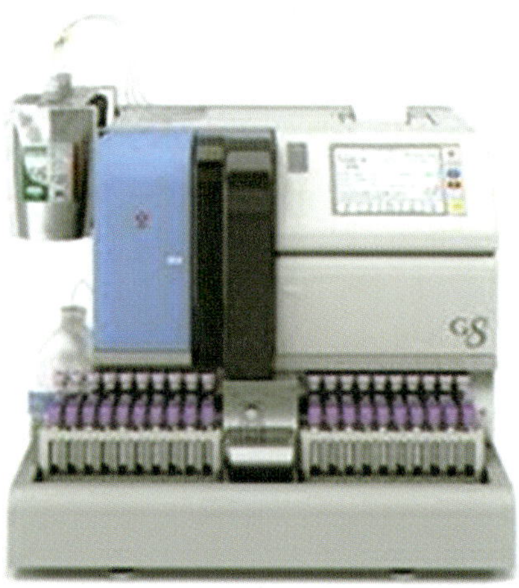

그림 7-17. HbA1c 전용 HPLC 분석기

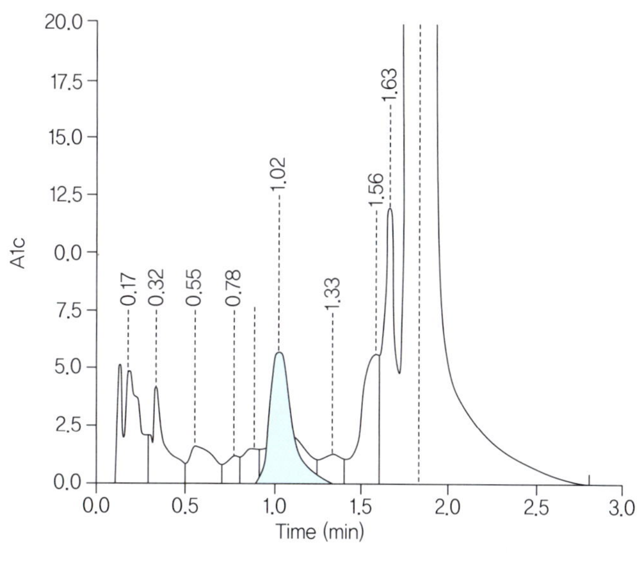

그림 7-18. HPLC의 HbA1c 결과

11. 임상화학 용어

- Clinical chemistry(임상화학) 질병에 의한 체액 내 존재하는 화학 물질의 변화를 연구 분석하는 학문
- Pipet(피펫) 일정량의 액체를 계량하거나 옮길 때 사용하는 기구
- TC(수용, to contain) 표시된 눈금까지 액체를 넣었을 때의 부피
- TD(출용, to deliver) 눈금까지 넣은 액체를 배출하여 나온 양이 표시된 부피
- Volumetric flask(용량플라스크) 정확한 용액을 만들 때 이용하는 플라스크
- Molarity(몰, M) 용액 1,000 mL(1 L)에 녹아 있는 용질의 몰(g 분자량) 수
- Normality(노말, N) 용액 1,000 mL(1 L)에 녹아 있는 용질의 g 당량 수
- Centrifugation(원심분리) 원심력(centrifugal force)을 이용하여 액체 중의 고체 입자, 액체미립자 등을 분리하는 과정
- pH meter(수소이온 농도 측정기) 전극을 이용하여 용액의 산성도를 알아보는 전기적인 측정 장비 Spectrophotometer(분광광도계) 어떤 용액의 흡광도를 하나 또는 그 이상의 파장에서 측정하는 장치로 어떤 물질의 측정에서 파장의 선택은 발색 용액의 흡광도가 최대일 때의 파장을 이용
- Atomic absorption spectrophotometer(원자흡광광도계, AAS) 원자흡광광도계는 대부분의 미량 금속 원소를 고감도로 분석할 수 있는 장치
- Fluorescence spectrophotometer(형광광도계) 어떤 분자에 자외선이나 가시광선을 조사하면 바닥상태의 분자는 빛에너지를 흡수(흡광)하여 들뜬 상태로 전이가 일어난다. 들뜬 상태의 분자는 짧은 시간 있다가 안정한 바닥상태로 되돌아갈 때 흡수한 에너지를 다시 형광 빛으로 방출하는 것을 이용한 분석기
- Nephelometry(혼탁측정기) 항원-항체 복합물에 빛을 조사하면 입자의 크기와 빛의 파장에 따라 산란이 일어난다. 이 산란광을 측광하여 용액 중 물질의 농도를 측정하는 분석기
- Reflectometer(반사율광도계) 화학반응으로 생성된 분석물의 색소에 빛을 조사하여 반사된 빛을 측정하여 물질의 양을 구하는 방법
- Whole blood(전혈) 항응고제를 첨가하여 채혈한 혈액으로 액체성분과 세포성분 모두를 전혈이라 함
- Plasma(혈장) 항응고제를 처리한 전혈에서 세포성분을 제거한 액체 성분
- Serum(혈청) 응고된 혈액에서 분리한 액체 성분
- Vacutainer system(진공채혈관 세트) 채혈하기 위하여 사용하는 기구로 진공채혈관, 채혈용 바늘, tube holder로 구성됨
- Automatic chemical analyzer(자동화학분석기) 수기(manual) 분석을 분광광도법을 기초로 기계가 신속하게 분석하는 자동화 방법으로 전환한 장비
- Glucose test(글루코스 검사) 혈액, 소변, 뇌척수액의 포도당 농도를 측정하는 검사
- Non protein nitrogen(비단백질소, NPN) 혈청 중 단백 이외의 질소화합물

• Electrolytes(전해질) 포유류에서 다양한 체액의 삼투압과 물의 분포를 유지하는 하전을 띤 물질
• Electrochemical analysis(전기화학분석법) 전위차나 전기량 등의 전기 · 화학적 변화량을 측정하여 목적 성분을 정량하는 분석법의 총칭
• Enzyme(효소) 인체 내 생존에 필요한 화학 반응의 촉매를 효소라 함
• ICG (indocyanine green) 간의 이물질 배설기능을 검사하는 데 사용하는 물질
• Bilirubin(빌리루빈) 간에서 분비되는 황갈색의 색소이며 파괴된 적혈구의 유리된 혈색소로부터 만들어짐
• Liver function test(간기능검사, LFT) 간질환의 유무와 그 감별진단 및 정도와 예후의 판단, 치료방침의 결정에 중요한 역할을 하는 일련의 검사
• Kidney function test(콩팥기능검사) 체액의 삼투압, 전해질, 산-염기 농도 유지, 혈압 조절 등의 콩팥의 중요한 기능을 측정하는 검사
• Cardiac Function Test(심장기능검사) 혈액에서 cTnT 또는 cTnI, CK-MB, Myoglobin을 측정하여 심혈관질환을 진단하고 추적하는 일련의 검사
• Hormone(호르몬) 여러 가지 내분비기관으로부터 분비되어 혈액 또는 림프액을 매개로 체내를 순환하여 특유의 기관에 대하여 특별한 기능을 갖는 미량성분
• Therapeutic drug monitoring(치료약물농도검사, TDM) 적절한 약물치료를 위해서는 약물의 투여량을 개인별로 설정할 필요가 있다. 이러한 목적으로 혈중 약물농도를 측정하는 것
• Electrophoresis(전기영동) 용액에 전류를 통하면 용액 중의 하전입자는 양극 또는 음극으로 이동하는데, 이 현상을 전기영동이라 함
• Chromatography(크로마토그래피) 분자의 분배 속도와 분배 시간은 분자의 특성과 분자량 그리고 용매에 의한 용해도의 차에 의하여 달라지므로 이러한 특성을 이용하여 물질을 분리하는 분석법

CHAPTER 08

임상미생물학
Clinical Microbiology

1. 총론

미생물학(microbiology)은 세균, 진균, 바이러스 및 기생충분야가 포함되는데, 우리나라에서는 기생충 감염의 만연으로 그 중요성이 인정되어 다른 미생물과는 별개의 분야, 즉 기생충학(parasitology)으로 다룬다(그림 8-1).

임상미생물학(clinical microbiology)은 진단미생물학(diagnostic microbiology)이라고도 하며, 미생물학적 방법으로 감염환자를 진단하고, 경과를 알아보며, 감염을 일으키는 미생물의 항균제(antimicrobial agent; 항생제, antibiotic) 내성시험을 하여 환자에게 투여할 약제 선택을 돕는 것이 업무이다. 이외에도 근년에는 노인인구의 증가와 저항성이 낮은 환자의 증가 및 항균제 내성세균의 증가 때문에 병원내 감염(nosocomial infection, hospital infection) 발생을 예방하기 위한 감염관리가 중요시된다. 입원 환자의 감염이 병원에서 생긴 것인지와 어떤 경로로 감염이 퍼졌는지를 알기 위해서는 임상미생물학 검

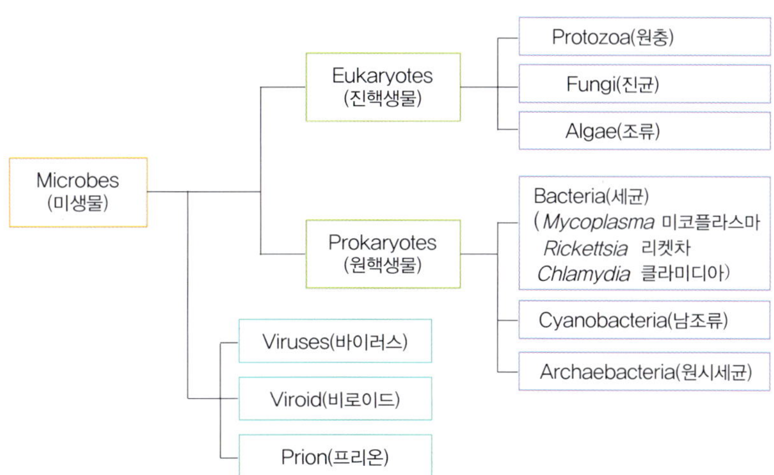

그림 8-1. 미생물의 분류 대장균(Escherichia coil)은 원핵생물 중 진정세균, 칸디다(Candida)는 진핵생물 중 진균, 아메바(ameba)는 진핵생물 중 원생동물(protozoa)이다.

사로 원인균을 밝히고, 여러 환자로부터 분리된 원인균이 같은 것(clone)인지 다른 것인지를 알아내는 일도 임상미생물학 분야 검사실의 주요한 일이다.

질병의 종류에서 병원체의 감염에 의하여 발생하는 감염증인 경우에는 단연 수위를 차지하고 있다. 이 감염증의 진단과 치료제의 선택 등은 임상 미생물학적 검사에 의존한다고 해도 과언이 아닐 것이다.

임상병리학과에서 배워야 할 임상미생물학의 교육 내용은 다음과 같다.

총론에서는 미생물의 대사 및 생리, 미생물의 특성과 질병과의 관계, 미생물의 염색, 멸균과 소독, 세균, 진균, 바이러스의 배양 등을 다루게 된다.

1) 세균학(bacteriology)

세균(bacteria)은 비교적 단순한 구조이며, 핵막, 미토콘드리아, 골지체, 소포체 등의 소기관이 없으며 무성생식으로 이분열(binary fission) 증식하는 원핵생물(prokaryote)이다. 그러나 세균을 둘러싸고 있는 세포벽은 매우 복잡하여 크게 두 가지의 기본구조를 가지고 있다. 그람양성균(gram-positive bacteria)의 세포벽은 두터운 펩티도글리칸(peptidoglycan)과 테이코산 및 지질테이코산으로 구성되나, 그람음성균(gram-negative bacteria)의 세포벽은 얇은 펩티도글리칸층과 그 위에 외막(지질다당질, 인지질, 단백질)으로 씌워져 있다. 일부 세균(예, Mycoplasma pneumoniae)은 세포벽 구조가 없어서 숙주세포의 내부나 고장액에서만 생존할 수 있다. 세균의 크기(1~20 μm), 모양(알형, coccal form; 막대형, rod; 나선형, spiral form) 및 배열(단 세포, single cell; 사슬, chain; 포도송이, cluster) 등이 세균의 예비동정(identification)의 1차 정보로 사용되며, 표현형(phenotype)과 유전형(genotype)이 최종 동정의 기초가 된다.

세균학에서는 산소성(호기성, aerobic) 또는 조건무산소성(통성 혐기성, facultative anaerobic)의 그람양성 알균(구균, coccus), 그람음성 알균, 그람양성 막대균(간균, bacillus 혹은 rod), 그람음성 막대균, 무산소성(혐기성) 그람양성 알균, 무산소성(혐기성, anaerobic) 그람음성 알균, 무산소성(혐기성) 그람양성 막대균(아포형성균), 무산소성 그람음성 막대균의 도말 표본(주로 염색과정), 분리(isolation), 동정(identification)과 이런 세균에 대한 항생제감수성검사를 주로 다룬다.

2) 진균학(mycology)

진균(fungus)의 세포구조는 세균과 달리 더 복잡하고, 핵막을 둘러싸인 진정핵을 가지며, 미토콘드리아, 골지체, 소포체 등의 소기관을 가지고 있는 진핵생물(eukaryote)이다. 진균은 무성생식으로 증식할 수 있는 단세포형인 효모형 진균(yeast-like fungus; 효모형, yeast)이나 무성 생식과 유성 생식으로 증식할 수 있는 균사형 진균(mould; 사상균형, mould)으로 구분된다. 대부분의 진균은 효모형이나 균사형 중의 한 가지 형태로 존재하지만, 일부 진균은 두 가지 형태를 모두 갖고 있는 두 형태 진균(이상성 진균, dimorphic fungus), 즉 Blastomyces dermatitidis, Coccidioides immitis, Histoplasma capsulatum, Paracoccidioides brasiliensis, Sporothrix schenckii 및 Penicillium marneffei가 있다.

진균학에서는 생식법에 따른 진균의 분류, 표재성 진균증, 피부진균, 심재성 진균증 등을 일으키는 병원성 진균의 특징과 집락의 육안 형태에 따른 효모, 사상균, 두형태곰팡이(동종이형성진균, dimorphic fungus) 등의 분리와 동정법 등을 다룬다.

3) 바이러스학(virology)

바이러스(virus)는 가장 작은 미생물로 지름이 18~600 nm 정도이다. 바이러스는 대부분의 지름이 200 nm보다 작아 광학현미경으로 관찰하기가 어렵다. 전형적인 바이러스는 핵산 유전자를 단백질 막인 캡시드(capsid)가 둘러싼 구조, 즉 뉴클레오캡시드(nucleocapsid = 핵산 + 캡시드)로 이루어졌다. 바이러스의 핵산은 바이러스 자체를 증식시키기 위해서 필요한 것이다.

한편 뉴클레오캡시드 구조의 바깥쪽을 지질막 외피(envelope)가 둘러싸고 있는데 이러한 바이러스를 외피보유 바이러스(enveloped virus)라고 하고, 외피가 없는 바이러스 입자를 외피 비보유 바이러스(nonenveloped virus)라고 한다. 전형적인 바이러스 유전체는 디옥시리보핵산(DNA) 또는 리보핵산(RNA) 중 한 가지로 구성되어 있다. 그러나 몇몇 바이러스 입자는 어떤 핵산도 발견할 수 없었고, 최근에 발견된 미미바이러스(Mimivirus)는 DNA와 RNA를 포함하고 있다.

바이러스는 절대기생체로 살아 있는 숙주세포에서만 증식할 수 있다. 바이러스가 숙주세포를 감염시키면 임상증상이 나타난다. 바이러스 분류는 International Committe on Taxonomy of Viruses (ICTV; http://www.ictvonline.org)가 관장하고 있으며, 바이러스는 4,404종(2016)이 알려졌으며, 이 중 650여 종이 사람과 동물을 감염시킨다. 바이러스 감염은 세포의 증식을 유발시키기도 하며 세포를 파괴하기도 하고 바이러스의 유전정보가 숙주세포의 유전체에 통합되어 장기간 잠복감염을 일으키기도 한다. 예를 들어 후천성 면역결핍 증후군(acquired immune deficiency syndrome, AIDS)의 병원체인 사람면역결핍 바이러스(human immunodeficiency virus, HIV)는 CD4 림프구에 잠복감염 상태로 존재하기도 하고 바이러스의 활발한 증식으로 이 주요한 면역세포를 파괴하기도 한다. 바이러스 감염은 가벼운 감기나 위장관계 감염으로부터 에볼라 출혈열(Ebola hemorrhagic fever), 광견병(rabies), 두창(마마, 천연두 small pox, variola) 및 에이즈(AIDS)와 같은 치명적인 질병을 일으킬 수 있다.

4) 임상기생충학(clinical parasitology)

인체의 기생충 질환(parasitosis)에 대한 이론과 그 검사 방법을 익히고 병원 검사실에서 실시되는 기생충병 진단 검사를 스스로 처리할 수 있게 하기 위한 교육 내용은 다음과 같다.

각종 기생충의 생활양식, 기생충 감염의 병인론 및 선충류, 조충류, 흡충류, 원충류 등에 대한 기생충 감염의 진단법 등을 다룬다.

2. 미생물학이란

지구상에는 눈에 보이지 않는 작은 미생물이 무수히 많이 서식하고 있다. 사람이나 생물에게 해를 끼치는 것에서부터 때로는 유익하게 작용하거나 또는 전혀 해가 없는 상태로 존재하며 증식과 사멸을 반복하고 있는 것도 있다.

미생물(microorganism)이란, 육안으로는 보이지 않지만 현미경(전자현미경 포함)으로 확대하면 관찰되는 미세한 생물군이다. 이들은 단세포이든 다세포이든 간에 조직의 분화가 거의 인정이 안 되는 단순한 생물군이다. 미생물에는 원충(protozoa), 진균(fungi), 세균(bacteria), 리케차(Rickettsia), 클라미디아(Chlamydia), 바이러스(Virus) 등이 포함된다(표 8-1).

이러한 미생물로 인한 인류의 전염병과 질병을 예방하고 미생물의 생태와 생리를 이용하여 인류 복지를 위하여 응용하려는 학문이 미생물학(microbiology)이다.

미생물학은 연구대상과 그 목적에 따라서 기초미생물학(basic microbiology)과 응용미생물학(applied microbiology)으로 나눈다. 기초미생물학은 미생물의 형태, 생리, 유전 등의 이론적 연구를 주로 한다. 응용미생물학은 미생물의 기초적 연구를 토대로 하여 이것을 인류에 도움이 되는 방향으로 응용하려는 학문이다. 응용미생물학에는 병원미생물학(pathogenic microbiology), 농업미생물학(agricultural microbiology), 공업미생물학(industrial microbiology) 등이 있다. 한편 미생물의 서식처에 의해서 수중미생물학(aquatic microbiology), 토양미생물학(soil microbiology), 해양미생물학(marine microbiology), 공중미생물학(air microbiology) 등이 있다.

표 8-1. 인체 감염 미생물들의 중요한 특성 비교

광학현미경으로 관찰	+	−	+	+	−
항생물질에 대한 감수성	+	+	+	+	−
인공배지에서의 발육	+	+	−	−	−
세포내 절대기생성	통성 기생	통성 기생	편성 기생	편성 기생	편성 기생
세포벽	+	−	+	+	−
곤충 매개성	−	−	+	−	V
2분열 증식	+	+	+	+	−
핵산	DNA와 RNA	DNA와 RNA	DNA와 RNA	DNA와 RNA	DNA 또는 RNA 중 한 가지만
Ribosome	+	+	+	+	−

미생물의 종류에 따라서는 세균학(bacteriology), 진균학(mycology), 바이러스학(virology), 원충학(protozoology)이 있으며, 또한 미생물학의 관련 분야에는 미생물을 기초로 하여 발달해온 면역학(immunology)도 있다.

이들 미생물 가운데 사람과 동물에 질병을 일으키는 것을 병원미생물(pathogenic microorganism)이라 부르고 이에 관한 검사학적 학문을 병원미생물학(pathogenic microbiology) 또는 임상미생물학(clinical microbiology) 또는 진단미생물학(diagnostic microbiology)이라 한다.

임상병리학과에서는 병원미생물학을 중심으로 한 임상세균학, 임상진균학, 임상바이러스학, 기생충학을 주로 다루게 된다.

3. 의학 분야에서 미생물학의 목적

의학에서 취급되는 의학미생물학(medical microbiology), 병원미생물학(pathogenic microbiology) 혹은 임상미생물학(clinical microbiology) 또는 진단미생물학(diagnostic microbiology)은 사람의 질병과 관련된 미생물을 다루는데, 그 목적은 감염증의 진단, 감염증의 예방, 감염증의 치료 세 가지로 요약된다.

인간의 질병과 관련되는 병원성 미생물(pathogenic microorganism)은 물론 비병원성 미생물(nonpathogenic microorganism)일지라도 많든 적든 인간과 관계가 있는 미생물의 성질에 관해서는 다방면으로 상세하게 연구하여 미생물에 의하여 생긴 감염증의 진단, 예방법, 치료법 등을 규명해 내는 것이 임상미생물학의 목적이다.

이와 같은 미생물의 서식 범위는 사람의 피부와 점막에 정상균무리(normal flora, 구명, 정상균총)를 상재균총을 형성하고 있는 것에서부터 환경 정상균무리까지를 포함한다. 대부분의 미생물은 사람과 공존하면서 사람과는 전혀 관계가 없거나 또는 별로 해를 주지 않는 상태로 생존하고 있다. 그것은 미생물들이 인간에게 해를 주지 않고 생활할 수 있는 능력이 있으며, 생존 장소가 따로 있기 때문이다. 감염증을 일으키는 균은 침입 문호에 따라 인체 내에 들어 왔을 때에야 증식이 좀 더 용이하게 되는 성질이 있다. 다시 말해 사람에게 기생하는 편이 생활하기 쉬운 균으로 생각된다. 사람도 그 균에 대한 방어반응을 나타내든지 그 균의 대사산물에 의해서 여러 가지 장애를 일으킨다. 이것이 감염증(infectious disease, infection)인 것이다.

감염증에 걸린 개체로부터 미생물이 객담, 요, 분변 등에 섞여 나오면 다른 개체에서도 그 균을 전파하게 된다. 그 결과 다른 개체에도 동일한 질환을 일으키게 된다. 그러면 그 원인미생물을 어떻게 발견할 수 있는가? 미생물의 종류와 성상은 어떠한가? 화학요법을 주로 하는 치료법이나 감염 예방법은 어떻게 해야 하는가? 등의 실제의 임상의학과 밀접한 관계가 있는 임상미생물학(clinical microbiology)이 오늘날 특히 중요하게 되었다.

임상미생물학은 인간과 미생물의 관계를 질병의 경과에 따라 조사하여 병의 상태를 추적하는 학문이라고 할 수 있다. 사람에게 질병을 일으키는 균은 극히 한정되어 있다. 질병을 일으키는 균을 검출하여 동정(identification)하는 것은 자연계의 균을 조사하는 것보다 훨씬 간단한 검사이지만 한정된 시간 내에 환자의 검체(specimen)로부터 병원균을 증명하는 것은 진단에 무엇보다도 중요하며 그 병원균에 대한 치료와 예방에 대해서도 광범위한 상식과 정확한 병리학적 지식을 가진다는 것이 우리 인간을 병원 미생물로부터 보호할 수 있는 길이 된다.

4. 병원 미생물학의 역사

1) 고대의 질병관

질병이 왜 생기며, 특히 많은 사람에게 유행성으로 전파되는 질병(전염병)이 생기는지 등에 대하여, 고대 사람들은 하느님의 벌에 의한 것이라고 생각하였다.

그 후 차츰 질병에 관한 지식이 진보되어 유행병은 지진, 홍수 등 지상의 큰 이변이 있을 때에 생긴다는 점에서, 공기가 오염되어 발생한다고 생각하게 되었다. 이 오염된 공기를 'miasma'라 하였고 'miasma doctrine'이 오랫동안 신봉되었다.

Hippocrates(B. C. 459~377)는 공기전염설을 주장하고 기후나 계절의 변화에 의한 공기가 질병 전파에 큰 의의가 있음을 중시하였다. 이 점은 오늘날 공해에 대한 생각의 단서가 된다. 어떤 무엇인가가 공기 중에 존재하여 사람에서 사람으로 전염되는 것이라고 생각하여 오랫동안 공백기가 계속되었다. 그러던 중 14세기에서 15세기에 걸쳐 유럽 대륙에서 페스트(pest), 두창(천연두, smallpox), 발진티푸스(typhus)가 여러 번에 걸쳐 대유행하였고, 16세기에는 Columbus가 아메리카 대륙을 발견함에 따라 매독이 유럽으로 건너오게 되었다.

1546년 이탈리아의 Fracastoro(1483~1553)는 드디어 눈에 보이지 않는 전염원(seminria)이 존재한다고 생각하고, 이것에 전염됨으로써 질병이 발생한다는 '전염설(contagium)'을 발표하였다. 즉, 접촉에 의한 감염, 매개물에 의한 전염, 공기를 매개로 하는 전염을 제창하게 되었다. 이것은 현대 의학의 견지에서 보아도 틀리지 않는 것이다. 그러나 병원체가 발견되는 19세기까지는 miasma doctrine과 전염설은 다 같이 유행병의 원인으로 생각되었다.

2) 미생물의 발견과 미생물학의 확립

네덜란드의 Antony van Leeuwenhoek(1632~1723)는 1675년 원시적인 방법인 손으로 렌즈를 갈아서 만든 200배 확대되는 현미경을 제작하여 오수, 타액, 치구 등에서 여러 종류의 미세한 생물을 발견하였다. 이것을 자세히 관찰하여 1683년에 London의 Royal Society에 보고하였다. 이것이 인류가 최초로 미생물을 관찰한 기록이다.

그 당시 그는 원시적인 광학현미경을 발명하고 미생물의 존재를 증명하여 현대 미생물학의 단서를 제공하였다. 그 후 현미경이 개량됨에 따라 여러 가지 형태를 한 미생물이 관찰되었고 1872년 Ferdinand Cohn(1828~1898)이 미생물의 분류를 시작하였다.

현대 미생물의 초석은 19세기 중기 프랑스의 Louis Pasteur(1822~1895)와 독일의 Robert Koch(1843~1910)가 이루었다 해도 과언은 아니다. Pasteur는 포도주의 발효현상은 효모에 의한 것이란 점을 분명히 하였다. 또한 당시에는 미생물이 부패한 유기물에서 저절로 발생되는 것이라는 '자연발생설'이 지배적이었으나 유명한 백조의 목과 같은 플라스크(flask)를 사용하여 발효학적인 실험으로 자연발생설을 부정하였다. 이와 동시에 그는 현재 우리가 응용하고 있는 미생물학의 기본이라 할 수 있는 가압증기 멸균법(pressure steam autoclave)과 액체배양법을 확립하였다. 또 이 무렵 독일의 Albert Neisser는 임질의 원인균인 임균(Nieisseria gonorrhoeae)을 발견(1879)하였으며, 역시 독일인 Klebs와 Loeffler는 디프테리아의 원인균(Corynebacterium diphtheriae)을 발견(1884)하였고 덴마크의 Hans Christian Gram은 그람염색법을 발견(1884)하였고, Nicolaier(독일, 독)와 Kitasato(일본, 일)는 1885년에 파상풍의 원인(Colostridium tetani)을 발견하였다.

Theodor Escherich(독일)는 1885년에 여행자 설사의 원인균과 요도감염의 원인이 되는 대장균(Escherichia coli)을 발견하였으며, Richard Julius Petri(독일)는 평판접시를 만들어 한천 배지를 부어 굳혀서 사용하는 접시를 Petri dish라는 이름을 붙여 미생물 분리배양에 이용(1887)하였으며, Emil Van Behring(독일)은 1890년에 diphtheria의 항독소(antitoxin)를 발견하였다.

그 당시 바이러스(virus) 분야의 업적으로 1892년에 Iwanovski는 담배 모자이크병이 세균여과기를 통과한다는 것을 알았으며, 1898년에 Beijerink는 담배 모자이크 virus를 발견하였다.

Kiyoshi Shiga(일본)는 1898년에 세균성 이질의 원인이 되는 이질균(Shigella dysenteriae)을 발견하였고, Walter Reed(미국)는 1909년에 황열병(Yellow fever)의 원인은 모기가 흡혈 시 감염된다는 것을 알아냈다.

Schaudinn은 1905년에 매독 환자로부터 매독(syphilis)의 원인균인 매독균(Treponema pallidum)을 발견하였으며, Howard T. Ricketts(미국)는 1909년에 록키산 홍반열의 원인은 진드기가 옮기는데 그 병원체를 Rickettsia rickettsii라고 하였으며, Prowazek는 1914년에 '이(louse)'에 물리면 감염되는 발진티푸스의 병원체를 발견하여 Rickettsia prowazekii라고 명명하였다. 수많은 병원체가 차례차례 발견되어 19세기 후반의 10여 년 간에 오늘날의 감염증병 원균이 대부분이 발견되었다. 예외적으로 새로이 발견된 것으로는 장염 비브리오균인 Vibrio parahemolyticus (Fujino, 1951), 재향군인병을 일으키는 Legionella (McDade 등, 1977)과 Campylobacter 및 Helicobacter 균이 있다.

1935년에 미국의 Stanley가 바이러스를 결정 형태로 추출하는 데 성공하고 그 후 1940년대에 급속히 바이러스 연구가 진전되었다. 이어서 새로운 AIDS/HIV 바이러스가 1984년에 분리되고 오늘날의 새로운 바이러스학(virology)의 탄생을 보게 되었다.

3) 화학요법제의 발견과 발전

병원균의 발견에 따라 그 치료에 쓰이는 약제에 관한 연구도 진전되었다. 1909년 Ehrlich는 매독의 치료제로서 Salvarsan 606호를 개발하였다. 그러나 오늘날과 같은 본격적인 화학요법 시대의 막이 오른 것은 1935년 Domagk가 sulfa제를 발견하고 1928년 영국인 Flemming이 Penicillium 속에서 항생물질, 즉 penicillin를 발견하고 1941년 Chain과 Florey가 penicillin을 실제 응용한 데서 비롯된다. 그 이후 Waksman이 Streptomycin(1914)을 발견하고 같은 균속에서 chloramphenicol(1947), tetracycline(1948), erythromycin 등 많은 항생물질을 개발하였다. 항생물질의 대량생산도 가능하여 20세기 후반에는 감염증에 대한 치료법이 급속히 발전한 시대였고, 세균감염증에 대한 화학요법은 거의 완성단계에 도달하였다고 해도 과언이 아닌 시대가 되었다. 오늘날의 감염증은 그 종류 또는 병상이 옛날과 달라서, 병원균의 종류를 비롯하여 감염증의 양상도 변모하였다.

최근에는 항생제에 대한 내성균이 증가하고 여러 가지 항생제에 대한 다제(multiple drug) 내성인 세균들의 출현으로 앞으로는 감염증을 항균제로 치료하기 어려울 것이라는 전망도 나오고 있어 항균제 내성문제에 대한 깊이 있는 연구는 지속되어야 할 것이다.

5. 미생물의 분류

1) 생물계에서 미생물의 위치

옛날에는 생물은 동물 또는 식물 어느 하나에 속한다고 생각하였다. 그런데 모든 생물을 이양자 중에 포함시키는 것은 불합리한 점이 생겨, 동물과 식물 이외에 미생물을 포함하여 제3의 생물로서 원생생물계(Kingdom Protista)가 설정되었다. 그리고 이 원생생물계는 다시 고등원생생물군(진균 fungus, 원생생물 protista, 조류 algae, 점균류 slime mold)과 하등원생생물균[세균 bacteria, cyanobacteria(구명 남조류 blue green algae)]의 두 군으로 나뉘었다. 그러나 최근 전자현미경을 이용하여 형태학적인 연구가 진행되어 생물을 세포핵이 핵막으로 덮이고 유사 분열하며 세포질 내에서 미토콘드리아 등을 갖는 생물군(진핵생물계, Kingdom Eucaryote)과 핵에는 핵막이 없고 유사분열을 하지 않으며, 염색체가 1개인 생물군(원핵생물계, Kingdom Procaryote)의 두 계로 나누어진다는 것이 밝혀졌다(표 8-2). 이 분류법은 현재 가장 타당하다고 인정되고 있다. 바이러스는 제외되었으며 의학미생물학 영역에서 취급하는 세균(Rickettsia, Mycoplasma 포함)은 원핵 생물계에 포함되고, 진균 및 원생동물(원충, ameba)은 진핵 생물계에 포함된다.

표 8-2. 미생물의 위치와 세포의 차이점

		원핵생물계	진핵생물계
미생물의 위치		하등원생생물계 세균 Cyanobacteria(구명 남조류)	고등원생생물계 진균 원생동물(원충) 조류 점균류 동물, 식물
세포의 차이점	핵막 유사분열 염색체수	− − 1	+ + 다수
	Mitochondria 엽록체 Ribosome	− − 70S 50S 30S	+(또는 −) +(또는 −) 80S 60S 40S
	Ameba 운동 운동기관	− 편모 또는 축사	+(또는 −) 섬모
	세포벽과 성분	+(일부 −) Peptidoglycan	+(또는 −) Chitin 또는 cellulose

2) 세균의 분류법

세균이 가진 여러 가지 생물학적 · 생리학적 성상을 조사하여 그 성상이 같은 세균을 모아서 하나의 집합을 만드는 일을 분류(classification)라고 한다.

세균 분류에 이용되는 성상은 형태, 그람염색성, 운동성, 아포 유무, 집락(colony)의 성상, 생화학적 성상, 생리학적 성상, 병원성, 면역혈청학적 성상, 균체 유전자인 DNA의 유사성과 균주 간의 DNA 교잡법(hybridization)을 시행하여 가까운 군을 종으로 결정하여 분류한다.

Adamson에 의한 분류법(1957)은 어떤 세균에 대하여 성상을 알 수 있는 모든 성질을 비교하여 공통 성질을 많이 가지고 있는 세균, 즉 전체 형질을 기준으로 하여 유사도(similarity)가 높은 세균을 모아서 한 분류군으로 만들고, 점차로 유사도가 낮은 것들을 큰 분류군으로 통합하는 방법이다.

(1) 수치 분류

모든 균주의 성상을 등가치로 보고, 다수의 성질을 조사하여 통계 처리하여 유사성을 구함으로써 균주를 분류해가는 방법을 수치분류(numerical taxonomy)라고 한다. 수치분류는 최근 computer가 도입됨으로써 급속히 발전하였다.

(2) 분자유전학적 분류

Bergey's manual 분류법이나 수치분류법은 세균의 특징이 흡사한 것을 묶어서 객관적 분류법으로 만들었으나, 세균 유전학적 입장에서 문제점이 있다. 세균의 성상표현 형질은 핵산(DNA)에 의해 결정되기 때문에 세균의 분류는 유전체(genome)의 동질성(homology)에 의해 결정되는 것이 좀 더 정확한 것으로 생각된다. 유전학적 분류법으로는 DNA 염기조성, DNA hybridization 법과 유전자 구성 조합에 의한 방법 등이 있다.

(3) 화학적 분류

근래에 여러 가지 종류의 기기에 의한 분석법이 개발되어 지질다당체, 단백질, 지질 및 지방산 등의 균체 성분의 구성이나 유기산 및 휘발성 지방산 등의 대사산물, 또는 아미노산 배열의 상동성 등에서 화학적 방법을 분류학에 응용하는 연구가 발전되었으나 체계적인 분류의 기준은 아직 설정되지 않고 있다.

(4) 전통 분류

전개한 바와 같은 두 가지 방법과는 달리 세균을 생물학적, 생리학적, 혈청학적 성상에 따라 분류해 가는 이제까지의 방법을 전통분류(classical classification)라고 한다.

3) 세균의 명명법

세균학명의 명명(nonmenclature)은 국제세균명명규약(International Code of Nomenclature of Bacteria)에 기본을 둔다. 균명은 라틴어 또는 라틴어화한 그리스어로 표현하거나, 발견자, 발견자명 등을 표명한다. 균종(species)은 2명명법에 따라 속명 + 종명(예, Staphylococcus−속명 aureus−종명)으로 나타낸다. 분류학상의 계급 구분은 계(kingdom)−문(division)−강(class)−목(order)−과(family)−속 (genus)−종(species)으로 내려가고, 종보다 하위의 분류로서 생물형(biotype 또는 viovar), 혈청형(serotype 또는 serovar), 파지형(phagotype 또는 phagovar), 상(phase) 등이 있다.

6. 병원미생물학의 의의

병원미생물학의 가장 중요한 의의는 사람과 미생물의 관계를 질환의 경과에 따라 인체에서 분리되는 많은 세균 중 병원성 세균이 어느 것인지를 조사하여 발병기전(pathogenesis)을 추적하는 데 있다.

인체는 외부와의 접촉 부위에 여러 종류의 미생물이 존재하며 공생(共生, symbiosis)의 형태로 숙주와 공존관계를 유지하고 있다. 이와 같이 숙주에 항상 기생하는 미생물군을 정상균무리(normal flora)라고 부른다. 이와 같은 정상균무리(normal flora)도 검출 부위가 어디냐에 따라 병원성 또는 비병원성으로 구분될 수 있다. 병원성 세균이더라도 발견되는 검체의 출처에 따라 무시될 수도 있으며, 반면 비병원성 세균이라도 정상적으로는 무균인 부위나 체액 내에서 검출되면 세균성 질환의 원인이 될 수도 있고 심한 경우 치명상까지 일으킬 수 있다.

사람에게 독력이 강한 세균이나 전염력이 강한 전염병균이 완전히 없어진 것은 아니지만 그동안 발달한 의학, 검사기술, 예방, 면역 등의 효과로 전염균 감염, 발병은 감소되는 추세이다.

최근 우리 생활환경에 널리 분포하여 공존하면서도 항생물질이 남용되기 이전에는 별로 관심의 대상이 되지 않던 미생물에 의해 기회감염 병원체(opportunistic pathogen)가 증가하고 있다. 따라서 환자로부터 감염증을 진단하기 위해서 미생물을 분리, 배양 동정하는 범위도 넓어졌다.

항생물질과 화학요법제를 효과적으로 치료에 사용함으로써 약제에 대한 감수성, 내성을 알게 되었고, 따라서 항생물질 감수성 검사는 임상미생물 분야의 주요 검사로 취급하게 되었다. 그러므로 임상미생물학적 검사는 항상 감염증의 변화 추이에 따라 세균 감별과 동정방법도 재래식 방법에서 신속 간편한 kit system 방법을 이용하면서 최근에는 미생물 자동분석기(Vitec system, MicroScan system 등)가 개발되어 세균 동정과 항생제감수성검사 결과를 4시간부터 자동으로 알 수 있게 되었다. 더구나 유전공학의 발달로 분자생물학적인 진단방법도 개발되어 종래의 배양법으로는 수주가 걸리는 미생물의 동정도 DNA probe법(핵산탐식자법), 중합 효소연쇄반응(polymerase chain reaction, PCR)법을 임상세균 검사에 이용하여 정확하고 신속한 균 동정을 할 수 있게 되었다.

병원미생물학에서 임상미생물학을 배우는 사람은 광범위한 지식과 정확한 기술을 가지고 있어야 하는데, 이것은 자기 자신을 진보시키는 데만 그치는 것이 아니고 자기 자신을 병원미생물(pathogenic microorganism)로부터 보호해야 하기 때문이다.

7. 임상병리과 미생물검사실에서 하는 일

병원의 임상병리과 미생물 검사실에서 주로 하는 일은 일반세균의 분리와 동정, 항생제감수성검사, 진균의 분리와 동정, 바이러스성 질환의 실험실 내 진단, 기생충 질환의 실험실 내 진단 등의 일들을 실시한다.

1) 세균의 분리와 동정

(1) 병원성 세균

생물계 중에서 현미경을 통해서만 볼 수 있는 가장 간단한 형태를 가진 하등의 생명체인 세균(bacterium)은 자연환경에 많이 분포하고 있지만 인체 내에 침입하여 사람에게 질병을 일으키게 하는 일반세균은 그람염색성과 형태 및 산소 요구성 등으로 분류하면 표 8-3과 같으며, 각종 임상 검체에서 잘 분리되는 병원성 세균들은 표 8-4와 같다.

표 8-3. 임상적으로 질병과 관련된 병원미생물 균속

그람양성 알균(구균, coccus) 속	그람음성 알균(구균) 속
Micrococcus *Staphylococcus* *Streptococcus* *Aerococcus* *Leuconostoc* *Pediococcus* 그람양성 무산소성 알균 (혐기성 구균, anaerobic coccus) 속 *Peptococcus* *Peptostreptococcus* *Gemella* 그람양성 막대균(간균, bacillus) 속 *Corynebacterium* *Lactobacillus* *Listeria* *Erysipelothrix* *Nocardia* *Actinomyces* *Mycobacterium* 그람양성 유아포 막대균(간균) 속 *Bacillus* 그람양성 무산소성 막대균(혐기성 간균) 속 *Arachnia* *Propionibacterium* *Eubacterium* *Bifidobacterium* 그람양성 무산소성(혐기성) 유아포 막대균(간균) 속 *Clostridium* 그람음성 미산소성과 무산소성 굽은 균속 (Spiral curved bacteria) *Campylobacter* *Helicobacter* *Mobilunus* *Wolinella*	*Neisseria* *Moraxella* 그람음성 무산소성 알균(혐기성 구균) 속 *Veillonella* *Acidaminococcus* *Magasphaera* 그람음성 막대균(간균) 속 *Enterobacteriaceae* *Vibrio* *Plesiomonas* *Pasteurella* *Kingella* *Streptobacillus* *Actinobacillus* *Capnocytophaga* *Cardiobacterium* *Chromobacterium* 그람음성 포도당 비발효 막대균속 *Pseudomonas* *Commamonas* *Stenotrophomonas* *Acinetobacter* *Flavobacteium* *Achromobacter* *Alcaligenes* *Agrobacterium* *Moraxella* *Haemophilus* *Pasteurella* *Francisella* *Bordetella* *Eikenella* *Brucella* *Legionella* *Gardnerella*
나선균속(Spirochete)과 기타 *Treponema* *Borrelia* *Leptospira* *Mycoplasma* *Chlamydia* *Rickettsia*	그람음성 무산소성 막대균속 *Bacteroides* *Prevotella* *Fusobacterium* *Leptotrichia*

표 8-4. 임상검체에서 잘 분리되는 병원성 세균

호흡기계	Nasopharyngeal swab Sinus washings Surgical biopsy specimen Swab of posterior pharynx Swab of tonsils Nasopharyngeal swab Sputum, Blood Bronchoscopy secretions Transtracheal aspiration Lung aspirate or biopsy	*Streptococcus pneumoniae*, *Streptococcus*, Group A *Streptococcus* *Stapylococcu aureus*, *Haemophilus influenzae* *Klebsiella* spp. and other *Enterobacteriaceae* anaerobes, *Corynebacterium diphtheriae* *Bordetella pertussis* *Moraxella catarrhalis*, *Leginella* spp. *Mycobacerium tuberculosis*
귀	Nasopharyngeal swab Tympanic membrane aspirate Chronic: drainage of external meatus	*Streptococcus pneumoniae* and other streptococci *Haemophilus aeruginosa* *Proteus* spp., Anaerobic bacteria
위, 장관	Sastric or duodenal biopsy Stool specimen Rectal swab or rectal mucus Blood culture (typhoid fever)	*Helicobacter pylori*, *Campylobacter jejuni* and other *Campylobacter* spp., *Salmonella* spp. *Shigella* spp., *Escherichia coli* (toxigenic strains) *Vibiro cholerae* and other *Vibrio* spp. *Yersinia* species, *Clostridium difficile*
비뇨기계	Clean-catch midstream urine Catheterized urine Suprapubic aspiration of urine Urethral discharge Prostatic secretions Uterine cervix Rectum (anal sphincter swab) Urethral swab	*Enterobacteriaeceae*, *Proteus*spp., *Enterococcus* spp. *Pseudomonas aeruginosa*, *Staphylococcus aureus* *S. epidermidis*, and *S. saprophyticus* *Neisseria gonorrhoeae* (*N. meningitidis*) *Haemophilus ducreyi*, *Treponema pallidum* *Anaerobes*, *Gardnerella vaginalis* *Mycoplasma* spp., *Chlamydia trachomatis*
중추신경계	Spinal fluid Subdural aspirate Blood culture Throat or sputum culture	*Neisseria meningitidis*, *Haemophilus influenzae* *Streptococcus pneumoniae*, β-hemolytic groups A and B *Streptococcus*, *Enterobacteriaceae*, *Listeria monocytogenes*
눈	Purulent discharge Lower cul-de-sac Inner canthus	*Haemophilus* spp., *Moraxella* spp. *Neisseria gonorrhoeae*, *Staphylococcus aureus* *Streptococcus pneumoniae*, *Streptococcus pyogenes* *Pseudomonase aeruginosa* (report stat, 응급검사)
혈액	Blood: three or four cultures per day Any suspected primary site of infection: Cerebrospinal fluid, Respiratory tract Skin-umbilicus, Skin-ear Wounds, Urinary tract	*Streptococcus spp.*, *S. viridans* (endocarditis) *S. pneumoniae*, *Staphylococcus aureus* *Listeria monocytogenes*, *Corynebacterium jekeium* *Haemophilus influenzae* *Echerichia coli* and other "coliform" *Salmonella* Typhi, *Pseudomonas aeruginosa* anaerobic bacteria
창상감염	Aspirate of drainage Deep swab of purulent drainage Tissue biopsy	*Staphylococcus aureus*, *Streptococcus pyogenes* anaerobic bacteria, *Enterobacteriaceae*
뼈와 관절	Joint aspirate Synovial biopsy Bone spicule or bone marrow aspirate	*Staphylococcus aureus*, *Haemophilus influenzae* *Streptococcus pyogenes*, *Neisseria gonorrhoeae* *Streptococcus pneumoniae* *Enterobacteriaceae*, *Mycobacterium* species

호흡기계통인 상기도에는 *Streptococcus pneumoniae*, β-용혈성 사슬알균(연쇄상구균, *Streptococcus*), *Staphylococcus aureus*, *Haemophilus influenzae*, *Klebsiella* spp. 기타 장내세균, *Bacteroides* sp. *Corynebacterium diphtheriae*, *Neisseria meningitidis*, *Bordetella pertussis* 등의 균이 흔히 감염되어 기관지염, 폐렴 등을 일으킨다.

하기도에는 *Streptococcus pneumoniae*, *Staphylococcus aureus*, *Haemophilus influenzae*, *Klebsiella pneumoniae*, 기타 장내세균, *Bordetella pertussis*, *Legionella pneumophila* 등의 균이 흔히 감염되어 기관지염, 폐렴을 일으키며, *Mycobacterium tuberculosis*는 결핵을 일으킨다.

귀에는 *Proteus* spp. *Pseudomonas* spp. *Streptococcus pneumoniae*, *Haemophilus influenzae* 등의 균들이 흔히 감염되어 중이염, 내이염 등의 염증을 일으킨다.

위장관계에는 *Helicobacter pylori*, *Campylobacter jejuni*, *Staphylococcus aureus*, *Salmonella* spp. *Shigella* spp. *Yersinia* spp. *Vibrio cholerae*, *Vibrio parahemolyticus*, *Clostridium difficile* 등의 균이 흔히 감염되어 위장염, 장염, 설사, 식중독을 일으킨다.

비뇨생식기계 감염되어 요도염, 방광염, 신우염 등을 일으키는 균종으로는 *Neisseria gonorrhoeae*, *Enterococcus* spp. *Staphylococcus* spp.와 *Klebsiella* spp., *Escherichia coli* (*E. coli*) 등의 장내세균이 있다. 눈에는 *Neisseria gonorrhoeae*, *Staphylococcus aureus* 등의 세균과 *Aspergillus* spp.의 진균이 흔히 감염되어 각막염 등의 염증을 일으킨다.

혈액에 침입하여 균혈증, 패혈증, 고열 등을 일으키는 세균은 *Staphylococcus aureus*, *Streptococcus pyogenes*, *Enterococcus* spp. *Bacteroides* spp. *Escherichia coli* 등이 있다.

창상감염으로 화농성 염증을 일으키는 균으로는 *Staphylococcus aureus*, *Streptococcus pyogenes*, *Enterococcus* spp. *Bacteroides* spp. *Escherichia coli*, *Pseudomonas aeruginosa* 등의 균들이 있다.

(2) 병원성 세균의 분리와 동정

세균의 동정법은 전통적 분리 동정법, 분자생물학적 진단법 등 여러 가지가 있지만, 그중 여기에서는 미생물의 발견에서부터 지금까지 진행되고 있는 전통적인 분리 동정법 개요만을 설명한다(표 8-5). 환자가 병원에 찾아오면 의사의 진찰을 받게 된다.

담당의사가 진찰한 결과를 미생물에 의한 질환으로 예비 진단하게 되면 세균학적 진단으로 확진하기 위해 환자의 병소 부위에서 검체를 채취하고 검사의뢰서와 검체를 임상병리과 세균 검사실로 보낸다. 검사실에서는 검체를 적당한 배지에서 배양하여 세균을 분리한다. 분리한 세균에 대해서는 세균을 형태학적, 생화학적, 혈청학적, 분자생물학적 방법 등으로 동정한다. 세균이 동정되면 그 세균에 대한 항생제 감수성 시험을 하고 동정된 균명과 항생제 감수성 결과를 세균 동정을 의뢰한 의사에게 보낸다. 세균의 동정은 그 환자에 대한 진단이 되는 것이며 항생제 감수성 결과는 치료수단이 되는 항생제 선택을 제시하게 되는 것이다.

세균을 분류 동정하는 데는 표준 균주 등에 관한 기본적인 책인 Bergey's Manual of Systematic

Bacteriology가 있고, 이 책을 근거로 하여 세균동정을 할 수 있다. 병원성 세균이든 비병원 세균이든 세균을 분리 동정하면 그 균명은 세균의 속(genus)과 종(species)을 함께 써서 동정된 균명을 나타내는데 세균의 속과 종의 특성을 정하는 방법은 다음과 같다.

그람염색을 통하여 균체 모양, 균의 크기, 균체 배열 등을 관찰하거나, 항산성 염색으로 염색의 특징을 관찰하거나, 편모염색으로 편모의 수와 위치 파악, 아포염색으로 아포의 위치를 파악한다(그림 8-2). 또한 세균을 배양하여 발육 특징, 세균의 발육 속도, 발육최적 공기조건(O_2 요구, CO_2 요구, 무산소성 조건 등), 최적 발육 온도(25℃, 37℃, 42℃ 등), 집락의 형태도 파악한다. 생화학적 최종 산물, 각종 당 분해능, 효소 생성 유무 등 생화학적 특성도 시험하며 특정 병원성 세균에 대해서는 혈청학적 시험으로 동정하기도 한다. 지금은 최종 대사산물 분석(Spectroscopy, gas liquid chromatography, high pressure liquid chromatography), 유전자 분석을 이용한 DNA probe법, 분자생물학적 기술(PCR, polymerase chain reaction 등)도 동정 시험에 이용하고 있다.

표 8-5. 일반 세균의 분리 동정 및 항생제감수성검사 개요

병원
↓
환자 – 의사 ◀
검체 채취(미생물에 의한 질환으로 예비 진단하는 경우)
↓
임상병리과 미생물검사실
검체와 검사의뢰서(지금은 거의 전산화)
↓
기록(등록): 검사실 장부에 미생물의 분리 동정과 항생제감수성검사에 관한 사항을 기록
세균의 분리 및 동정:
세균의 분리(Isolation)
배지선택
접종, 획선
배양(적당한 온도와 일정 시간, 일반적으로 35℃에 하룻밤 이상)
동정(Identification)
집락의 형태: 배지에 자란 집락의 크기, 형태, 투명도 등
형태학적 시험: 염색에 의한 세균의 형태(알균, 막대균, 나선균 등)
생화학적 시험: IMViC, 탄수화물 이용능, 카탈라제, 옥시다제, 유레아제 등의 효소생성능, 산소요구성 시험 등
혈청학적 시험: 기지의 항혈청에 의한 미지의 세균과의 응집반응
동물시험: 특정 동물에 병변 유발

항생제 감수성 시험
↓
결과(원인 세균의 동정과 항생제 감수성 결과)를 검사실 장부에 기록한 후
↓
내과, 외과, 소아과 등 검사를 의뢰한 과로 (→ 환자 – 의사)

병의 원인세균의 동정 = 환자에 대한 세균학적 진단
항생제감수성검사 = 처방의 한 가지

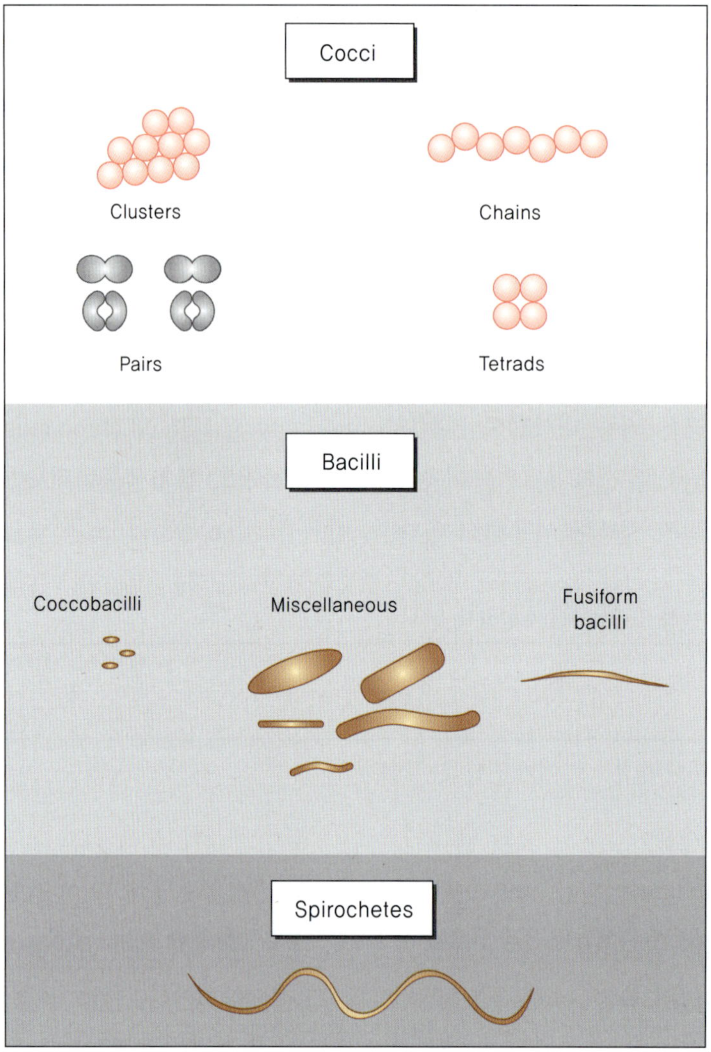

그림 8-2. 세균의 일반적인 형태와 그람염색성과 배열

2) 진균의 분리와 동정

(1) 병원성 진균

일반 세균보다 큰 대형의 세포를 가지고 핵막에 둘러싸인 진정핵을 갖는 진균은 엽상체 식물군에 속하며, 뿌리, 줄기, 잎의 분화가 없어 광합성을 할 수 없는 생물군이다. 진균(fungus, fungi)은 ① 균사형(사상형) 진균(사상균, mould), ② 효모형 진균(yeast-like fungus, 효모균 yeast), ③ 버섯(mushroom) 등을 총칭하여 일컫는다. 진균은 2중막으로 둘러싸인 핵, 미토콘드리아 등 분화된 세포 내 소기관을 가지는 진핵미생물(eukaryotic microorganim)의 하나이다. 진균은 명명된 것만 적어도 10만 종의 진균이 있는데, 이 중 500종 미만이 사람이나 동물의 감염과 연관되어 있으며, 그 진균의 균속은 표 8-6과 같고 각종 임상검체에서 잘 분리되는 진균은 표 8-7과 같다.

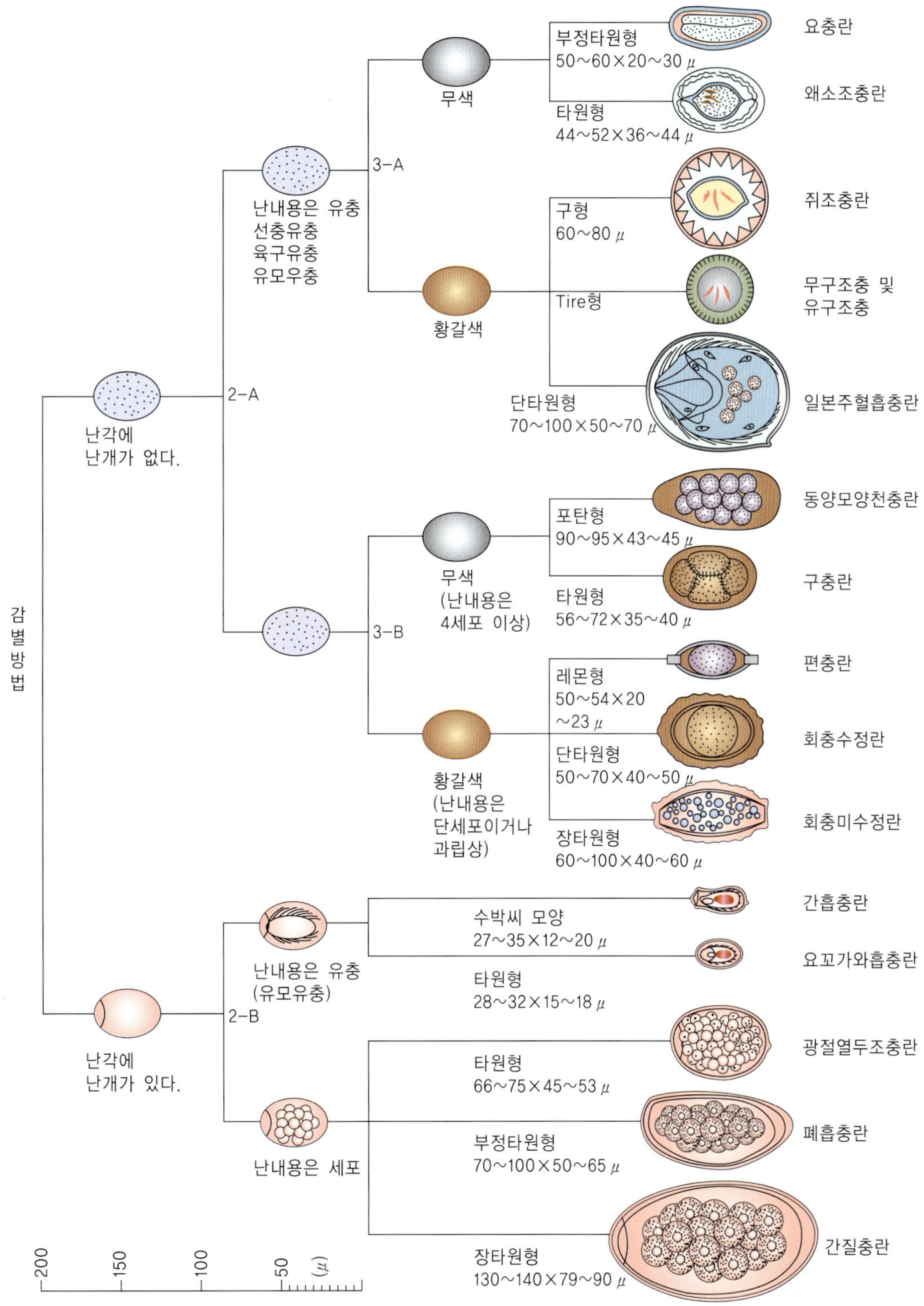

그림 8-3. 각종 윤충류 충란의 형태비교

표 8-6. 임상재료에서 잘 분리되는 진균의 동정표

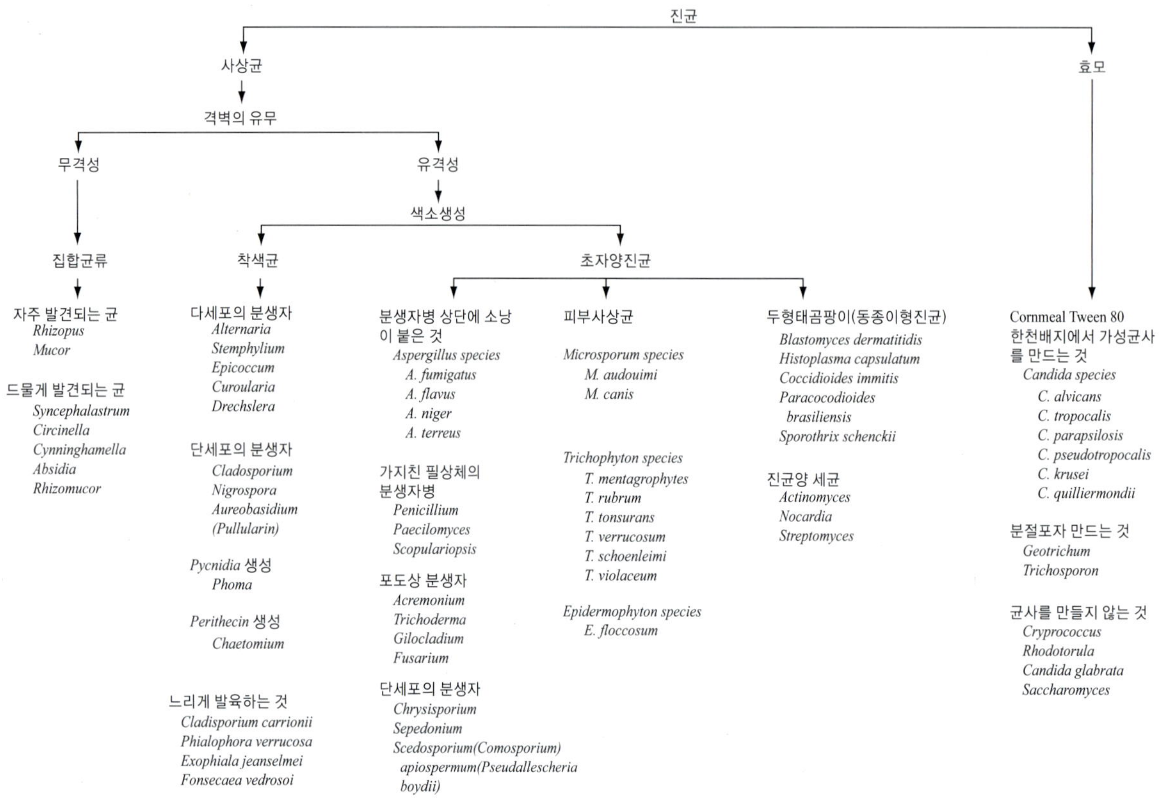

표 8-7. 임상재료에서 잘 분리되는 진균의 동정표

Candida albicans *Candida tropicalis* *Candida parapsilosis* *Cryptococcus neoformans* *Histoplasma capsulatum* *Candida lusitaniae* *Candida krusei* *Saccharomyces sp.* *Candida pseudotropicalis* *Trichosporon beigelii* *Coccidioides immitis* *Candida guilliermondii*	*Cryptococcus neoformans* *Candida albicans* *Candida parapsilosis* *Candida tropicalis* *Coccidioides immitis* *Histoplasma capsulatum*	*Candida albicans* *Candida glabrata* *Candida tropicalis* *Candida parapsilosis* *Penicillium sp.* *Candida krusei* *Cryptococcus neoformans* *Saccharomyces sp.* *Histoplasma capsulatum* *Cladosporium sp.* *Aspergillus sp.* *Trichosporon beigelii* *Alternaira sp.*	*Yeast* *Penicillium sp.* *Aspergillus sp.* *Aspergillus fumigatus* *Cladosporium sp.* *Alternaira sp.* *Aspergillus versicolor* *Aspergillus flavus* *Acremonium sp.* *Scopulariopsis sp.* *Beauveria sp.*	*Trichosporon rubrum* *Trichosporon mentagrophytes* *Alternaira sp.* *Candida albicans* *Penicillium sp.* *Scopulariopsis sp.* *Epidermophyton floccosum* *Candida parapsilosis* *Aspergillus sp.* *Acremonium sp.* *Aspergillus versicolor* *Cladosporium sp.* *Fusarium sp.* *Trichosporon beigelii* *Phialophora sp.*

치료의학의 발전으로 광범위 항생물질의 장기적인 투여 및 난치성 감염질환에 강력한 스테로이드 요법 및 악성 종양에 대한 세포독성 화학요법 및 방사선요법, 그 외에 정맥 내 카테터 유치, 방광 내 카테터 유치, 고단위 영양수액 주사, 장기이식에 따른 면역억제제 사용, 생체 내 인공장치 등의 새로운 치료법은 면역이 약화된 환자(Immunocompromised patients)를 양산하게 되었으며, AIDS의 세계적 만연으로 새로운 면역질환 환자의 집단이 발생함에 따라, 그동안 비병원성 진균으로 취급되었던 *Aspergillus, Penicillium* 및 *Mucor* 등의 기회감염 진균들에 의해 생명을 위협하는 전신성 감염의 예가 세계적으로 증가되고 있으며, 우리나라도 예외는 아니다.

한편, 교통기관의 발달과 경제적인 발전으로 해외여행자가 늘어나고, 물자 교류의 확대에 따라 우리나라에는 존재하지 않는 두형태 진균(이상성 진균, dimorphic fungus)인 *Coccidioides*, *Histoplasma* 및 *Blastomyces* 등의 병원성이 강한 진균들이 수입농산물과 함께 유입될 가능성이 많기 때문에 이들에 의한 국내감염도 우려되고 있다. 선진국에서는 이미 의학적으로 중요한 진균들에 대한 광범위한 연구가 진단법 및 치료법 등에서 급속한 진전을 이루고 있다.

(2) 진균의 분리와 동정

진균의 분리와 동정은 세균의 동정과 유사한 점도 있지만, 진균은 세균에 비하여 크고 형태가 복잡하여 진균요소(fungal element)인 균사(hypha, hyphae)와 포자(spore)의 형태학적 특징을 바탕으로 분리 동정한다.

진균도 세균의 배양과 같이 적당한 배지에 검체를 접종하고 배양하여 분리한 후 현미경으로 진균요소를 잘 관찰한 다음에는 다음과 같은 사항들을 기록하여 동정한다.

KOH 또는 NaOH나 lactophenol cotton blue 염색 등에 의한 직접 검경에서 균사와 포자를 관찰하여 기록한다. 초기배지에서는 불명 진균의 발육속도, 집락의 형태를 관찰한다. 이렇게 관찰한 진균이 효모형 진균(yeast ike fungus)인지 혹은 사상형 진균(곰팡이, mould)인지 아니면 두형태진균(이상성 진균, dimorphic fungus)인지를 알아본다. 집락 표면의 색깔과 뒷면의 색깔을 기록하여 감별하기도 하며 효모에 대해서는 생화학적 시험도 하여 진균을 동정한다. 이상과 같은 방법으로 충분히 동정하지 못할 때는 슬라이드 배양에 의해서 진균요소를 관찰하고 동정하기도 한다.

3) 바이러스 질환의 실험실 내 진단

(1) 병원성 바이러스

바이러스(virus)라는 용어는 원래 뱀의 독과 같이 어떤 독성물의 발산을 나타내기 때문에 라틴어로 독(毒, poisoning)이라는 의미를 갖고 있다. 바이러스는 감염성이 있는 특수한 미생물로서 세균, 진균, 기생충 등 다른 감염성 미생물과는 구별되는 여러 가지 특성을 보인다(표 8-1).

바이러스는 증식력이 있는 생명체로서 여러 학자들이 바이러스를 여러 가지 다른 방법으로 정의하였다. 바이러스는 미생물 중에서 가장 작은 감염인자로서 세균여과기를 통과할 수 있기 때문에 여과성 인자(filtrable agents)로 알려져 있다. 일반적으로 세균의 크기는 광학현미경으로 관찰이 가능한 반면, 바이러스는 전자 현미경으로나 관찰이 가능한 nm 단위의 크기를 갖는다.

바이러스는 세균 및 진균과는 달리 생명이 없는 인공배지에서는 증식하지 못하며 숙주 세포내 절대 기생체로서 감염을 통해 병원성을 나타내며 이분열법으로 증식하지 않고 증식은 숙주세포의 합성 기구를 이용하여 자기구조물을 합성하면서 증식한다. 바이러스 핵산은 DNA나 RNA 중 한 가지만을 갖는다. 핵산은 바로 염색체(유전물질)이며 바이러스의 모든 정보를 갖고 있다. 호흡이나 에너지 생산에 관계되는 효소를 갖고 있지 않고, 모든 숙주세포의 대사경로를 통해 얻어진다. 또한 바이러스 입자 내에 리보솜을 갖고 있지 않으며 인터페론에 의하여 세포 내 증식이 억제되고, 바이러스감염 또는 능동면역으로 인해 생성된 중화항체에 의해 면역이 될 수 있는 생물학적 특성을 갖고 있는 생명체이다. 임상검체에서 분리될 수 있는 바이러스 속과 인체에 병을 잘 일으키는 중요 바이러스 종은 표 8-8과 같다.

표 8-8. 임상재료에서 잘 분리되는 바이러스의 분류표

	Family	Genus	Species
외피 비보유 DNA 바이러스	*Parvoviridae*	*Erythrovirus*	Human parvovirus B19
	Papovaviridae	*Papillomavirus*	Human papillomaviruses (wart)
	Adenoviridae	*Mastadenovirus*	Human adenovirus
외피 보유 DNA 바이러스	*Hepadnaviridae*	*Hepadnavirus*	Human hepatitis B virus
	Herpesviridae	*Simplexvirus* *Varicellovirus* *Cytomegalovirus* *Lymphocryptovirus*	Human herpes simplex virus types 1 and 2 Varicella-zoster virus (human herpes3) Human cytomegalovirus (human herpesvirus 5) Epstein-barr virus (human herpesvirus 4)
	Poxviridae	*Orthopoxvirus* *Parapoxvirus* *Molluscipoxvirus*	Smallpox virus (variola) Orf virus & other viruses of ungulates Molluscum contagiosum virus
외피 비보유 RNA 바이러스	*Picornaviridae*	*Enterovirus* *Hepatovirus* *Rhinovirus* *Aphthovirus*	Poliovirus Coxsackievirus, group A and B Ecoviruses Hepatitis A virus Virus types infecting humans Foot-and mouth disease viruses of cattle and other cloven-hoofed animals
	Caliciviridae	*Calicivirus*	Human hepatitis E virus Norwalk group of gastroenteritis viruses
	Reoviridae	*Orthoreovirus* *Coltivirus* *Orbivirus* *Rotavirus*	Viruses of humans, monkeys, and lower vetebrates Colorado tick fever virus Kemerovo virus of humans Human rotavirus
	Astoviridae	*Asrovirus*	Astrovirus

외피 보유 RNA 바이러스	*Togaviridae*	*Alphavirus* *Rubivirus*	Eastern equine encephalatis (EEE) virus Western equine encephalitis (WEE) virus Rubella virus
	Flaviviridae	*Flavivirus* *Hepacivirus*	Yellow fever virus, denque fever virus, Japanese, encephalitis virus, Hepatitis C virus
	Coronaviridae	*Coronavirus*	Human coronavirus
	Arenaviridae	*Arenavirus*	Lymphocytic choriomeningitis virus of mice Lassa fever virus
	Retroviridae	*HTLV-BLV group* *Lenitvirus*	Human T-cell lymphotropic virus types 1 and 2 Human immunodeficiency virus (HIV)
	Filoviridae	*Filovirus*	Marburgvirus Ebola virus
	Orthomyxoviridae	*Influenzavirus*	Influenza virus type A, B, C
	Paramyxoviridae	*Paramyxovirus* *Rubilavirus* *Morbillivirus* *Pneumovirus*	Human parainfluenza viruses Mumps virus Measles (rubeola) virus Human respiratory syncytial virus
	Rhabdodiviridae	*Lyssavirus*	Rabies virus
	Bunyaviridae	*Bunyavirus* *Phleovirus* *Nairovirus* *Hantavirus*	Bunyamwera virus California encephalitis virus Sandfly fever virus Cremian-Congo hemorrhagic fever virus Hantaan virus of hemorrhagic fever with renal syndrome

(2) 바이러스의 실험실 내 진단

바이러스 병의 실험실 내의 진단 목적은 병원 바이러스의 분리, 동정에 있다. 그러나 이것을 모든 바이러스형에 적용하여 수행하기란 대단히 어렵고 더욱이 바이러스는 생세포가 없는 데서는 발육하지 않으므로 바이러스의 분리는 쉬운 일이 아니다. 따라서 바이러스성 질환에 대한 진단은 여러 가지 방법을 병행하여 그 결과를 얻는 것이 중요하다. 오늘날 사용되고 있는 실험실 내 진단법은 바이러스의 분리법, 혈청학적 방법, 형광항체법, 전자현미경에 의한 관찰, 병리 조직학적 검사가 보조진단으로서 사용되고 있다.

환자에게서 채취한 검사재료를 실험동물 접종법, 세포 배양법, 부화란 배양법을 사용하여 분리하는 데는 적절한 시설, 기술, 인원이 필요하여 아무 병원에서나 간단히 할 수 없으므로 일반적으로 의사에게 필요한 것은 어떠한 재료를 어떻게 채취해서 바이러스를 배양할 수 있는 기관까지 어떻게 수송해야 하는지를 잘 알아야 하는 것이 중요하다. 일반적으로 바이러스의 실험실내 진단을 위한 검체 채취에서는 가장 농후하게 바이러스가 존재한다고 생각되는 검체를 발병 후 될 수 있는 대로 빨리, 무균으로 채취하도록 해야 할 것이다. 검사의 채취법, 보존법, 수송법 등에 관한 자세한 사항이나 바이러스의 동정에 관해서는 바이러스학 강의에서 충분히 설명하기로 한다.

4) 기생충 질환의 실험실 내 진단

(1) 병원성 기생충

기생충(parasite)은 동물계에 속하는 병원체로서 단세포인 원생동물(원충)로부터 선형동물, 편형동물, 절지동물 등 분류학상 넓은 범주의 동물들을 포괄하므로 이에 대한 연구도 넓고 다양하며 때로는 독특한 개념을 창출하기도 한다. 기생생활, 계통발생, 생태학, 형태학, 생리학, 생화학 등 기초적인 접근법에 따라, 그리고 병리학, 약리학, 면역학, 유전학, 역학 등의 실제적인 접근법에 따라 분자수준에서 세포, 조직, 기관, 개체, 집단에 이르기까지 무궁무진한 연구를 할 수 있으며, 그 결과는 과학적으로 아주 진귀한 독창성을 인정받으며 무엇보다 학문적인 흥미가 두드러진다. 또한 기생충학의 새로운 지견은 기생충 감염의 퇴치에 직접 응용되므로 우리의 현실 문제를 해결하는 데 필수적임은 물론 세계적인 보건 문제를 해결하는 데 크게 공헌할 수 있는 것이다.

지난날 우리나라에서 크게 유행하던 기생충 감염은 이제 많이 줄어들어 선진국 수준에 이르렀다 해도 과언이 아니다. 그러나 열대지방을 비롯한 세계 도처의 개발도상국에서는 아직도 기생충 감염이 가장 주요한 보건문제로 남아 있으며, 더구나 감염인구 수로 볼 때 기생충 질환은 단연 세계 최대의 질환이라 아니할 수 없다. 그동안 국내에서 기생충 감염이 격감되기에 이른 것은 참으로 다행한 일이지만, 넓은 시야로 보면 기생충 감염의 퇴치문제는 현세를 살아가는 세계인이 해결해야 할 공통 과제이자 사명이라 하겠다.

우리나라로는 외래성 기생충 유입에 대비해야 할 뿐 아니라 우리의 기생충 감염퇴치 사업을 통해 축적된 지식과 경험을 살려 개발도상국을 돕는 일이 인류복지 향상에 이바지하는 길이 될 것이다. 인체 내에 기생충의 종류, 기생부위, 중간숙주, 또는 매개동물, 인체 감염형의 대략적인 사실은 표 8-9와 같다.

(2) 병원성 기생충의 실험실 내 진단

기생충병 진단을 위하여 검사실에서 진행하게 되는 검사 종류는 인체가 생리적으로 체외로 배출하는 배출물을 대상으로 검사하며 대개 편리하고 정확한 진단을 내릴 수 있다. 체외로 배출하는 배출물은 대변, 요, 객담, 질 분비물 등이며, 예외로 혈액, 복강액을 검사하거나 혈청학적 검사나 생검에 의존하는 경우도 있다.

대변검사로 검사가 가능한 기생충과 응용할 수 있는 검사방법, 그리고 결과의 해석 등에 대한 객관적인 지식을 갖고 있어야 한다. 각종 배설물로 진단할 수 있는 기생충증(parasitosis)과 각각의 배설물에서 관찰되는 기생충의 유충 또는 충란의 형태학적 구조를 알고 있어야 하며, 현미경 관찰로 동정

(identification)할 수 있어야 하며, 각 기생충증(parasitosis)의 진단에서 알맞은 검사방법을 응용할 수 있어야 한다.

표 8-9. 기생충의 중간숙주와 기생 부위

parasite	habitat		
회충(*A. lumbricoides*)	소장	–	충란(제2기 유충)
구충(Hook worm)	소장	–	Filaria형 유충(제3기 유충)
요충(*E. vermicularis*)	대장(맹장 부근)	–	충란(자충포장란)
편충(*T. trichiurus*)	대장(맹장 부근)	–	충란(자충포장란)
동양모양선충(*T. orientalis*)	소장	–	Filaria형 유충(제3기 유충)
분선충(*S. stercoralis*)	소장	–	유충(Filaria형 유충)
선모충(*T. spiralis*)	소장, 근육	돼지	피포유충(Encysted larva)
말레이사상충(*B. malayi*)	림프, 혈액	모기(Aedes, Anopheles 등)	Microfilaria
폐흡충(*P. westermani*)	폐, 기타 조직	다슬기-가재, 게	피낭유충(Metacercaria)
간흡충(*C. sinensis*)	간, 담도	쇠우렁-담수어 등	피낭유충(Metacercaria)
요꼬가와흡충(*M. yokogawai*)	소장	다슬기-은어 등	피낭유충(Metacercaria)
간질(*F. hepatica*)	간, 담도	우렁이-수초	피낭유충(Metacercaria)
일본주혈흡충(*S. japonicum*)	장간막정맥총	패류	Cercaria
만손주혈흡충(*S. mansonai*)	장간막정맥총	패류	Cercaria
방광주혈흡충(*S. hematobium*)	방광과 골반의 정맥총	패류	Cercaria
유구조충(*T. solium*)	소장	돼지	유구낭미충 (Cystic-ercus cellulosae)
무구조충(*T. saginata*)	소장	소	무구낭미충 (Cysticercus bovis)
왜소조충(*H. nana*)	소장	(반드시 필요한 것은 아니다)	충란(egg), 의낭미충
쥐조충(*H. diminuta*)	소장	벼룩, 바퀴 등의 절지동물	유낭미충(Cysticercoid)
광절열두조충(*D. latum*)	소장	갑각류 물벼룩-연어 등	스파르가눔(Plerocercoid)
위립조충(*E. granulosus*)	간, 기타 내장	사람 등	충란(egg)
이질아메바(*E. histolytica*)	대장, 간, 뇌, 폐 등	-	포낭형(4핵성 포낭)
람블편모충(*G. lamblia*)	소장	-	포낭형
장섬모충(*B. coli*)	대장	돼지 등	포낭형
질편모충(*T. vaginalis*)	질	-	영양형
말라리아(*Plasmodium* spp.)	적혈구	모기(Anopheles spp. 등)	포자체(Sporozoite)

인체기생충으로서 대변과 함께 배출되는 것으로는 충체(adult worm), 유충(larvae), 충란(egg), 그리고 포낭(cyst) 등을 들 수 있는데, 이들 기생충은 위, 소장, 대장에 기생하는 기생충과 여기에 연결되는 인체기관, 예를 들면 간, 췌장 또는 폐에 기생하는 것들이다. 대변 내에서 기생충을 검사한다는 것은 인체 내에 어떤 종류의 기생충이 감염되어 있는가를 알기 위한 직접 또는 간접적인 확인 방법이다.

장내의 원충과 윤충란 검사에서 어떤 기생충을 검사할 것이며 또 어떤 형태(stage)를 검사할 것인가에 따라서 적절한 검사방법을 선택해야 할 것이다. 일반적으로 검사실에서는 직접 도말법, 원심침전법 그리고 부유법의 3가지를 한 번에 병행하여 동시에 실시함으로써 바람직한 기생충검사 결과를 기대할 수 있다. 그리고 기생충의 종류에 따라서 적절한 방법이 이용되어야 한다.

원충과 회충을 동시에 검사한다면 일반적으로 직접도말법과 침전법을 동시에 사용하면 좋을 것이며, 구충이나 동양모양선충의 경우에는 부유법을 이용하고 특수한 검사목적인 경우에는 배양법까지 겸할 수도 있다. 대략적인 기생충과 그 검사방법 이용에 대한 관계는 표 8-10 및 표 8-11과 같이 생각할 수 있다.

표 8-10. 기생충 검사법의 종류와 대상 기생충

1. 직접 도말법	
Cover glass 박층도말법	회충, 원충류의 영양형
셀로판 후층 도말법	선충류, 흡충류, 조충류 등
2. 집란법	
부유법	
포화식염수 부유법	구충, 동양모양선충
황산 아연 원심부유법	구충, 동양모양선충, 회충미수정란, 편충
침전법	
MGL법	윤충류, 원충류
AMS III법	흡충류
3. 배양법	
여과지 배양법	구충, 동양모양선충, 분선충
기와 배양법	구충, 동양모양선충, 분선충
4. 특수검사법	
요충란 검사법	
Scotch tape법	요충, 무구조충
NIH 항문주위 도말법	요충, 무구조충
객담 검사법	
직접 도말법	폐흡충
집란법	폐흡충
5. 혈액조직 검사법	
혈액	
박층 도말법	혈액 내 기생원충류 및 사상충의 microfilaria
후층 도말법	혈액 내 기생원충류 및 사상충의 microfilia
조직	
Stamp 표본법	조직 내 기생하는 원충 및 윤충류
병리조직 표본법	조직 내 기생하는 원충 및 윤충류
6. 면역학적 검사법	충란, 유충이 검출되지 않는 경우

표 8-11. 기생충 검사방법과 적용기생충

직접 도말법	원충
MGL법	윤충전부, 원충
부유법	구충, 동양모양선충
충란배양법	분선충, 구충, 동양모양선충
항문주위도말법	요충, 조충(*Taenia* sp.)
AMS III법	주혈흡충, 폐흡충, 편충

인체 기생충병 진단을 원만히 수행하기 위하여 우선 각 기생충의 생활사를 알고 있어야 하며, 진단과정에서 검사해야 할 기생충체(영양형, 포낭형, 충란 등)의 형태를 확실히 알고 있어야 한다. 그리고 그 기생충에 대한 적절한 검사방법을 응용할 수 있어야 함은 물론, 정확한 검사기술을 시행할 수 있어야 한다.

8. 미생물학 용어

- Aerogenic(양기성) 가스가 생성하는(반대어 anaerogenic, 비양기성의)
- Antagonism(길항작용) 한 가지 약의 효과가 다른 약에 의해서 감소하는 것
- Antibiogram 한 가지 세균의 여러 가지 항균제에 대한 특이한 감수성 양상
- Antibiotic(항생제) 미생물에 의해서 생성되며 다른 미생물의 증식을 억제하거나 죽이는 물질
- Antimicrobial(항미생물제) 미생물에 의하거나 화학적 합성에 의해서 만드는 물질로 다른 미생물을 죽이거나 증식을 억제하는 약물
- Assimilation(동화작용) 영양물질의 이용. 동화시험은 어느 탄수화물 한 가지 혹은 질산염을 이용해서 증식할 수 있는지를 보는 시험이고, 효모형 진균이나 포도당 비발효 그람음성 간균의 동정에 이용
- Bacteremia(균혈증) 산 세균이 혈액 중에 있는 것
- Capneic incubation (CO_2 배양) 양초 단지배양이나 또는 CO_2 배양기를 사용한 배양
- Cell line(세포주) 계속적으로 계대배양을 할 수 있는 세포주
- Chemotherapeutics(화학요법제) 암 또는 감염을 치료하는 데 쓰는 화학약품(예, 설파제)
- Coagglutination(공동응집) *S. aureus*의 protein A에 항체를 부착시켜 만든 시약과 항원이 결합하여 응집을 일으키는 것
- Colony(집락) 미생물이 고체배지에 증식하여 육안으로 보이는 것
- Community acquired infection(지역사회 획득 감염) 지역사회에서 후천적으로 발생한 감염을 의미하며, 병원 밖에서 생긴 감염
- Colonization(정착) 미생물이 피부나 점막에 부착하여 증식하는 것

- Disinfection(소독제) 병원성 미생물을 죽이거나 억제하는(대개의 경우) 화학약품
- Epidemiology(역학) 질병의 발생과 분포, 질병의 발생에 관여하는 인자에 관해 연구하는 학문
- Eugonic(증식 양호) 정상적으로 양호하게 증식함(세균증식에 쓰는 말)
- Eukaryote(진핵생물) 진정한 핵을 가진 생물
  ※세균이나 바이러스는 핵막이 없어서 핵을 볼 수 없다[prokaryote(원핵생물)].
- Facultative anaerobe(조건무산소성 세균, 통성 혐기성 세균) 산소성으로도 무산소성으로도 증식되는 세균
- Halophilic(호염성) 높은 식염 농도를 좋아하고 식염이 있어야 증식됨
- Infection(감염) 미생물이 조직을 침입하고 증식하여 병을 일으키는 것
- In vitro(시험관 내) 어원은 유리한(즉, 시험관 내, 배양 접시 내)
- Mesophile(중온 세균) 20~45℃에서 가장 잘 증식하는 세균
- Microaerophile(미산소성, 미호기성) 산소가 감소된 환경에서만 증식할 수 있고, 산소성(호기성)이나 무산소성(혐기성)으로는 증식 못하는 세균
- Nosocomial(병원 내의), Nosocomial infection 원내감염
- Obligate aerobe(절대산소성 세균, 편성호기성 세균) 공기가 있는 환경에서 살 수 있고 증식하며, 공기가 없으면 증식하지 못하는 세균
- Obligate anaerobe(절대무산소성 세균, 편성혐기성 세균) 산소분자가 거의 없거나 전혀 없어야 증식할 수 있는 세균
- Prokaryote(원핵 생물) 진정핵(핵막)이 없는 미생물
- Sepsis(패혈증) 혈액이나 조직 중의 미생물 또는 미생물의 생성물이 유해한 작용을 나타내는 것을 뜻하며, 이때 혈액배양은 음성인 경우도 있다.
- Super infection(중복감염) 감염증을 항균제로 치료하는 중에 또 다른 세균이 감염을 일으키는 것. 나중에 감염된 세균은 투여한 항균제에 내성이므로 감염이 지속되거나 다른 부위에 새로운 감염을 일으킨다. 감염은 일으키지 않고 정착(colonization)만 한 것을 뜻할 때도 있다.
- Zoonosis(인수공통질환) 사람에게 전염될 수 있는 하등동물의 병(예: 야토병)
- Synergism(상승작용) 두 가지 이상으로 약제가 작용할 때 각각의 작용보다 효과가 더 커지는 것

CHAPTER 09

면역혈청학

Immunoserology

1. 개념

사람을 비롯한 모든 동물은 세균, 진균, 바이러스, 기생충 등과 같은 미생물의 감염에 항상 노출되어 있으므로 미생물에 의하여 발병되는 질병에 대하여 스스로를 방어해야 한다. 만약 미생물에 의한 질병에 방어할 수 없다면 감염의 결과로 며칠 또는 몇 주 내로 사망을 초래할 수 있다. 그러나 우리 인체는 이들 감염에 대하여 자신을 보호할 수 있는 면역계(immune system)의 작용 때문에 건강을 유지할 수 있다. 인체의 면역기능은 질병에 대하여 과하지도 않고 부족하지도 않게 항상 일정하게 작용한다(그림 9-1).

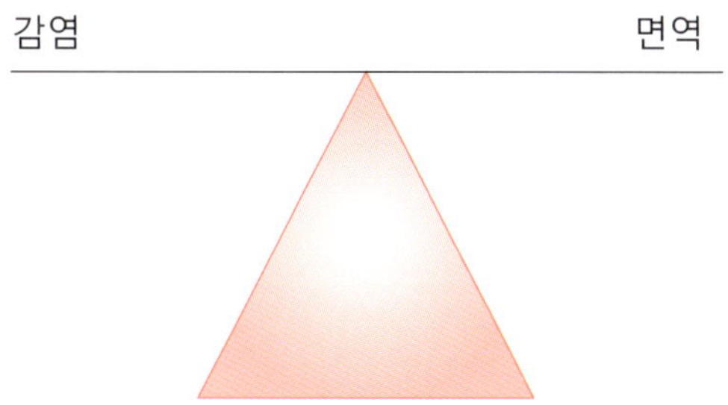

$$\text{질병} = \frac{\text{감염정도} \times \text{독력}}{\text{면역}}$$

그림 9-1. 면역과 감염의 관계. 감염된 개체의 수나 독력에 비하여 면역력이 약해 균형이 깨지면 질병을 일으킨다.

면역(immunity)은 원래 형벌, 의무, 공과 등의 무거운 의무로부터 벗어난다는 뜻으로 사용되었지만 의학 분야에서는 특정한 감염질환을 일으키는 미생물에 저항하기 위한 신체의 방어 능력을 의미한다. 최근에 면역이란 "신체의 방어기전(defense mechanism)을 총망라하는 과학"으로 폭넓게 해석하고 있다.

면역계는 일반적으로 비특이면역(non-specific immunity)과 특이면역(specific immunity)으로 분류하며 특이 면역은 다시 체액성 면역(humoral immunity)과 세포성 면역(cellular immunity)으로 구분한다(그림 9-2). 우리 인체의 체액성 면역과 세포성 면역 시스템은 침범하는 세균, 바이러스, 진균, 원충류 등에 방어를 하며 체내의 비정상세포인 암세포를 비롯하여 화학적으로 변형된 세포와 바이러스에 감염된 세포를 제거한다. 일반적으로 체액성 면역은 세균과 같은 감염인자에 대한 면역을 담당하며 세포성 면역은 주로 세포에 결합한 바이러스항원의 제거를 담당한다.

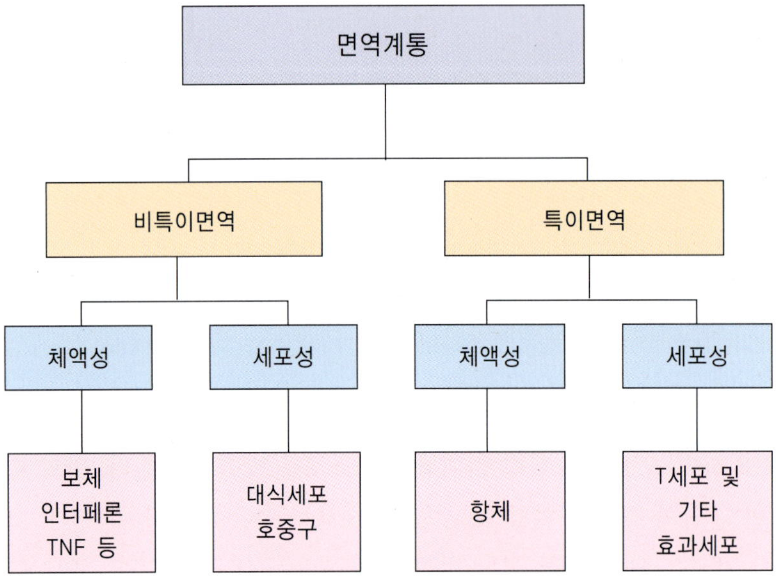

그림 9-2. 면역계통의 구성

2. 역사

고대 중국 사람들은 천연두를 면하기 위해서 그 환자의 가피 가루를 건강한 사람에게 흡입시키는 방법을 사용하였다. 또한 천연두 가피 가루를 건강한 사람에게 흡입시킬 때 약하게 감염되었던 환자의 가피를 선택하면 더욱 효과적으로 천연두에 면역된다는 사실도 알게 되었고, 이는 약독화 백신의 개념이다.

1718년 터키주재 영국공사 부인 Mary Wortley Montague는 그녀의 아들에게 새로운 기술을 응용하였으며 그녀의 아들은 천연두를 앓지 않고 예방되었다. 이러한 새로운 기술은 예방접종의 기초가 되었으며 천연두에 의한 사망률을 감소시키는 데 괄목할 만한 성과를 남겼다.

1774년 Benjamin Jesty는 그의 아들에게 예방접종물로서 천연두 대신에 우두(cowpox)를 이용하였다. 1798년 Edward Jenner는 그의 환자 중 한 명으로부터 우두 이용법에 대한 기술을 전해 듣고 좀 더 세부적인 조사 및 연구를 거듭했다. 그 결과 우두를 이용하여 실질적으로 천연두를 예방할 수 있다는 것을 증명하였다. 예방접종(vaccination)이란 말은 라틴어의 암소(vacca)라는 말에서 유래했으며 1958년 세계보건기구(WHO)는 예방접종의 수단을 이용하여 천연두를 근절시키기 위한 계획을 수립하였다. 이러한 노력으로 1980년경에 천연두는 지상에서 근절된 첫 번째 전염병이 되었다.

1879년 프랑스의 Louis Pasteur(그림 9-3)는 닭 콜레라를 유발시키는 세균에 대하여 연구를 하였다(최근에는 *Pasteurella multocida*로 불림). Pasteur는 신선한 세균을 연속적으로 닭에 주사하면 닭이 죽지만 오래 배양된 세균을 닭에 주사하면 닭이 죽지 않고 건강하게 살아남는다는 사실을 발견하였으며 죽지 않고 건강하게 살아남은 닭에게 신선한 세균을 다시 주사하면 놀랍게도 닭이 질병에 걸리지 않고 살아남는다는 사실을 발견하였다. 이는 능동면역 중 약독화 백신의 개념이다. 그 후에 Pasteur는 탄저병은 탄저균(*Bacillus anthrax*)에 의하여 발생되며 백신을 가열처리해도 똑같은 효과를 나타내는 것을 증명하였다.

1890년에 Behring과 Shibasabro Kitasatto는 예방접종에 의한 예방은 혈액 내에 존재하는 인자, 즉 항체 때문이라고 주장하였다. 몇 년 후 독일의 Paul Ehrlich는 오히려 항체가 이물질의 독소에 대하여 동물을 보호한다는 사실을 증명하였다. Richard Pfeiffer는 항체가 침입하는 콜레라균에 대하여 응집괴를 형성하고 최종적으로 파괴시킨다고 하였다. 이러한 이론은 후에 Ferrand Widal이 장티푸스를 진단하기 위한 응집반응으로 응용하였다. 1894년 Emile Roux는 디프테리아 환자에게 Corynebacterium diphtheria으로 면역된 말의 혈청을 주사하면 치료할 수 있다고 주장하였다. 이와 같은 면역을 인공수동면역(passive immunization)으로 분류한다.

1893년 항체의 특성을 연구하던 중 항체를 포함한 혈청을 56℃로 가열함으로써 세균을 파괴할 수 있는 능력이 감소한다는 것을 관찰하였다. 항체의 세균 살해 기능을 돕는 성분으로써 처음에는 alexin이라고 하였으며 그 후 보체(complement)로 명명하였다.

탐식작용을 러시아 동물학자인 Metchinikoff가 시작하였다(그림 9-4). Metchinikoff는 무척추동물과 포유동물의 체내에 있는 탐식세포가 외부에서 침입하는 비자기를 탐식하는 것은 신체의 주요한 방어수단이라고 주장하였다. 그 당시 이러한 주장은 학자들 사이에 많은 반발을 일으켰다. 그 후 영국의 Almoth Wright와 벨기에의 Joseph Denys는 항체는 침입한 세균을 피막한 다음 탐식세포가 탐식작용을 촉진시킨다고 주장했으며, 이때 작용하는 항체는 조리소(opso-nin)라고 하며 여기에는 IgG, IgM이 포함된다.

20세기 이래 면역학의 역사는 복잡하게 발전하였지만 노벨상을 수상한 면역학자들을 요약 정리함으로써 구체화할 수 있다. 첫 번째 노벨상은 1901년 Von Behring이 항독소 생성이론을 완성하여 수상하였으며, 1905년 Robert Koch는 미생물이 질병을 야기시킨다는 이론을 재정리하고 결핵(tuberculosis)에 대한 연구업적으로 노벨상을 수상하였다.

1908년에는 Ehrlich와 Metchinikoff가 수상하였으며 특히 Ehrlich의 면역학에 대한 업적 중 대표적인 것은 정상인의 체내성분(self)은 면역반응을 야기하지 않고 다만 외부물질에 대해서만 면역반응을 유발하고 항체가 생성된다는 이론을 주장했다.

1913년 Charles Richet는 아나필락시스(anaphylaxis) 현상을 발견함으로써 노벨상을 수상하였다. 한편 말미잘에서 얻은 독소를 개에 면역시키려고 시도하였으며 Richet와 그의 동료 Paul portier는 적은 양의 독소를 투여해도 어떤 개들은 죽게 된다는 것을 관찰하였다. 면역학적으로 매개되는 이러한 위험한 반응을 아나필락시스(anaphylaxis) 현상이라고 한다.

Jules Bordet는 보체를 발견하였고 용균현상에는 보체가 관여한다는 사실도 증명했다. 또한 보체결합 반응을 개발함으로써(그림 9-5) 질병 진단에 응용하고 그 결과 그는 1919년 노벨상을 수상했다.

Karl Landsteiner는 적혈구 표면의 항원을 발견함으로써 혈액형을 증명하였으며 이들 항원의 중요성은 부적합 수혈 시 면역반응이 일어난다는 이론을 확립함으로써 1930년 노벨상을 수상했다. Landsteiner의 연구업적은 부적합 수혈에 의한 부작용을 최소화하는 데 공헌을 했다.

1960년 Peter Medawar와 Mac Forlane Burnet는 공동 노벨상을 수상했으며 그들은 면역계통(immune system)이 비자기(non-self) 또는 외부물질(foreign material)에는 면역 반응을 일으키지만 자기(self)물질에는 면역반응을 일으키지 않는다는 사실을 증명했다. Burnet는 클론선택설(clonal selection theory)을 발표하였으며 Medawar는 실험을 통하여 항체생성 이론을 증명했다. 1972년 Rodney Porter와 Gerald Edelman 두 학자는 항체분자의 정확한 화학적 구조를 증명함으로써 노벨상을 수상했다. 1977년 Rosalin Yalow는 항체에 결합할 수 있는 방사성 동위원소를 이용함으로써 극미량의 호르몬 등을 민감하게 검출할 수 있는 검사법을 개발하여 노벨상을 수상하였다.

1980년에는 면역유전학에 중요한 업적을 남긴 3명의 면역학자에게 노벨상이 돌아갔다. George Snell은 이식거부현상을 지배하는 유전자의 존재를 증명하였으며 마우스를 유전적으로 명료화시키는 데 공헌하였다. Jean Dausset는 사람의 세포표면에 존재하는 항원을 동정하기 위한 기술을 개발하였으며 그 결과 이식 공여자와 수여자 사이에 거부 반응을 최소화하는 데 공헌을 했다. Baruj Benacerraf는 정제된 항원에 대하여 항체를 생성하는 유전자를 연구하였으며 특히 특이항원에 반응할 수 있는 개체능력을 조절하는 유전자를 발견하였다. 1984년 Niels Jerne Georges Khler와 Cesar Milstein은 단클론항체(monoclonal antibody)를 세계 최초로 개발해 낸 공로로 노벨상을 수상하였으며, 특히 Khler는 그 후 면역계통의 조절, 발달, 특이성에 대한 이론을 확립하였다.

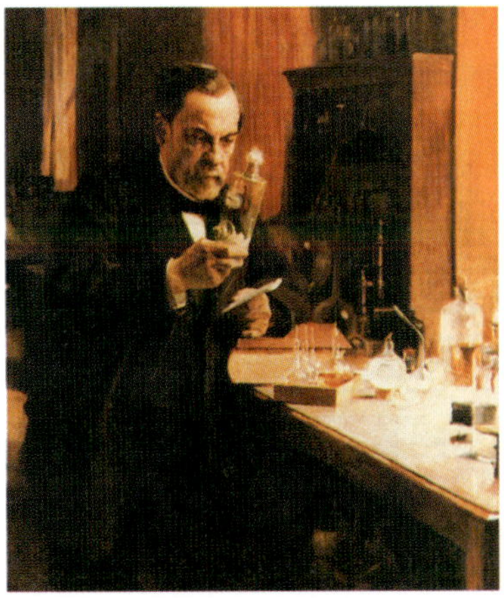

그림 9-3. L. Pasteur

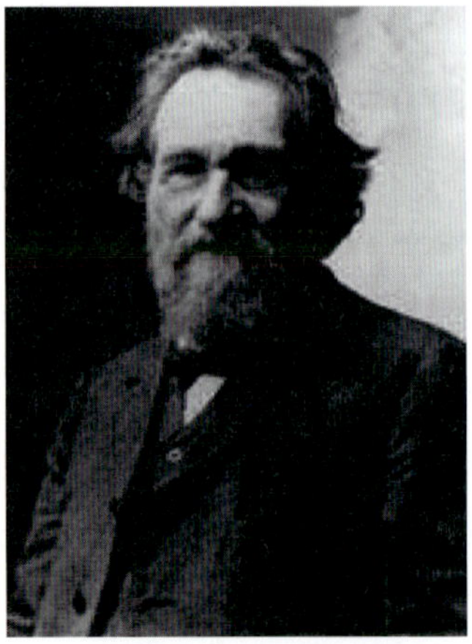

그림 9-4. Metchinikoff

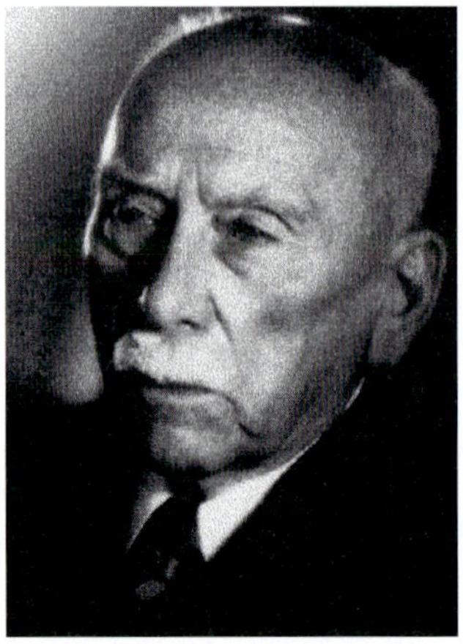

그림 9-5. Bordet

3. 면역

면역이란 아주 일반적이면서도 인체에 손상을 초래할 수 있는 미생물에 대항하여 특이적 방어를 제공하는 수단이다. 특이적 면역은 수동면역이나 능동면역에 의해서 획득될 수 있으며 수동면역과 능동면역은 자연면역과 인공면역으로 분류할 수 있다(그림 9-6).

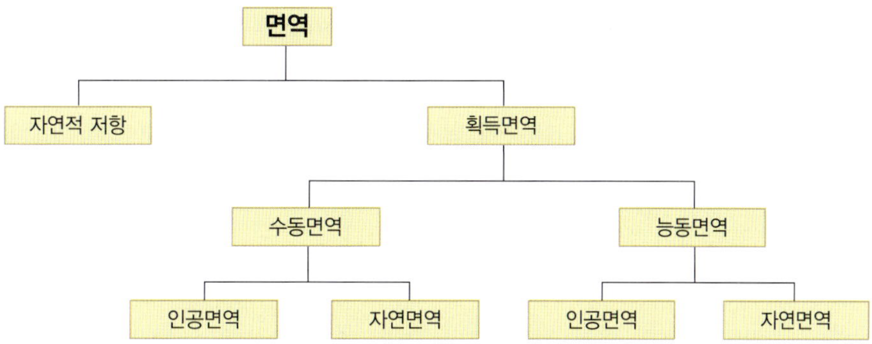

그림 9-6. 면역의 획득방법 및 분류

1) 선천면역

면역계는 선천성 면역과 후천성 면역으로 구분한다. 선천성 면역에는 감염에 대하여 최초의 방어를 담당하며 대부분의 병원체는 선천성 면역계에 의하여 방어된다. 선천성 면역계에는 백혈구를 비롯한 많은 종류의 세포들이 작용하며 종(species) 특이성, 속 또는 씨족특이성, 개체특이성에 따라서 선천성 면역기능의 차이가 있을 수 있다.

2) 후천면역

(1) 자연능동면역

자연능동면역은 미생물이 감염되면 감염된 미생물에 특이적인 항체가 생성되고 생성된 항체에 의하여 성립되는 면역반응을 말한다. 자연능동면역은 감염원에 대하여 기억(memory)하며 그 후 동일한 미생물이 침입하면 질병이 야기되는 것을 방어한다. 여기에는 현증감염, 불현증감염, 빈번 접촉에 대한 면역반응이 포함된다.

(2) 자연수동면역

자연수동면역은 면역계통이 항원에 의하여 자극받지 않더라도 면역성이 있는 모체로부터 제공되는 태반성 항체 IgG와 초유성 항체 IgA에 의하여 성립되는 면역반응을 의미한다.

(3) 인공능동면역

인공능동면역은 약독화 백신과 사균백신 그리고 변성 독소를 주사하면 면역체계를 자극함으로써 항체가 생성되며 생성된 항체는 특이적인 미생물이 침입하는 것을 방어하는 수단을 말한다. 홍역, 볼거리, 풍진 및 수두에 대한 생백신은 전 세계적으로 사용하며 *Mycobacterium bovis*의 균체로 만들어진 BCG는 결핵을 예방하기 위한 약독화 백신이다. 많은 연구소에서는 생균백신의 효율성을 입증했지만 일부 연구소에서는 백신사용의 부작용을 제기하고 있다.

생백신은 통상적으로 자기제한적인 감염을 일으켜 체액성 면역과 세포성 면역을 유도하며 그중 세포성 면역은 세포 내 병원균에 대하여 필수적이다. 면역계통에 이상이 있는 개체에서는 생백신이 질병을 유발할 수 있다. 생백신은 계대배양이나 온도에 의하여 돌연변이가 일어나고 약독화되었기 때문에 원래의 병원성을 회복하여 심각한 질병을 일으킬 수 있다. 이러한 이유 때문에 수십 년간 사용해오던 소아마비 생백신(sabir)은 불활성화 백신(salk)으로 대체되었다.

사균백신은 열이나 화학물질, 자외선 조사 등에 의하여 불활성화된 균체를 이용하며 독감바이러스, A형 간염바이러스에 대한 면역을 위하여 사용된다. 백터를 첨가한 바이러스성 펩타이드의 유전자는 인체에 주사하면 숙주세포를 감염시켜 결과적으로 생-약독화 바이러스에 대항하여 유도된 세포성 면역과 체액성 면역반응을 일으킨다.

(4) 인공수동면역

인공수동면역은 다른 사람이나 동물로부터 유래한 면역글로불린이나 감마글로불린을 주사하여 인공적으로 항체성분(항-독소)을 전달함으로써 획득되는 면역반응을 말하며 디프테리아, 파상풍, 홍역, 공수병 등에 효과적이다.

인공수동면역은 즉각적인 방어작용 및 면역반응을 하지만 동물 유래 감마글로불린은 짧은 기간 동안만 효과를 나타내며 혈액병과 아나필락시스와 같은 병리학적 문제를 야기할 수도 있다.

3) 보조제(adjuvant)

약한 항원에 기타 화학물질을 첨가하면 좀 더 강력한 면역원성을 획득할 수 있다. 이러한 화학 물질을 아쥬반트(adjuvant)라고 한다. 실험적인 조건에서 많은 생물학적 및 화학적 물질들이 사용되고 있다. 이 중 알루미늄 염(alum)은 DTP 백신 등에 이용되고 있다. 백신에 의하여 유도된 면역작용은 장기간 지속적이거나(홍역, 볼거리, 풍진, 수두, 결핵, 황열병 등) 수개월 정도만 발휘할 수도 있다(콜레라). 일차면역은 생후 2~3개월 후에 실시하거나(디프테리아, 백일해, 파상풍, 소아마비 등) 13~15개월 후에 실시한다(볼거리, 홍역, 풍진 등).

현재 추천되고 있는 면역예정표를 표 9-1에 요약해 나타냈다(질병통제국의 추천). 이 예정표는 매년 개정되거나 질병통제국의 면역자문위원회의 필요에 따라 개정된다. 수많은 백신이 사용허가를 받아서 외국여행자나 위험집단에 추천되고 있다.

표 9-1. 정상아동에 대한 능동면역 예정표

백신 \ 연령	월								연		
	1	2	4	6	12	15	18	24	4~6	11~12	14~16
B형 간염[1]	HeB	HeB		HeB							
디프테리아, 파상풍, 백일해[2]		DTP	DTP	DTP		DTP			DTP	TD	
헤모필루스 인플루엔자 b		Hib	Hib	Hib	Hib						
소아마비[3]		PV	PV	PV					PV		
홍역, 유행성 이하선염, 풍진					MMR				MMR	MMR	
수두[4]					Var						
A형 간염[5]								Hep A			

미국 소아학학회의 면역자문위원회 추천사항(2000)

1. B형 간염 보균자인 모친으로부터 태어난 유아는 태어난 지 12시간 내에 B형 간염에 대한 면역글로불린을 투여한다.
2. 비세포성의 백일해 백신이 우선적이지만 세포성의 것도 사용가능. 파상풍 백신은 11~12세에 처음 사용하고 10년마다 반복한다.
3. 불활화 소아마비 백신을 표준으로 추천한다.
4. 수두에 노출되지 않은 유아는 12개월 후에 주사한다.
5. 서부지역에서만 사용하도록 추천한다.

면역의 부작용에서 능동면역은 발열, 불쾌감 및 불편감을 야기시킬 수 있다. 일부의 백신은 관절통이나 관절염(풍진) 등 치명적일 수도 있는 경련(파상풍), 혹은 신경장애(유행성 독감) 등을 야기시킬 수도 있다. 계란에 대한 알레르기는 계란에서 생산되는 바이러스 백신(홍역, 볼거리, 유행성 독감, 황열병 등)의 결과로 생길 수 있다. 이차 이상의 면역주사는 일차면역보다 뚜렷하게 염증을 잘 일으킨다. 심각한 부작용은 DPT 백신에서 발생한다(표 9-2). 부작용의 대부분은 백신 중에 들어 있는 백일해 균체 때문이며 균체 없이 균체 성분만을 사용함으로써 부작용을 제거하였다.

표 9-2. DPT 백신 사용 후 48시간 내 발생하는 부작용

부작용	빈도
국소적 : 발적, 팽윤, 통증	2~3번 주사 중 1회
전신적 경미증상 : 발열, 졸음, 불안 초조감 구토, 식욕감퇴	2~3번 주사 중 1회 5~15번 주사 중 1회
전신적 심각증상 : 지속적인 울음, 발열 허탈감, 경련 급성 뇌질환 영구 신경결손	100~300번 주사 중 1회 750번 주사 중 1회 100,000번 주사 중 1회 300,000번 주사 중 1회

4. 체액성 면역

항체(antibody)는 신체가 외부물질에 노출되면서 면역반응에 의하여 혈청 내 출현하는 γ-globulin이라는 단백질이다. 동물혈청에 항체가 생성되도록 자극하는 외부물질을 항원(antigen)이라고 한다. 항원에 의하여 생성된 항체는 원인이 되었던 항원에만 특이적으로 결합한다. 항체는 결과적으로 자연환경 내 미생물에 지속적인 노출에 의하여 생성된다.

항원의 좋은 예는 *Clostridium tetani*에 의하여 생성되는 독소가 있다. C. tetani는 깊은 상처에서 성장할 때 강력한 독소를 분비하며 파상풍의 원인이 된다. 이 독소는 신경세포에 작용하여 자극을 차단함으로써 파상풍을 야기한다. 파상풍 독소(tetanus toxin)는 동물에 주사하면 외부물질로 작용하여 면역반응을 일으키며 항-독소(anti-toxin) 항체를 형성한다. 그러나 파상풍 독소는 너무나 강력한 독소이므로 예방백신으로 이용하기에는 부적합하다.

파상풍 독소를 formaldehyde로 처리하면 독소의 활성도는 약해지지만 항원성은 유지된다. 이러한 방법으로 처리된 독소를 파상풍 변성 독소(toxoid)라고 한다. 파상풍 변성 독소에 의하여 유도된 항체는 파상풍에 대하여 숙주를 효과적으로 보호하며 이렇게 항체가 작용한 면역반응을 체액성 면역이라고 한다. 치명적인 파상풍 감염으로부터 사람 및 동물을 치료할 수 있는 방법은 실험을 통하여 얻은 항독소를 주사하여 항독소와 독소가 중화반응이 일어나도록 함으로써 가능하다. 이는 항체가 원인이 되었던 항원(독소)에 대하여 매우 높은 특이성을 가지며 파상풍에 대한 항체는 다른 질병에는 효과가 없고 단지 파상풍에 특이적으로 예방 및 면역작용을 한다는 것을 의미한다.

파상풍 독소에 전혀 노출된 적이 없는 개체에 변성 독소를 일차 주사하면 며칠 동안 항체가 검출되지 않는다. 이 기간을 유도기(lag period)라고 한다. 일단 항체가 출현하면 계속 증가하여 10~14일에 가장 높은 항체가를 나타낸다. 그리고 항체는 그 후 몇 주 내에 신속하게 감소되며 방어능력 역시 낮아진다.

파상풍 변성독소를 동일한 숙주에 이차 주사하면 항체생성 반응이 다시 시작되는데, 이때의 유도기는 일차 반응 때보다 더욱 짧으며, 다량의 항체가 신속하게 증가하였다가 서서히 감소한다. 항체를 생성하는 면역계통은 한 번 반응하였던 항원에 대하여 기억할 수 있는 능력이 있기 때문에 이차 면역반응을 기억반응(anamnestic response)이라고 한다.

일차 면역반응의 특징은 유도기가 길며 소량의 항체가 생성되고 급속히 소멸된다. 반면에 이차 면역반응은 유도기가 짧으며 다량의 항체가 생성되고 오래도록 지속된다(그림 9-7).

5. 세포성 면역

개체 사이의 장기 및 조직이식이 가능해짐으로써 외과적 수술도 급속도로 발달하게 되었다. 어떤 사람의 피부를 유전적으로 관련이 없는 사람에게 이식한다면 첫 번째 이식된 피부는 약 10일 정도 살아

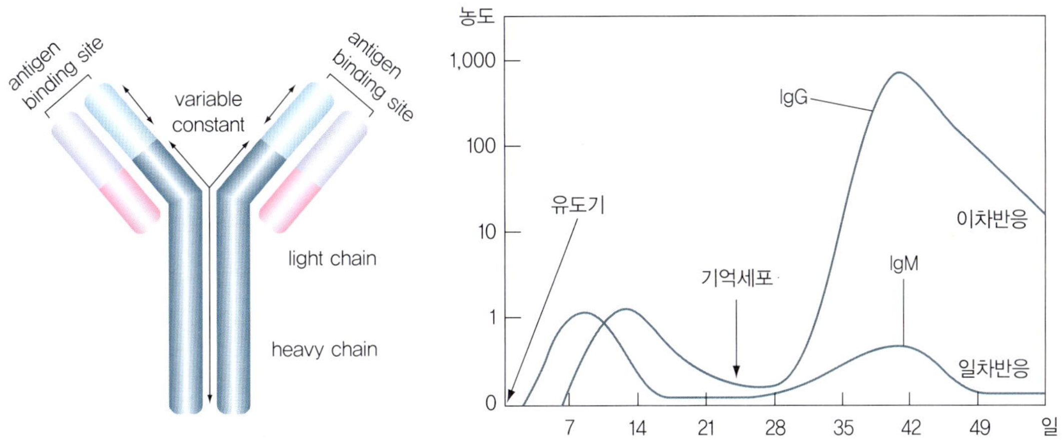

그림 9-7. 항체생성의 일차반응과 이차반응

남을 것이며 외관상으로 정상적인 것처럼 보인다. 그러나 좀 더 시일이 지나면 이식편은 창백해지고 점차 변성되어 결국 떨어져나간다. 이러한 현상은 결합된 혈관의 손상으로 인하여 이식된 피부에 혈액공급이 차단되기 때문이며 이식편과 숙주 사이의 거부반응 때문에 발생한 것이다. 만약 같은 공여자로부터 같은 수여자에게 조직을 이차 이식한다면 거부반응은 더욱 촉진되어 이식된 피부는 일반적으로 1~2일도 살아남지 못한다. 거부반응이 일어나는 동안 조직은 발적(redness)과 염증반응을 일으킨다. 이러한 강력한 거부과정을 이차 거부반응이라고 한다. 이식수술은 단지 공여자와 수여자가 유전적으로 동일하거나 일란성 쌍둥이일 때만 성공할 수 있다. 외부물질에 대한 거부반응의 한 단서는 거부반응을 억제하는 약품을 사용한 사람은 정상인보다 암 발생이 상대적으로 높다는 사실이다.

이식에 대한 거부반응은 자기와 비자기를 인식할 수 있는 면역계통이 존재한다는 것을 의미한다. 비자기 또는 비정상세포는 이식된 조직 편뿐만 아니라 바이러스에 의하여 감염된 세포, 화학물질 및 암세포에 의하여 변형된 세포 등이 포함된다. 면역학적으로 매개되는 이식 거부반응은 특이적인 반응이며 이차 거부반응은 단지 이차 조직 이식이 동일한 개체에 재차 실행하였을 때 발생한다. 이차 거부반응은 일차 거부반응 후 몇 달 또는 몇 년 안에 유발될 수 있다는 점에서 기억세포가 작용함을 알 수 있다.

이식거부 반응은 항체에 의하여 매개되지 않는다. 그러나 만약 이식을 거부하였던 사람으로부터 비장세포를 채취하여 감작되지 않은 사람에게 투여하면 그 세포를 받아들인 사람은 이차 면역반응을 증진시킬 수 있다. 이것을 입양면역(adoptive immunity)이라고 한다(그림 9-8).

이식거부에 관련된 세포는 림프구(lymphocyte)이며 비장, 림프절, 혈액 등으로부터 쉽게 분리할 수 있다. 타인의 조직에 대한 거부반응은 항체에 의하여 매개되는 면역반응과는 많은 차이를 갖는다. 즉 이식거부반응은 세포성 면역의 일부이다. 세포성 면역반응은 체내 비정상세포를 검출하고 파괴시킬 수 있다. 즉 발암물질(화학물질) 또는 암세포에 의하여 변형된 세포를 파괴할 수 있다. 또한 세포성 면역반응은 결핵을 유발하는 Mycobacterium tuberculosis와 같은 세균에 대하여 저항한다(그림 9-9).

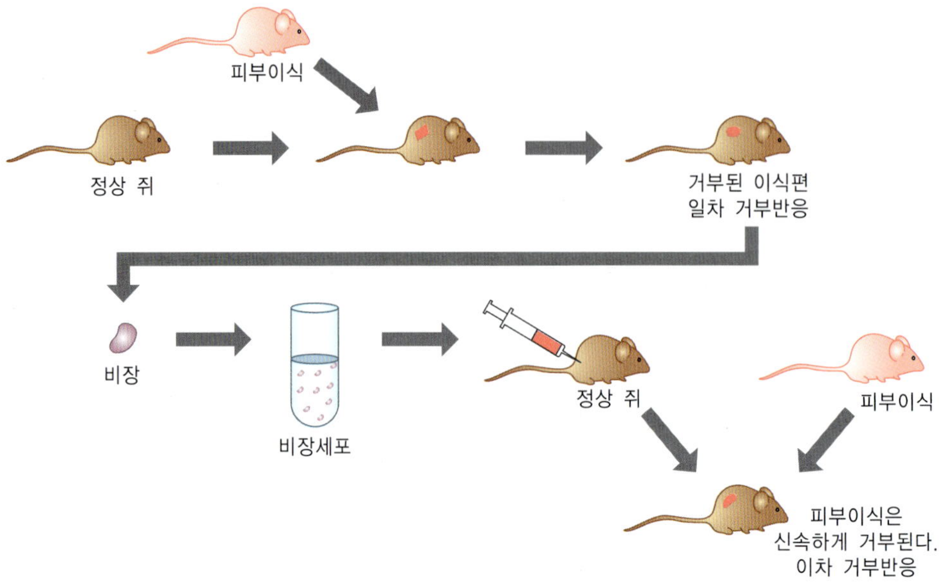

그림 9-8. 피부이식의 세포이입에 대한 면역(adoptive transfer)

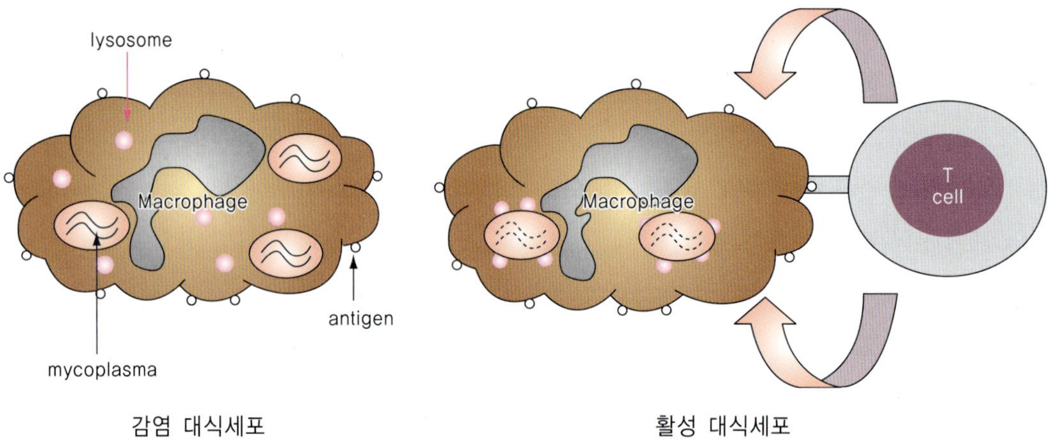

그림 9-9. 세포내 세균에 대한 세포성 면역반응

6. 면역관용(immune tolerance)

파상풍 변성 독소에 의한 체액성 면역반응이나 이식에 대한 거부반응의 세포성 면역반응은 면역체계에 의하여 자기와 비자기가 인지되기 때문에 일어나는 면역현상이다. 건강한 정상인은 일반적으로 자기 자신의 성분에 대하여 면역반응이 증가하지 않는다.

이를 자기관용(self tolerance)이라고 말한다. 자기관용의 작용기전이 파괴된다면 자신의 조직에 대하여 면역반응을 유발시켜 그로 인하여 면역반응의 계통이 파괴되고 자가면역질환(autoimmune disease)

이 발생된다(그림 9-10).

관용반응을 나타내는 예로 갓 태어난 마우스(suckling mouse)는 면역체계가 완전히 발달하지 못하였기 때문에 항원에 대하여 반응하지 않고 관용을 나타낸다. 관용은 성숙된 동물에서도 나타날 수 있다. 관용반응은 극히 적은 양 또는 많은 양의 항원을 주입하였거나 너무 빈번한 횟수로 주입하였을 때 일어난다. 관용반응은 세포성 면역, 체액성 면역 두 가지 반응 모두에서 일어날 수 있다. 관용은 원인이 되는 항원에 대하여 특이성을 갖으며, 다른 형태의 면역반응과 유사한 특징을 갖는다. 즉 같은 항원에 재차 노출시키지 않는다면 관용반응은 일어나지 않는다.

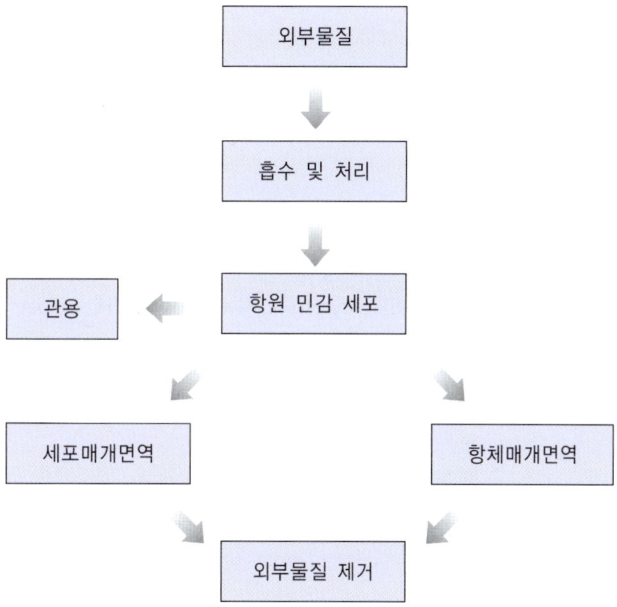

그림 9-10. 면역반응의 모형(체액성 면역, 세포성 면역, 관용)

7. 면역반응의 기전

면역반응은 체액성 면역과 세포성 면역이 대부분을 차지하며 관용은 면역반응의 특수한 형태이다. 세포성 면역과 체액성 면역의 진행과정은 서로 다르지만 상보적이고 협조 관계를 유지하며 다양한 세포가 관여한다(그림 9-11). 세포성 면역은 비정상세포를 감시하고 제거한다. 반면에 항체가 매개하는 체액성 면역은 세균과 기생충 같은 침입자에 대하여 인체를 보호한다. 관용은 체내의 정상적인 자기세포에 대한 무차별적인 면역공격을 차단하는 필수적인 기능을 한다. 이들 면역계통은 연속성을 유지하고 상호협동작용을 하며 면역반응이 항상 일정하게 유지하도록 조절한다. 그렇지만 신체의 외부물질 침입에 대한 방어기구는 위에서 언급하였던 면역반응 외에도 여러 가지 요인에 의하여 이루어지며 단세포 생물의 원시적인 비특이적 방어기구에서 고등생물의 특이적 방어기구까지 다양하다.

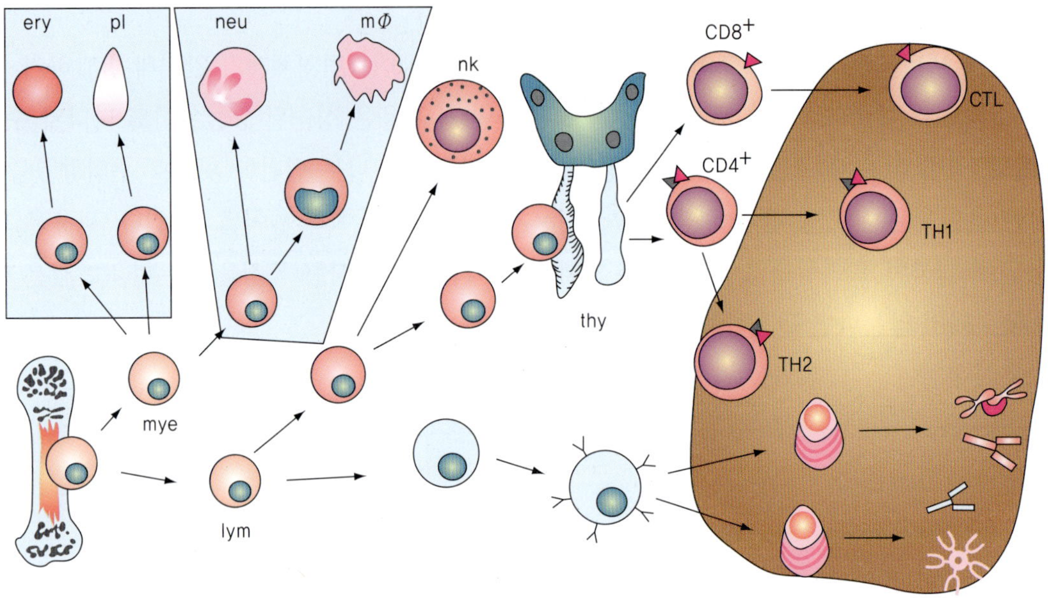

그림 9-11. 면역계통에 관련된 세포
mye : myelocyte, lym : lymphocyte, ery : erythrocyte, pl : platelets, neu : neutrophil, mo : monocyte, nk : N-K cell, thy : thymus, CTL : cytotoxic T-lymphocyte, TH : helper T cell

CHAPTER 10

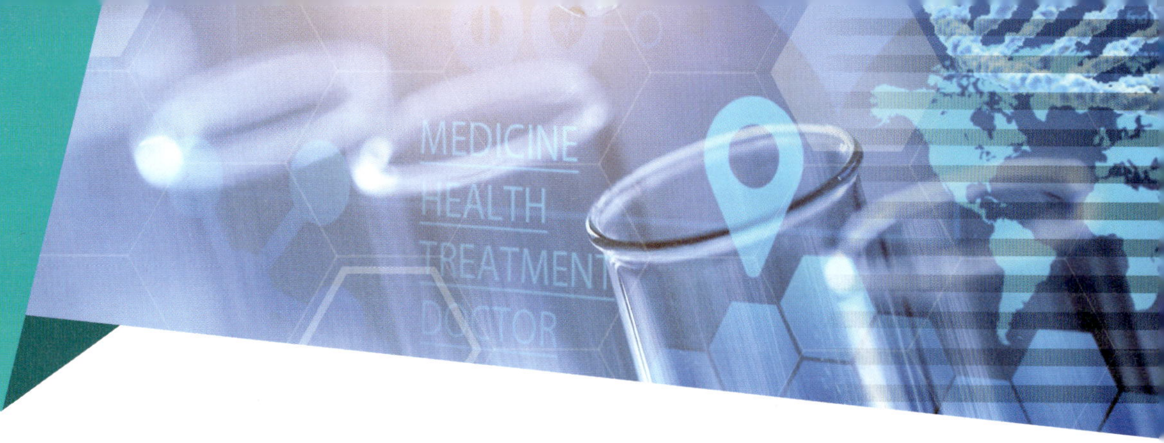

진단혈액학

Diagnostic Hematology

1. 혈액학 개요

혈액을 취급하여 각종 혈구(blood cell)의 증가와 감소, 혈구의 형태학적 변화, 혈액의 응고 및 지혈에 관한 것을 주로 연구하는 학문이지만, 최근의 의학발전에 따라 각 학문의 취급범위가 넓어지면서 각 학문과의 경계를 명확하게 구분하기 어려워지고 있다.

혈액학 과목에서는 혈액 및 혈액질환에 관한 기초적 지식을 숙지하고 혈액질환의 진단에 필요한 혈액학적 검사법을 습득하는데 이를 위한 임상 혈액학의 교육 내용은 다음과 같다.

2. 혈액학의 역사

심장의 박동으로 혈액이 전신을 순환한다는 혈액순환설은 1616년 William Harvey(영국, 1578~1659) 씨가 사망한 사람의 혈관계통을 조사하던 중 밝혀졌고, 오늘날의 혈액학이 형성 되는 계기가 된 것은 17세기 Leeuwenhoek AV(1632~1723)가 현미경을 발명하여 적혈구(erythrocyte)를 관찰하기 시작한 후가 되며, 백혈구(leukocyte)와 혈소판(platelet)의 발견은 현미경이 실제적으로 더 개량된 이후이다. 1852년 Karl Vierordt가 첫 번째 혈구계수의 정량적 측정을 하였으며, 이 정량법은 당시에는 획기적이었지만 시간 소모가 엄청난 방법이기도 하였다. Wright JH(1902)가 Wright Stain을 개발하여 현미경을 이용한 혈구 관찰이 가능하였으며, 이어서 Romanowsky 염색을 통해 혈구 동정의 기반이 되었다. 1920년대에 개량된 혈액검사 방법이 소개되고 1930년대에 혈액형성 기관(blood forming organ)과 혈액생리(blood physiology)에 대하여 상세히 알게 되어 빈혈(anemia)이나 다른 혈액질환(blood disorder)에 대하여 연구하게 되는 시발점이 되었다.

Joseph/Wallace Coulter 형제는 미립자계수기 개발과 1958년에는 자동혈구계산기가 임상검사실에 활용하면서 진단검사의학 전반에 획기적인 변화를 가져 왔다. 최근 21세기는 자동혈구계산, 흐름세포

측정 기술을 이용한 유세포 분석, 세포유전 및 분자생물학적 기반의 발전으로 진단검사의학 전반에 많은 변화를 가져 왔다. 따라서 질환의 진단이나 병의 경 · 중을 판단하는데 혈액검사는 대단히 중요하다고 할 수 있다.

3. 혈액학

혈액은 적혈구(erythrocyte), 백혈구(leukocyte), 혈소판(platelet, thrombocyte)의 유형 성분과 혈장(plasma)이라고 불리는 액체로 구성되어 있다. 체중의 약 7~8%를 차지하며 성인 혈액의 총량은 약 4~6 L이다. 혈액량의 약 54%는 혈장이 차지하고 약 45%는 적혈구로 구성되어 있으며 약 1%를 백혈구와 혈소판이 차지하고 있다. 혈장의 주성분은 물이고 단백질(protein), 탄수화물(carbohydrate), 지질(lipid), 전해질(electrolyte), 비타민(vitamin), 호르몬(hormone), 효소(enzyme) 및 항체(antibody) 등으로 구성되어 있으며 혈장 내 함유된 주 단백질은 알부민(albumin), 글로불린(globulin), 섬유소원(fibrinogen)으로 되어 있다.

혈액의 기능으로는 가스교환기능(산소-조직으로부터 탄산가스-폐로 이동), 영양물질, 호르몬, 노폐물 운반 기능, 삼투압 및 pH, 체온 조절기능, 생체방어기능과 응고기능을 가지고 있다.

1) 혈구형성(hematopoiesis)

혈구형성은 노쇠하고, 손상되고 출혈로 소실된 결함 세포를 대체하기 위해 모든 종류의 성숙혈구를 지속적으로 공급하는 정교한 시스템으로 인체는 세포생성과 세포파괴 사이에서 항상성을 유지할 수 있기 때문에 순환 중에 있는 혈구 수는 비교적 일정한 수준으로 나타나는 항상성을 유지하고 있다. 태아기의 혈구형성은 세 국면으로 나누어진다. 즉 중배엽기(수태 후 19일에 혈구형성시작), 간기(수태 후 4~5주 혈구형성 시작), 골수기(수태 후 4개월 혈구형성시작)로 분류된다.

(1) 태생기의 혈구형성

혈구형성은 태생 10일경 난황낭(yolk sac)에서 시작되고 2~3개월에 간 혈구형성(hepatic phase)이 이루어지며 4~5개월부터는 골수혈구형성(myeloid phase)로 모든 골수에서 혈구형성을 시작하여 태생 후 성인이 되어서도 계속 혈구형성을 하게 된다.

(2) 성인기의 혈구형성

성인이 되면서 골수는 혈구형성을 하는 적골수(red marrow)와 혈구형성이 되지 않는 황색골수(yellow marrow)로 나뉜다. 성인에서의 혈구형성은 주로 편평골(plate bone)에서 이루어진다.

2) 적혈구(erythrocyte, Red Blood Cell, RBC)

직경이 7~8 μm, 두께가 1.5~2.5 μm으로 중앙부가 양쪽에서 함몰된 원판형이며 산소와 결합하는 혈색소(hemoglobin)란 색소 단백질을 함유하고 있으므로 적색으로 나타난다. 폐에서 산소는 적혈구 막을 통하여 혈색소에 결합되어 각 조직 세포로 운반되고, 각 조직 세포의 대사 결과로 생기는 CO_2는 폐로 운반되어 배출된다.

적혈구는 골수에서 생성되는데 적혈구계 성숙단계(그림 10-1)는 좌측부터 전적혈모세포, 호염기적혈모세포, 다염적혈모세포, 정염적혈모세포, 그물적혈구, 적혈구로서 전단계의 세포들은 핵을 가지고 있으나 성숙하면서 탈핵되어 그물적혈구가 되고 더 성숙하여 적혈구가 된다. 그물적혈구는 골수에서 적혈구 생성의 지표가 되는데 출혈, 용혈성 빈혈 그리고 고산 지대 등 혈구형성이 왕성할 때 증가하게 된다. 정상 성인의 체내를 순환하는 적혈구의 참고치는 약 500만/mm^3이다.

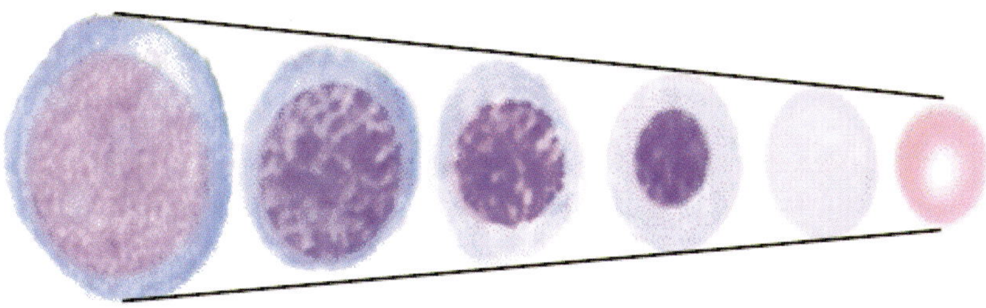

그림 10-1. 적혈구 성숙과정

3) 백혈구(leukocyte, White Blood Cell, WBC)

순환 백혈구는 수적으로 변하기가 쉬워, 인체에 세균 또는 바이러스가 침입하면 백혈구수가 증가 또는 감소하게 된다. 정상 성인에서 백혈구 수의 참고치는 약 5,000~10,000/mm^3이고, 크게 과립구와 비과립구로 분류하고 있다. 과립구에는 호중구(neutrophil), 호산구(eosinophil), 호염기구(basophil)가 속해 있으며 비과립구에는 단핵구(monocyte)와 림프구(lymphocyte)가 있다. 골수구계의 성숙과정(그림 10-2)은 좌측부터 골수모구, 전 골수구, 골수구, 후골수구, 간상핵구, 분엽핵구(또는 호중구)이다.

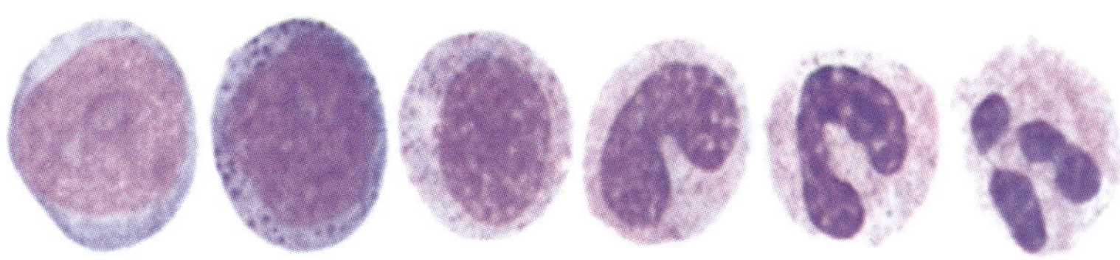

그림 10-2. 호중구의 성숙과정

(1) 호중구(neutrophil)

호중구는 총 백혈구의 50~75%로 가장 많은 비율을 차지한다. 이 세포는 핵의 분엽이 2~5엽으로 가느다란 가닥으로 연결되어 있고 미성숙 호중구인 간상형(band form)은 C, S자형으로 보인다. 호중구는 조직의 상해나 감염 시 변연풀(marginal pool)이라는 혈관 벽에 점착되어 있다가 조직 속으로 이주하여 탐식(phagocytosis)이란 기전에 의해 세균을 삼킨다. 특이과립은 세균을 함유한 탐식소포(phagosomes) 속으로 내용물을 방출하여 미생물체를 죽인다. 즉, 호중구는 유주능, 탐식능, 그리고 살균능이 있으며 인체의 염증 부위에 제일 먼저 도달하여 침입한 병원체 등을 사멸한다.

(2) 호산구(eosinophil)

총 백혈구의 2~5%는 호산구이다. 이 호산구는 Wright 염색에서 과립이 적/오렌지색으로 크고 균일하며 핵은 보통 2엽이다(그림 10-3). 호중구처럼 탐식도 하지만 그 기능은 약하다. 알레르기 반응을 억제하며 기생충 감염과 천식 등에서 증가한다.

(3) 호염기구(basophil)

총 백혈구의 1% 미만으로 과립은 blue-black으로 염색되며, 과립에는 histamine과 heparin을 함유하고 있다(그림 10-4). 과립 내에 축적되어 있는 histamine 같은 화학물질을 방출하여 anaphylaxis shock나 기관지 천식 등을 일으키고 응고억제 기능이 있다.

(4) 단핵구(monocyte)

단핵구는 15~25 μm 정도로 말초 혈액에서 가장 큰 세포로 총백혈수의 4~10%를 차지한다(그림 10-5). 순환혈액을 떠나 조직으로 들어가서는 대식세포(macrophage)로 되어 세포의 파편이나 세균 등의 이물질을 탐식 · 소화하는 기능이 왕성하고 그들이 가지고 있는 항원의 정보를 림프구에 전달하여 면역반응을 일으킨다.

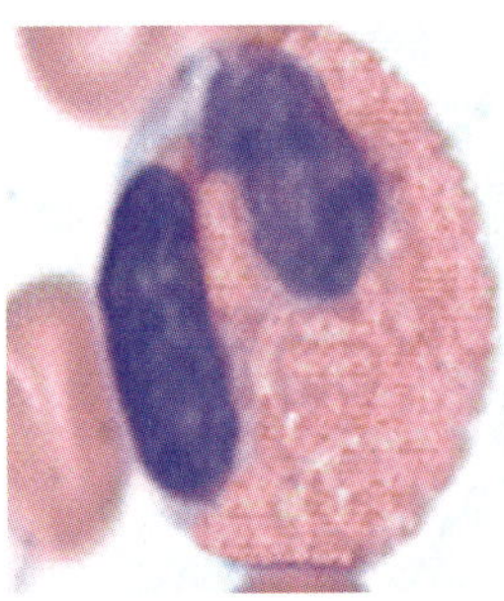

그림 10-3. 호산구

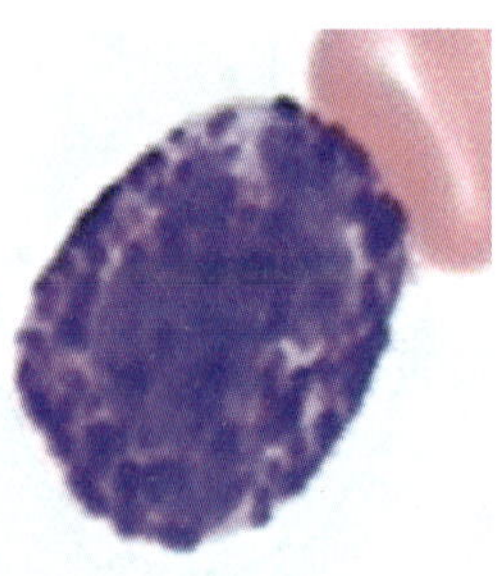

그림 10-4. 호염기구

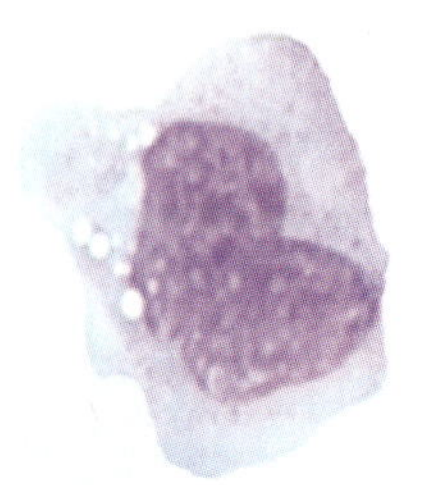

그림 10-5. 단핵구

(5) 림프구(lymphocyte)

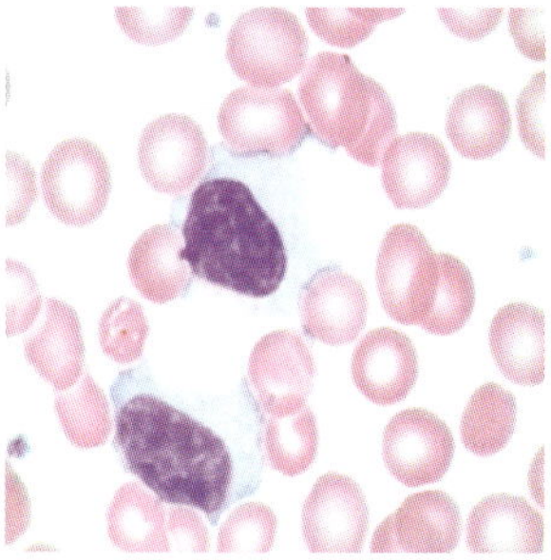

그림 10-6. 림프구

림프구는 크기에 따라 대림프구, 중림프구, 소림프구로 나뉜다(그림 10-6). 또한 림프구의 기능에 따라 2종류로 분류하기도 하는데, 하나는 T-림프구로 총 림프구의 약 80%를 차지하며 세포성 면역에 관여하는데, 이상세포를 상해하며 lymphokine을 생성하기도 하고 면역글로불린의 산생을 조절한다.

다른 하나는 B-림프구로 총 림프구의 10~20%을 차지하며, 체액성 면역을 담당하는 세포로 항원의 자극을 받으면 형질세포(plasma cell)로 분화하여 그 항원과 특이적으로 반응하는 면역글로불린을 생성한다.

4) 혈소판(platelets)

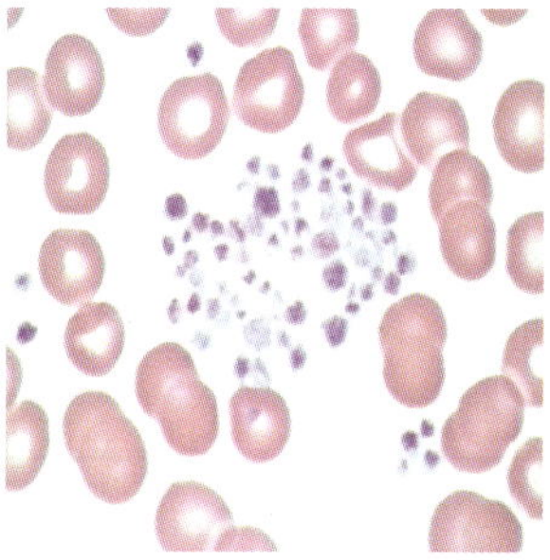

그림 10-7. 혈소판

혈소판의 크기는 2~4 μm로 골수에서 거대핵세포(megakaryocyte)의 세포질이 떨어져서 생성되는 세포로 Wright's 염색상에서 혈소판의 중앙은 과립으로 자색이고 가장자리는 초자양으로 옅은 청색으로 보인다(그림 10-7). 상해로 혈관벽이 노출되면 혈소판은 점착되고 응집되어 혈소판 혈전을 형성하여 지혈을 하게 된다. 혈소판은 모세혈관투과 억제 작용이 있으며 혈관의 수축과 혈병수축에 관여하고 혈소판 인자를 방출한다. 혈소판의 정상인 참고치는 15~40만/mm^3이다.

5) 혈액응고인자

혈액응고기전은 조직에서나 혈장에서 만들어진 트롬보플라스틴(thromboplastin)이 프로트롬빈(prothrombin)을 활성화하여 트롬빈(thrombin)으로 되고, 이 트롬빈은 섬유소원(fibrinogen)을 활성화시켜 섬유소(fibrin)를 생성한다. 혈액응고인자는 로마숫자로 사용되며 혈장 트롬보플라스틴은 Fletcher인자, Fitzgerald인자, XII인자, XI인자, IX인자, VIII인자가, 조직 트롬보플라스틴은 VII인자가, 공통계는 X인자, V인자, II인자(prothrombin), I인자(fibrinogen)가 관여한다.

4. 혈액질환

혈액질환은 혈구의 이상을 수반하는 질환과 지혈 및 혈액응고의 이상을 수반하는 질환으로 적혈구계 질환, 백혈구계 질환, 출혈성 질환으로 나눌 수 있다.

1) 적혈구계 질환

적혈구계 질환은 적혈구가 수적으로 감소되는 빈혈과 수적 증가를 보이는 다혈증이 있다. 빈혈의 분류는 적혈구의 형태와 발생 원인에 의해 나뉜다. 혈색소 합성장애로 소구성 저색소성을 보이는 대표적 질환에는 철결핍 빈혈(그림 10-8)과 철적혈모세포 빈혈이 있고, DNA 합성장애로 대구성인 거대적혈모세포 빈혈과 악성 빈혈(그림 10-9) 등이 있으며, 정구성 정색소성을 나타내는 재생불량 빈혈과 용혈 빈혈 등으로 나눌 수 있다. 다혈증의 대표적 질환으로 진성 다혈증이 있다.

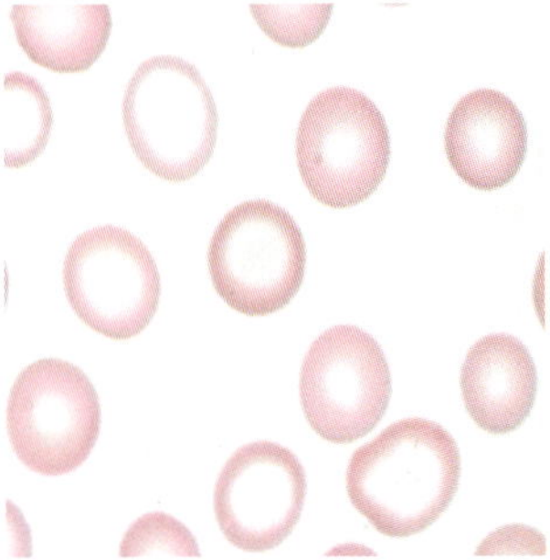

그림 10-8. 철결핍빈혈

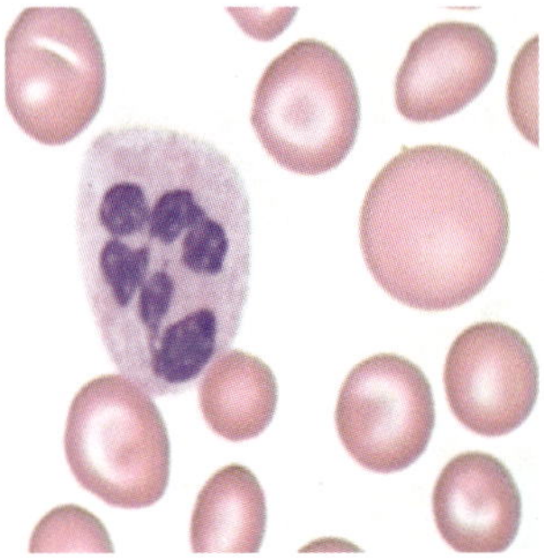

그림 10-9. 악성빈혈

2) 백혈구계 질환

백혈구계 질환으로는 백혈병, 골수형성이상증후군, 악성 림프종, 백혈병모양반응 등이 있다.

백혈병은 먼저 급성(acute)과 만성(chronic)으로 분류하고 백혈병 세포의 종류에 따라 골수성과 림프구성 등으로 나누어진다. 급성골수구백혈병(그림 10-10)은 주로 성인에 많은 백혈병이고, 급성 림프구성 백혈병은 주로 소아에서 많이 나타나는 백혈병이며, 만성 골수성 백혈병은 청 · 장년층에서 호발되고, 만성림프구백혈병(그림 10-11)은 노인층에서 호발된다.

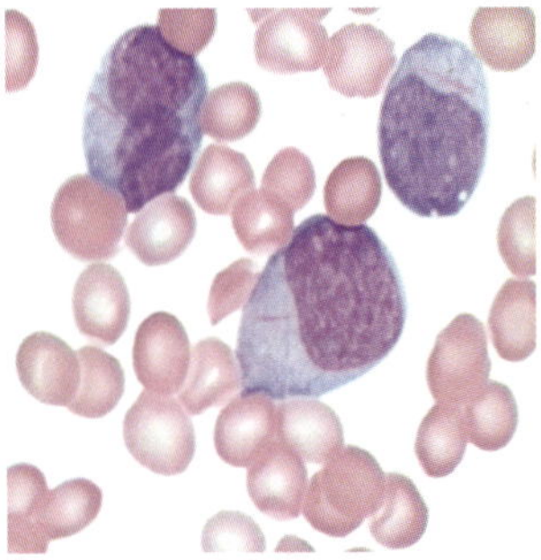

그림 10-10. 급성골수구백혈병

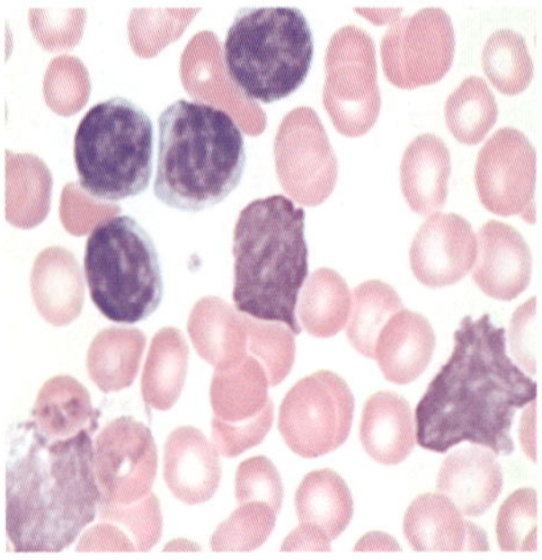

그림 10-11. 만성림프구백혈병

3) 출혈성 질환

출혈성 질환이란 여러 소인에 의해 출혈되기 쉬운 상태에 놓여 있고 지혈이 잘 안 되는 상태를 말한다. 출혈성 소인에는 혈관벽의 이상(괴혈병), 혈소판의 이상(특발성 혈소판감소성 자반 증), 응고인자의 이상(혈우병)과 섬유소 용해계 이상 등이 있다.

4) 혈액 내 기생충 질환

혈액 내에 기생하는 기생충에는 Malaria, Filaria, Leishmania, Trypanosoma, Toxoplasma 등이 있다. 말라리아에는 삼일열원충(*Plasmodium vivax*), 열대열원충(*Plasmodium falciparum*), 사일열원충(*Plasmodium malariae*), 난형열원충(*Plasmodium ovale*)가 있다. 적혈구 내에서 이들의 ring form 또는 gamatocyte 등을 관찰할 수 있다(그림 10-12). 사상충은 말초혈액에 microfilaria(그림 10-13)가 출현하므로 종에 따른 출현성에 따라 말초 혈액을 채혈하여 검사한다.

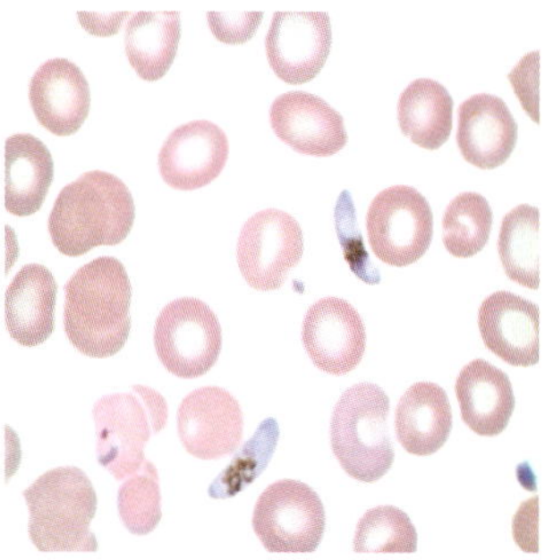

그림 10-12. *Plasmodium falciparum*

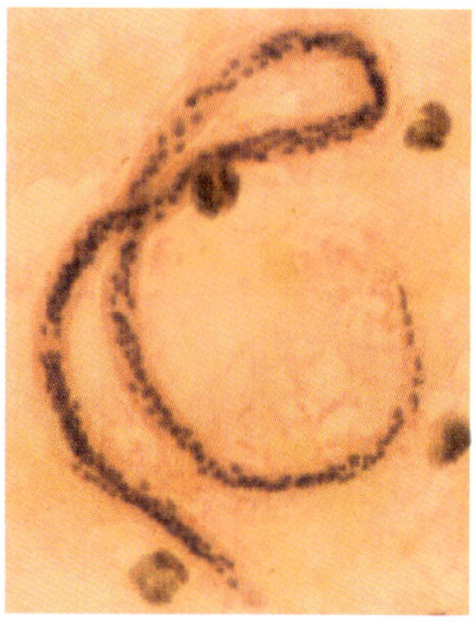

그림 10-13. Microfilaria

5. 혈액학적 검사

1) 혈구 수와 관련된 검사

(1) 혈색소 검사

가장 기본적인 혈액학적 검사(Complete Blood Cell Count, 일반혈액검사)의 하나로서 적혈구에 포함되어 있는 혈색소를 측정함으로써 빈혈과 다혈증의 정도를 파악하는 척도가 된다.

(2) 적혈구용적률 검사

전혈 중 적혈구가 차지하는 용적을 백분율로 표시한 것으로 빈혈과 적혈구증가증의 정도를 파악하는 혈색소 양과 동등한 의미를 갖고 있다.

(3) 적혈구수 계산

혈액 1 μL(mm^3) 중에 있는. 적혈구 수를 세는 것으로 혈색소 측정이나 적혈구 용적 검사와 함께 빈혈과 다혈증의 정도를 파악하는 검사 중 하나이다.

(4) 백혈구수 계산

혈액 1 μL(mm^3) 중에 있는 백혈구 수를 세는 것으로 백혈구 수의 증 · 감에 따라 백혈병, 인체에 세균 또는 바이러스 감염 여부나 치료의 경과 등을 파악하는 가장 기본적인 검사이다.

(5) 혈소판수 계산

혈액 1 μL (mm^3) 중에 있는 혈소판 수를 세는 것으로, 출혈성 질환의 원인 중에는 혈소판 감소에 의한 것이 많다.

2) 혈액도말표본의 관찰

(1) 적혈구 관찰

적혈구의 크기(size), 형태(shape), 염색성(stainability), 봉입체(inclusions) 등 적혈구의 전반적인 것을 관찰하며 빈혈의 종류 등을 알 수 있는 기본적인 검사이다.

(2) 백혈구 관찰

도말표본 관찰 중 가장 중요한 검사로 백혈구 백분율과 이상 백혈구의 유무를 관찰하여 질환의 종류, 백혈병의 진단, 치료경과를 예측할 수 있는 기본적인 검사이다.

(3) 혈소판 관찰

혈소판의 크기, 형태, 분포와 대략적인 수를 관찰한다.

3) 자동혈구계산기

수기법(manual method)을 이용한 일반혈액 검사에서 최첨단 기능을 갖춘 자동혈구계산기의 사용으로 기종에 따라 8~36항목의 분석치를 포함하며, 혈구의 분포곡선, 백혈구 백분율 분류, 기타 혈구의 각종 정보 등을 제공해 주고 있다. 자동혈구계산기의 사용으로 빠른 시간 내에 많은 검체를 처리할 수 있게 되었으며 정밀도와 정확도가 크게 향상되었다.

4) 그물적혈구 검사

초생체염색(supravital stain)을 이용하며 그물적혈구 수 측정은 골수에서 적혈구 생성의 지표가 되는 검사로 빈혈의 진단 및 치료에 이용되는 검사이다.

5) 이상혈색소 검사

(1) 혈색소 전기영동법

이상혈색소를 검출하기 위해 사용하는 것으로, 종류가 다른 혈색소는 아미노산의 구성비가 다름을 이용하여 혈색소 전기영동을 실시한다.

(2) 적혈구삼투압취약성 검사

적혈구의 막은 반투과막으로 적혈구의 세포질과 혈액 간에 삼투현상이 생기는 것을 이용하며 구상적혈구 등 용혈성 빈혈의 진단에 유용한 검사이다.

6) 특수 염색

(1) 철 염색

철결핍성 빈혈과 철아구성 빈혈의 진단에 이용된다.

(2) Peroxidase 염색

단핵구계를 포함한 골수계 세포와 림프구계 세포의 감별과 특히 급성 백혈병의 FAB 분류의 보조진단법으로 사용된다.

(3) Leukocyte alkaline phosphatase (LAP) 염색

백혈구의 alkaline phosphatase 활성을 scoring하여 만성 골수성 백혈병과 백혈병모양반응을 감별하는 진단보조 검사이다.

(4) Periodic Acid Schiff 염색

혈구에 있는 다당류를 증명하며 급성 골수성 백혈병과 급성 림프구성 백혈병의 구별과 또한 적백혈병과 거대적혈모세포 빈혈의 구별을 위한 보조진단법으로 사용된다.

(5) Esterase 염색

단핵구계 세포의 동정법으로 급성 골수단핵구성 백혈병의 구별에 이용되는 염색이며 급성 백혈병의 FAB 분류에 필요하다.

7) 골수 검사

골수는 각종 혈구 세포의 주 혈구형성기관이다. 악성 빈혈, 재생불량 빈혈, 백혈병, 악성 종양의 골수 전이, 자반증 등의 확실한 진단, 치료경과의 관찰, 예후판정의 목적으로 실시한다.

8) 혈관기능 검사

(1) 출혈시간

피부 모세혈관을 천자하여 출혈하는 혈액이 지혈될 때까지의 시간을 측정하는 것으로 혈소판과 모세혈관의 기능이 관계된다.

(2) 모세관 취약성 검사

말초 피부의 모세관 내압을 높이거나 음압을 가하여 모세혈관의 저항을 검사하는 것이다.

9) 혈액응고계 검사

(1) 프로트롬빈시간(PT)

혈장에 조직 트롬보플라스틴과 칼슘을 넣어서 응고되기까지의 시간을 측정하며 응고 인자중 제 II, V, VII, X 인자 및 제I인자가 관여한다.

(2) 활성부분트롬보플라스틴시간(aPTT)

혈장에 혈소판 제3인자와 유사한 활성화를 가진 인지질과 칼슘을 가하며 내인계 응고 인자(VIII, IX, XI, XII 인자 등)의 이상을 측정하는 검사로 내인계 지혈이상의 필수적인 검사이다.

10) 혈소판 기능 검사

(1) 혈병 수축 검사

채혈한 정맥혈을 시험관에 넣어 37℃에 방치하면 혈병이 수축(퇴축)하게 되는데 주로 혈소판과 fibrinogen이 관여한다.

(2) 혈소판 부착능·응집능 검사

혈소판 수는 정상이지만 혈소판의 기능에 이상이 있는 경우, 출혈시간이나 혈병수축 검사 등에 이어 실시하는 특수검사의 하나이다.

11) 섬유소 용해계 검사

(1) 전혈응고 용해 검사

출혈의 원인이 섬유소 용해항진에 의한 것인지 알기 위해 실시하며, 정맥혈을 시험관에 넣었을 때 37℃에서 48시간 이내에는 섬유소 용해가 관찰되지 않아야 한다.

(2) FDP 측정

Fibrin체 분해산물(fibrinogen degradation products, FDP)은 섬유소용해 항진의 결과로 생성되는 물질로, DIC 또는 각종 혈전증, 출혈성 질환의 진단 및 치료예후 판단을 위한 검사이다.

12) 흐름세포측정

흐름세포측정은 유액상태의 세포가 일정 감지 지역을 지날 때 각각의 세포를 신속하게 측정하여 그 세포가 갖는 여러 가지 특징들을 동시에 측정하고 분리할 수 있는 장비이다. 흐름세포의 측정법은 악성 혈액종양진단에 특히 유용하다. 또한 림프구 아형검사를 통해 면역계 질환의 진단과 치료 및 예후를 추정하거나 백혈병 아형검사 등에 사용된다. 이 외에도 면역결핍상태의 진단 및 모니터링, 발작야간혈색소뇨진단, 줄기세포 수 산정, 세포주기 분석, 태아혈색소 검출과 패혈증 모니터링 등이 있다. 흐름세포측정기는 유체부, 광원, 검출시스템으로 구성된다(그림 10-14).

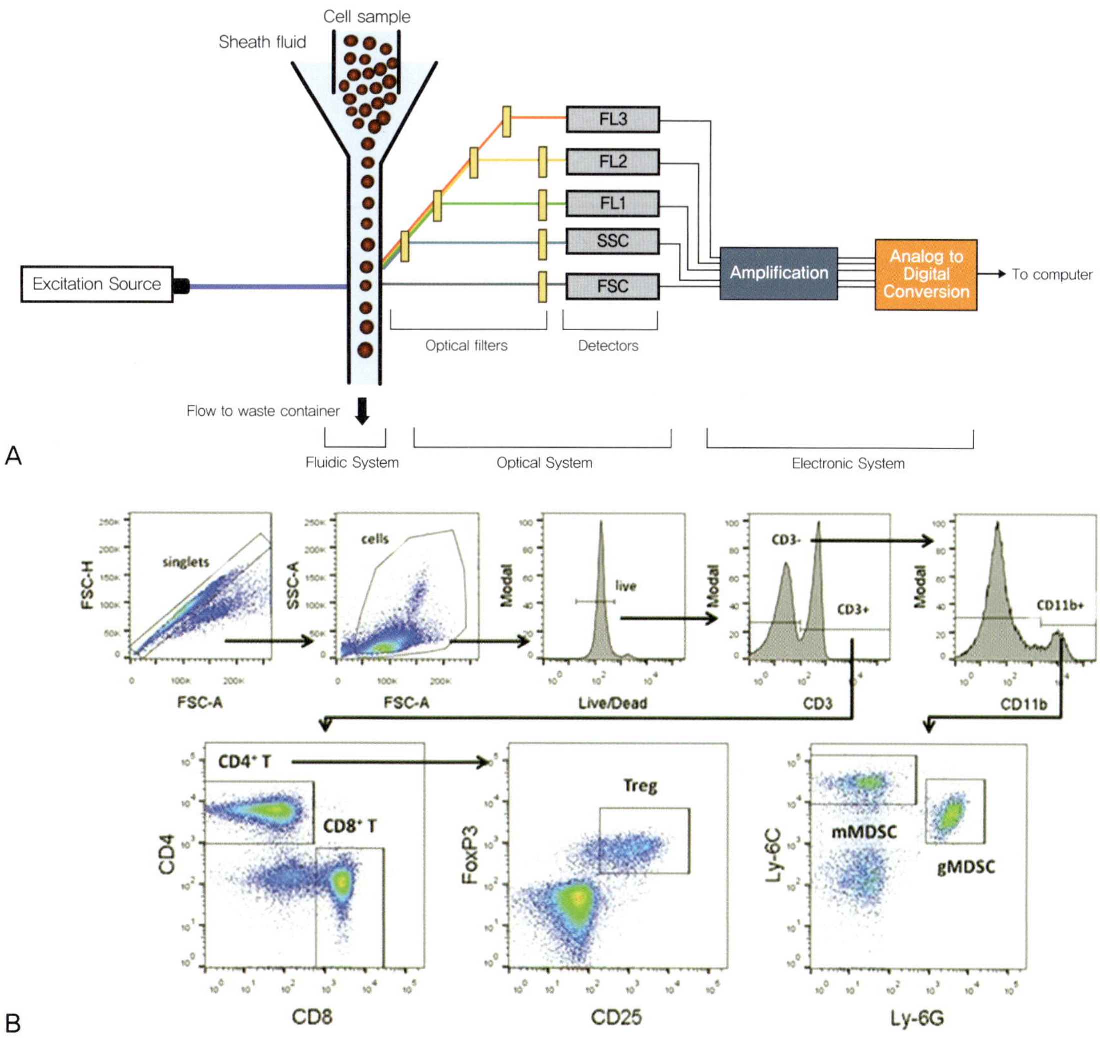

그림 10-14. 흐름세포측정기(Flow Cytometry)의 분석기 시스템(A)과 결과의 예(면역 세포)

13) 염색체 검사

임상의학에서 염색체분석은 중요한 진단절차의 하나이다. 염색체 검사는 환자의 혈액, 골수, 양수, 제대혈액 등의 여러 가지 검체를 이용한다. 각종 혈액질환에서 염색체의 수적 및 구조적 이상과 여러 유전성 질환과 염색체 이상의 연관성을 밝혀 유전질환, 염색체 질환의 위험성, 종양 등의 진단적 목적과 치료효과 판정을 위해 이용된다.

14) 분자진단검사

분자생물학 기술은 증가하는 여러 질병들에 대한 임상검사실 진단 팀의 예측과 동정능력을 향상시킨다. 분자생물학 기술은 임상으로 하여금 치료기간 동안 질병의 진행을 모니터 하고 정확한 예후를 내리고 처치에 대한 반응 예측 등을 가지게 한다. 분자진단은 검사를 수행하고 또한 그 결과를 분석하는데 걸리는 시간이 짧다는 것은 이러한 분자생물학적 검사가 지니는 또 하나의 긍정적인 측면이며, 특히 감염환자의 경우 보다 효율적인 환자 관리를 가능하게 한다. 분자진단 검사의 주된 분야는 혈액 종양의 진단과 예후를 위한 돌연변이, 유전자 재배열, 염색체 이상의 검출, 유전혈액질환 관련 돌연변이 검출, 약물치료에 영향을 미치는 유전자 차이를 검출하기 위한 유전약리학 검사 그리고 혈액학적으로 중요한 감염성 질환의 동정이다.

CHAPTER 11

임상수혈검사학(혈액은행)

Transfusion Laboratory Science, Blood Banking

혈액은행(blood banking)을 수혈검사학 또는 면역혈액학(immunohematology)이라고도 한다. 혈액은행의 업무는 크게 헌혈업무와 수혈업무로 나눌 수 있다. 혈액은행의 가장 큰 목적은 가장 적합한 혈액 즉, 안전한 혈액을 보관해 놓았다가 필요한 환자에게 제공하는 데 있다. 수혈이란 몸속에 혈액을 주입하는 것을 말한다. 타인의 혈액이 환자의 몸속에 들어오면 면역반응에 의해 수혈부작용이 발생할 수 있으며, 혈액에 의한 감염성질환이 전파될 수 있으므로 정확하고 안전한 헌혈업무와 수혈검사를 통하여 이러한 수혈부작용을 최소화 하는 일련의 과정을 배우는 학문이 수혈검사학이다.

현재 대부분의 헌혈업무는 대한적십자사와 한마음혈액원 두 곳에서 하고 있으며 일부는 조건 갖춘 종합병원에서도 시행하고 있다. 헌혈업무는 건강한 헌혈자를 선택하고 혈액제제를 제조하여 필요한 기관(의료기관, 제약회사 등)에 제공하는 것을 말하며, 수혈업무는 혈액원에서 혈액을 공급받은 의료기관의 혈액은행에서 수혈전 검사를 통하여 안전한 혈액을 골라 환자에게 공급하는 업무를 말한다.

안전한 수혈을 위하여 헌혈단계에서부터 채혈금지 대상자를 선별하고, 헌혈된 혈액은 혈액원에서 보다 정밀한 혈액검사를 진행한 후 필요한 의료기관에 공급하고 있다. 의료기관에서는 혈액원에서 혈액을 공급받아서 환자에게 수혈될 때까지 혈액을 안전하게 보관하고 출고하는 업무를 수행하고 있다. 혈액은행은 안전한 혈액의 출고를 위하여 ABO&RhD 혈액형검사, 비예기항체 선별 및 동정검사, 교차적합성검사, 기타 특수검사 등의 수혈 전 검사와 백혈구 여과제거, 방사선조사 혈액 등의 특수 혈액제제를 공급하고 있다(그림 11-1).

혈액은행 업무는 환자의 생명과 직결되어 있으므로 혈액은행 담당자는 철저한 정도관리와 책임의식을 바탕으로 안전한 수혈이 이루어질 수 있도록 최선을 다해야 한다.

1. 헌혈자 선택 및 채혈

1) 헌혈자 선택(Donor selection)

헌혈자 선택의 목적은 헌혈자의 건강을 보호하고 감염성 질환의 전파를 차단하여 수혈자를 보호하기 위함이다.

헌혈하고자 하는 사람은 혈액관리법 시행규칙에 의한 채혈금지대상(표 11-1, 표 11-2)에 해당되지 않는 사람으로 개인별 헌혈기록카드에 인적사항(성명, 주민등록번호, 성별, 주소, 전화번호, 직업, 체중, 신장, 혈액형)을 정확히 기록하고, 대한적십자사 혈액원, 헌혈의 집, 헌혈버스, 혈액원의 개설허가를 받은 대학병원 및 병원급에서 헌혈이 가능하다.

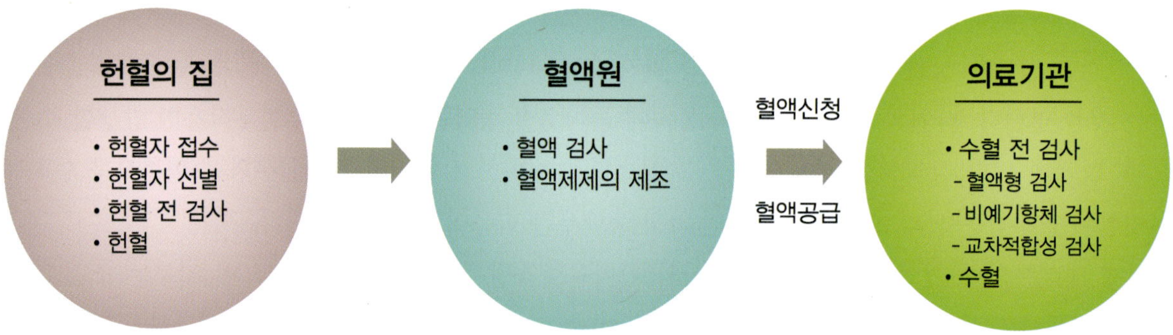
헌혈의 집
• 헌혈자 접수
• 헌혈자 선별
• 헌혈 전 검사
• 헌혈
혈액원
• 혈액 검사
• 혈액제제의 제조
혈액신청
혈액공급
의료기관
• 수혈 전 검사
- 혈액형 검사
- 비예기항체 검사
- 교차적합성 검사
• 수혈

그림 11-1. 헌혈에서 수혈까지

2) 헌혈자 검사(Donor laboratory testing)

헌혈하기 전에 헌혈자 혈액의 비중(그림 11-2)이나 혈색소를 측정하여 개별기준에 적합한지를 확인한다. 또한 혈액형 검사(ABO, RhD)도 동시에 실시한다(그림 11-3).

3) 채혈(blood collection)

(1) 채혈백 선정

헌혈 적격자로 판정되면 헌혈량 및 성분제제에 따른 채혈백을 선정한다. 우리나라에서는 PVC 재질의 300 mL 및 400 mL 용량의 채혈백을 사용하며 혈액의 보존을 위하여 CPDA-1 항응고제가 포함되어 있다. 최근에는 CPDA-1 보다 혈액보존기간이 향상된 SAG-M(S; saline, A; adenine, G; glucose, M; D-manitol)이 첨가된 백이 개발되었다.

표 11-1. 채혈금지 대상자(공통기준)_ 일부 발췌 인용 〈개정 2020. 06.25〉

1. 건강진단 관련 요인

- 체중(남자 : 50 kg, 여자 : 45 kg 미만)
- 체온(구강온도 37.5℃ 이상)
- 혈압(수축기압 : 90 mmHg 이하 또는 180 mmHg 이상, 이완기압 : 100 mmHg 이상)
- 맥박(50회 이하, 100회 이상/ 분당)

2. 질병 관련 요인

- 만성 B형 간염, C형간염, 후천성면역결핍증 등 「감염병의 예방 및 관리에 관한 법률」 제2조에 따른 감염병 중 보건복지부장관이 지정하는 혈액 매개 감염병의 환자, 의사환자, 병원체보유자
- 말라리아 경력자로 치유 후 3년 미만
- 급성 B형간염 병력자로 완치 후 6개월 미만
- 발열, 인후통, 설사 등 강염성 질환이 의심되는 증상이 없어진지 3일 미만
- 암환자, 호흡기질환자, 간질환자, 심장병환자, 당뇨병환자, 자가면역질환환자, 신장질환자, 혈액질환자, 알콜중독자, 마약중독자, 경련환자, 한센병환자

3. 약물 또는 예방접종 관련 요인

- 혈소판 기능에 영향을 주는 약물인 아스피린을 투여 받은 후 3일 미만(혈소판 헌혈의 경우 한함)
- 콜레라, 디프테리아, 인플루엔자, A형간염, B형간염, 주사용 장티푸스, 주사용 소아마비, 파상풍, 백일해, 일본뇌염, 신증후군출혈열(유행성출혈열), 탄저, 공수병의 예방접종 후 24시간 미만
- 홍역, 유행성이하선염, 황열, 경구용 소아마비, 경구용 장티푸스 예방접종 후 2주 미만
- 풍진, 수두 예방접종 또는 BCG 접종을 받은 날부터 4주 미만

4. 진료 및 처치 관련 요인

- 임신 중 또는 분만, 유산 후 6개월 이내. 단 본인의 아기에게 수혈하고자 하는 경우는 제외
- 수혈 후 1년 미만
- 전혈채혈일로부터 8주, 혈장성분채혈, 혈소판혈장성분채혈 및 두단위혈소판성분채혈일로부터 14일, 백혈구성분채혈 및 한단위혈소판성분채혈일로부터 72시간, 두단위적혈구성분채혈일로부터 16주 미만

5. 선별검사결과 부적격 요인

- 과거 헌혈검사에서 B형간염검사, C형간염검사, HIV검사, HTLV검사에서 부적격 기준에 해당되는 자

6. 기타 의사진단에 의하여 건강상태의 불량, 채혈이 부적당하다고 인정된 자

표 11-2. 채혈금지 대상자(개별기준)_일부 발췌 인용

채혈의 종류	기준
320 mL 전혈	16세 미만 또는 70세 이상, 혈액비중 : 1.053 미만, 혈색소량 12.5그램 미만
400 mL 전혈	17세 미만 또는 70세 이상, 혈액비중 : 1.053 미만, 혈색소량 12.5그램 미만
500 mL 혈장	17세 미만 또는 70세 이상, 혈액비중 : 1.052 미만, 혈색소량 12.5그램 미만
한단위 혈소판 성분	17세 미만 또는 60세 이상, 혈액비중 : 1.052 미만, 혈소판 15만/μL 미만

비고: 65세 이상인 자의 헌혈은 60세부터 64세까지 헌혈한 경험이 있는 자에만 가능함

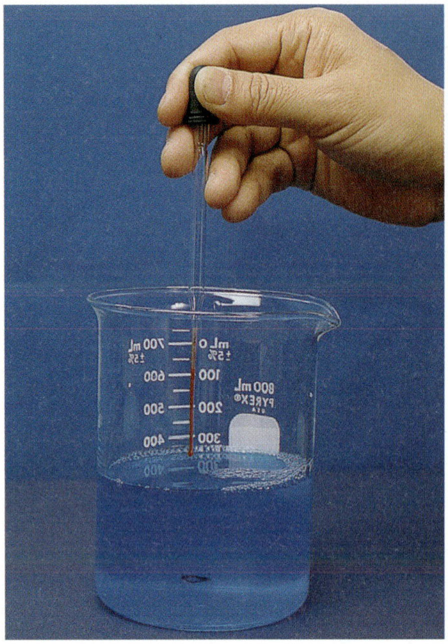

황산동 용액을 이용한 비중 검사

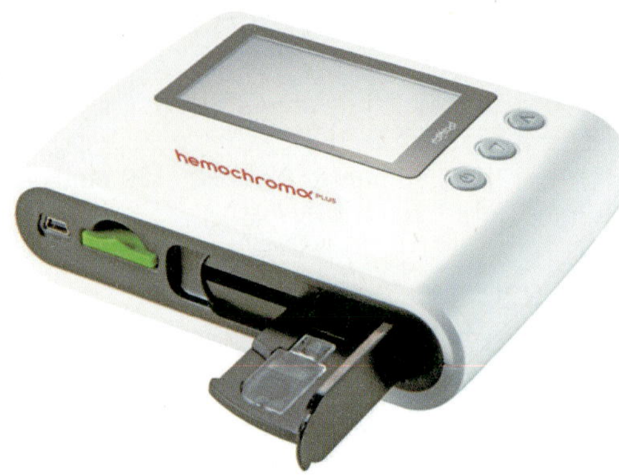

현장검사용 혈색소 측정기

그림 11-2. 황사동 용액을 이용한 비중 검사와 현장검사용 혈색소 측정기

필요한 성분제제에 따라 아래의 채혈백을 선택한다.

- 전혈 : 단일백(single bag, 그림 11-4)
- 농축적혈구 또는 혈소판풍부혈정 : 이중 채혈백(double bag, 그림 11-5)
- 농축적혈구, 농축혈소판, 신선동결혈장 : 삼중 채혈백(triple bag, 그림 11-6)
- 백혈구여과제거적혈구, 농축혈소판, 신선동결혈장 : 사중 채혈백(quadruple bag, 그림 11-7)

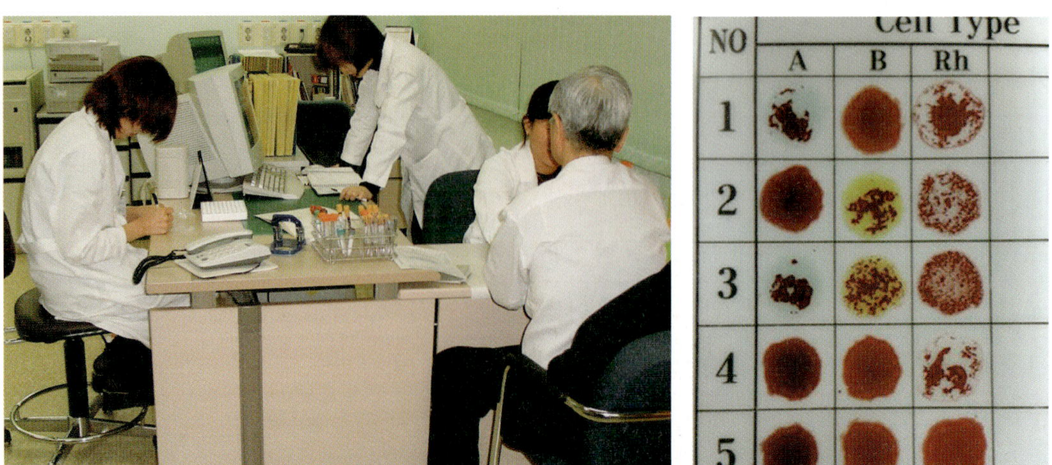

그림 11-3. ABO & Rh(D) 혈액형검사

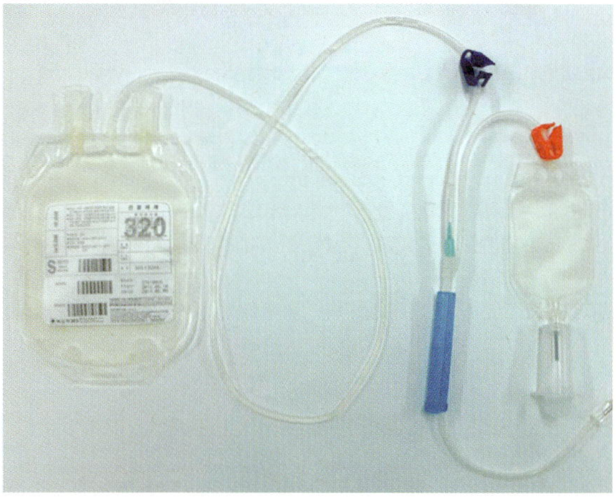

그림 11-4. 단일 채혈백(single bag)

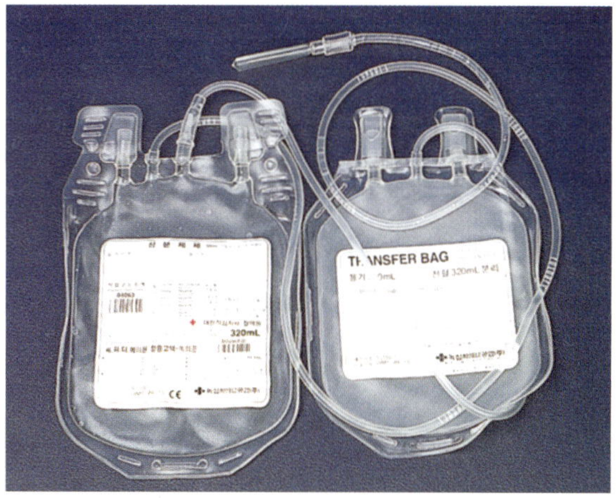

그림 11-5. 이중 채혈백(double bag)

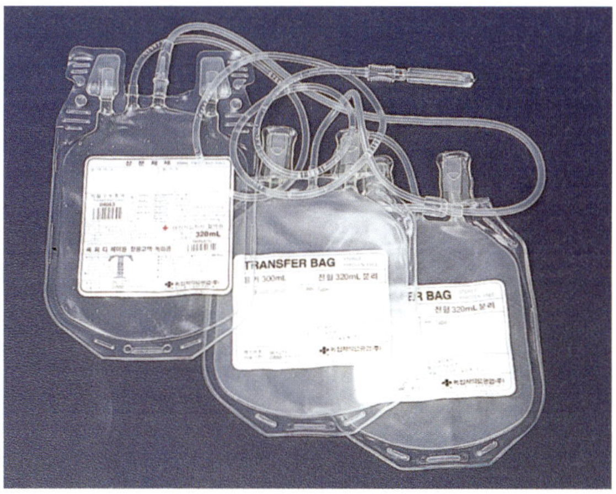

그림 11-6. 삼중 채혈백(triple bag)

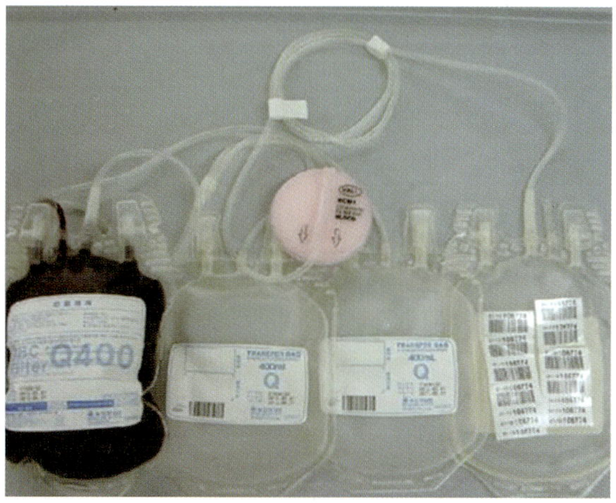

그림 11-7. 사중 채혈백(quadruple bag, SAG-M bag)

(2) 채혈준비

① 채혈백에 혈액번호 등이 기록된 바코드를 부착한다.

② 굵고 큰 정맥을 선택 후 소독실시(10% povidone iodine → 70% ethyl alcohol)

③ 정맥천자(천자부위를 반창고로 고정)

④ BSD(blood sample device)백을 이용하여 검사에 필요한 검체를 확보한다.

⑤ 채혈백은 채혈혼합기(blood mixer)에 올려놓아 항응고제와 혼합이 잘 되도록 한다.

⑥ 일정량이 채혈되면 집게(kelly) 등으로 채혈백 줄을 집는다.

⑦ 멸균거즈로 채혈부위를 누르면서 needle을 제거한 후 10분 정도 눌러 지혈이 되도록 하며 누운 채로 휴식을 취하도록 한다.

⑧ 채혈백 봉입기(tube sealer)를 이용하여 채혈백 줄을 여러 군데 봉합하여 교차시험 시 검체로 사용

할 수 있도록 한다.

⑨ 헌혈자에게 헌혈증서를 주고 헌혈 후 주의사항을 자세히 일러준다.

4) 부적격 혈액

헌혈된 혈액과 혈액검사용 검체는 혈액원으로 이송되어 혈액의 제조와 혈액검사에 사용되며 혈액관리법 시행규칙 제 2조에 의해 부적격 혈액(표 11-3)의 판정기준에 해당하는 혈액제제는 규정에 따라 폐기한다.

표 11-3. 부적격 혈액의 범위 및 혈액•혈액제제의 적격 여부 판정 기준(제2조 관련)

1. 채혈과정에서 응고 또는 오염된 혈액 및 혈액제제
2. 다음의 혈액선별검사에서 부적격기준에 해당되는 혈액 및 혈액제제

검사항목 및 검사방법		부적격기준
비(B)형간염검사	B형간염표면항원(HBsAg) 검사	양성
	B형간염바이러스(HBV) 핵산증폭검사	양성
시(C)형간염검사	C형간염바이러스(HCV) 항체 검사	양성
	C형간염바이러스(HCV) 핵산증폭검사	양성
후천성면역결핍증검사	사람면역결핍바이러스(HIV) 항체 검사	양성
	사람면역결핍바이러스(HIV) 핵산증폭검사	양성
사람T세포림프친화 바이러스(HTLV) 검사 (혈장성분은 제외한다)	사람T세포림프친화바이러스(HTLV) I형/II형 항체 검사(혈장성분은 제외한다)	양성
매독검사		양성
간기능검사(ALT검사, 수혈용으로 사용되는 혈액만 해당한다)		101 IU/L 이상
※ B형간염표면항원(HBsAg) 검사, C형간염바이러스(HCV) 항체 검사, 사람면역결핍바이러스(HIV) 항체 검사, 사람T세포림프친화바이러스(HTLV) Ⅰ형/Ⅱ형 항체 검사의 검사방법은 효소면역측정법(EIA) 또는 이와 동등이상의 감도를 가진 시험방법에 따라야 함		

비고: 위 검사항목 외에 국민보건을 위하여 긴급하게 필요하다고 판단되는 혈액검사의 부적격 기준은 보건복지부장관이 별도로 정한다.

3. 제7조에 따른 채혈금지대상자 기준 중 감염병 요인, 약물 요인 및 선별검사결과 부적격 요인에 해당하는 자로부터 채혈된 혈액 및 혈액제제
4. 심한 혼탁을 보이거나 변색 또는 용혈된 혈액 및 혈액제제
5. 혈액용기의 밀봉 또는 표지가 파손된 혈액 및 혈액제제
6. 제12조제2호 가목에 따른 보존기간이 경과한 혈액 및 혈액제제
7. 그 밖에 안전성 등의 이유로 부적격 요인에 해당한다고 보건복지부장관이 정하는 혈액 및 혈액제제

2. 혈액성분제제와 수혈요법(Blood products and trasfusion practice)

1) 혈액성분제제의 제조

과거에는 전혈수혈이 대부분이었으나 혈액자원의 낭비를 줄이고 수혈에 의한 부작용을 최소화하기 위해 현재는 수혈자에게 필요한 성분만을 수혈하는 혈액성분수혈이 대부분을 차지하고 있다. 혈액성분제제의 종류는 헌혈 시 채혈방법에 따라 다양하게 제조된다. 전혈헌혈은 혈액의 모든성분을 한 번에 채혈한 후 비중에 따라 필요한 성분제제를 제조하는 방식(그림 11-8)이고, 성분헌혈은 혈액성분채집기를 이용하여 적혈구, 백혈구, 혈장, 혈소판 등의 혈액 중 필요한 성분만을 분리하여 채혈하고, 나머지 혈액성분은 헌혈자에게 되돌려주는 방법(그림 11-9)이다.

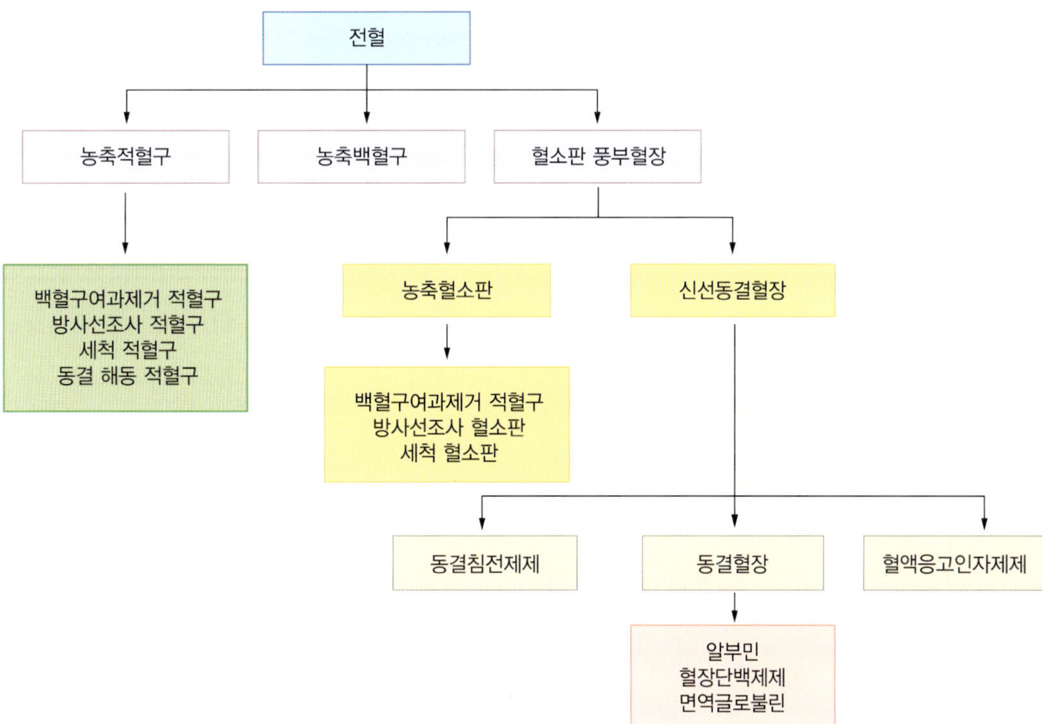

그림 11-8. 전혈헌혈을 통한 혈액성분제조 과정

2) 주요 혈액성분제제의 종류와 적응증

자발적인 헌혈에 의해 채혈된 혈액은 혈액원에서 혈액제제로 만들어지고 의료기관을 통하여 필요한 수혈자에게 공급된다. 주요 혈액제제의 특징 및 적응증을 기술하였다(표 11-4). 질병에 따라 사용되는 혈액제제가 다르며, 주로 혈액종양, 고형암, 간질환 환자 등의 순으로 사용량이 많다. 혈액제제별로는 적혈구제제, 혈소판제제, 신선동결혈장제제 순이다.

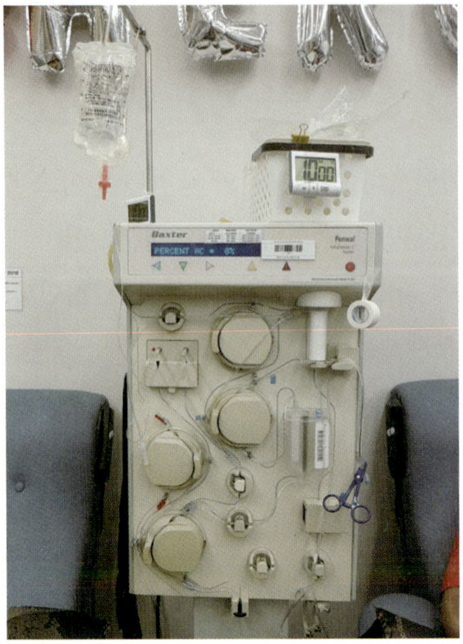

그림 11-9. 혈액성분채집기를 이용한 혈액성분제조 과정

표 11-4. 혈액제제의 특징 및 적응증

혈액제제	특징 및 적응증
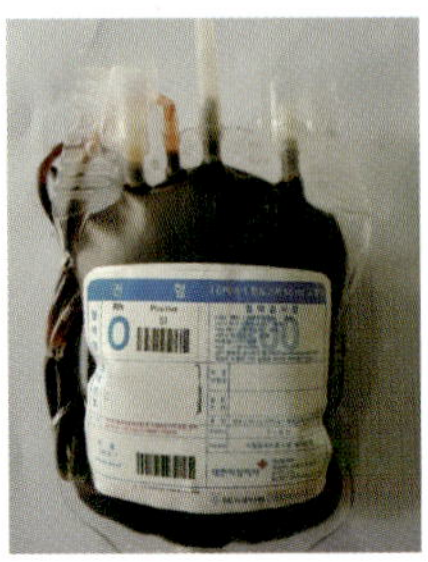 전혈(whole blood)	우리나라에서 사용되고 있는 전혈의 용량은 400 mL와 320 mL가 있으며, 400 mL에는 CPDA-1이 56 mL, 320 mL에는 44.8 mL가 들어 있다. 적혈구용적률(hematocrit)은 약 40% 정도이다. 대량 출혈로 인한 산소운반 능력과 혈액량 확장이 동시에 요구될 때 사용된다. 채혈 후 1~6℃에서 35일간 보존 가능하다.
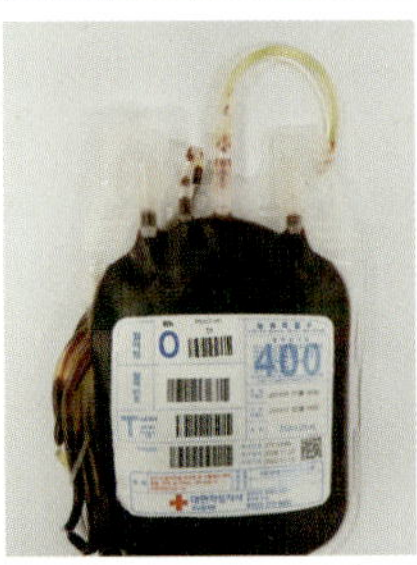 농축적혈구 (packed red blood cells)	전혈을 원심 침전시켜 혈장성분과 항응고제를 제거하여 적혈구용적률이 70% 정도 되게 만든 적혈구 농축액이다. 산소운반능력과 적혈구 보충이 필요한 빈혈 환자에 사용된다. 채혈 후 1~6℃에서 35일간 보존 가능하다.

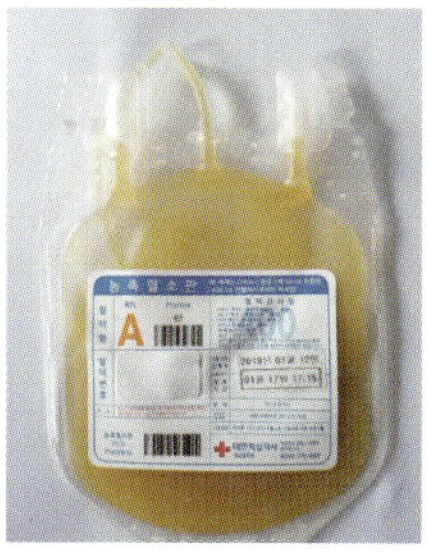 농축혈소판 (platelet concentrate)	전혈 1 unit를 원심 분리하여 40~50 mL 정도의 혈장으로 부유시켜 만들며 이 속에는 약 5.5×10^{10}개의 혈소판이 있다. 혈소판 감소증 또는 혈소판 기능장애가 있는 환자에게 지혈기능을 회복시키기 위해 사용한다. 실온에 보관하며 채혈 후 교반기에서 5일간 유효하다.
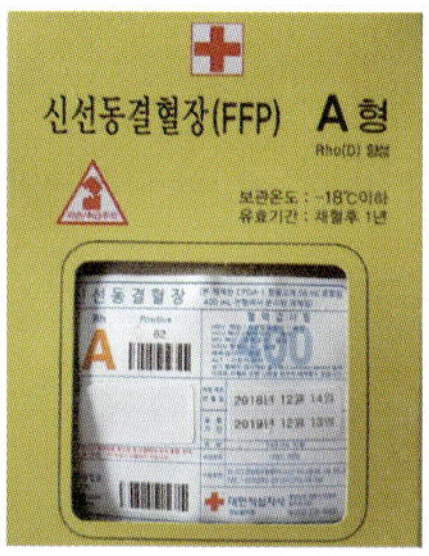 신선동결혈장 (flesh frozen plasma)	채혈 후 4시간 이내에 혈장을 분리하여 동결시킨 것을 말하며 혈장단백과 혈액응고인자가 포함되어 있다. −18℃ 이하에서 보관하며 간질환, DIC, 응고장애를 일으킨 환자에 사용한다.
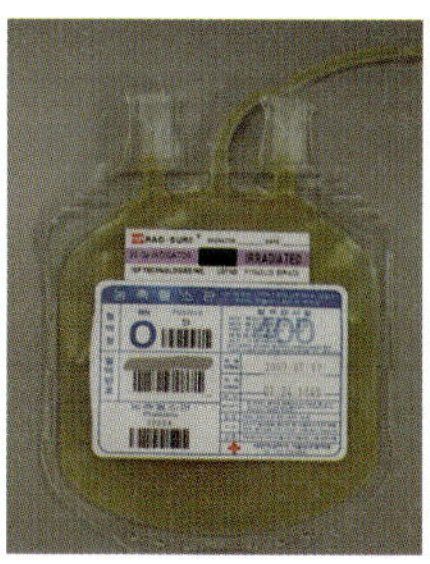 방사선조사혈액 (Blood Irradiation)	적혈구제제, 백혈구제제, 혈소판 제제의 수혈이 필요한 환자에서 수혈관련 이식편대숙주병(transfusion associated graft versus host disease, TA-GVHD)을 예방에 사용한다. 방사선(Cs^{137}, Co^{60})을 조사하여 T-lymphocyte의 기능을 억제하여 GVHD을 예방한다.
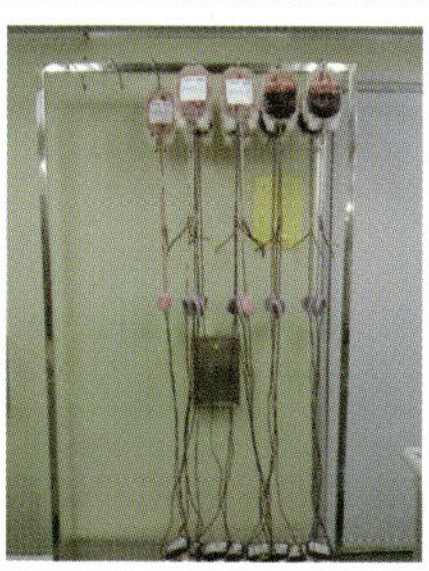 백혈구여과제거적혈구 (Leukocyte-fitered red blood cells)	발열성 수혈 부작용, 동종면역 등을 예방하기 위해 농축적혈구에서 백혈구제거용 필터를 사용하여 만든다. 냉장고에 보관하며 개방형은 제조 후 24시간, 폐쇄형은 35일 이내에 사용한다.

3. 수혈 전 검사(Pre-transfusion test)

수혈전 검사는 용혈성 수혈부작용의 예방이 주목적이다. 의료체계 안에서 안전한 수혈을 위한 여러 가지 노력에도 불구하고 수혈부작용이 종종 발생하고 있는 실정이다. 수혈부작용은 크게 적혈구가 파괴되는 용혈성 수혈부작용과 발열 등의 비용혈성 수혈부작용 그리고 혈액으로 전파되는 수혈전파성 감염이 있다. 용혈성 수혈부작용은 수혈된 적혈구 항원에 대하여 환자가 해당 항원과 반응하는 항체를 가지고 있는 경우에 발생한다. 대표적인 예가 ABO 혈액형의 불일치 수혈의 경우로 혈관 내에서 수혈된 적혈구의 항원이 anti-A나 anti-B 항체에 의해 파괴되는 경우이다. 따라서, 수혈전 검사를 통하여 용혈성 수혈부작용을 최소화하는 노력을 기울이고 있다. 수혈 전 검사에는 ABO & RhD 혈액형검사, 비예기항체 선별과 동정검사, 교차시험검사가 있다. 일반적으로 수혈 전에는 혈액형 검사와 교차시험은 반드시 실시하고, 비예기항체 선별검사와 동정검사는 추가할 수 있다.

1) 혈액형 검사

(1) 적혈구 항원

적혈구가 가지고 있는 혈액형 항원은 현재 알려진 것만 500여 가지에 달하며 국제수혈학회(ISBT)에서는 혈액형 항원들을 29개의 혈액형군으로 분류하고 있다. 이 중 항원성이 강하여 관심을 받는 혈액형 항원은 20여 개 종류가 있으며 그중에서도 항원성이 가장 강한 것은 ABO식 혈액형 항원과 Rh식 혈액형 항원이다. ABO식 혈액형 항원에는 A항원과 B항원이며 이들의 조합에 따라 4가지의 혈액형 즉, A, B, AB, O형으로 분류한다. Rh식 혈액형에는 50가지 이상의 항원이 있으며 주요 항원에는 D, C, E, c, e 항원이 있다. Rh식 혈액형 항원 중 D항원을 가지고 있으면 Rh 양성, 없으면 Rh 음성이라고 한다.

(2) 혈액형 항체

항체는 생체 내에서 항원의 면역학적 작용에 의해서 생성되며, 대응항원과 특이적으로 반응하는 면역글로불린(immunoglobulin)이다. 사람에게는 IgG, IgA, IgM, IgD, IgE의 5종류의 면역글로불린이 존재한다. 혈액형 항체는 생성 방식에 따라 자연항체와 면역항체로 구분할 수 있다. 자연항체는 인위적인 자극 없이 생성된 항체를 의미하며 면역항체는 수혈이나 임신 등에 의해 생성된 항체를 의미한다. ABO식 혈액형에서 A형의 anti-B와 B형의 anti-B 그리고 O형의 anti-A, anti-B 항체가 자연항체에 해당한다.

(3) ABO & RhD 혈액형 검사

수많은 혈액형 중 ABO식 혈액형과 Rh 혈액형이 수혈부작용을 잘 유발할 수 있으므로 수혈 전 검사에서 가장 기본이 되는 것이 ABO & RhD 혈액형 검사이다. ABO형 검사 시 A, B, O와 AB형의 결정은 항원과 항체의 존재유무를 가지고 판단한다.

ABO혈액형 검사는 적혈구에 존재하는 항원을 확인하기 위한 혈구형 검사(cell typing)과 혈청 내에 존재하는 자연항체 anti-A나 anti-B의 존재 유무를 보기 위한 혈청형 검사(serum typing)를 종합하여 혈액형을 판단한다(표 11-5). 반면에 Rh 혈액형 검사는 Rh 혈액형군에서 가장 항원성이 강한 D 항원을 검사하는 것으로 RhD 혈액형 검사라고도 하며, ABO 혈액형 검사와는 달리 혈구형검사만 실시한다. 즉, 환자의 혈액에 anti-D 시약을 넣고 환자의 적혈구에 D 항원이 표현되었는지를 관찰한다.

표 11-5. ABO식 혈액형의 항원과 항체

혈액형	항원	항체
A	A, H	anti-B
B	B, H	anti-A
O	H	anti-A, anti-B
AB	A, B, H	none
혈액형 검사법	cell typing	serum typing

(4) ABO & RhD 혈액형 검사법

정확한 혈액형 검사는 안전하고 성공적인 수혈을 위해 가장 중요하며 장기이식 및 유전학적 정보에 매우 중요하다. 검사방법에는 Slide법(그림 11-11), 시험관법(그림 11-12), 원주응집법(그림 11-13)이 있으며 의료기관의 실정에 맞게 사용하고 있다.

시험관법

① 혈구형 검사(cell typing) : 기지의 항혈청(ant-A, anti-B)을 이용하여 미지의 혈구형(적혈구 표면의 항원)을 검출하는 것이다(그림 11-10).

② 혈청형 검사(serum typing) : 기지의 혈구부유액(2% A1 cell, B cell, 그림 11-10)을 이용하여 미지의 혈청형(혈청의 항체)을 검출하는 것이다.

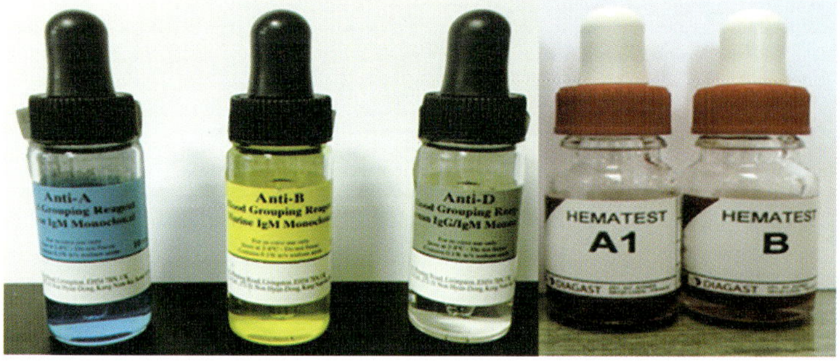

그림 11-10. ABO 시약(Anti-A, B, D, A1 cell, B cell)

2) 비예기항체 선별 및 동정검사

비예기항체(unexpected antibody)란 예측할 수 없는 항체라는 의미한다. 비예기항체는 ABO 혈액형의 anti-A와 anti-B와 같이 ABO 혈액형만으로 항체의 존재 유무 예측이 가능한 예기항체(expected antibody)와는 대비되는 항체를 의미한다. 따라서 비예기항체는 anti-A와 anti-B 이외의 항체라고 할 수 있다. 예를 들면 일반적으로 A형인 사람은 anti-B를 예기항체로 가지고 있다. 하지만 이 사람이 수혈이나 임신 등에 의해 자신에게 없는 항원(예, C항원)에 노출된 경우 anti-B 이외의 항체(예, anti-C)를 가지고 있을 수 있다. 이러한 경우 비예기항체 검사를 실시하기 전에는 비예기항체의 유무를 판정할 수 없다. C 항원에 노출되었더라도 모든 경우에 항체가 생성되는 것은 아니기 때문이다. 만약 환자가 anti-C를 가지고 있는 경우에는 C 항원이 없는 혈액을 찾아 수혈하여야만 용혈성 수혈부작용을 예방할 수 있다.

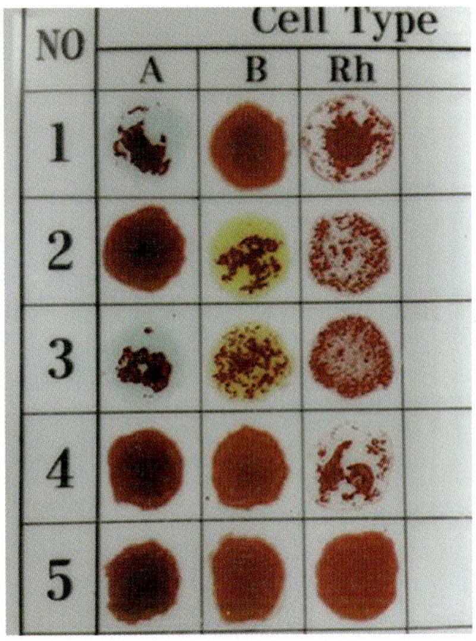

그림 11-11. ABO 혈구형검사의 실례(Slide 법)

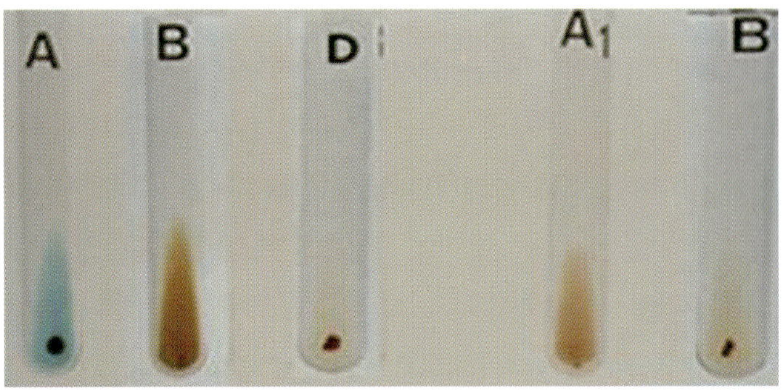

그림 11-12. ABO 혈액형검사의 실례(tube법 A형, Rh 양성)

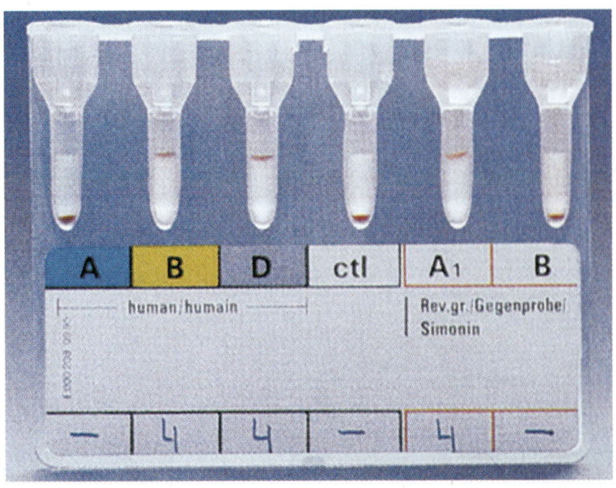

그림 11-13. 원주응집(Column agglutination)법 혈액형검사의 실례(B형, RhD 양성)

한국인을 대상으로 한 비예기항체의 빈도는 대상인이나 검출 방법에 따라 매우 다양하나 약 0.5%로 간주할 수 있으며, 한랭항체를 제외하고는 D 항원 이외의 Rh 혈액형군에 대한 항원(E, c, C, e 등)에 대한 항체가 대부분을 차지한다.

비예기항체 선별검사는 환자가 비예기항체를 가지고 있는지 유무를 검사하고자 하는 것으로 환자의 혈액과 시약 선별용 적혈구(그림 11-14)와 반응시키는 검사법이다. 환자 내에 존재하는 비예기항체를 모두 검출하려면 선별용 적혈구에는 임상적으로 중요한 항원들을 모두 포함하고 있어야 한다. 그러기 위하여 일반적으로 선별용 적혈구는 2~3가지의 혈구 panel로 구성되어 있는데, 환자의 혈액과 반응시켜 응집이나 용혈을 양성, 즉 양성을 보인 혈구가 함유하고 있는 항원에 대한 해당 항체가 있는 것으로 해석한다. 선별검사에서 비예기항체가 양성이거나 교차시험에서 부적합한 경우에는 검출된 비예기항체의 종류를 동정하기 위하여 더 많은 선별용 적혈구(그림 11-15)를 사용하여 비예기항체 동정검사를 실시한다.

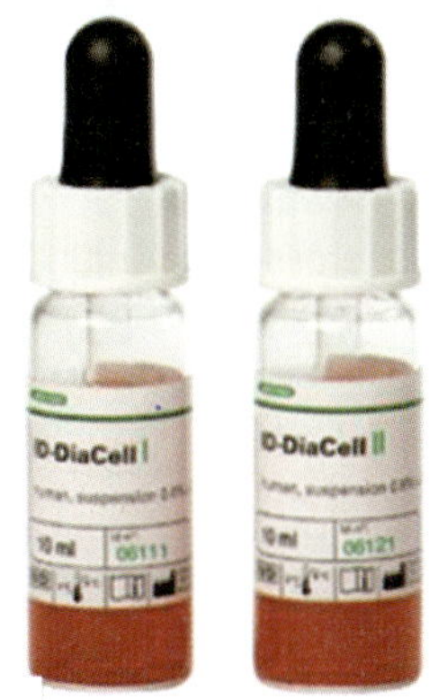

그림 11-14. 비예기항체 선별용 적혈구(DiaMed 사)

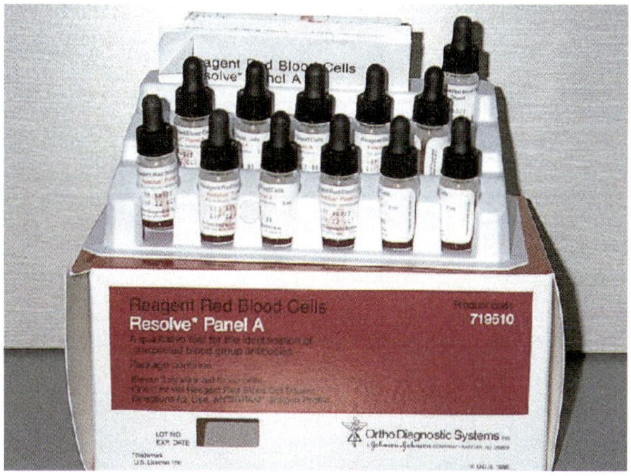

그림 11-15. 비예기항체 동정용 적혈구(Ortho 사)

3) 교차적합시험(Cross matching)

ABO 및 Rh 혈액형이 동일한 혈액을 수혈받더라도 비예기항체에 의한 용혈성 수혈부작용을 일으킬 수 있으며, 비예기항체 선별 및 동정검사로 모든 항체를 검출할 수 없다. 수혈 전 교차적합시험을 통하여 혈액형을 재확인하고 비예기항체에 의한 용혈성 수혈부작용을 예방하는 목적으로 반드시 실시하여야 한다. 교차적합시험은 수혈될 적혈구와 환자 혈청 간의 적합성을 보는 주교차시험(major cross-matching)과 환자의 적혈구와 수혈될 혈청 간의 적합성을 보는 부교차시험(minor cross-matching)이 있다(그림 11-16).

교차시험 단계에는 기본적으로 실온식염수법, 37℃ 알부민법, 간접항글로불린법의 3단계 과정이 있다. 1단계 실온식염수법에서는 anti-A 항체와 anti-B 항체 및 기타 실온에서 반응하는 비예기항체를 검출할 수 있고, 2~3단계에서는 임상적으로 의미가 있는 IgG 계열의 비예기항체를 검출할 수 있다.

교차적합시험에서 응집이 없는 경우는 검사한 혈액제제를 환자에게 수혈해도 되지만, 만약 응집이나 용혈을 보이는 경우는 검사한 혈액제제의 항원에 대하여 환자가 항체를 가지고 있다는 것으로 수혈 부적합을 의미한다. 환자의 혈액과 헌혈자의 혈액을 반응시켜 응집이 일어나지 않는 혈액을 제공하여 수혈 부작용을 사전에 막기 위해 실시하는 검사이다(표 11-6).

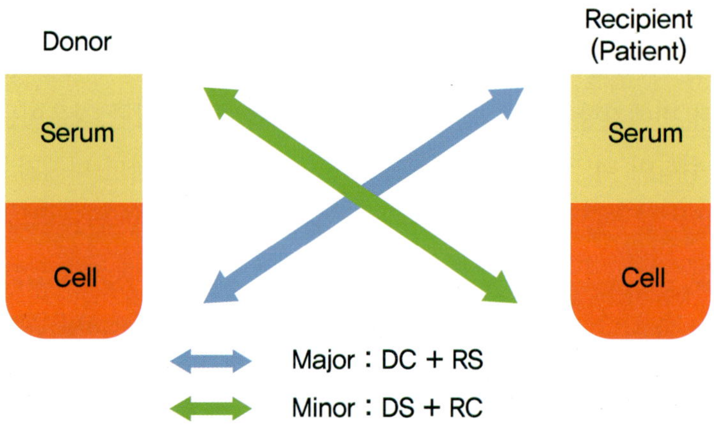

그림 11-16. 주교차시험(major cross-matching)과 부교차시험(minor cross-matching)

① 주교차 적합시험 : 환자의 혈청과 공혈자의 혈구를 반응시켜 응집 및 용혈유무를 관찰
② 부교차 적합시험 : 환자의 혈구와 공혈자의 혈청을 반응시켜 응집 및 용혈유무를 관찰

표 11-6. 교차적합시험 판정표

해석	1단계(saline phase)	2단계(albumin phase)	3단계(AHG phase)
수혈 적합	–	–	–
수혈 부적합	+	+	+

* 1단계 : 실온 식염수법 → 2단계 : 37℃ 알부민법 → 3단계 : 항글로불린법

4. 응급수혈(Emergency transfusion)

수혈 전 검사는 용혈성 수혈부작용을 방지하기 위해 수혈 전에 시행하는 검사로, 일반적으로 ABO 및 RhD 혈액형 검사, 비예기항체 선별 및 동정검사, 그리고 교차적합시험을 의미한다. 이러한 수혈 전 검사는 모두 시행하는 것이 원칙이지만, 수혈이 늦어지면 심각한 결과가 초래될 수 있는 환자에게는 이들 검사를 충분히 실시하지 못한 채로 긴급하게 수혈을 해야 할 경우가 있다. 이렇게 응급수혈이 필요

한 경우 교차적합시험을 일부 단계만 시행하거나 혹은 생략하고 혈액형만 검사 후 동형의 혈액을 출고하기도 하고, 환자의 혈액형과 관계없이 O형 적혈구를 사용하기도 한다.

1) ABO 혈액형이 확인된 경우에는 ABO 동형의 농축적혈구를 수혈하며, ABO 혈액형이 확인되지 않은 경우에는 O형 농축적혈구를 수혈한다.
2) RhD 혈액형이 확인되지 않은 가임연령의 여성에게는 RhD 음성 농축적혈구를 수혈한다.
3) 응급상황에서 동일한 혈액형의 혈액성분을 확보하지 못하는 경우 차선의 혈액선택은 표 11-7과 같다.

5. 수혈용 혈액의 출고(Blood release for transfusion)

수혈을 위한 모든 검사 및 확인과정이 정확히 이루어졌다 하더라도 혈액 출고 시 실수를 한다면 수혈사고로 이어질 수 있다. 출고 시 환자의 성명, 등록번호, 혈액형, 혈액제제의 종류 및 혈액번호, 유효기간, 수량, 교차시험결과, 출고일자 및 시간을 확인한 후 수령자의 성명을 확인한 후 출고한다.

혈액 출고 직전 혈액제제를 육안 관찰하여 혈액백의 손상, 혈액의 혼탁, 변색 또는 용혈 여부를 확인하여야 한다. 수혈사고는 치명적이며 환자가 사망에 이를 수도 있다는 것을 명심해야 한다.

표 11-7. 응급상황 시 차선의 혈액선택기준(ABO 및 RhD 불일치 혈액의 선택) 〈수혈가이드라인, 제4판, 2016〉

전혀 문제되지 않는 선택
1. AB형 환자에게 A형이나 B형의 농축적혈구를 수혈 2. RhD 양성 환자에게 RhD 음성 전혈이나 농축적혈구를 수혈
거의 문제되지 않는 선택
1. AB형 환자에게 A형 혹은 B형의 전혈을 수혈 2. A형, B형 및 AB형 환자에게 O형 농축적혈구를 수혈
응급상황에서만 인정되는 선택
1. 감작되지 않은 RhD 음성 남자환자에게 RhD 양성 전혈이나 농축적혈구를 수혈 2. 폐경기가 지난 RhD 음성 여자환자에게 RhD 양성 전혈이나 농축적혈구를 수혈
수혈을 하지 않으면 생명이 위험한 경우에만 가능한 선택
1. 가임 연령의 감작되지 않은 RhD 음성 여자 환자에게 RhD 양성 전혈이나 농축적혈구를 수혈 2. RhD형을 모르는 환자에게 RhD 양성 전혈이나 농축적혈구를 수혈
절대로 인정될 수 없는 선택
1. O형이나 B형 환자에게 A형 전혈이나 농축적혈구를 수혈 2. O형이나 A형 환자에게 B형 전혈이나 농축적혈구를 수혈 3. O형이나 A형, B형 환자에게 AB형 전혈이나 농축적혈구를 수혈

6. 혈액정보관리시스템(BIMS)과 혈액정보공유시스템(BISS)

대한적십자사는 헌혈자분들의 소중한 혈액이 가장 안전한 상태로 의료기관에 전달되도록 하기위해 2003년 전국의 모든 혈액관리업무를 인터넷을 통하여 관리할 수 있는 혈액정보관리시스템(Blood Information Management System, BIMS)을 구축하여 운영하고 있다. BIMS는 헌혈자가 헌혈의집에서 경험하게 되는 문진, 채혈 등의 간호를 담당하는 간호시스템, 채혈된 혈액에 최고의 안전성을 부여하기 위해 진행되는 각종 검사과정을 관리하는 검사시스템, 안전성이 확보된 혈액을 의료기관에 안정적으로 공급하기 위한 공급시스템, 헌혈차량이 직접 찾아가서 채혈할 때 사용되는 모바일시스템 등 혈액관리 업무의 각 단계를 맡고 있는 모든 시스템이 모여서 구성된 통합관리시스템이다. BIMS 구축으로 그동안 각 혈액원별로 개별적으로 관리하였던 정보를 전사적으로 통합하여 관리할 수 있게 되었으며 이는 안전한 혈액을 안정적으로 공급할 수 있는 토대가 되었다.

혈액정보공유시스템(Blood Information Sharing System, BISS)은 넓은 의미에서 보면 BIMS를 구성하는 다양한 시스템 중 하나로 대한적십자사 외의 기관에서 혈액관리시스템을 활용할 수 있도록 하는데 그 목적이 있다. 1999년에 개정된 혈액관리법은 모든 의료기관이 헌혈 업무를 할 수 있다는 내용을 담고 있으나 만약 각 의료기관이 별도로 혈액 정보를 관리하고 이 정보가 공유되지 않는다면 혈액의 안전성에 큰 문제가 발생할 수도 있다는 우려가 생기게 되었다. 이에 대한적십자사는 정부에 혈액관리정보를 공유할 수 있는 시스템의 필요성을 주장하게 되었으며 2005년에 국고의 지원을 받아 BISS를 구축하여 대한적십자사와 헌혈사업을 하는 타기관 간의 정보 공유가 가능하게 되었다. BISS의 헌혈자관리, 혈액예약/주문, 검사결과입력/조회, 혈액출고관리, 혈액입출고관리 등 대한적십자사 외의 기관에서 편리하게 쓸 수 있는 다양한 기능을 통해 혈액관리의 안전성은 더욱 강화되었다.

CHAPTER 12

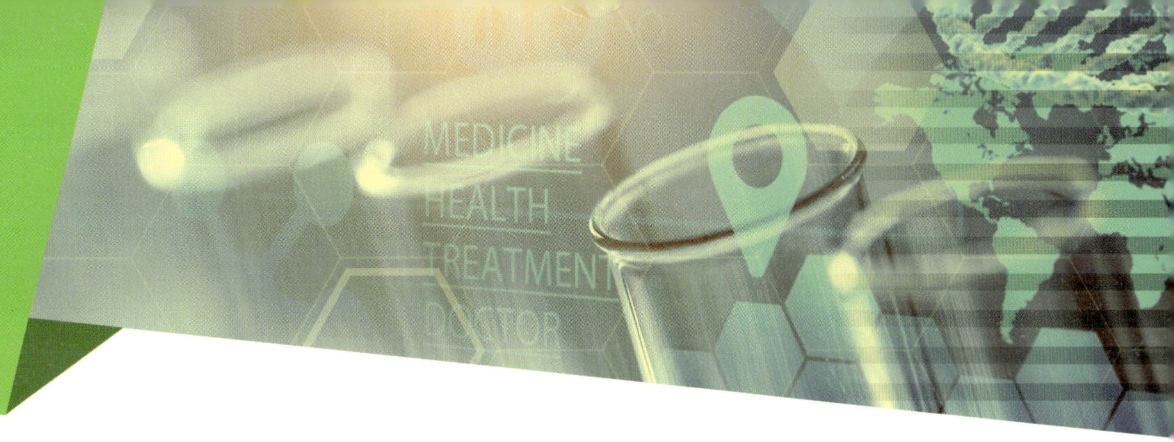

조직검사학 및 세포병리학

Histopathology & Cytopathology

1. 병리학의 개요

의학은 크게 기초의학과 임상의학으로 나눌 수 있는데, 그중 병리학은 기초의학의 근간을 이루고 있음과 동시에 임상의학 분야에서도 질병의 진단과정에서 매우 중요한 역할을 담당하고 있다.

1) 병리학은 어떤 학문인가?

병리학(pathology)은 문자 그대로 풀이하면 병의 이치를 연구하는 학문으로, 질병을 뜻하는 그리스어 'pathos'와 학문을 뜻하는 그리스어 'logos'에서 유래하였다. 질병은 우리 몸에 가해진 해로운 자극에 대하여 생체를 구성하고 있는 세포나 조직, 나아가 장기의 비정상적인 반응으로 나타나는 형태학적 및 기능적 변화로서 이를 연구하는 학문이 병리학이다. 따라서 병리학은 의학의 가장 기본적인 학문이며 자연과학의 한 분과이다.

2) 병리학의 연구 대상

병리학적 연구는 질병의 원인(cause), 발병기전(pathogenesis), 형태학적 변화, 기능적 변화 및 임상적 의의를 대상으로 하고 있다. 이 중 형태학적 변화는 육안 검사, 광학현미경 검사 그리고 전자현미경 검사로 이루어진다.

(1) 원인(병인론)

환자에게서 나타나는 증상(symptom)이나 징후(sign)은 반드시 어떤 원인이 있기 때문에 발생한다. 고대인들은 질병의 원인으로 환자 자신의 죄(내적 인자)와 나쁜 냄새, 혹한, 폭염, 유령, 귀신(외적 인자) 등으로 여겼다.

고대인들의 병인론(etiology)을 현대 의학적 개념에 대입하면 내적인자는 유전적 요인(genetic factor)에 잘 부합하고, 외적인자는 감염성 인자, 영양장애, 물리적 및 화학적 자극 등과 같은 후천적인 여러 환경요인들과 잘 일치한다. 따라서 병리학적 연구 대상의 가장 중요한 것이 질병의 원인을 규명하는 것이며, 질병의 원인이 무엇인가를 알아야 그 질병을 진단할 수 있고 질병의 진행과정을 잘 이해할 수 있고 합리적으로 치료할 수 있다.

(2) 발병기전(병원론)

세포, 조직 그리고 전 개체에 걸쳐 어떤 원인이 작용하고 난 후 질병이 발생할 때까지 체내에서 일어나는 일련의 과정을 발병기전(pathogenesis)이라고 한다. 그러나 원인이 작용하였다고 해도 반드시 질병이 발생하는 것은 아니며, 비록 질병이 발생하였다고 해도 개체에 따라 진행 과정이 서로 다르게 나타나는데, 이는 원인에 대한 개체의 반응 정도가 서로 다르기 때문이다.

현대 의학에서도 많은 질병의 원인이 아직 정확히 밝혀져 있지 않기 때문에 원인을 제거하는 치료가 불가능한 경우가 많다. 그러나 발병기전을 이해해서 질병과정의 진행을 막아주면 질병의 발현을 미연에 방지할 수도 있고, 질병의 진행을 방지 내지 약화시켜서 질병을 치료할 수도 있다. 많은 질병의 발병기전이 현재 여러 단계의 분자생물학적 변화와 유전자 변이를 동반한다. 따라서 현대 병리학의 발병기전에 관한 연구는 분자생물학적 방법을 많이 이용한다.

(3) 형태학적 변화

어떤 질병에서는 특이한 변화가 세포와 조직에서 나타난다. 간혹 어떤 특이한 변화는 세포나 조직에 원인이 무엇인가를 짐작할 만한 변화로서 나타나기도 한다. 형태학적 연구는 이 구조 변화와 더불어 기능 변화까지를 포함하고 있다.

질병은 단순히 정적인 상태에 있는 것이 아니라 항상 변화가 진행되는 한 과정에 있으므로 질병과정의 초기 변화와 말기 변화는 서로 크게 다를 수 있다. 질병의 초기 과정에서 나타나는 형태학적 변화만으로 그 질병을 특이적으로 진단할 수 없는 경우라 할지라도 그 질병이 어느 정도 경과한 후에는 형태학적 변화를 통해 그 질병의 진단을 위해 중요한 단서를 얻을 수 있는 경우가 많다.

(4) 기능 장애와 임상적 의의

병적 과정에서 형태학적 변화가 나타나기 전에 이미 기능장애가 선행할 수 있다. 형태학적 변화는 임상적으로 증상과 징후로 발현된다. 형태학적 변화의 특성에 따라 기능 장애가 서로 다르게 나타나고, 임상 소견(증상과 징후), 임상경과 및 예후가 서로 달라진다.

3) 병리학의 기본 개념

인체를 구성하는 세포와 조직은 지속된 안정상태를 유지해야 한다. 제한된 범위 내에서 모든 세포들은 다양한 자극에 적응할 수 있는 능력을 가지고 있다. 정상세포는 안정상태(homeostasis)를 유지하고 있으나 자극이 가해지면 안정상태가 깨지게 된다. 적당한 자극이 가해지면 세포는 그에 적응하여 새로운 안정상태를 이루고 주어진 자극이 너무 크면 세포가 손상 받게 된다.

(1) 세포손상(cell injury)과 세포사(cell death)

세포손상은 가역적 손상(reversible injury)과 비가역적 손상(irreversible injury)으로 구분할 수 있다. 세포에 가해진 손상의 정도가 약할 때 가역적 세포손상이 일어나지만 손상의 정도가 강하면 비가역적 세포손상이 일어나게 되며 결국은 세포가 죽음을 당하게 된다. 많은 경우에서 초기에 가역적 세포손상이 초래되지만 손상이 심각하면 회복될 수 없는 세포사(necrosis)나 아포토시스(apoptosis)를 초래하게 된다(그림 12-1).

(2) 세포 적응(cellular adaptation)

① 위축(atrophy)

위축은 세포질의 양이 줄어들어 세포의 크기가 감소하는 상태로 특정 기관의 크기가 작아지게 된다. 세포는 안정상태에서 합성과 분해 과정을 지속적으로 진행하고 있으나 합성 능력이 저하되면 세포질의 양이 감소하게 된다.

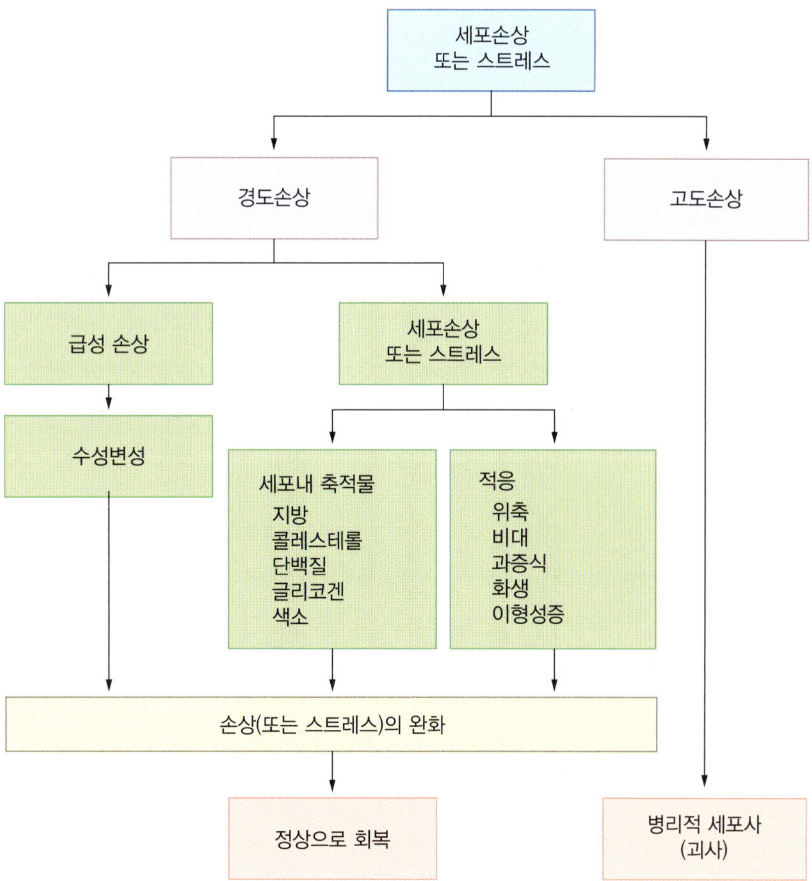

그림 12-1. 세포손상과 세포사의 모식도

② 비대(hypertrophy)

비대는 세포의 크기가 커지는 것으로 세포의 수적 증가와는 무관하다. 비대의 원인으로 세포가 해야 할 일의 증가와 호르몬이 DNA를 자극하여 단백질 합성을 증가시키는 기전에 의해서 일어나는 호르몬 자극의 증가가 있다. 운동량의 증가에 의해서 근육이 비대해지는 현상은 육체미 선수와 육상선수에서 잘 나타난다. 세포성분의 합성이 증가하는 것은 세포의 크기가 커지게 되며, 결국 기관의 크기가 급격히 커지게 된다. 비대는 주로 세포에서 관찰되는데 특히, 심장근이나 골격근세포와 같이 세포분열 능력이 없는 영구세포에서 잘 나타난다.

③ 증식(hyperplasia)

증식은 세포의 수가 증가되는 것으로 비대와 증식이 동시에 일어난다. 조직이나 기관에서 구성 세포의 수가 증가되는 것을 흔히 볼 수 있는데, 피부, 소화기계 상피, 골수와 같은 조직은 수시로 세포의 교체가 일어난다. 그래서 증식에 의한 성장이 꾸준히 일어나는 부위이다. 그러나 심장근과 골격근 및 신경은 세포가 분열하지 않기 때문에 증식현상이 일어나지 않는다. 내분비 기관은 과도한 호르몬 자극에 반응하여 증식이 일어난다.

④ 화생(metaplasia)

화생은 상피조직에서 흔히 나타나며, 분화 성숙된 세포가 다른 형의 세포로 대치되는 가역적인 변화를 의미한다. 세포에 일정한 자극이 지속되면 그 세포는 자극에 저항할 수 있는 세포로 변화하게 된다. 선상피나 이행상피 등이 중층편평상피로 쉽게 대치되는데 예를 들어 보면 다음과 같다. 흡연자의 경우 기관지점막의 위중층섬모성원주상피가 중층편평상피로 화생되고 또한, 자궁경부의 내경부에서 단층원주상피가 중층편평상피로 화생된다. 이렇게 변형된 세포는 자극에는 저항하지만 정상기능을 하지 못하며 때때로 암으로 진행되는 경우도 있다.

⑤ 이형성증

이형성증(dysplasia)이란 비정형의 관점에서 보면 양성이나 악성이라고 판별하기 어려운 중간적인 비정형을 보이는 병변이다.

종양성 병변에 인접한 영역의 병변에 대한 질환명으로서 이형성증이 사용되고 있는 것은 자궁경부 병변에서 시작되었다. 근래 부인과 영역과 호흡기계 영역에서는 이형성증을 다시 비정형도에 따라 3등급으로 분류하여 경도 이형성증(mild dysplasia), 중등도 이형성증(moderate dysplasia), 고도 이형성증(severe dysplasia)으로 나누고 있다.

(3) 염증과 수복

염증(inflammation)은 생체에 가해진 유해한 자극에 대한 방어 반응이다. 염증을 일으키는 인자는 생체의 외부뿐만 아니라 내부에도 존재한다. 원인인자를 먼저 제거하고 손상을 받은 부위를 수복(repair)하는 일련의 경과를 밟지만 그 도중에 방어하지 못하여 죽는 경우도 드물지 않다.

염증의 증상을 나타내는 표현으로는 발적(rubor, redness), 종창(tumor, swelling), 발열(calor, heat), 동통(dolar, pain) 및 기능장해(functio laesa, loss of function)가 5대 징후로서 거론되고 있으며, 이것은 화농성 급성 염증 소견과 일치한다. 여기서는 세균성 감염이 있을 경우를 상정하여 기술한다.

염증 반응은 급성 염증반응과 만성 염증반응의 두 가지로 나눌 수 있다. 이 분류는 병변의 경과 기간의 길고 짧음에 기초한 명칭이다. 그러나 형태학적으로는 두 염증에 출현하는 염증세포의 종류나 내용에 따라 구별한다.

(4) 순환기 장애

모든 세포는 산소와 영양분의 공급을 혈액순환에 의존하고 있으므로 혈액순환에 장애가 발생하면 세포의 손상이 초래된다. 순환장애의 종류로는 출혈, 충혈, 울혈, 혈전, 색전, 경색, 부종 및 쇼크 등이 있다.

① 출혈(hemorrhage)

출혈이란 혈액이 혈관 밖으로 새어나오는 것을 의미하며 그 기준은 현미경적으로 적혈구가 혈관 밖으로 나오는 것으로 말한다. 출혈은 동맥, 정맥, 모세혈관 등 어느 곳에서나 일어날 수 있다.

② 충혈(hyperemia) 및 울혈(congestion)

국소적으로 혈류가 증가된 경우는 두 가지가 있는데, 충혈과 울혈이다. 동맥 및 모세혈관에 혈액이 다량 들어 있는 상태를 충혈이라고 하고, 이는 자율신경 조절에 의해 동맥이 확장되거나 염증이 있는 경우에 일어난다. 충혈이 일어나는 원인은 운동선수의 근육과 같이 생리적으로 혈액 요구량이 많은 경우와 얼굴이 빨개지는 것과 같이 중추신경성 혈관 자극과 혈관을 수축시키는 신경이 마비되는 경우 및 염증 시 혈관의 확장 등에 의해서 일어난다. 반면에 특정 부위에서 혈류는 감소하였으나 정맥 및 모세혈관에 혈액이 많이 들어 있는 상태를 울혈이라고 하는데 혈류의 차단 시 일어난다.

③ 혈전증(thrombosis)

혈전증이란 동맥이나 정맥에서 혈액성분으로부터 고형 또는 반고형의 물질이 형성되는 현상을 말하며 이렇게 생성된 물질을 혈전(thrombus)이라고 부른다. 이것은 사후 또는 시험관에서 일어나는 응고와는 전혀 다르다. 혈전은 혈액의 흐름을 차단할 수 있기 때문에 대단히 위험하며, 우리 몸에는 혈액응고 기전과 대응하여 혈전생성을 저해 또는 생성된 혈전을 녹여 내는 기전이 존재한다.

④ **색전증**(embolism)

운반되어온 물질에 의해 혈관이 막히는 상태를 색전증이라고 한다. 이때 운반되어온 물질들은 고체, 액체, 기체일 수 있으며, 이것을 색전(embolus)이라고 한다. 색전의 원인은 99%가 혈전이지만 지방과 같은 액체나 공기 등도 색전을 초래할 수 있다. 전신 장기의 정맥에서 발생한 색전은 심장을 통해 폐에 색전증을 일으키며, 좌심실이나 대동맥에서 기원한 색전은 폐 이외의 전신 장기를 색전시킬 수 있다.

⑤ **경색증**(infarction)

경색증이란 산소의 공급부족 또는 혈류가 갑자기 차단되어 조직의 일부가 허혈성 괴사(ischemic necrosis)를 일으키는 현상을 말하는데, 혈류의 차단에는 동맥혈의 차단이 있고, 정맥혈의 차단도 있다. 경색의 가장 흔한 원인은 혈전이나 색전증이다.

⑥ **동맥경화증**(arteriosclerosis)

죽상동맥경화증은 동맥의 내막(intima)에 지질이 축적되어 일어나는 가장 일반적인 퇴행성 질환으로 주요 병리적인 진행 병변은 심혈관계의 질병을 초래한다. 일반적으로 동맥경화증의 대표적인 것은 죽상동맥경화증(atherosclerosis)이다.

심혈관계의 질병은 심장발작(heart stroke)과 동맥류(aneurysm)에 의해서 일어나는데, 이런 질환은 서양인에 주요한 사망 원인 중 하나이다. 동맥경화증은 주로 동맥의 크기가 큰 동맥과 중간크기 동맥(예, 대동맥과 경동맥 및 관상동맥)에서 일어나는 퇴행성 질환으로 동맥의 가장 안쪽 층인 내막에서부터 시작되며, 이 부위에 지질이 축적되고 섬유화(fibrosis)가 진행된다.

⑦ **부종**(edema)

우리 몸의 60%는 수분으로 구성되어 있으며, 그중 혈관 내에 1/9, 세포 내에 6/9 그리고 세포 사이에 2/9가 존재한다. 이 중 세포 사이에 존재하는 수분이 증가하는 현상을 부종이라고 한다. 따라서, 과량의 수분이 조직 내 또는 체강 내 존재하는 경우를 말한다. 국소적으로 일어나는 부종도 있지만(국소부종), 전신을 침범하는 경우도 있어 전신부종이라고 한다.

(5) 종양

종양(tumor) 또는 신생물(neoplasm)은 세포분열을 무한히 반복하면서 증식하는 병변이다.

발육과 손상에 대한 수복과는 달리 개체에 대해서는 합목적성이 없는 증식이다. 종양의 증식은 숙주와 조화를 유지하지 못하기 때문에 자율성(autonomous) 증식이라 부른다. 종양은 정상 조직이나 세포와는 다른 형태를 나타낸다. 이것을 비정형(atypia 또는 atypism)이라 하며 종양의 큰 특징 중 하나이다.

① 종양의 증식 패턴

종양의 증식에는 2가지 양식이 있다. 즉, 팽창성 증식(expansive growth)과 침윤성 증식(invasive growth)이다.

팽창성 증식은 분열을 반복하여 증가하지만, 종양세포는 하나의 덩어리를 형성하고 있다. 그 결과 주변 조직을 압박하여 각종 장해를 일으킨다. 자궁의 평활근종(leiomyoma)에서 볼 수 있는 증식은 팽창성 증식의 대표적인 예이다. 침윤성 증식은 분열에 의해 증식된 세포가 주변 조직 내로 침투하여 거기서 새롭게 분열, 증식을 계속하기 때문에 세포가 주변으로 퍼져나가면서 계속 확장해 간다. 침윤성 증식을 나타내는 세포군은 압박성만의 증식에 비하면 세포 사이의 결합성이 약하여 그 성질은 세포상에도 그대로 반영한다. 침윤성 증식은 대부분 악성 종양에서 볼 수 있는 증식 양식이다.

② 양성 종양과 악성 종양

종양은 양성 종양(benign tumor)과 악성 종양(malignant tumor)으로 나눈다. 조직학적 측면에서 보면 종양의 양성과 악성의 차이는 증식 양식의 차이와 밀접한 관계가 있다(표 12-1). 양성 종양은 팽창성 증식에 의해서만 증식하는 종양이다. 따라서 국소적인 병변이어서 생명의 예후를 좌우하는 예는 극히 적다. 악성 종양은 팽창성과 침윤성을 모두 가진 종양이다. 다시 말하면 침윤성 증식을 보이는 것은 모두 악성 종양이다. 단, 초기 단계의 악성 종양은 침윤성 증식을 보이지 않는 경우도 있지만, 결국에는 침윤성으로 증식하는 잠재성을 갖고 있다. 악성 종양은 침윤성 증식에 의해 전신의 여러 부위에 종양세포를 확산시켜 흔히 환자의 생명을 앗아간다. 양성 종양과 악성 종양은 조직학적으로 표 12-1과 표 12-2와 같은 차이를 나타낸다.

③ 종양의 분류

종양은 발생 모조직의 차이에 따라 상피성 종양과 비상피성 종양으로 나눈다. 일반적으로 악성 종양은 암(cancer)이라 부르는데, 다시 악성 상피성 종양은 암종(carcinoma), 악성 비상피성 종양은 육종(sarcoma)으로 구분하여 사용한다(표 12-2).

표 12-1. 양성 종양과 악성 종양의 육안 소견

	양성 종양	악성 종양
발육 속도	느리다	빠르다
발육 형식	팽창성	침윤성
경계	뚜렷함	뚜렷함
주위와 유착	없다	많다
전이	없다	있다
재발	드물다	흔하다
출혈, 괴사	적다	많다
전신에 미치는 영향	약하다	강하다

표 12-2. 상피성과 비상피성 종양의 조직학적 분류

발생조직	정상세포	양성 종양	악성 종양
상피	편평상피 선상피 이행상피	편평상피유두종 선종 유두종	편평상피암종 선암종 이행상피암종
결합조직	섬유조직 지방조직 연골조직 골조직	섬유종 지방종 연골종 골종	섬유육종 지방육종 연골육종 골육종
근조직	평활근 골격근	평활근종 횡문근종	평활근육종 횡문근육종

2. 질병의 진단

증상, 징후, 병적 검사결과들은 전부 형태학적 변화 때문에 나타난 임상적 발현이다. 임상적 발현을 잘 분석하고 종합하여 형태학적 변화를 거꾸로 추정하는 것을 임상진단(clinical diagnosis)이라고 한다. 환자가 앓고 있는 질병은 형태학적 변화에 기인하기 때문에 정확한 진단은 형태학적 진단(morphological diagnosis) 또는 병리학적 진단(pathologic diagnosis)인 것이다. 임상적 진단이 병리학적 진단과 일치하지 않을 경우를 과오진단 또는 오진이라고 한다. 오진을 방지하기 위하여 질병의 경과 중 병리학적 진단을 얻도록 노력해야 한다. 병리학적 진단은 조직검사(histologic examination), 즉 생검(biopsy)과 세포학적 검사(cytologic examination)로 이루어진다. 사후의 형태학적 진단은 병리해부 또는 부검(autopsy)으로 얻는다(그림 12-2).

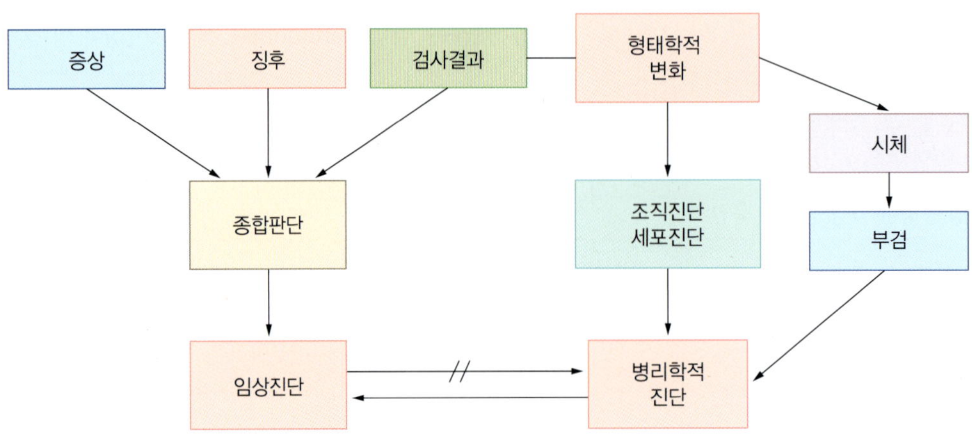

그림 12-2. 질병의 진단과정

3. 질병 진단을 위한 병리학적 방법

1) 육안적 방법(장기 병리학)

병든 장기의 변화를 육안으로 관찰하고 개체에 미치는 영향을 검사하는 방법으로 가장 오래된 전통적인 병리학적 검사 방법이다. 질병은 장기에 발생하고 장기에는 병변(Lesion)이 생기기 때문에 증상이 나타난다. 이러한 연구 분야를 해부병리학(anatomical pathology)이라고 부른다.

육안 검사를 위해서는 병리과에 접수된 검체는 의뢰서와 일치하는가를 확인한 후, 해부병리 전문의에 의해 육안 관찰과 현미경학적 검사에 적당한 병소부위를 목적에 따라 1개~수개를 일정한 크기(1×2×0.4 cm)로 자르는 것까지를 절취(Gross cutting)라 하고, 조직병리 진단은 육안 소견과 현미경학적 소견을 종합하여 판정한다(그림 12-3).

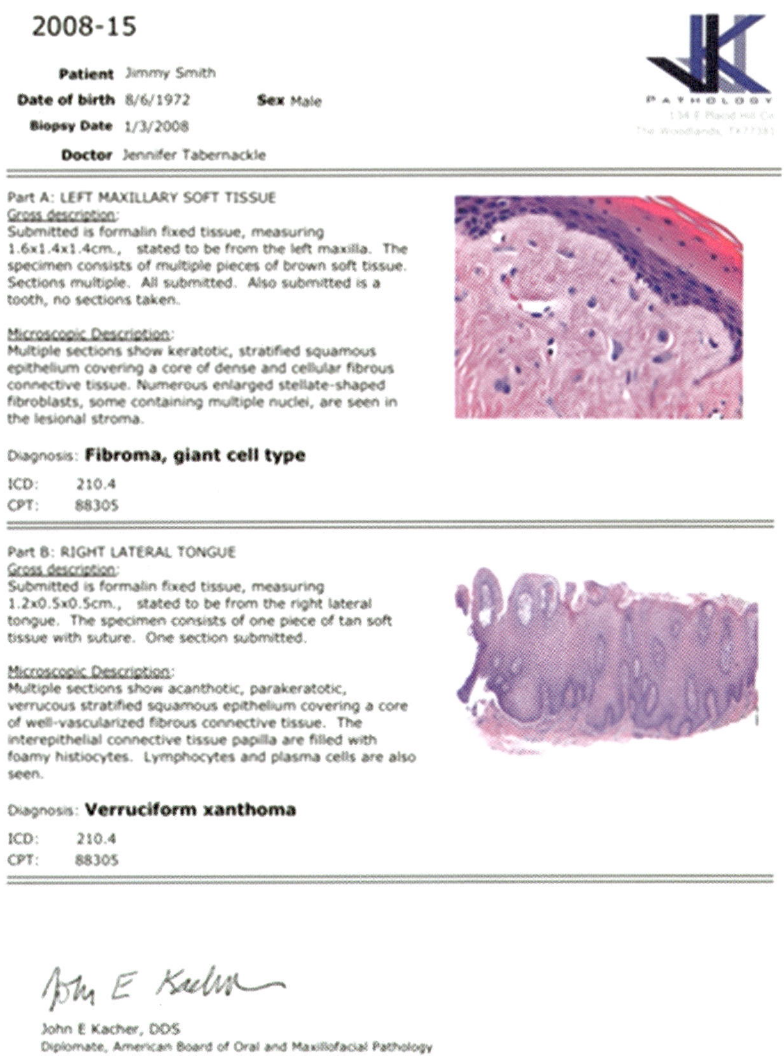

2008-15

Patient Jimmy Smith
Date of birth 8/6/1972 **Sex** Male
Biopsy Date 1/3/2008
Doctor Jennifer Tabernackle

PATHOLOGY

Part A: LEFT MAXILLARY SOFT TISSUE
Gross description:
Submitted is formalin fixed tissue, measuring 1.6x1.4x1.4cm., stated to be from the left maxilla. The specimen consists of multiple pieces of brown soft tissue. Sections multiple. All submitted. Also submitted is a tooth, no sections taken.

Microscopic Description:
Multiple sections show keratotic, stratified squamous epithelium covering a core of dense and cellular fibrous connective tissue. Numerous enlarged stellate-shaped fibroblasts, some containing multiple nuclei, are seen in the lesional stroma.

Diagnosis: **Fibroma, giant cell type**

ICD: 210.4
CPT: 88305

Part B: RIGHT LATERAL TONGUE
Gross description:
Submitted is formalin fixed tissue, measuring 1.2x0.5x0.5cm., stated to be from the right lateral tongue. The specimen consists of one piece of tan soft tissue with suture. One section submitted.

Microscopic Description:
Multiple sections show acanthotic, parakeratotic, verrucous stratified squamous epithelium covering a core of well-vascularized fibrous connective tissue. The interepithelial connective tissue papilla are filled with foamy histiocytes. Lymphocytes and plasma cells are also seen.

Diagnosis: **Verruciform xanthoma**

ICD: 210.4
CPT: 88305

John E Kacher, DDS
Diplomate, American Board of Oral and Maxillofacial Pathology

그림 12-3. 조직병리검사의 결과 보고서

2) 조직학적 방법(조직병리학)

광학현미경을 이용하여 질병 과정에서 나타나는 조직학적 변화를 관찰하여 진단하는 방법이다. 이 검사는 광학현미경의 발명과 때를 같이 하여 발전하였다. 가장 전통적인 병리학적 검사법으로 이 분야를 연구하는 분야를 조직병리학(histopathology)이라고 부르고, 조직병리학적 검사를 위해 현미경 관찰에 필요한 조직표본 제작기술을 다루는 분야를 조직검사학(histotechnology)이라고 부른다.

(1) 광학현미경적 검사법

① 조직형태학적 검사

염료를 사용하여 조직의 형태를 염색하여 관찰하는 방법으로 목적에 따라 일반 염색, 결합조직 염색, 신경조직 염색, 조직 내 병원미생물 염색 등으로 나누어진다. 또 염료 대신 은을 특정 조직의 표면에 침착시켜 관찰하는 도은법(silver impregnation)도 자주 이용되고 있다.

② 조직화학적 검사

조직 내에 포함된 각종 유기, 무기물질을 대상으로 염료를 포함한 여러 화학물질을 사용하여 검출하는 방법이며 그 목적에 따라 다음과 같이 나눌 수 있다.

• 일반조직화학(general histochemistry)

핵산, 탄수화물, 지질 등과 같은 유기질 및 철, 칼슘, 구리 등의 무기질 검출을 위해 사용되는 방법으로 보통 염료가 사용되지만, 드물게 이들 성분에 무색의 시약을 첨가하여 유색반응산물을 형성시켜 검출하는 경우도 있다. 검출 대상 물질에 따라 각각 핵산 조직화학(nucleic acid histochemistry), 탄수화물 조직화학(carbohydrate histochemistry)(그림 12-4), 지질 조직화학(lipid histochemistry) 및 무기질 조직화학(inorganic histochemistry)으로 세분하여 다루기도 한다.

• 효소조직화학(enzyme histochemistry)

효소와 기질 사이의 특이적인 반응을 이용하여 조직절편 위에서 효소활성 부위를 가시화(visualization)하는 방법이다. 이 경우 처음 조직절편 위에 기질을 첨가하면 효소의 작용으로 기질의 분해산물이 생성되는데, 이를 일차 반응산물(primary reaction product, PRP)이라 부르며 흔히 무색을 띤다. 따라서 이 반응산물을 가시화하기 위해 한 단계 이상을 거쳐 효소활성 부위에 유색의 반응산물을 침착시켜서 반응이 종결된다. 이때 생성되는 유색반응산물을 최종반응산물(final reaction product, FRP)이라 하여 PRP와 구별하고 있다(그림 12-5).

• 면역조직화학(immunohistochemistry)

면역조직화학은 조직절편 위에 존재하는 항원(antigen)을 검출하기 위해 항체(antibody)를 사용하는

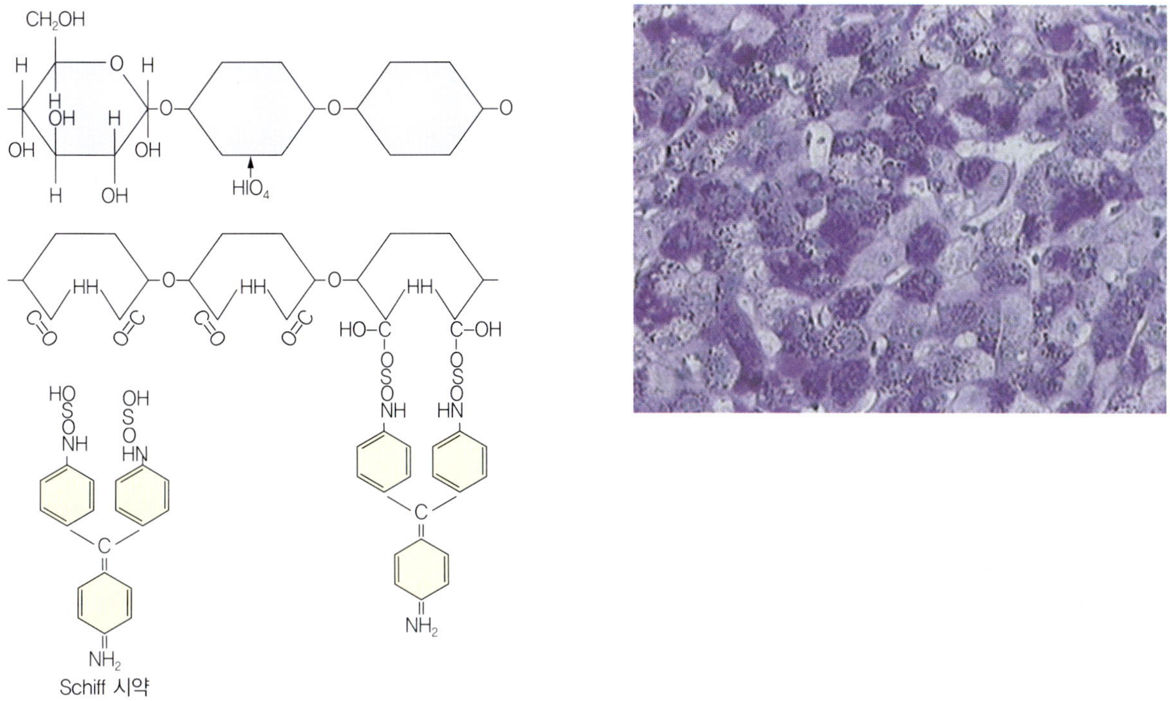

그림 12-4. 탄수활물 염색을 위한 periodic acid-Schiff (PAS) 염색 원리와 간조직의 글리코겐 염색 결과(적자색 과립)

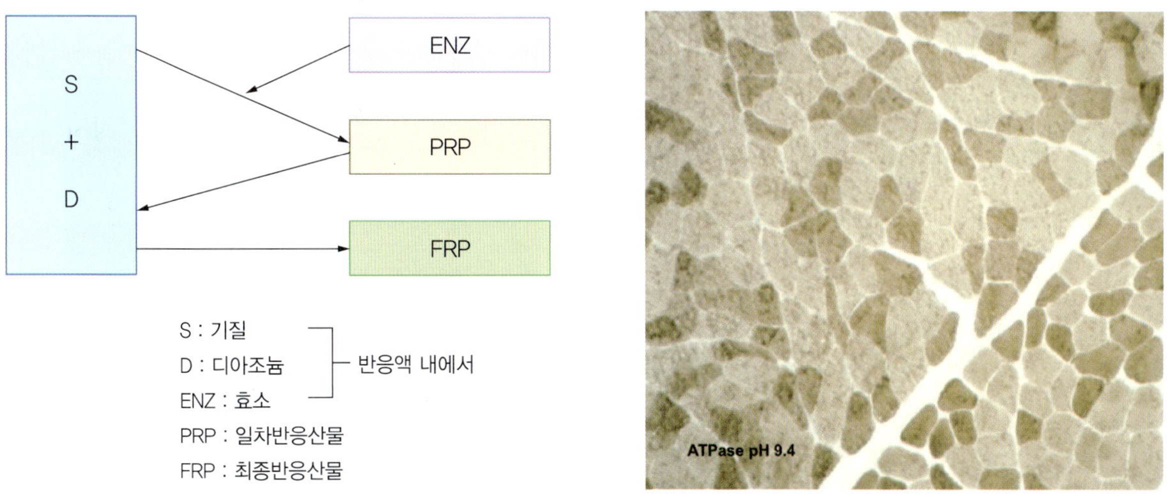

그림 12-5. 효소조직화학(금속침전법)의 원리 모식도 및 근육의 ATPase (pH 9.4) 염색상

방법으로 보통 줄여서 면역염색법(immunostaining)이라 부르며, 다른 방법에 비해 특이도(specificity)와 민감도(sensitivity)가 매우 높은 염색법이다. 이 염색법에는 항체에 형광염료(FITC) 또는 효소(enzyme)를 표지(labelling)하여 항원과 결합시킨 다음 현미경을 사용하여 관찰하는 두 가지 방법이 있는데 전자를 형광항체법(fluorescent labelled antibody method), 후자를 효소항체법(enzyme labelled antibody method)이라 부른다(그림 12-6). 이 경우 형광염료가 표지된 항체를 사용한다면 동결절편

(frozen section)을 제작하여 반응시킨 후 암소에서 형광현미경으로 관찰하며, 효소가 표지된 항체를 사용할 경우 파라핀 절편(paraffin section)을 탈파라핀하여 반응시킨 후 광학현미경으로 관찰한다.

(2) 전자현미경적 검사법

세포질 내 소기관(cell organelle)들과 세포막의 초미세 구조의 변화(ultrastructural change)를 전자현미경으로 관찰하는 연구 분야이다. 세포 내부의 미세구조를 관찰을 위해서는 투과전자 현미경(transmission electron microscope, TEM)이 이용되고 세포의 표면 주조를 관찰하기 위해서는 주사전자현미경(scanning electron microscope, SEM)을 이용한다. 세포질의 미세구조를 관찰함으로써 기능적인 측면을 이해하는 데 도움이 된다. 이런 병리학적 방법을 소기관 병리학(organelle pathology)이라고 부른다.

① **투과전자현미경법**(transmission electron microscopy, TEM)

투과전자현미경은 광학현미경과는 달리 광선 대신 전자선(electron beam)을, 유리렌즈 대신 철과 코일로 만든 전자렌즈(electron lens)를 사용하여 얇은 조직절편을 통과한 전자선을 확대하여 초미세구조(ultrastructure)를 검사하는 현미경으로서 그 구성은 광학현미경과 매우 유사하다(그림 12-7, 8).

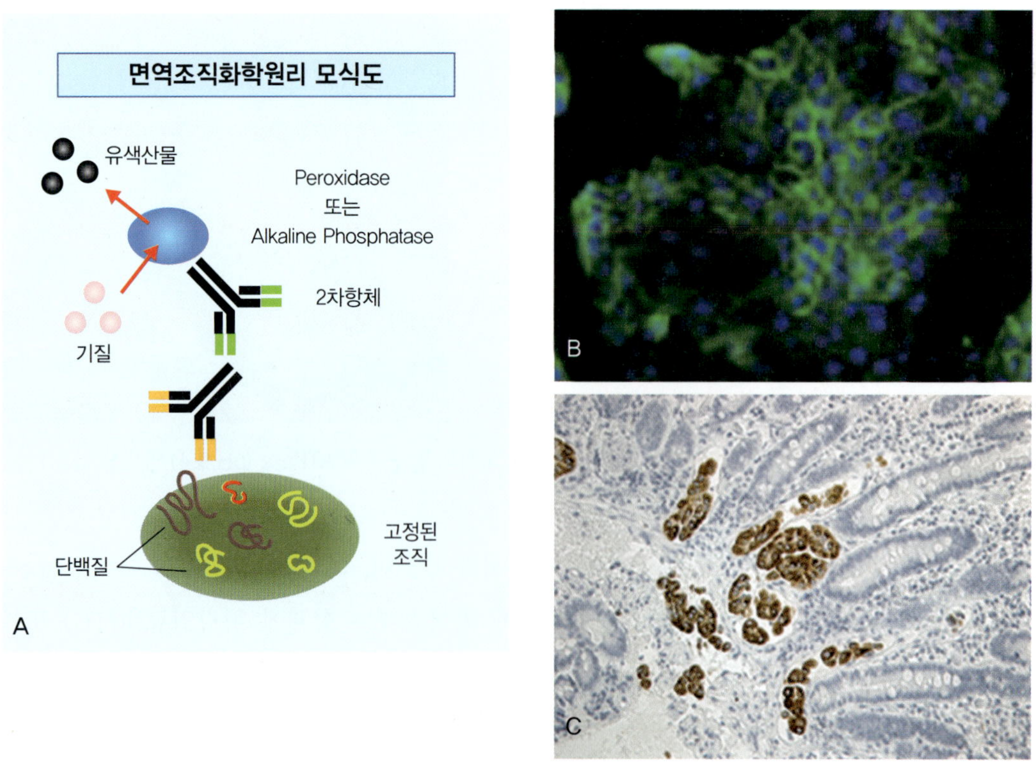

그림 12-6. 면역조직화학적 염색. A. 면역조직염색원리의 모식도 B. 형광항체법 C. 효소항체법

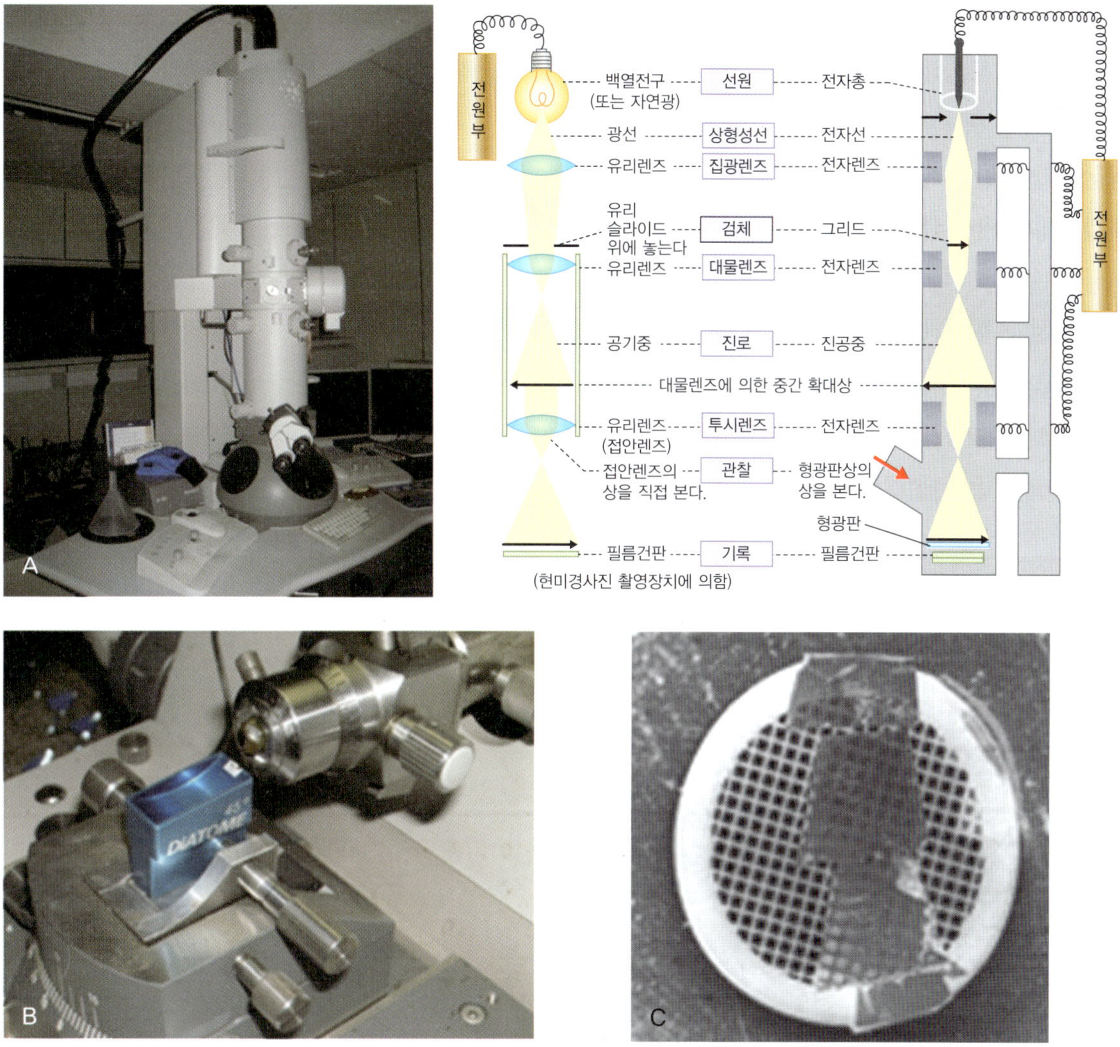

그림 12-7. 투과전자현미경 수지표본 제작에 사용되는 투과전자현미경과 모식도(A) 및 초미세박절기(ultramicrotome)(B)와 그리드(grid) 위에 있는 수지절편(C)

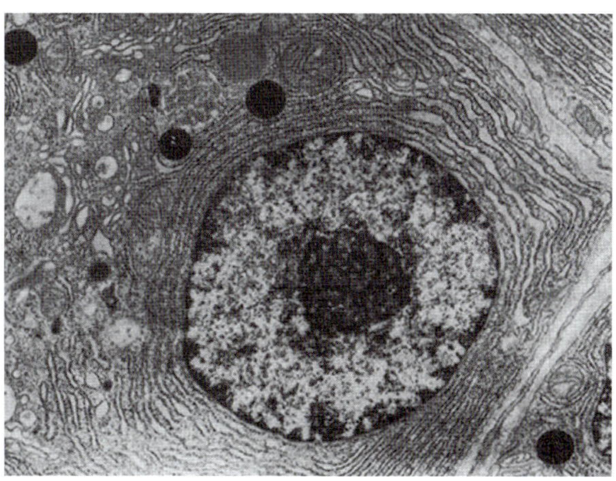

그림 12-8. 투과전자현미경 사진

② **주사전자현미경법**(scanning electron microscopy, SEM)

검체표면에 가는 전자선(electron probe)을 주사(scanning)하여 검체로부터 방출되는 전자 및 전자기파(electromegnetic wave)를 신호로 하여 텔레비전 화면과 마찬가지로 브라운관(cathode ray tube, CRT, 음극선관) 위에 밝기의 변화로서 상을 나타내도록 만든 현미경으로, 주로 검체의 표면의 미세 형태를 조사할 때 사용된다(그림 12-9).

③ **흐름세포측정**(flow cytometry)

흐름세포측정기(flow cytometer, FCM)는 일정한 점을 통과하는 단세포부유액(single cell suspension)에 적당한 레이저 광선(laser beam)을 조사하여 빛의 산란, 형광물질의 발광을 감지기(detector)로 감

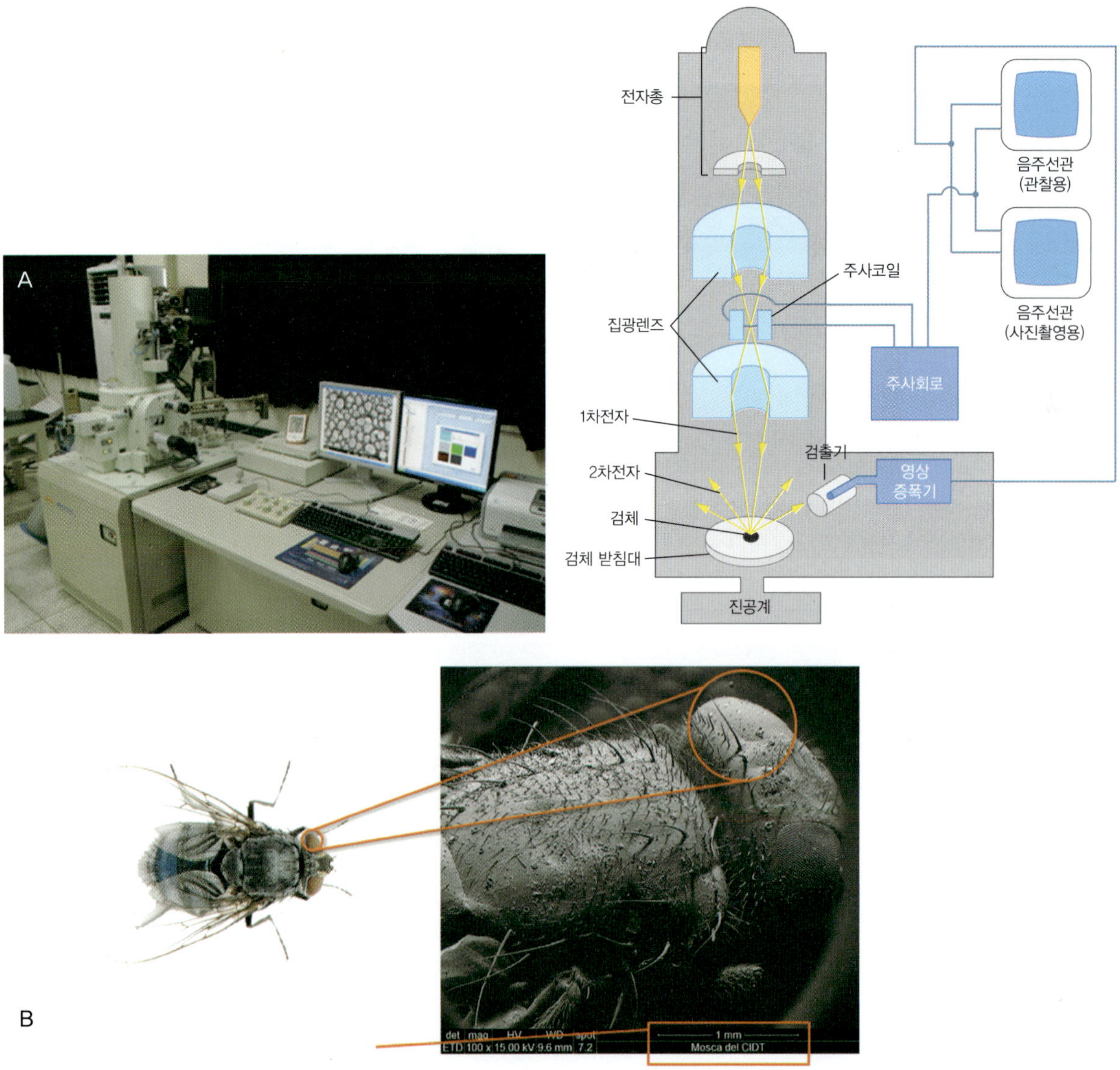

그림 12-9. 주사현미경과 그 내부 구성 모식도(A) 및 주사전자현미경 사진(B)

지한 다음, 이를 전기적 신호로 전환하고 증폭하여 숫자로 기록하여 컴퓨터에 저장하는 원리를 이용한 기기이다. 이 기기는 광원(laser) 및 집광기(optical system), 검체 챔버, 튜브, 노즐로 구성된 유체계(fluid system), 빛 충격(light impulse)을 디지털 신호(digital signal)로 바꾸어주는 전자기기(electronic system) 그리고 기계의 조작을 조절하고 자료를 모으고 분석하여 그래프를 그리는 컴퓨터(computer)의 4가지 시스템으로 구성되어 있다(그림 12-10). 이 분석방법을 이용하면 세포 표면의 항체나 핵산과 결합한 형광염료의 존재를 찾아낼 수 있을 뿐만 아니라, 특정 세포의 수 또는 DNA 함량 등에 대한 정보를 얻을 수 있고, 이 결과를 컴퓨터로 통계적으로 처리하면 세포동력학적 변화(cell kinetic change)를 알아낼 수 있다. 이 검사방법은 단세포부유액을 사용해야 하기 때문에 파라핀 포매 조직의 경우 절편에서 파라핀을 제거한 후 트립신(trypsin)과 같은 단백질 분해효소로 조직을 분해하는 전 처리 과정이 필요하다.

조직병리 분야에서의 FCM의 이용은 주로 암세포 진단 시 정확성을 높이기 위해 사용된다. 인체에서 발생하는 대부분의 암에서 암세포는 이수체(aneuploidy)를 나타내며 배수성 이상의 정도는 환자의 예후에 중요한 정보를 제공한다.

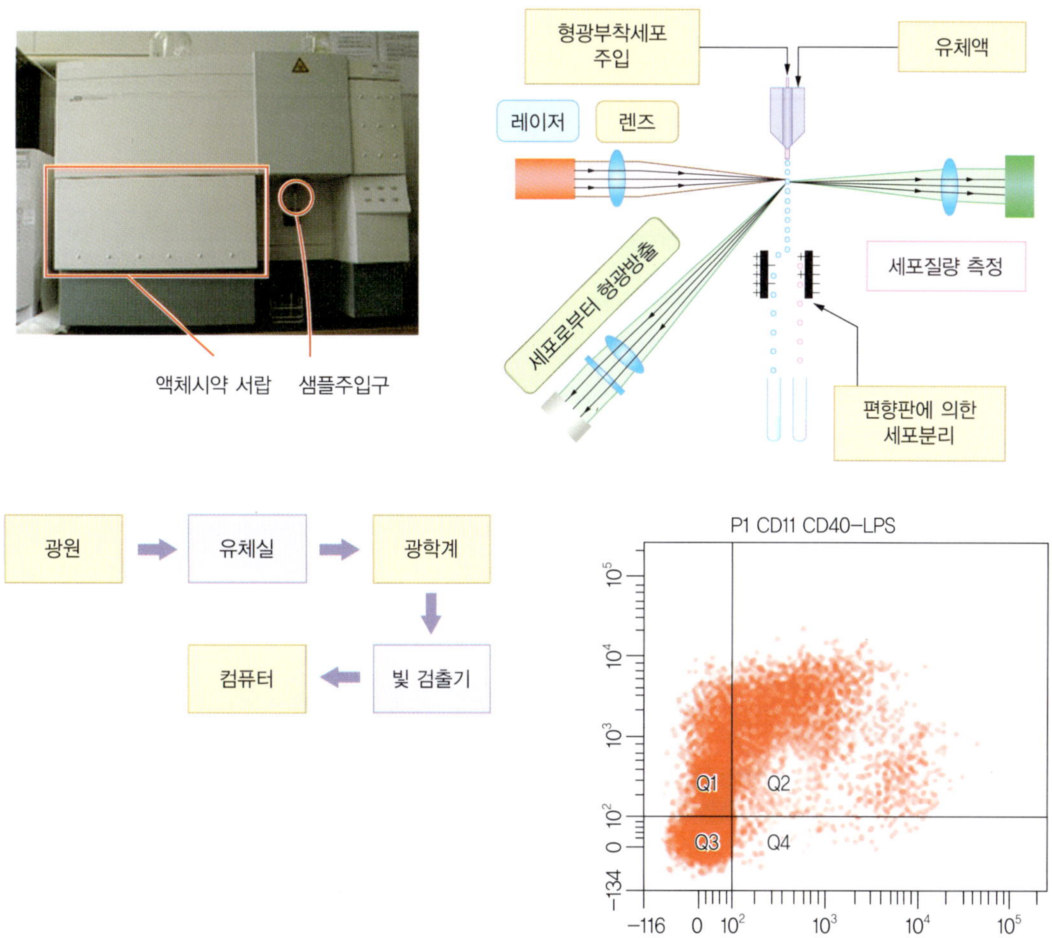

그림 12-10. 유세포분석기(flow cytometer)의 구성 모식도 및 요소

(3) 분자생물학적 방법

형태학적 변화와 기능적 변화를 동시에 분자 수준에서 다루는 방법이다. 질병의 단위도 세포 수준에서 세포 내의 소기관을 구성하고 있는 분자 수준으로 내려왔다. 많은 질병들이 분자 물질들의 결합으로 발생함이 밝혀졌고, 발병기전 또한 분자 성분의 이상으로 설명되고 있다. 이러 분야의 병리학을 분자병리학(molecular pathology)이라고 부른다. 최근 면역학적 방법과 유전학적 기법이 병리학의 연구 분야에 흔히 이용되고, 질병의 진단과 발병 기전을 이해하는 데 큰 도움을 주고 있다. 앞으로 이 분야는 더욱 빠른 속도로 발전할 것이라 생각된다.

① 제자리부합법(in situ hybridization, ISH)

ISH는 핵산탐심자(nucleic acid probe)를 이용하여 조직 내의 DNA 또는 RNA의 염기서열 (base sequence)을 검출하는 분자병리학적 방법으로, 특히 감염성 질환의 진단에 많이 활용되고 있다. ISH는 서던블로팅(Southern blotting), 노던블로팅(Northern blotting) 등의 다른 핵산 부합법(nucleic acid hybridization)과는 달리 검체 내에서 DNA 또는 RNA를 추출하지 않고 조직 위에서 그대로 양성 신호(positive signal)를 확인할 수 있어서 특이성이 매우 높은 검사이며, 보통의 포르말린 고정을 한 파라핀 절편도 이용할 수 있는 점이 큰 장점이다. 이 검사법은 DNA-DNA, RNA-RNA, DNA-RNA 사이의 상보적인 결합(complementary bonding)을 이용한 것으로 항원-항체반응을 이용한 면역염색법과 원리가 매우 유사하다(그림 12-11).

② 중합효소연쇄반응(polymerase chain reaction, PCR)

PCR은 DNA 중합효소(DNA polymerase)를 교묘하게 이용하여 DNA의 특정 영역을 몇 시간 내에 수십만 배로 증폭(amplification)시키는 방법이다. 이 반응은 세포나 조직으로부터 추출한 이중가닥의 DNA를 단일가닥으로 분리하는 변성과정(denaturation), 합성 시발체(primer)가 상보적인 주형 DNA 단일가닥에 특이적으로 결합하는 어닐링 과정(annealing), DNA 중합 효소에 의한 시발체의 신장과

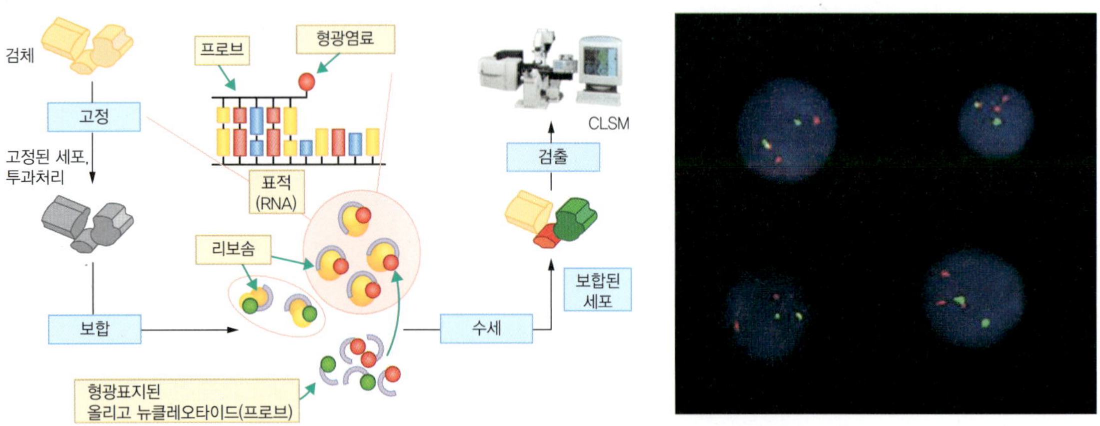

그림 12-11. 형광제자리부합법(FISH)의 원리와 염색결과

정(extention)의 3단계로 이루어지며, 이 주기(cycle)를 반복함으로써 DNA를 증폭한다. 따라서 두 가닥의 DNA를 분리한 후 검출 DNA 영역이 포함된 두 종류의 시발체를 첨가하면, 그 영역은 두 배로 늘어나고 이 과정을 반복하면 지수함수적으로 DNA가 증폭되기 때문에, 특정 영역의 염기서열(base sequence)을 가진 게놈(genome)이 한 분자라도 있으면 DNA 단편을 대량으로 얻어낼 수 있다. 이 경우 생성된 PCR 산물은 간편한 전기영동(electrophoresis)을 거쳐 쉽게 분석할 수 있다(그림 12-12).

③ 세포자멸사(apoptosis) 검사

세포자멸사에 의한 세포의 죽음에서는 핵의 이중가닥(double strand) DNA가 절단되어 180~200염기쌍(base pair) 길이의 배수로 절단된 조각이 만들어지기 때문에 괴사(necrosis)에서 나타나는 무작위적

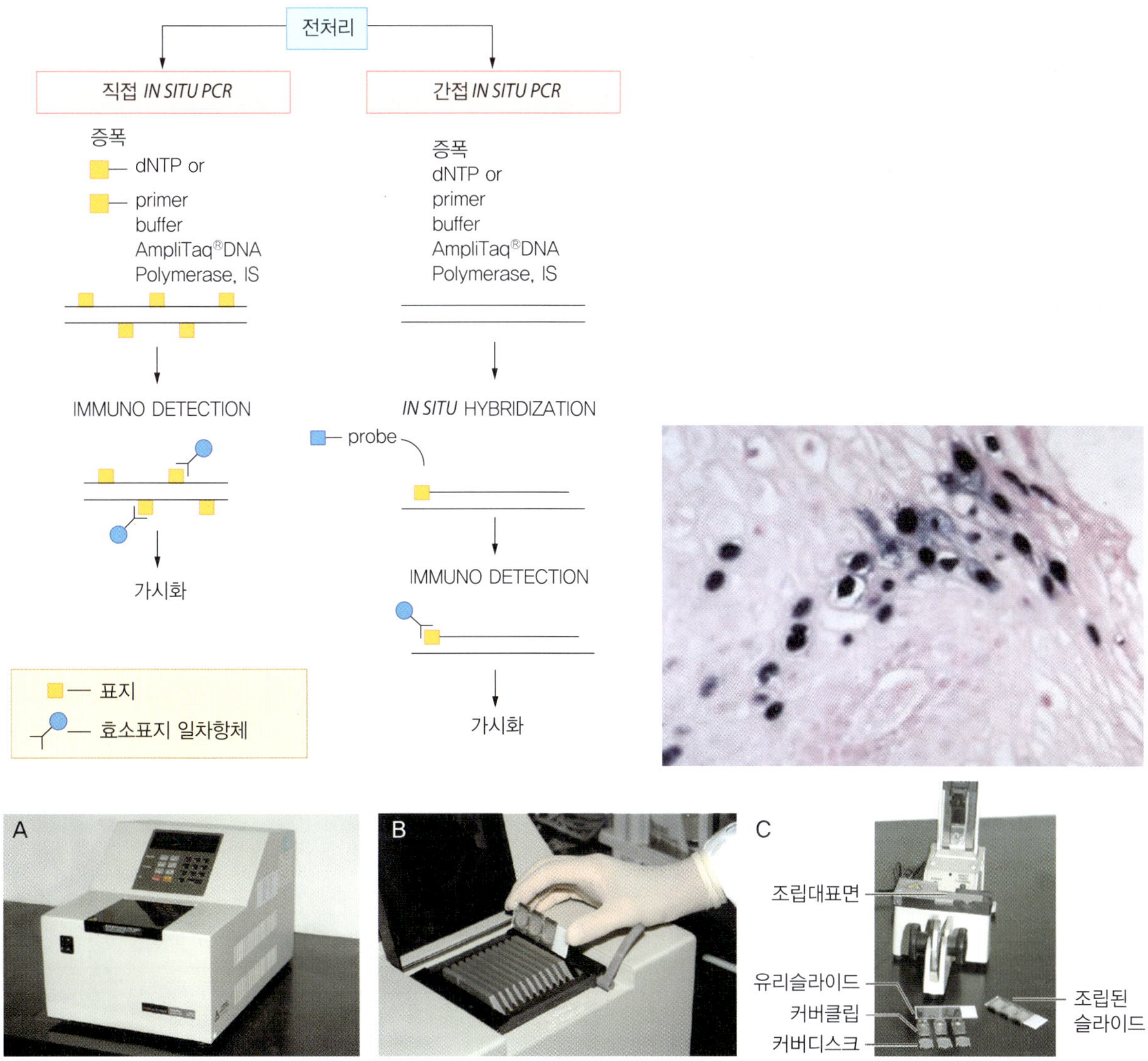

그림 12-12. 직접 및 간접 제자리 PCR의 원리와 결과(인유두종 바이러스(HPV) 감염세포) -위
증폭장치(PCR machine) -아래

인 DNA 분해에 의한 것과 비교된다.

그림 12-13의 TUNEL (Terminal deoxynucleotidyl transferase dUTP Nick End Labeling) 검사는 세포자멸사를 일으킨 세포에서 단편화된 DNA의 유리 3'-OH 말단에 deoxynucleotide를 추가하는 효소인 terminal deoxynucleotidyl transferase (TdT)를 이용하여 digoxigenin-dUTP를 표지한 다음 antidigoxigenin-peroxidase와 반응시킨 후 발색시켜 광학현미경으로 관찰하거나 fluorescein-dUTP를 표지하여 형광현미경이나 유세포분석법(flow cytometry)으로 분석하는 방법이다.

3) 세포학적 방법(세포병리학)

모든 개체는 세포로 구성되고 개체의 질병은 개별 세포의 변화에서 일어나므로 세포를 현미경적으로 진단하는 방법을 세포학적 검사라 부른다. 세포학적 검사는 개체의 질병은 개별 세포의 통합으로 시작한다고 주장한 근대 병리학의 창시자인 비르효(Rudolf L. K. Virchow, 1821~1902) 이래 세포병리학(cellular pathology)은 꾸준히 발달하여 왔다. 진단세포학(daignostic cytology)은 파파니코로우(George N. Papanicolaou, 1883~1962)에 의하여 비교적 최근에 발전된 병리학의 한 분과이다. 그 주요 대상 질병이 암을 대상으로 하기 때문에 진단을 위해서는 자연 탈락한 세포(탈락 세포학, exfoliative

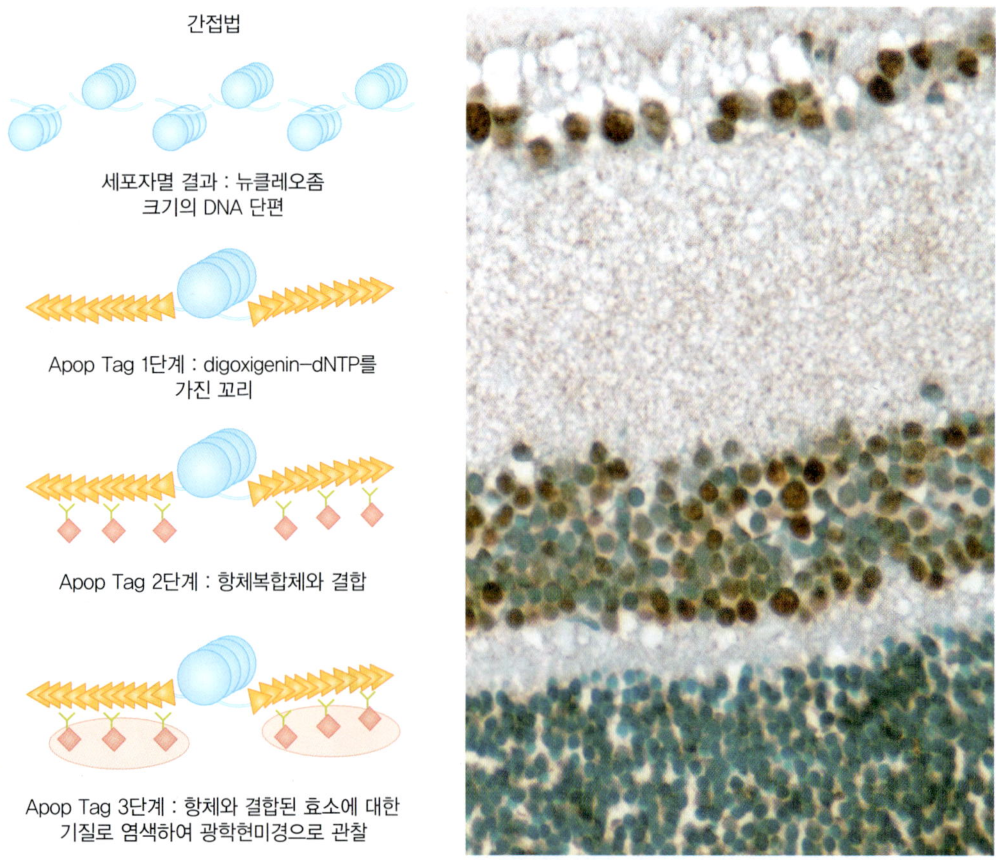
간접법
세포자멸 결과 : 뉴클레오좀 크기의 DNA 단편
Apop Tag 1단계 : digoxigenin-dNTP를 가진 꼬리
Apop Tag 2단계 : 항체복합체와 결합
Apop Tag 3단계 : 항체와 결합된 효소에 대한 기질로 염색하여 광학현미경으로 관찰

그림 12-13. TUNEL법에 의한 자멸세포(apoptotic cell)의 검출 원리 및 쥐의 망막 내 자멸사세포(갈색)

cytology)나 인위적으로 가는 바늘을 이용하여 채취한 세포(세침천자흡인 세포학, fine needle aspiration cytology)들을 사용한다.

(1) 탈락세포학

탈락세포학(exfoliative cytology)은 병변의 표면에서 탈락한 세포를 대상으로 진단하는 것이다. 조직 및 장기의 표면에서 자연적으로 떨어져 나온 세포나 인위적으로 채취한 세포를 유리 슬라이드에 도말하여 검경하는 진단법을 말한다. 이 중 검체를 얻기 위해 병변 표면에서 인위적으로 채취하여 도말표본을 제작하여 검사하는 방법을 특별히 찰과세포학(abrasive cytology)이라 한다. 또한 적출한 조직 덩어리를 직접 유리 슬라이드에 살짝 눌러 세포를 도말하는 것을 날인세포학(touch print cytology 또는 imprint smear)이라 부른다. 이들 검사법은 병변이 표면에만 국한되어 있는 경우에는 병변 부위의 전체 세포상을 반영하지만, 그렇지 않을 경우에는 병변 주변의 일부를 볼 수 없는 결과를 낳는다. 또한 표면에 국한된 병변을 대상으로 하는 경우에도 그 검체 소견만으로는 "심층 부위에 병변이 없다"라고 보장할 수 없다. 이런 의미에서 탈락 세포검사에 의한 판정은 보조 진단으로서 사용되고 있다.

세포검사는 원래 탈락세포학에서 시작되어서 그것이 주류를 이루고 있다. 보조적 진단으로서 적합한 내용의 판정 결과만을 얻을 수 있어서 그 주요 목적은 병변의 유무, 특히 암의 유무에 대한 선별검사법(screening test)으로 알려져 있다.

(2) 세침천자흡인세포학

세침천자흡인세포학(fine needle aspiration cytology, FNA)은 천자흡인생검세포학(aspiration biopsy cytology, ABC)이라고도 부르는 세포 검사법으로 병변 부위에 직접 22~23게이지(guage)의 가는 침(fine needle)을 삽입하여 세포를 채취하여 검사하는 방법이다(그림 12-14).

이 검사법은 인체의 거의 모든 장기 및 조직을 대상으로 시행이 가능하다. 예를 들어 외부와 연결된 배출 경로를 가진 장기에서는 도관(duct)을 경유하여 파이버스코프(fiberscope)나 적합한 채취 기구를 삽입하여 세포 및 조직을 채취해야 하지만, 배출 경로가 없는 또는 경로와 격리되어 있는 깊은 부위의 병변에 대해서는 침을 사용한 천자 흡인법에 의존하지 않을 수 없다. 천자 침을 사용하여 세포를 채취하기 위해서는 천자 침과 연결된 주사기를 음압 상태로 하여 병변 부위에 삽입한 후 침을 약간씩 옮겨가면서 흡인한다.

탈락 세포 검사에서는 세포가 떨어져 나온 후 시간 경과에 따른 세포 변성이 발생하지만, 천자흡인 세포 검사에서는 병변 부위로부터 채취한 세포가 채취 당시 생체의 일부를 구성하고 있는 것이기 때문에 변성이 없는 신선한 상태의 세포를 얻을 수 있다. 또한 음압 상태에서 흡인하므로 작은 조직 조각과 유사한 세포군집(cell cluster) 형태로 채취된다. 이런 이유로 천자 흡인 세포검사는 미소생검(mini biopsy)으로도 불리며, 채취된 검체로부터 조직진단과 거의 근접한 정보를 얻는 것이 가능하다. 따라서 탈락 세포학에 비해 좀 더 정확한 진단법이라 할 수 있다(그림 12-15).

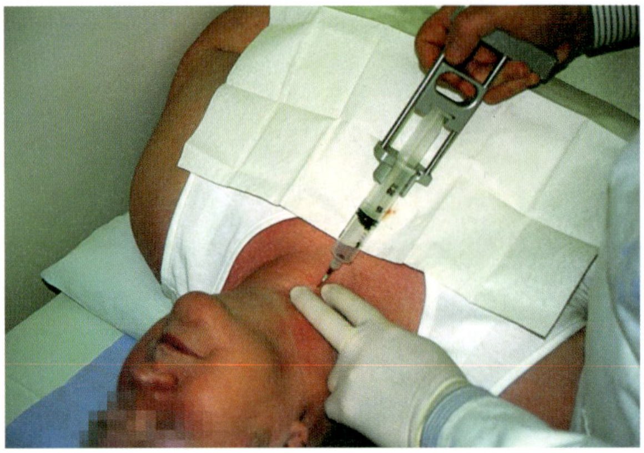

그림 12-14. 세침천자흡인기를 이용한 갑상선 세포 채취

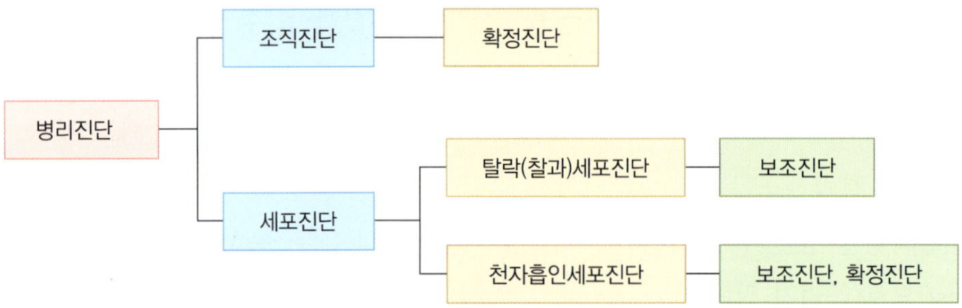

그림 12-15. 병리진단에서 세포진단의 위치

예전에는 천자나 흡인 조작에 의해 암세포가 천자 경로를 따라 전이하여 암이 재발할 수 있다는 공포 때문에 천자흡인 세포진단에 의문을 제기하는 사람들도 있었다. 그러나 이러한 염려는 간 천자 생검 때 실버만 천자침(Silverman's aspiration needle)과 같은 큰 침의 사용으로 인한 것이어서, 오늘날과 같이 가는 침을 사용하는 경우에는 그다지 문제가 되지 않고 있다. 오히려 최근에는 전 세계 병리의사들로부터 세포 진단법 중에서도 가장 각광을 받는 검사의 하나로 널리 보급되고 있다.

최근에는 기술적인 문제점도 개선하여 특히 초음파 유도(echo guide)하에서 갑상선, 젖샘 등의 미소 병변에 정확히 침을 적중시켜 흡인이 가능한 장치가 개발되어 종양 덩어리가 만져지지 않는 아주 작은 조기 유방암의 발견에도 공헌하고 있다. 동시에 갑상선의 경우, 초음파로 발견된 침묵(silent) 병변 부위에 대해서도 초음파 유도하에 천자흡인 세포진단으로 암이 우연히 발견된 증례도 증가하고 있다.

4. 조직병리학적 검사

병리과에서의 질병 진단은 크게 조직병리학적 검사와 세포병리학적 검사로 나누어진다.

1) 조직병리학적 검사

조직병리학적 검사의 대다수는 진단적 목적을 위해 환자로부터 채취한 생검조직을 대상으로 이루어진다. 생검조직의 진단 이후 외과적 치료가 요구될 경우 흔히 좀 더 정밀한 조직병리학적 분석을 위해 수술을 하여 조직 검체를 제거한다. 또한 조직병리학적 검사는 사후검사의 일부로서 사인을 확정하기 위해 사용되기도 한다.

조직병리학적 검사에는 조직 검체를 받아 먼저 현미경적 관찰을 위하여 여러 단계가 포함된 복잡한 과정을 통한 표본제작이 이루어져야 한다. 검체 채취부터 결과 보고에 이르기까지의 단계를 요약하면 다음과 같다.

① 고정
② 검체 채취, 운반 및 접수
③ 조직 절취 및 묘사
④ 조직처리 과정(탈수, 투명, 파라핀 침투)
⑤ 포매
⑥ 박절
⑦ 염색 및 봉입
⑧ 질 보증(quality assurance)
⑨ 보고
⑩ 컴퓨터 입력 및 보고서 발송

(1) 생검 조직의 종류

병리과에 의뢰하는 생검조직의 대다수는 조직 진단을 목적으로 채취한 것들이다. 이 조직들은 보통 작은 조직 편들로 채취 후 자가용해(autolysis)와 세균성 부패(bacterial putrefaction)를 방지하여 조직을 원래대로 보존하기 위해 고정액에 넣어야 한다. 조직 검체의 채취에는 다양한 방법을 사용하고 있으며, 이 생검 방법들은 흔히 생검 검체(biopsy specimen)의 종류를 묘사하는 데도 사용된다(표 12-3). 이에 대해 질병의 외과적 처리는 질병에 걸린 모든 조직과 영향 받지 않은 건강한 조직의 가장자리(margin)를 제거하는 것이 목적이다. 외과 검체(surgical specimens)는 보통 복잡하고 체계적인 검사가 필요하며, 이를 위해 아래에 기술한 바와 같이 현미경적 검사를 위해 부분적인 제거가 필요한데 이를 절취(gross cutting)라고 한다.

(2) 조직의 고정

일단 조직이 채취되면 그 첫 단계로 고정과정을 진행한다. 만일 조직을 적절하게 고정하지 않으면 조직표본의 전 과정이 위험하게 되어 좋은 조직절편을 생산할 수 없게 된다. 성공적인 고정을 위해서는 다음과 같은 요소들이 중요하다.

① 농도
② pH
③ 온도
④ 기간

표 12-3. 조직병리 검사에 의뢰되는 생검조직의 종류

종류	묘사	부위
소파생검 (Currettings)	질병 진행 부위에서 긁어모은 조직 편	피부 자궁내막 뼈
피펫생검 (Pippette biopsy)	얇은 게이지의 바늘을 사용하여 자궁내막으로부터 검체 채취	자궁내막
중심부 생검 (Core biopsy)	두꺼운 게이지의 바늘을 사용하여 조직의 깊은 부위로부터 길고 얇은 중심부 조직(core tissue)을 채취하는 생검	유방 전립선 근육
내시경 생검 (Endoscopic biopsy)	카메라가 부착된 내시경을 사용하여 생검할 조작을 보면서 작은 핀셋을 사용하여 조직을 채취	내시경 검사가 영이한 내부 장기 및 위장관, 비뇨생식기, 비강 및 호흡기계의 내강 표면
펀치생검 (Punch biopsy)	구멍 뚫는 펀치와 비슷한 기구로 2~6 mm 직경의 원반 형태의 조직을 채취하는 방법	피부 구강 자궁경부
표층생검 (Shave biopsy)	병변의 윗면에서 조직을 면도하듯 얇게 도려내는 생검	피부
절개생검 (Incision biopsy)	외과용 메스(scalpel)를 사용하여 병변을 절개하여 조직을 제거하는 생검	피부 구강
원뿔생검 (Cone biopsy)	자궁경부의 편평-원주경계부를 중심으로 원뿔모양으로 조직을 제거하는 생검	자궁경부
개방생검 (Open biopsy)	피부 밑 깊은 부위에 위치한 병변조직을 제거하기 위해 피부를 절개한 후 개방하여 조직을 제거하는 생검	림프절 타액선 근육
절제생검 (Excision biopsy)	병변조직과 함께 그 주변 건강한 조직의 가장자리 일부를 완전히 제거하는 생검	피 상부 위장관
절제술 (Resection)	질병 부위와 그 주변 건강한 가장자리 일부 조직까지 완전히 제거하기 위해 외과적 처치에 의한 제거법. 인체의 다른 부위로부터 조직의 재구축이 필요함	위장관 비뇨생식기 호흡기 간 비장 콩팥
절단술 (Amputation)	팔다리 제거술	손발가락, 팔, 다리, 귀

병리과로 보낼 대다수의 조직검체는 10% 중성완충포르말린(10% neutral buffered formalin)에 넣어 고정한다. 이 과정은 일반적인 조직표본제작과정에 앞서 진행하는 것이 표준이다. 포르말린은 위해성 물질(hazardous substance)이므로 취급 시 위험물 취급 규정에 따라 다루어야 한다. 조직 검체를 검사실로 의뢰할 때는 새지 않는 용기에 충분한 양의 고정액(대략 조직 부피의 10배)에 담아 적절한 표지(환자 정보, 위험표시)를 하여 보내야 한다.

그러나 때로 긴급히 진단이 필요하여 동결절편이 필요할 때는 조직을 고정하지 않고 신선한 상태로 보내야 한다. 또한 전자현미경 검사와 같은 특수 검사 때에는 특별한 고정액(예 : glutaraldehyde, osmium tetroxide)이 필요하며, 골수천공생검(bone marrow trephine biopsy)의 경우에도 formalin acetic acid 고정이 필요하다.

(3) 검체 채취, 운반 및 검사실 접수

병원의 각 과로부터 채취한 검체의 대다수는 정상적으로 조직병리 검사실로 접수한다. 접수된 검체의 대다수는 포르말린에 들어 있고 용기에는 적절한 위험경고 표시가 되어 있어야 한다. 포르말린에 들어 있는 검체 취급 시 운반 과정에도 위해성이 있다는 것을 알고 있어야 하며, 엎질렀을 경우 어떻게 처리할 것인지도 훈련해야 한다. 만일 필요하다면 유출봉쇄 장치와 개인보호장구도 갖추고 있어야 하고, 검사실 관리에도 검체를 안전하고 확실하게 운반하도록 체계가 갖추어 있어야 한다. 대부분의 조직병리 검체는 대체 불가능하여 검체를 분실하였을 경우 환자에게 심각한 결과를 가져올 수 있다.

검체가 검사실에 접수된 뒤에도 검체는 체계적으로 관리되어야 한다. 만일 환자에 대한 정보가 빠져 있거나 검체 용기와 동반된 검사의뢰서 정보가 불일치한 경우가 있을 때를 대비해 행동지침이 제공되어야 한다. 불일치가 있을 경우에는 검사가 진행되기 전에 해결하여야 한다. 일단 검체가 이들 점검 과정을 통과하면 의뢰서와 검체에는 검사 특유의 연도가 결합된 일련번호인 접수번호(accession number)가 붙는다. 그 후 이 데이터는 검사실 정보관리체계(laboratory information management system, LIMS)로 넘어가서 검사실에서의 모든 진행과정은 접수번호에 의해 처리된다.

(4) 육안 검사, 조직 절취 및 블록 선별

검체가 육안 검사실로 운반되면 검체의뢰서(specimen request form)의 기술 내용과 검체용기에 표시된 것과 같은지 점검한다. 전형적으로 환자의 세부 정보는 임상정보와 검체정보 순으로 구술한다. 검체용기 내 검체를 육안으로 검사한 후 절취(gross cutting)한 조직은 특수한 플라스틱 카세트(cassette)에 담아 조직 침투과정(tissue processing)으로 들어간다.

작은 진단 검체는 간략히 육안소견을 기록하기도 하지만 일부 검체의 경우는 육안소견 기록 없이 직접 카세트에 담아 조직 침투과정을 진행한다. 또한 일부 검체는 조직 침투와 포매(embedding)를 용이하게 하기 위해 작은 검체를 두 조각으로 잘라주기도 한다. 이에 대해 큰 검체는 검체의 해부학적 위치나 질병의 범위를 좀 더 자세히 기술해야 한다.

큰 검체들은 모두 현미경 검사를 위해 조직의 일부를 선별하여 절취하게 되는데, 이 과정은 조직의 종류에 따라 다르게 잘라낸다. 조직의 절취과정은 각 장기의 표준작업 절차(standard operating procedure, SOP)에 따라 조직을 선별하여 잘라낸다. 암절제 검체의 검사를 위한 절취법은 일반 암검체의 조직병리학적 검사를 위한 SOP의 안내에 따라 수행하면 된다. 절취한 조직 편은 조직침투 과정을 수행하기 위해 카세트에 담는다. 표준 카세트의 크기는 28×34×5 mm이지만 경우에 따라 조직 편의 크기가 큰 거대 조직 편(megablock)은 조직의 크기에 따라 다르지만 75×52×13 mm의 카세트를 사용한다. 거대 조직 편은 특히 현미경 관찰에 검체의 해부학적 방향이 매우 중요할 때 그 위치를 보존하기 위해 유용하다. 포르말린에 담긴 검체를 절제할 때는 모든 건강과 안전 수칙을 준수하는 것이 필수적이다.

(5) 조직처리 과정

생체 또는 고정된 조직괴를 현미경으로 관찰하려면 빛이나 전자선이 투과할 수 있도록 얇은 절편을 제작하여야 하는데, 이러한 조직괴를 그대로 박절한다는 것은 쉬운 일이 아니다. 그 이유는 조직이 박절에 적합한 강도를 갖지 못하거나 단단하고 연한 부위가 서로 뒤섞여 있어 강도가 일정하지 않다는 것, 조직 내부에 공간 또는 틈이 있어 박절 시 조직 구조가 변형될 수 있다는 것, 그리고 조직이 작거나 상당히 연하여 지지할 부위가 없다는 것 등의 문제가 있기 때문이다. 따라서 이 같은 문제점을 없애기 위해서는 조직 내로 특수한 매질(침투제, infiltrating medium)을 침투시켜, 조직의 구조적 변형이 발생하지 않도록 하는 조직처리 과정(tissue processing)이 필요하다. 이 과정은 탈수, 투명, 파라핀 침투의 순서로 진행한다.

① 탈수(dehydration)

수용성 고정액에 고정된 조직은 보통 수세하기 때문에 조직 내에는 항상 물이 존재하게 되며 따라서 파라핀 침투 전에 탈수가 필요하다. 탈수는 친수성이 있는 용액(탈수제)을 사용하여 조직 속에 존재하는 물을 제거하는 것으로 여러 종류가 소개되어 있지만 일반적으로 에탄올이 사용된다. 에탄올에 의한 탈수 과정은 여러 단계의 용기를 배열하여 저농도의 알코올에서 점진적으로 고농도의 알코올로 상승시키면서 진행한다.

② 투명(clearing 또는 dealcoholization)

투명은 탈수제를 제거하는 과정으로 에탄올이 투명제(clearing agents)와 치환되면 조직 내부가 투명하게 보이기 때문에 이런 명칭이 붙게 되었다. 조직이 투명하게 나타나는 것은 투명제의 굴절률이 조직의 굴절률(1.54)과 거의 같기 때문이다. 따라서 조직이 투명하게 보이면 조직에서 에탄올이 제거되었다는 것을 의미한다.

투명과정은 탈수제와 침투제가 서로 혼합될 수 없는 경우에 거치는 중간 단계로서 탈수제와 침투제에 모두 혼합될 수 있는 용액을 사용하는데 일반적으로 자일렌(xylene)이 사용된다. 자일렌은 보통 2~3단계로 배열하며 용액의 양은 조직 부피의 약 10배 정도가 좋다. 각 단계의 소요시간은 대략 1시간 정도가 적당하고 조직의 종류와 크기에 따라 조절한다. 만일 탈수가 충분히 안 된 조직을 자일렌에 옮기면 조직에 남아 있던 물과 자일렌이 혼합하면서 젖빛혼탁이 생기므로 즉시 확인할 수 있다. 이 경우는 다시 무수알코올에서 완전히 탈수를 한 다음 투명화해야 한다. 대부분의 투명제는 물에 섞이지 않는 유기용매이며 플라스틱 용기를 녹이는 성질이 있기 때문에 못쓰게 된 용액을 폐기할 때는 싱크대에 직접 버리지 않도록 주의해야 한다.

③ 파라핀 침투(paraffin infiltration)

조직침투의 마지막 단계로 조직 내로 용해한 파라핀을 침투시킨다. 이 단계는 일반적으로 2~3단계의 용해 파라핀을 사용한다. 파라핀은 융점(melting point)에 따라 크게 연질파라핀(soft paraffin, MP : 45~52℃)과 경질파라핀(hard paraffin, MP : 56~58℃)으로 나눈다. 이 두 종류 중 어느 것을 선택하는가는 실내온도, 박절할 조직의 강도, 절편의 두께 등을 고려하여 선택한다. 그러나 대개는 경질파라핀을 사용한다. 파라핀은 순도가 높으면 잘 깨지기 때문에 순수 파라핀(pure paraffin)보다 수지가 소량 포함된 Paraplast, Tissue prep, Biolod 등의 상품을 구입하면 사용하기도 편리하고 절편의 질도 우수하다.

수동이나 자동침투방식으로 파라핀을 조직에 침투시키고자 할 때는 조직의 크기나 구성성분, 강도 등을 고려하여 조직의 성질이 유사한 것끼리 구별하여 시간표를 조절하면 효과적이다. 또 파라핀 침투 시 수동 침투 또는 자동 침투와 병행하여 진공침투장치(vacuum apparatus)를 사용하면 침투가 훨씬 빨라지고(약 1/3~1/2 정도의 침투시간 단축효과가 있음), 투명제의 증발도 빠르게 진행된다.

(6) 자동조직처리기

조직처리 과정은 보통 자동조직처리기(automatic tissue processor)를 사용하여 진행한다. 자동조직처리기는 기종에 따라 개방형(open type)과 전자 밀폐형(enclosed type)의 두 종류로 나눈다. 개방형은 회전식(rotary type)으로 조직바스켓을 이동시키는 운반대(carrier)가 중심부 회전축(rotating spindle)의 회전운동에 의해 이동되도록 설계되어 있다. 디지털 프로그램 입력판에 단계별 시간을 입력해 두면 시간에 맞춰 모터가 작동하여 중심회전축이 위로 올라갔다가 고정된 나선형 스크류(screw)가 돌아가면서 바스켓걸이(basket arm)가 다음 용기로 정확히 하강하는 것을 반복한다.

용기에 하강된 조직바스켓은 주기적으로 상하 또는 회전운동을 함으로써 조직 편과 용액 사이의 접촉을 촉진한다. 자동침투기의 12용기 중 마지막 2개의 용기는 파라핀용해조(wax bath)이며, 온도조절기가 장착되어 있어 항상 60℃의 항온상태를 유지시킬 수 있다(그림 12-16). 이에 비해 밀폐식은 12단계의 침투과정을 프로그램 입력판에 입력(시작시간, 온도, 단계별 시간, 진공침투 여부 등)하면 자동으로 용액이 튜브를 통해 조직통(tissue well)으로 출입하면서 침투되도록 설계되어 있다. 침투과정이 끝나 입력판의 종료 표시에 불이 켜지면 배수 버튼(drain botton)을 눌러 파라핀을 빼내고 다음 과정으로 이동한다(그림 12-16).

자동파라핀 침투기에 의한 파라핀 침투과정은 조직편의 두께 또는 크기, 그리고 사용하는 자동파라핀 침투기의 종류(개방형 또는 밀폐형)에 따라 다르게 진행한다(표 12-4, 5).

(7) 조직포매(tissue embedding)

조직처리 과정이 끝난 조직 편은 수동포매 또는 조직포매장치(tissue embedding center)를 이용하여 파라핀 블록(paraffin block)을 제작한다.

조직포매장치(embedding center)는 파라핀용해실(paraffin warming chamber), 파라핀분주기(paraffin dispenser), 파라핀가온챔버(hotchamber), 냉각판(cooled plateform), 가온판(heated plateform), 핀셋가온기(forcep warmer) 등으로 구성된 장치로 여러 회사에서 제작하여 판매되고 있다(그림 12-17). 이 장치

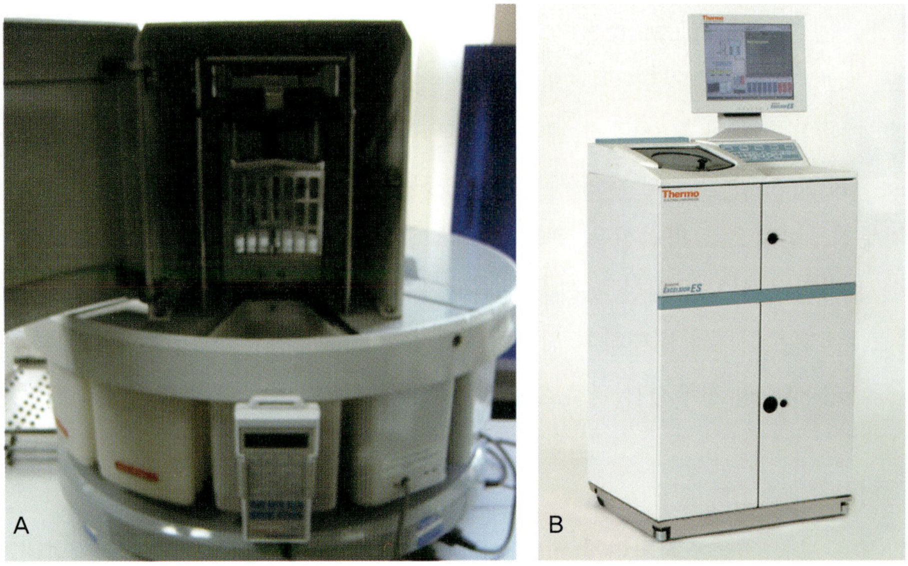

그림 12-16. 자동파라핀 침투기. A. 회전식(rotary type), B. 밀폐식(enclosed type)

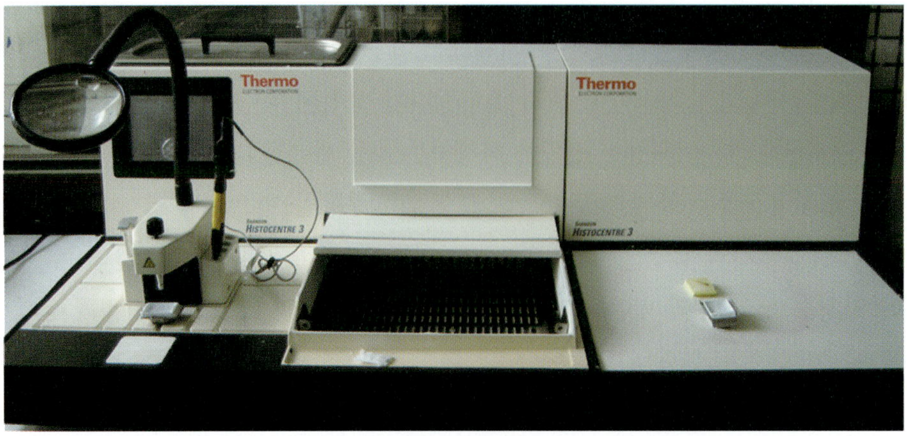

그림 12-17. 조직포매장치(tissue embedding center)

를 이용하면 포매과정이 간편하여 시간과 인력의 낭비가 적고 화재 위험도 감소시킬 수 있어 현재 대부분의 조직검사실에서 사용하고 있는 필수 장비 중 하나이다.

● 조직포매 과정

① 포매 과정이 끝난 조직편을 파라핀 가온챔버 안에 넣어 보관한다.
② 가온판의 온도를 60℃로 조정하고 냉각판의 스위치를 켜 둔다.
③ 조직편의 크기에 따라 포매접시(base mould)를 준비하고 파라핀을 절반쯤 채운다.
④ 파라핀이 굳기 전에 가온된 핀셋을 사용하여 조직편의 박절면이 밑을 향하도록 심고 고르게 눌러 준다.
⑤ 조직카세트(tissue cassette)를 포매접시 위에 얹고 파라핀을 채운다.
⑥ 파라핀이 얇게 막을 형성하면 즉시 포매접시를 냉각판에 옮겨 굳힌다.
⑦ 완전히 굳으면 포매접시를 분리하여 자일렌 액조에 넣고 파라핀을 제거하여 다시 사용한다.

(8) 포매블록의 박절(microtomy)

포매된 조직으로 양질의 절편을 생산하는 과정은 자동화가 쉽지 않으며, 또 수기에 의해 많은 시간을 소비해가면서 세심하게 주의하였더라도 박절기술의 미숙과 좋지 못한 박절 기구를 사용함으로써 그 작업이 쓸모없이 되어 버리는 경험을 종종하게 된다. 뿐만 아니라 박절 전 단계에서 잘 보존되어 있던 조직도 자르는 과정에서 다양한 손상과 변형이 일어나서 현미경에 의한 해석에서 많은 문제점을 초래하기도 한다. 따라서 양질의 절편 제작을 위해서는 박절 기구의 적절한 사용법을 비롯하여 박절 기술의 향상을 위한 많은 시간과 노력이 있어야 하고 박절 시 영향을 미칠 수 있는 모든 요인에 대해 정확히 분석할 수 있는 능력을 길러야 한다.

절편의 제작에 사용되는 박절기(microtome)는 조직의 종류나 포매 방법에 따라 다양한 기종이 시판되고 있다. 그러나 모든 기종의 공통적인 특징은 각 부품의 분리가 가능하고, 칼과 블록을 단단하게 고정시킬 수 있으며, 전후진장치(feed mechanism)가 있어서 손으로 1회 움직일 때마다 미리 조절해 놓은 μm 숫자만큼 전진운동을 할 수 있게 설계되어 있다.

박절에 의해 생산된 절편의 두께는 박절기의 기종에 따라 1 μm의 몇 백분의 1(초미세박절기, ultramicrotome)에서부터 수백 μm에 이르기까지 범위가 넓다. 보통 일반 표본제작에는 4~5 μm 두께가 적당하나, 그 최대 또는 최소 두께는 조직 또는 포매제의 밀도에 의해 제한을 받는다. 또 조직의 성질과 절편의 두께와의 상호관계에 의한 영향으로 조직에 따라 일정치 않게 생산되기도 한다. 일반적으로는 조직 또는 기관의 구성이 엉성한 것일수록(탈지상태의 지방조직이나 정상 폐조직) 절편을 더 두껍게 생산해 낼 수 있는데, 이러한 조직은 오히려 두꺼운 절편(15~50 μm)이 더 자르기 쉬우며 동시에 얇은 절편에 비해 훨씬 많은 정보를 얻을 수 있다. 이에 비해 비장 또는 림프절과 같이 세포성분이 치밀한 조직은 현미경 검경 시 많은 정보를 얻어 내기 위해서 비교적 얇은 절편(4~5 μm)이 더 우수하다.

박절기는 포매블록을 4~5 μm 두께로 박절하는 정밀기계이다. 구조적으로 활주식(sliding type)과 회전식(rotary type)으로 대별된다(그림 12-18 A, B). 현재 국제적으로 회전식 박절기를 주로 사용하고 있다. 회전식 박절기는 칼이 고정되어 있고 파라핀블록이 손잡이를 돌릴 때마다 상하로 이동하여 박절하도록 되어 있다. 그러나 활주식 박절기는 반대로 파라핀블록이 고정되어 있고 칼이 활주로(slideway)를 미끄러져가면서 박절되도록 설계되어 있다.

- 기본 박절 요령(회전식 박절기)

① 박절해야 할 블록은 미리 조직포매센터의 냉각판이나 얼음 위에 냉각시켜 둔다.
② 칼고정대(knife holder)에 칼을 끼운 후 각 고정나사를 충분히 조인다.
③ 틈의 각(clearance angle)을 조정하고 충분히 조인다.
④ 파라핀블록을 블록고정대(block holder)에 단단히 고정한다.
⑤ 조동핸들(coarse adjustment)을 움직여 블록 표면의 불필요한 여분의 파라핀을 15~20 μm 두께로 잘라내어 조직의 박절면을 노출시킨다.
⑥ 칼날을 잘 드는 위치로 이동시킨다.
⑦ 두께조절기(thickness adjuster)를 조정하고 미동핸들(fine adjustment)을 움직여 박절을 시작한다(필요에 따라 박절면에 얼음조각으로 냉각시키거나 입김을 불어 주면 훨씬 박절이 잘 되는 경우도 있다).
⑧ 몇 장의 절편이 잘려져 나오면 붓으로 떠서 50% 에탄올에 적신 유리슬라이드 위에 끌어당기듯이 펴준다.
⑨ 45℃의 부유온수조(flotation bath)에 절편을 옮겨 띄운 다음, 유리슬라이드 측면 날이나 절편리프터(section lifter) 등을 사용하여 한 장씩 절편을 분리한다.
⑩ 유리슬라이드를 수직으로 세워 절편을 적당한 위치에 붙여 들어올린다.

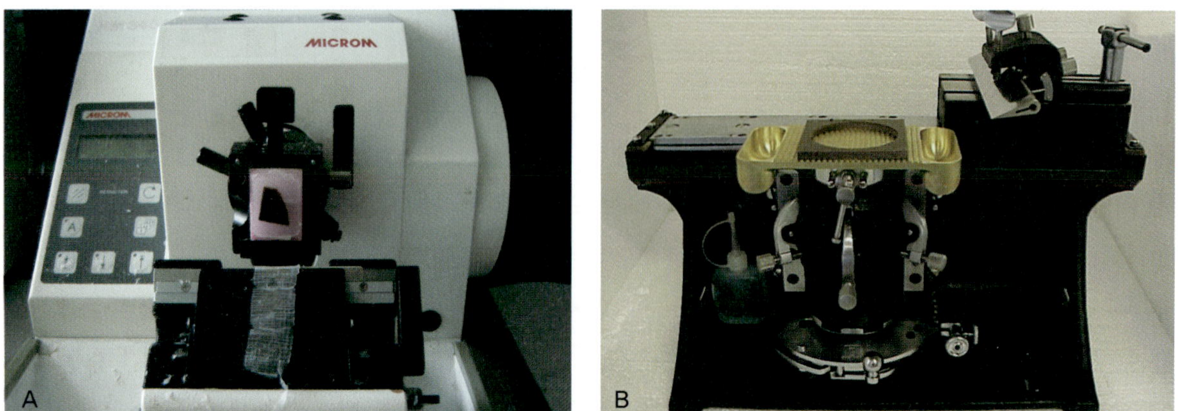

그림 12-18. 박절기의 종류. A. 회전식 박절기(Microm사) B. 활주식 박절기(Reichert-Jung사)

⑪ 슬라이드 건조대에 세워 물기를 제거한 다음 60℃의 슬라이드 가온기 또는 신전기(slide warmer)나 부란기(incubator)에서 1시간 이상 건조시킨다.

⑫ 절편 제작이 끝난 파라핀블록은 박절면을 용해파라핀으로 씌워 굳힌 후 적당한 장소에 보관한다.

(9) 동결절편(frozen section)

일반적으로 파라핀 절편제작은 시간이 많이 걸리고 그 처리과정에서 조직 내 화학물질들을 변화시키므로 신속한 진단이나 조직화학적 검사(지질, 효소, 항원 검출 등)에 부적합하다. 따라서 수술 중 응급검사나 조직화학적 검사를 위해 포매과정을 거치지 않고 직접 동결하여 절편을 생산하는 방법을 동결절편 제작법이라 한다.

동결절편의 제작은 일반적으로 냉동미세절단기(cryostat)(그림 12-19)를 이용하여 미고정 신선조직(unfixed fresh tissues) 또는 각종 냉각제 또는 열추출기(heat extractor)로 동결한 후 냉동실(freezing chamber)에 옮겨 박절하는 방법을 사용하고 있다.

- 동결절편 제작과정

① 금속시료대(metal disc)에 포매제(OCT compound)를 약간 떨어뜨린다.

② 박절면을 위로 향하여 조직 편을 심는다.

③ 포매제를 추가하여 조직을 피복하고 분사식 동결제를 사용하여 표면을 살짝 냉각시킨다.

④ Cryostat 내의 열추출기(heat extractor)를 사용하여 조직 편을 완전히 동결시킨다.

⑤ 블록면이 칼날에 수평이 되도록 금속 시료대를 박절기에 장착한다.

⑥ 칼날에 블록 표면을 접근시켜 왼손으로 조동조절판을 조절하고 오른손으로 미동 핸들을 돌려가면서 블록을 깎아 내어 조직의 표면을 노출시킨다.

⑦ 절편신전판(anti-roll plate)을 잘 조절하여 칼날에 접근시킨다.

⑧ 절편두께조절기(thickness adjuster)로 박절할 절편의 두께를 조절하고 일정한 속도로 핸들을 돌린다.

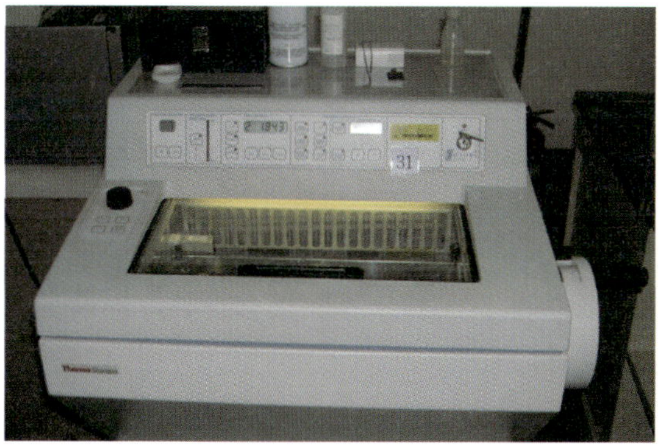

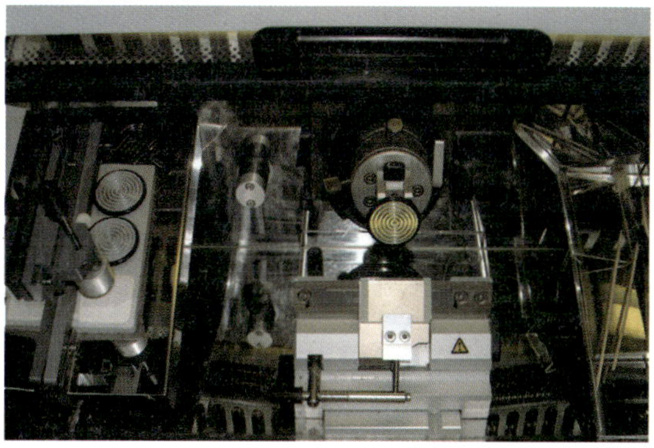

그림 12-19. 냉동미세절단기(cryostat)와 그 내부 구조

⑨ 절편신전판 밑에 절편이 박절된다.

⑩ 절편이 생산되면 절편신전판을 젖히고 유리슬라이드 표면을 절편에 근접시켜 부착시킨다.

⑪ 미고정 응급 조직검사의 경우 포르말린원액 1: methanol 4의 비율로 혼합한 액에 30초간 고정한다.

⑫ 수세 후 필요한 염색을 수행한다.

(10) 염색

염색의 진행과정에는 과염색 후에 원하는 부분만 탈색하는 퇴행성 염색과 원하는 곳만 염색한 후 바로 수세 과정으로 진행하는 진행성 염색으로 나눈다. 대표적인 일반염색인 hematoxylin-eosin (H&E) 염색의 Harris와 Mayer 방법의 진행 과정을 간략히 나열하면 다음과 같다(그림 12-20). 오늘날 염색과정은 주동 자동염색기(automatic stainer)를 사용하여 진행한다(그림 12-21).

(11) 봉입

염색된 절편은 그대로 방치하여 건조되면 투명도를 잃어 검경할 수 없게 된다. 가령 물에 적신다 할지라도 그대로는 불투명하여 현미경으로 관찰하기가 적당치 않다. 이를 위해 점도가 높은 용액(봉입제)을 떨어뜨린 후 커버글라스를 덮어 영구 보존해야 하는데, 이 과정을 봉입(mounting)이라 한다(그림 12-22).

봉입제(mounting medium)는 조직상이나 염색성에 변화를 주지 않고 표본을 오래 투명하게 유지하는 용액이어야 한다. 봉입제는 친수성 유무에 따라 수용성과 비수용성의 두 가지로 나누고 있다. 수용성

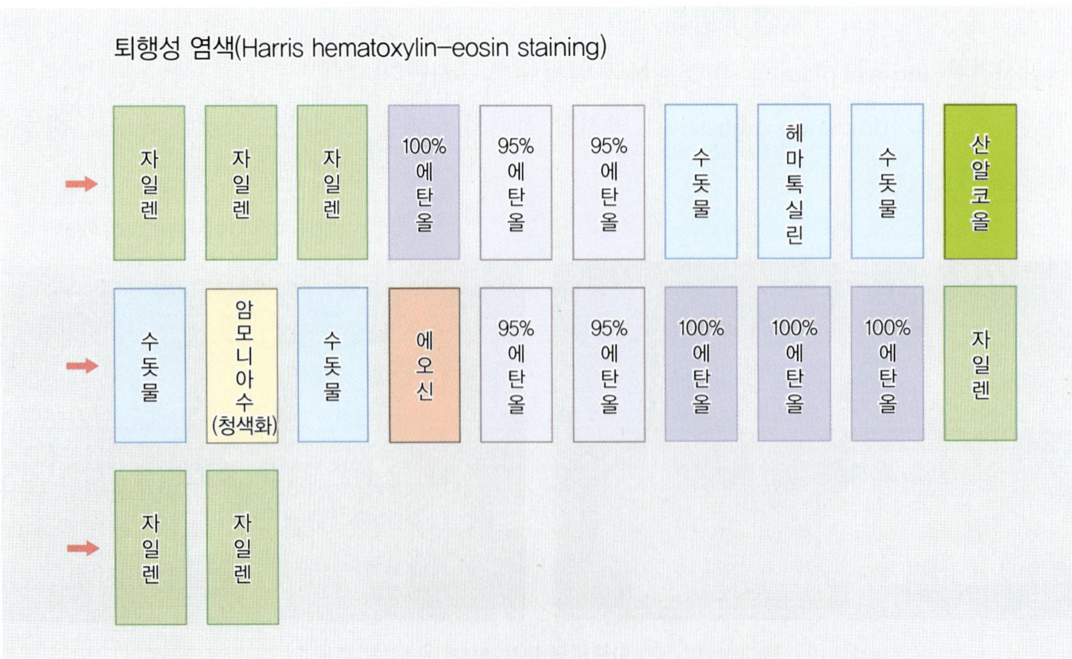

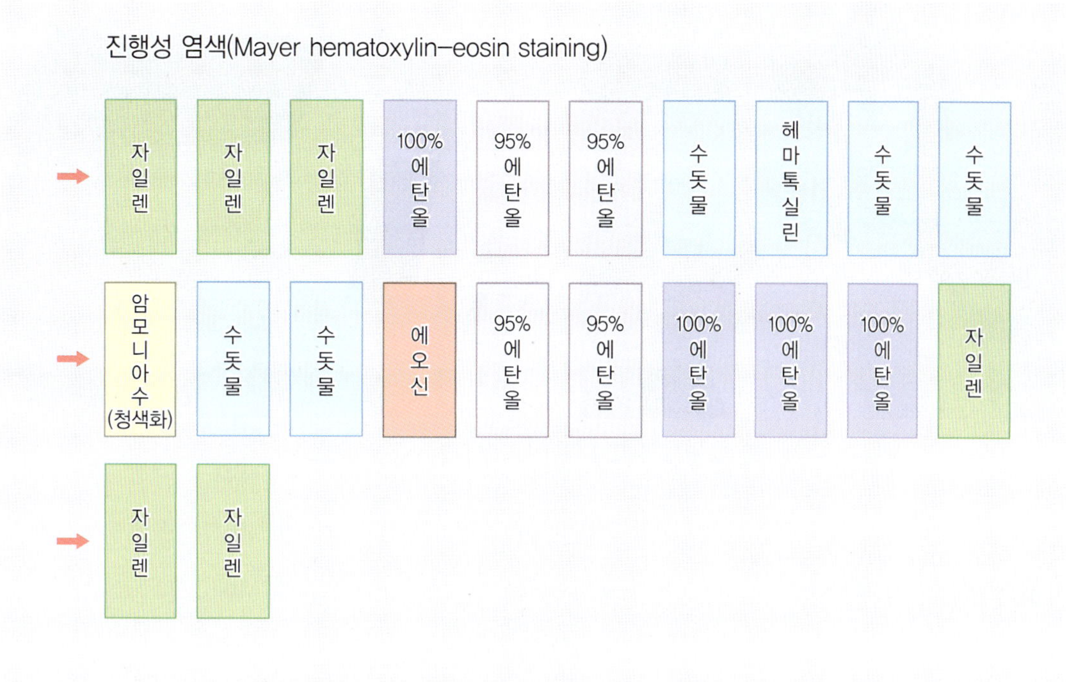

그림 12-20. 퇴행성 및 진행성 H&E 염색의 염색과정

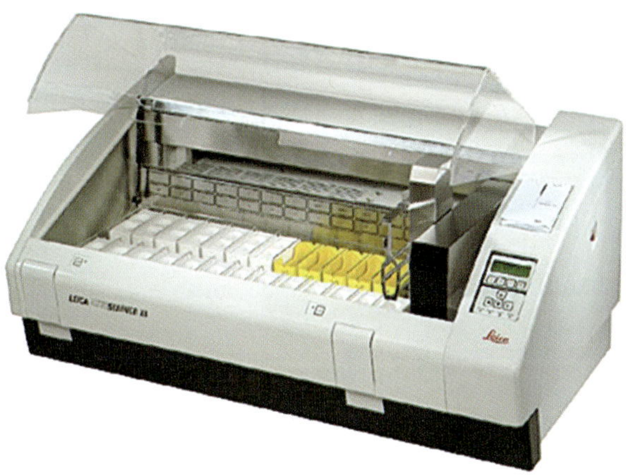

그림 12-21. 자동 염색기 삽입

봉입제로는 글리세린, 고무시럽, 젤라틴 등이 있고, 비수용성 봉입제로는 캐나다발삼(Canada balsam)이나 세덱스(Caedax) 같은 수지성 봉입제가 사용되고 있다. 표본의 취급이나 보존에는 비수용성 봉입제가 뛰어나지만, 이들 봉입제를 사용하기 위해서는 염색 후 절편을 알코올로 탈수한 후 자일렌으로 투명화해야 한다. 이런 이유 때문에 지방염색이나 효소반응을 수행한 절편에서는 수용성 봉입제를 사용하여야 한다.

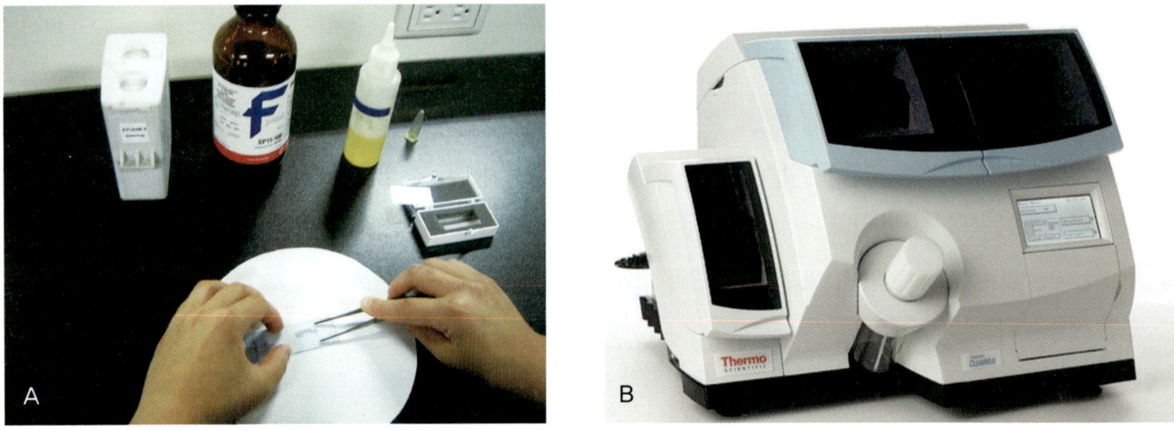

그림 12-22. 수기에 의한 봉입(A) 및 자동봉입기(B)

5. 세포병리학적 검사

세포진단의 성적은 검체 채취를 잘했는지 못했는지 그리고 그 처리 방법이 어떠했는지에 따라 크게 달라진다. 검체 채취에서 처리 방법까지 각 단계 중 어느 한 부분이라도 처리가 부적절 하면 도말표본 내의 세포로부터 올바른 정보를 얻을 수 없어서 거짓 양성(false positive)이나 거짓 음성(false negative)을 초래하게 된다. 좋은 표본을 제작하여 정확한 결과를 얻으려면 아래와 같은 요소들에 대한 표본 제작의 기본을 잘 이해하고 정확하게 조작하는 것이 반드시 필요하다.

- 검체 채취법
- 고정법과 고정액
- 세포검체의 전고정(pre-fixation)
- 도말표본 제작
- 염색 및 봉입

검체 채취, 특히 여성 성기나 기관지 찰과, 천자흡인 등의 경우는 임상의사에 의해 이루어지지만 이 경우에도 채취 표본을 검토하여 검체의 "적합성" 여부를 적극적으로 임상의사에게 통보하여 진단 정확도를 향상시키는 노력을 게을리하지 말아야 한다.

1) 탈락세포 검체 채취법

탈락세포학은 여러 기관의 상피표면으로부터 탈락하거나 떼어낸 세포를 검사하는 분야로 신체 외부와 통하는 모든 기관에서 유래한 세포들이 이 검사의 대상이다.

이들 대상 검체로는 요(urine), 객담(sputum) 질분비물(vaginal discharge), 전립선액(prostate fluid)과 같은 자연 분비물이나 복강과 흉강으로부터의 기구를 사용하여 채취한 천자액(paracentesis) 또는 세척물(larvage)과 같은 체강 삼출액들(effusions)이다. 후자의 경우는 찰과(scraping), 솔질(brushing), 세척(washing)과 같은 방법으로 상피표면으로부터 세포들을 채취한다.

(1) 여성 성기(female genital tract, FGT)

여성 성기에서 채취하는 세포검체로는 자궁경부도말(cervical smear)(그림 12-23), 질도말(vaginal smear), 질풀도말(vaginal pool smear) 그리고 자궁내막도말(endometrial smear) 표본들이 있다.

(2) 호흡기계(respiratory tract)

호흡기계의 암은 주로 객담 세포진단(sputum cytology)이나 기관지경 검체(bronchoscopic material)를 사용하여 진단하고 있다.

(3) 비뇨기계(urinary system)

비뇨기 세포진단의 검체로는 자연뇨(voided urine) 외에 방광 세정액, 카테터뇨 등이 사용되고 있다. 비뇨기 세포진단의 장점 중 하나는 검체 채취가 쉽다는 것이다. 특히 자연뇨의 경우는 물론이지만, 세정액, 카테터뇨를 사용하면서도 검체 채취 때 환자에 미치는 고통은 다른 검사법에 비해서는 훨씬 적은 편이다. 또한 방광 내 유두상으로 돌출한 종양에 대해서는 방광경 아래서 생검 조직진단이 효과가 있지만, 비융기성 종양이나 신우, 요관에 발생한 종양의 진단에는 조직진단이 어려워 이 경우에는 세포진단이 우수한 효과를 발휘한다.

(4) 장액 삼출액(serous effusions)

장액성 삼출액은 흉막강(pelural cavity), 복막강(peritoneal cavity), 심막강(pericardial cavity) 내에 축적된 액체를 말하며, 이 중 흉수(pleural fluid)와 복수(ascitic fluid)가 주요 세포 검사의 대상이다. 또한

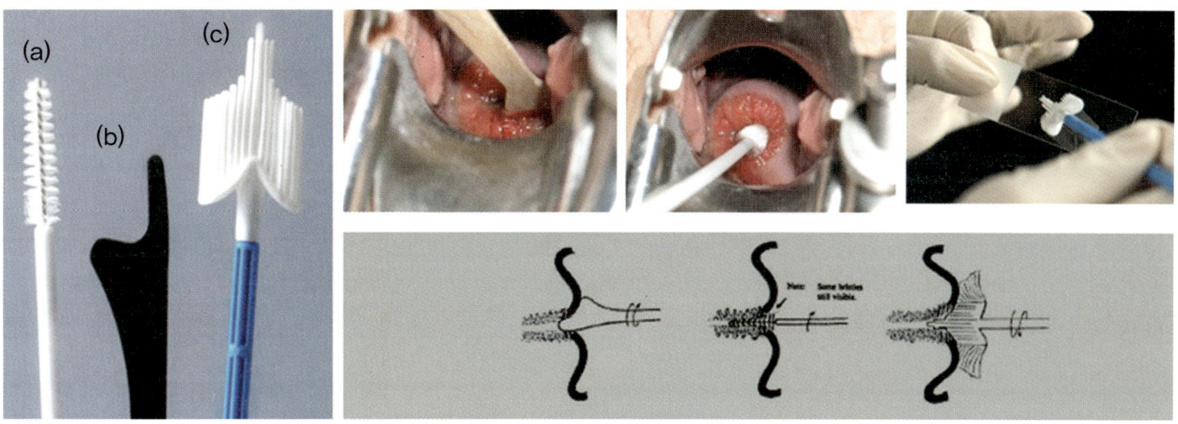

그림 12-23. 자궁경부 세포 채취기구들과 세포채취법. 내경부솔(endocervical brush)(a), 기본형 아이리 나무주걱(original Ayre's spatula)(b), 자궁경부솔(cervex brush 또는 Bloom brush)(c)과 이들 기구를 사용한 편평-원주경계부위 세포 채취법.

뇌척수액(cerebrospinal fluid)이나 관절액(joint fluid)도 넓은 의미에서 장액 삼출액에 포함되며 이 검체들 역시 세포진단에 사용되고 있다. 체강액의 세포진단은 암의 조기 진단에는 거의 사용되지 않으나 그 상태에 적합한 치료 방침을 정하는 데는 빼놓을 수 없는 검체이다.

2) 세침천자흡인세포 채취법

세침천자흡인세포검사(FNAC)는 음압(negative pressure)하에서 가는 침을 사용하여 세포를 채취하는 방법이다(그림 12-24). 이 채취법은 비교적 고통도 없고 비용도 저렴한 편이다. 잘 훈련된 병리의사, 외과의사, 임상의사들이 시행하고 얻은 검체를 경험이 풍부한 세포병리사가 현미경으로 검경할 수 있을 때 조직검사에 근접한 정확한 진단을 제공할 수 있다.

FNAC는 유방(breast), 갑상선(thyroid), 림프절(lymphnodes), 침샘(salivary gland), 피부(skin), 피부 및 연부조직종양(soft tissues)과 같이 쉽게 만질 수 있는 병소부위에 유용한 세포 채취법이다. 전산화단층촬영(computerized tomography, CT) 또는 초음파(ultrasonography)와 같은 내부 관찰 영상기술을 병행하면 가는 침을 폐(lung), 종격(mediastinum), 복강 내 장기, 후복벽 장기, 전립선 등의 깊숙한 병소부위에서도 세포를 채취할 수 있다. 합병증이 적어서 외래 환자에게도 시행하도록 허가하고 있다. 아주 쇠약한 환자, 다발병소를 가진 환자에게 반복적으로 시행하기가 쉽다.

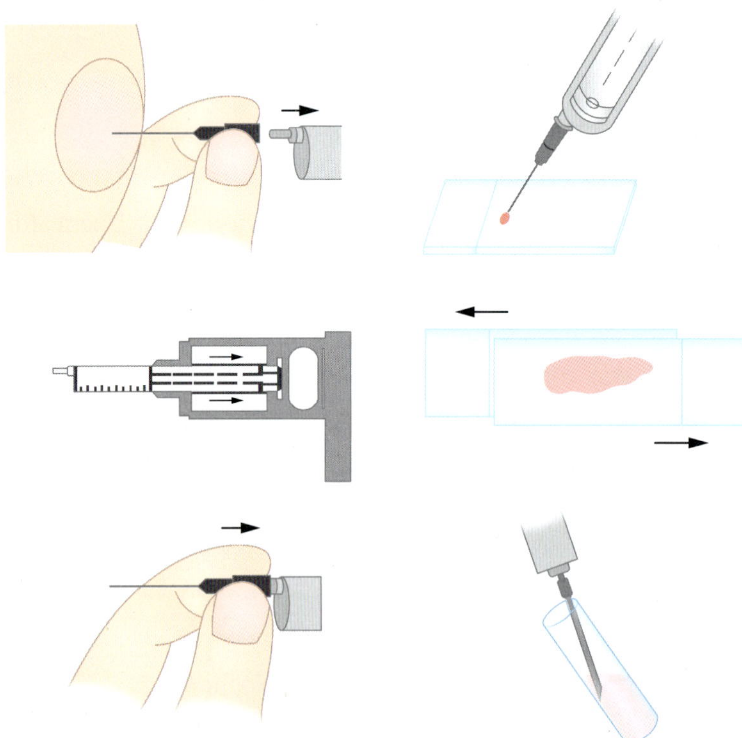

그림 12-24. 유방에서의 세침천자흡인세포 채취법 및 도말

- FNAC의 가치 있는 진단을 위해 3가지 필수 조건
- 적절한 기술-검체처리, 도말 표본제작, 고정, 염색
- 도말표본의 현미경 판독 능력
- 임상소견과 형태의 상호관련성(병력, 임상특징, 방사선 및 검사실 소견)

3) 고정법과 고정액

도말표본의 신속한 고정은 유리슬라이드 위에 펴진 세포의 세포학적 미세구조를 보존하는 데 필요하다. 고정은 세포 내에 존재하는 자가융해(autolysis)에 의해 세포와 조직의 변성을 방지하여 가능한 살아 있는 상태의 구조에 가깝게 보존하는 수단이다. 이 목적을 위해 세포도말표본은 염색과정을 시작하기 전에 고정액에 넣어야 한다. 고정은 세포의 물리적 · 화학적으로 변화시켜 그 후에 진행하는 염색반응에 영향을 미친다.

- 세포 고정액의 특성
- 세포를 지나치게 수축 또는 팽창시키지 말 것
- 세포 구성성분의 변형 또는 용해가 없어야 할 것
- 효소들을 불활성화하고 핵 미세구조를 보존할 것
- 미생물들을 사멸할 것
- 조직과 세포성분의 광학적 차이를 높이고 염색성을 강화시킬 것

(1) 고정법 및 고정액의 종류

세포 진단을 위한 고정에는 습윤 고정법(wet fixation), 건조 고정법(dry fixation) 그리고 분사식 고정법(spray fixation)의 세 방법이 있다.

① 습윤 고정법

습윤 고정이란 신선하게 제작된 도말표본을 즉시 액체성 고정액에 넣어 고정하는 방식으로 Papanicolaou 염색을 위한 기본 고정법이다.

고정액으로는 95% 에탄올(95% ethanol), 에테르-알코올 혼합액(ether-alcohol mixture), 100% 메탄올(100% methanol) 등이 사용되고 있다.

② 건조 고정법

이 고정법은 혈액검사 영역에서 오래 전부터 사용되어온 고정법으로 도말표본을 건조시킨 다음 고정액에 넣는 방법이다. 고정액으로는 주로 메탄올(methanol)을 사용하며, 세포 진단용으로는 보통 김사염색(Giemsa stain)을 위한 고정액으로 사용된다.

③ **분사식 고정법**

분사식 고정법은 도포고정법(coating fixation)으로도 불리며 습윤고정법을 대신하는 고정법으로 세포검사를 하는 세포병리사나 세포병리 전문의사가 없는 곳에서 채취한 검체로 도말표본을 만들고 다른 기관에 운반 또는 우송하여 검사하고자 할 경우에 반드시 사용해야 할 고정법이다(그림 12-25).

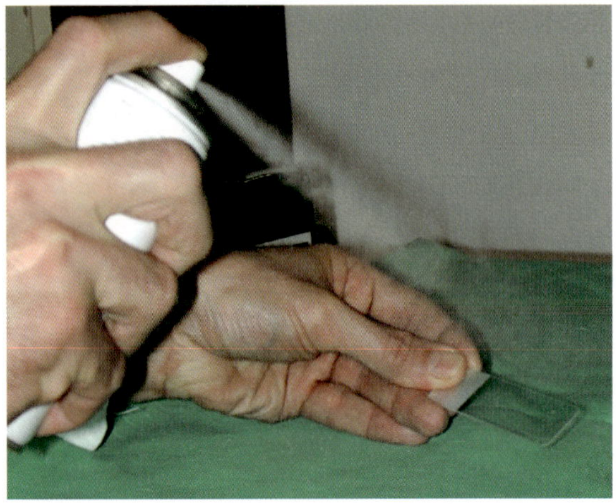

그림 12-25. 분사식 고정액을 사용하여 세포도말표본 위에 고정액을 분사하는 광경

4) 세포도말 표본제작

세포도말 표본은 검체의 종류, 성상, 시행하는 염색법 등에 따라 적당한 방법을 선택하여 사용하며 아래와 같은 방법들이 사용되고 있다.

- 직접도말법(direct smear)(그림 12-26)
- 대용량 원심침전법(large-volume centrifugation)(그림 12-27)
- 소용량 원심침전법(small-volume centrifugation) 또는 세포원심침전법(cytocentrifugation)(그림 12-28)
- 막여과법(membrane filtration)(그림 12-29)
- 세포군집절편법(cell block techniques)(그림 12-30)

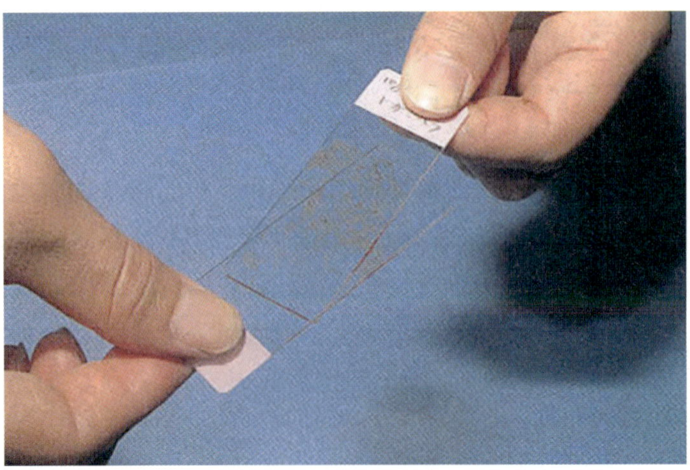

그림 12-26. 직접도말법. 겹슬라이드 밀착도말법(squash technique)에 의한 방법

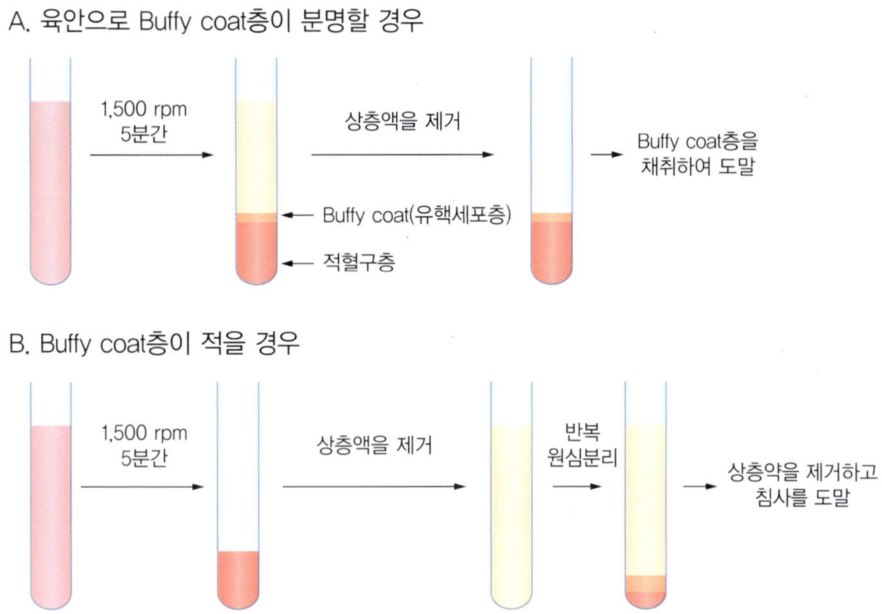

그림 12-27. 흉수나 복수 등의 대용량 액체 검체의 원심침전법

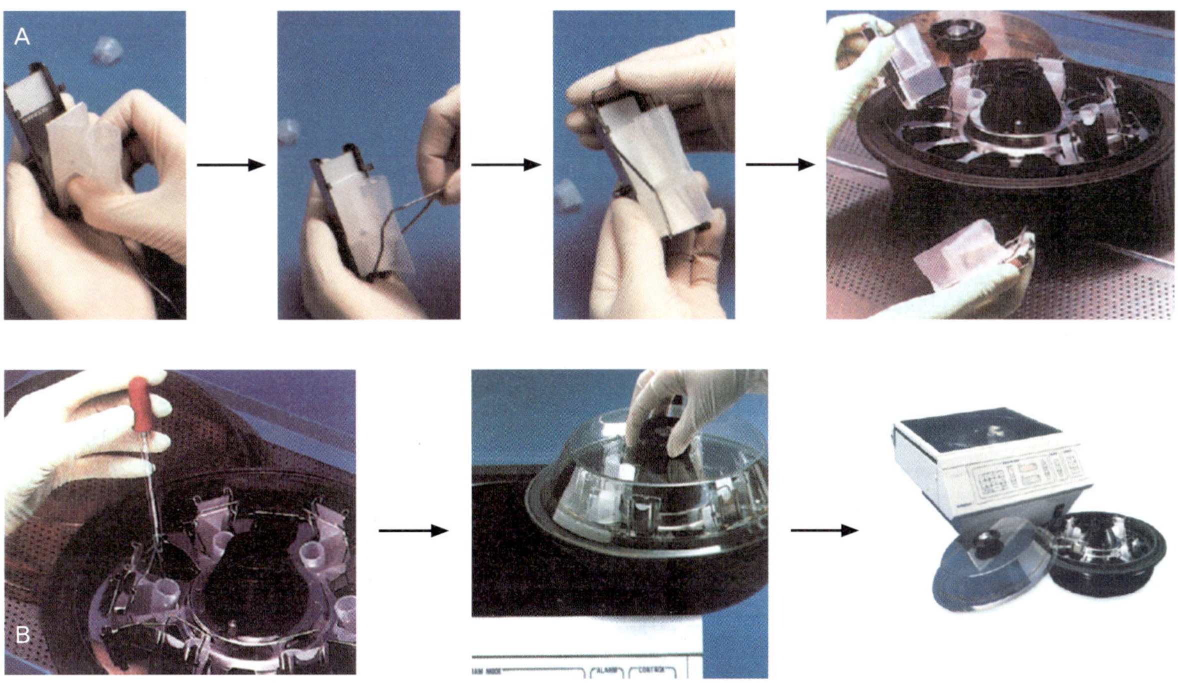

그림 12-28. 소변이나 뇌척수액 등의 소용량 원심침전법
세포원심분리기(cytocentrifuge)에 의한 자가도말과정. 먼저 일반 원심분리기에서 1,500 rpm으로 10분간 원심 침전시켜둔 침전물을, 각각의 깔때기(A)를 철제 깔때기 폴더(holder)에 끼운 세포깔때기(cytofunnelⓡ) (A)에 2~3방울씩 떨어뜨린 후 균형이 맞게 세포원심분리기 깔때기 장착대(head)에 장착하여 1,500 rpm에서 5분간 원심 침전한 다음 도말된 슬라이드는 공기건조 또는 습윤고정하여 필요한 염색을 시행한다(B).

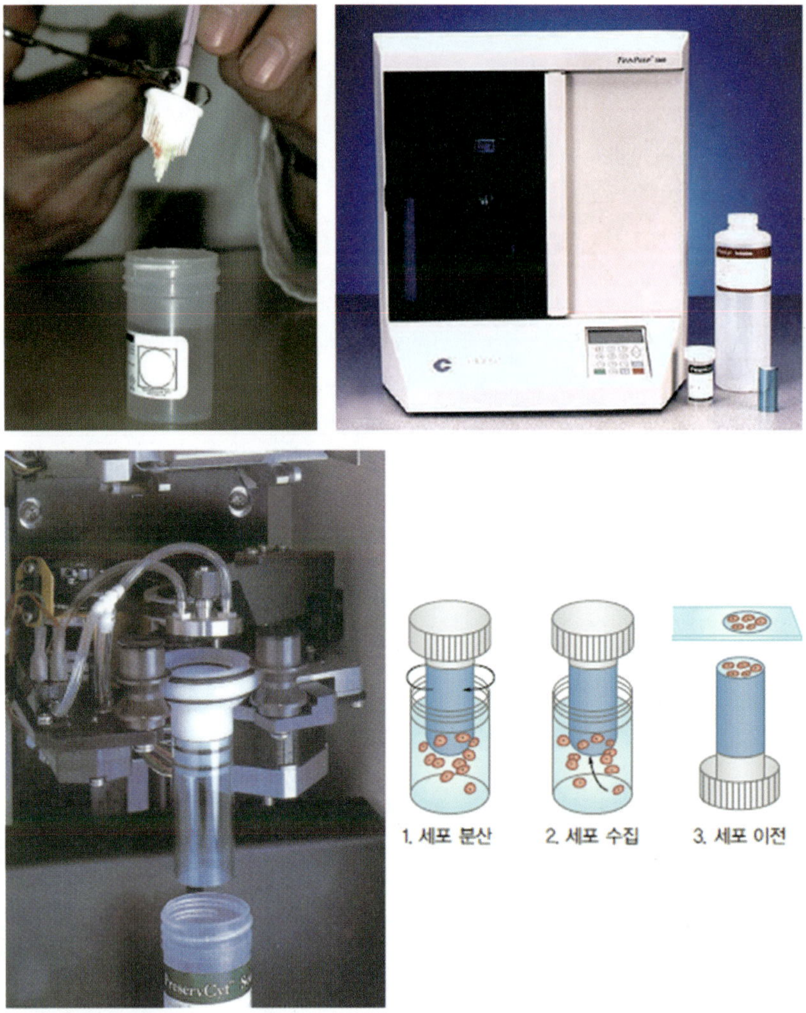

그림 12-29. 막과과법을 이용한 세포 도말(액상세포도말법, liquid based cytology)
ThinPrepⓡ 장치를 이용한 세포도말법. 세포도말장치(A)와 내부구조(B). 보존액 내 세포를 잘 분산시킨 후 필터로 수집한 다음 유리슬라이드 위에 이전시켜 단층으로 도말해준다.

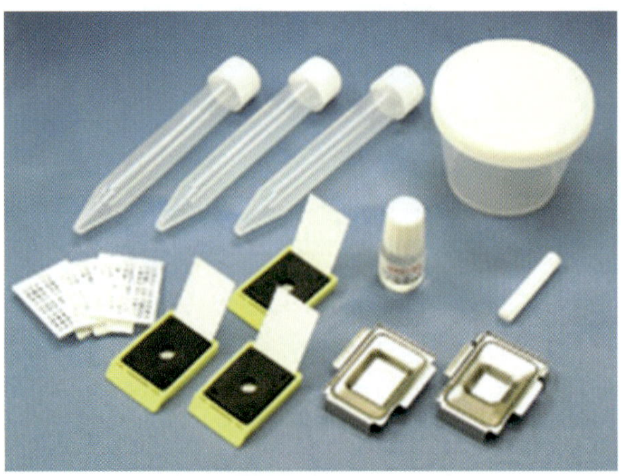

그림 12-30. 젤(gel)을 이용한 세포군집 절편법(cell block technique)

5) 도말세포 염색법

세포진단에는 일반적으로 습윤고정도말표본 염색을 위한 파파니콜로 염색(Papanicolaou stain)과 건조고정 도말표본의 염색을 위한 김사염색(Giemsa stain) 또는 Diff-Quik 염색이 사용되고 있다. 이외에 때에 따라 헤마톡실린-에오신염색(hematoxylin-eosin stain, HE stain)이 사용되기도 하고. 세포의 기능과 분화를 보기 위한 특수염색(special stain), 면역세포화학염색(immunocytochemistry) 및 분자병리학적 기술(molecular techniques)들이 진단의 정확도를 높이기 위해 사용되고 있다.

(1) Papanicolaou 염색(습윤고정용)

Papanicolaou (Pap) 염색은 세포검사실에서 일반염색으로 사용되는 방법으로 탈락세포학의 아버지인 파파니콜라우(George N Papanicolaou)의 이름에서 유래한 것으로 체표면 상피에서 탈락한 세포들을 관찰하기 위해 고안되었다.

세포들의 성숙도(cellular meturity)나 대사능력(metabolic activity)의 차이를 보여주는 여러 다양한 세포 형태를 나타내기 위해 처방된 다색성 염색(polychrome staining)이다. 파파니콜라우 염색은 핵염색질, 여러 다른 세포질의 대조염색 그리고 세포질 투명성을 잘 나타낸다.

- 염색과정

표 12-4. 파파니콜라우(Papanicolaou) 염색 과정

1	95% 에탄올	15분
2	80% 에탄올	2분 이상
3	60% 에탄올	2분 이상
4	증류수	5담금
5	증류수	5담금
6	Hematoxylin 염색	2분
7	0.5% HCL 용액	2분
8	청색화 용액	10분
9	60% 에탄올	2분
10	80% 에탄올	2분
11	80% 에탄올	2분
12	95% 에탄올	2분
13	OG-6 염색	2분
14	95% 에탄올	2분
15	95% 에탄올	2분

16	95% 에탄올	2분
17	EA-36 또는 EA-50 염색	2분
18	95% 에탄올	2분
19	95% 에탄올	2분
20	95% 에탄올	2분
21	95% 에탄올	2분
22	무수에탄올	2분
23	무수에탄올	2분
24	무수에탄올	2분
25	무수에탄올 + 자일렌(1:1)	2분
26	자일렌	2분
27	자일렌	2분
28	자일렌	투명해질 때까지
29	D.P.X에 봉입	

(2) May-Grunwald-Giemsa (MGG) 염색법(건조고정용)

MGG (Romanowski형 염색) 염색은 많은 검사실에서 천자흡인검체(aspirates)와 체강 삼출액(effusions)과 같은 비부인과 검체의 세포진단을 위해 Pap 염색과 H&E 염색에 추가하여 사용한다. 비부인과 세포진단에 이 세 종류 염색의 조합을 사용하면 현미경적 해석의 효과를 뚜렷이 높일 수 있다. 또한 림프절의 날인표본에는 빼놓을 수 없는 염색방법이다.

MGG 염색은 습윤고정 도말표본(wet-fixation smear preparation)을 사용하는 Pap 염색과 달리 공기건조도말표본(air-dried smear preparation)의 염색을 위해 사용되고 있다. 슬라이드 도말표본의 신속한 건조는 슬라이드에 부착된 도말세포를 납작하게 변화시켜 습윤고정 상태와는 반대로 본래의 세포 크기보다 더 크게 나타난다. 이런 현상은 작은 세포(예 : 림프구 등)들이 많이 포함되어 있는 검체들을 해석하는 데 매우 유용하게 활용할 수 있다. 그 예로 체강 삼출액이나 림프절의 세침 천자흡인검체에는 림프구가 많이 들어 있다.

6) 세포검사의 결과 보고

1940년 자궁검진 프로그램이 도입된 이래 결과보고를 위해 파파니콜라우의 수 분류(Papanicolaou numerical classification)를 비롯하여 이형성증(dysplasia)과 상피내암종(carcinoma in situ)의 질환명을 사용한 리건 분류(Reagan classification) 그리고 전 세계적으로 가장 광범위하게 사용하고 있는 보도체계로 자궁경부 상피 내 신생물(cervical intraepithelial neoplasia, CIN)의 개념을 도입한 리카트(Richart) 분류 및 현재 미국을 중심으로 채택하고 있는 베데스다 체계(The Bethesda System, TBS)가 사용되고 있다(그림 12-31). 이 결과 보고는 1988년 첫 베데스타 컨퍼런스에서 파파니콜라우 분류를 사용하지 못하게 된 이후 현재의 세포 검사 결과보고는 TBS 보고체계에 자궁경부 병리학의 조직학적 분류를 반영하고 있는 리건 분류와 리카트 분류를 연계하여 사용하고 있다.

(1) 베데스다(The Bethesda System) 분류체계

베데스다 분류체계는 파파니콜라우 분류가 가진 문제점을 극복하기 위해 1988년 미국 베데스다에 위치한 국립암연구소(National Cancer Institute, NCI)에서 부인과 세포진단 분야의 세계 여러 전문위원들로 구성된 워크숍을 통하여 국제적으로 합의된 자궁경부암과 질 병변에 대한 새로운 진단 체계이다. 이 TBS 분류체계는 1991년 4월과 2001년 4~5월의 두 번에 걸친 워크숍에서 개정되어 현재 사용되고 있다.

1988 TBS 분류체계는 특징은 첫째, 검경 전에 표본 판정에 대한 적합성(adequacy)을 평가하는 것이다. 표본의 적합성 평가를 통해 부적합한 검체로 인한 오진을 미리 방지하는 효과가 있다. 표본 적합성 평가는 "적합", "적합성을 결여한 면이 있음", "부적합"의 세 가지 선택지로 되어 있고, 적합 이외의 경우에는 반드시 세포 수의 많고 적음 또는 고정 불량 등의 설명을 기록하여야 한다. 둘째, 진단을 정상

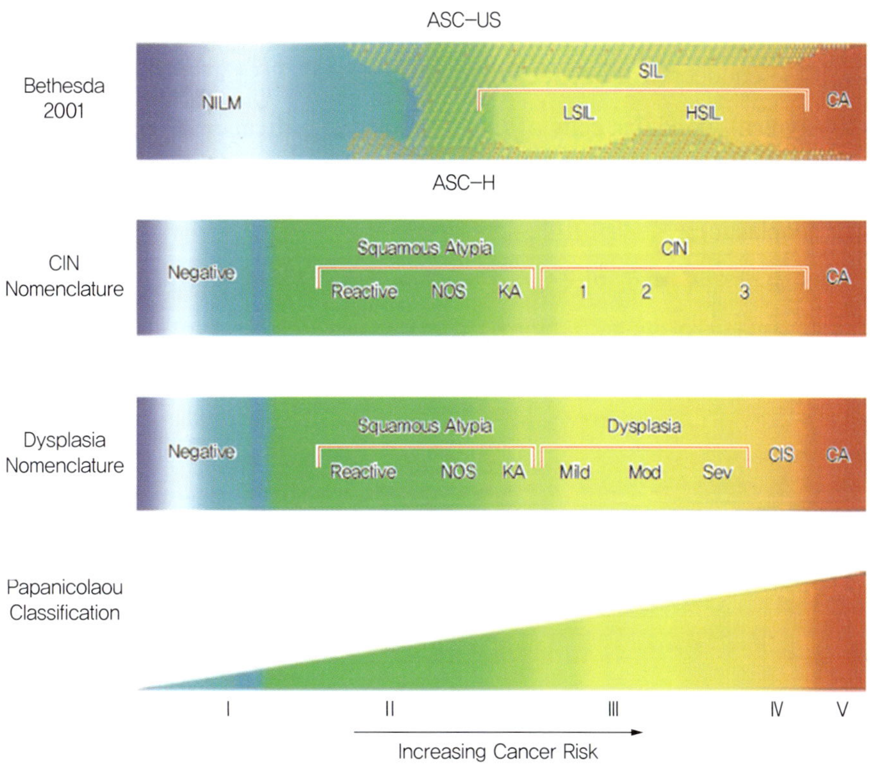

그림 12-31. 세포 결과보고 체계의 변천

또는 기타로 나눈다. 즉, "정상 범위"와 "기타"로 분류한다.

단, 판정이 불가능한 경우는 제외시킨다. "기타"의 경우 필요에 따라 그 앞에 지시 사항을 기록한다. 이것은 특정 진단이 아니고 오히려 위탁 의사나 관계자가 재검토하여 다음 처치를 할 것인가를 결정하는 보조 수단이 되고 있다. 셋째, 편평상피 내 병변(squamous intraepithelial lesion, SIL)이란 새로운 용어를 사용하여 인유두종 바이러스(human papilloma virus, HPV) 감염에 의한 병변, 이형성증(dysplasia) 및 CIN 등의 편평상피 내 신생물을 두 개의 등급으로 단순하게 나누어 모두 포함하는 개념을 사용하였다. SIL은 경도(low grade)와 고도(high grade)의 등급으로 나누어 경도 SIL (low grade SIL)에는 경도 이형성 외에 HPV 감염까지 포함시키고, 고도 SIL (high grade SIL)에는 상피내암과 고도 이형성 이외에 중등도 이형성까지 포함시키고 있다.

2001 TBS 분류체계(표 12-3)는 1988 TBS의 분류체계와 비교해 보면 다음과 같이 개정된 부분이 가장 중요하다.

검체의 종류, 자동화 검진장치의 사용과 HPV 검사 비정상세포(Atypical squamous cells of undetermined significance (ASC-US), Atypical glandular cells (AGC) or worse)를 적합(satisfactory)으로 분류한다.

세포충실도의 기준이 주어진다. 만일 상피세포의 75% 이상이 혈액 또는 염증성 삼출액에 의해 가려지면 그 검체는 부적합(unsatisfactory)으로 간주한다.

ASC 범주를 보다 정밀한 형태학적 정의와 기준을 적용하여 ASC-US와 ASC-H (ASC, cannot rule out HSIL)의 두 가지로 세분한다.

내경부상피내선암종(endocervical adenocarcinoma in situ)을 별개로 분리하였고 미확정 비정형 선세포, 악성 선호(Atypical glandular cells of undetermined significance (AGUS), favor neoplastic)와 AGUS, 반응성 선호(AGUS, favor reactive)를 삭제하는 대신, 비정형 선세포, NOS 그리고 AGC, 악성 선호(AGC, favor neoplastic)를 추가하였다.

2001년 개정 TBS 소개 이후 바로 미국에서는 대다수 세포검사실은 2001 TBS를 채택하였고 2003년에는 Pap 도말표본 결과보고의 85.5%가 2001 TBS가 사용된 것으로 조사되었다. 지금은 자궁경부 세포검사의 보고양식으로 전 세계적으로 광범위하게 사용되고 있다(그림 12-32).

CERVICAL PAP SMEAR REQUEST FORM

SLIDE NO:________________________ □ New □ Follow up

Name : ________________________________ Age:______

ID No

District PHC Year Registration no

Address: ____

____

Pap done on: _____/_____/_____ (DD/MM/YYYY)

LMP: _____/_____/_____ (DD/MM/YYYY) Parity:

Complaints:

□ None □ Vaginal Discharge □ Irregular bleeding □ Post Coital bleeding

□ Menorrhagia □ Post menopausal bleeding □ others (specify)

Contraception:

□ None □ Barrier □ Hormonal □ IUCD □ Tubal □ Others

Per Speculum Findings:

□ Cervix noraml □ Erosion □ Bleeds on touch □ Suspicious

Colposcopic Findings:

□ Not done □ Normal □ Immature metaplasia

□ HPV □ Low grade lesion □ High grade lesion

□ Invasive Caricimoma □ Unsatifactory □ Others (Specify)

Date **Signature**

그림 12-32. 자궁경부 pap smear 의뢰서 양식

CERVICAL PAP SMEAR REPORT

SLIDE NO:________________________ ☐ **New** ☐ **Follow up**

Name : ______________________________ **Age:**_________

ID No

District PHC Year Registration no

Address: ____

____

Pap done on: _____/_____/_____ **(DD/MM/YYYY)**

☐ Satisfactory for evaluation ☐ Unsatifactory (State reason)

☐ No evidence of epthielial abnormality ☐ Epithelial abnormality present

Infection : TV. / Candida / Coccobacilli / HSV / others

Atrophy

Repair

Radiation

IUCD effect

☐ **Epithelial abnormality**

Squamous cells:

ASC-US

ASC-HSIL cannot be excluded

LSIL (with or without HPV associated changes)

HSIL CIN2 / CIN3

Squamous cell carcinoma - ? Invasive / invasive

Glandular cells

Endometrial cells, cytologically benign in post-menopausal woman

AGUS

Adenocarcinoma : endocervical / endometrial / others

CYTODIAGNOSIS:

RECOMMENDATION:

Date: **Cytoscreener** **Cytopathologist**

그림 12-33. 베데스다 분류체계에 의한 세포검사 결과 보고서 양식

CHAPTER 13

요 및 체액검사학

Urinalysis and Body Fluids

1. 요검사의 중요성

요의 생성과 배설은 일생을 통해 지속되는 생체 기능의 하나로 인간을 포함한 모든 고등동물의 노폐물은 주로 콩팥을 통해 요 중에 배설된다. 요 중에 배설되는 물질의 양은 다른 경로에서 배설되는 것에 비해 많으므로 요 성분의 변화를 보는 것에 의해 질병에 관한 많은 정보를 조기에 얻을 수 있다.

요검사는 질병의 진단 및 치료 경과를 관찰하기 위해 넓게 실시하고 있으며 요를 검사하는 것으로 몸의 상태, 즉 건강한 상태인가 질병 상태인가에 대한 정보를 조기에 얻을 수 있다.

질병과 동반하여 요의 조성에 변화가 일어나는 것에는 다음과 같은 예를 들 수 있다.

(1) 어떤 질환에서는 요의 색깔에 변화가 일어난다. 예를 들면, 요 중에 빌리루빈과 같이 정상에서는 보이지 않는 성분이 포함되면 요의 색깔은 황색이 된다. 이와 같은 요는 강한 황달 때 보이며 간질환이 의심된다.

(2) 요의 냄새도 질병을 찾아내는 데 유용하다. 정신박약증 어린이의 요에서 페닐케톤뇨증의 발견으로 요에 특이한 냄새가 있다는 것을 알게 되었고, 또한 방광 혹은 요로 감염증에서 대부분의 경우 세균에 의해 요소에서 암모니아가 생성되기 때문에 요에서는 강한 암모니아 냄새가 난다.

(3) 질병 때에는 배설된 요의 양이 감소하거나 증가하는 일도 있다. 요량이 비정상적으로 증가하는 것은 진성 당뇨병 혹은 요붕증 증상의 하나로 생각되나 매우 예후가 나쁜 신기능 부전의 경우에는 증상으로서 요 생성의 정지, 즉 무뇨가 나타나므로 이 증상은 쉽게 감별할 수 있다.

(4) 요 중에 다량의 혈액이 포함된 요는 쉽게 혈뇨라는 것을 알 수 있으며 혈액의 양이 적어 요가 뿌연 혼탁을 나타낼 때에도 분명한 혈뇨로 콩팥, 요로의 염증이나 종양, 결석 등이 의심된다.

(5) 요 중에 점액이 존재하면 요는 점조하게 되며 점액이 실모양과 같이 포함되는 경우에는 요로 감염증과 관련이 있을 수 있다.

현재 임상병리학을 전공하는 예비 전문가들은 여러 검사를 통해 이와 같은 요의 변화를 찾아내고 질병과의 관계를 알 수 있도록 중요한 정보를 제공할 수 있어야 한다.

2. 광범위한 요검사

요검사는 조기에 질병의 진단, 치료경과의 관찰 및 건강관리를 목적으로 넓게 실시되고 있다.

병원에서 입원 및 외래 환자의 대부분은 요검사를 하게 되는데, 이와 같은 것은 ① 검체의 채취가 쉽고, ② 예민하게 신체의 변화를 반영하기 때문에 질병을 조기에 발견할 수 있으며, ③ 검사방법이 간편하고 대규모의 설비를 필요로 하지 않기 때문이다. 여기에 더욱 간단, 신속, 정확하게 검사할 수 있는 자동화기기 및 시험지법의 개발로 이러한 것들이 더욱 가능하게 되었고 당뇨병의 치료경과를 관찰할 때 요 중에 배설되는 포도당을 매일 자주 검사할 수 있게 되었다. 또한 많은 사람들을 대상으로 한 약물 복용자를 스크리닝할 때에도 검체로서 요를 사용하고 있다. 현재는 요검체에 대해서 여러 항목의 검사를 동시에 실시하여 요검사를 광범위하게 실시하고 있다.

3. 가치 있는 요검사

바르게 실시하여 얻은 많은 요검사 정보의 결과를 효과적으로 이용할 때 그 가치를 발휘할 수 있으며 요검사로 좋은 검사 결과를 얻는 요인은 많다. 이러한 요인들은 각각 중요한 기여를 하고 있다. 만약 하나의 요인이라도 부족하다면 요검사의 다른 모든 기여 부분도 소용이 없다. 예를 들면 우수한 시약과 방법도 사용법이 바르게 지켜지지 않으면 생각지도 않은 결과를 얻을 수 있기 때문이다. 요검사에서 좋은 결과를 얻기 위한 다른 중요한 요인의 하나는 검사자의 훈련이다. 요검사는 편리하며 쉽지만 검사방법에 대해서 많은 주의를 해야 하며 적당한 사용법에 대해서도 많은 훈련이 필요하다.

4. 요검체의 채취

요검사를 위한 검체 채취가 정확하게 지켜지지 않으면, 아무리 신중하게 검사를 해도 바른 검사결과는 얻어지지 않는다. 검체로서 이용되는 요는 청결한 용기에 채취하는 것이 무엇보다도 중요하다. 세척이 불충분하여 요, 세제 혹은 소독제가 용기에 남아 있는 경우에는 바른 검사 결과를 얻을 수 없다. 따라서 현재에는 요검체의 채취, 운반, 검사 시 취급에 편리한 1회용 용기를 많이 사용하고 있다.

요검사에 사용되는 검체의 대부분은 검사 시 배뇨된 수시뇨를 이용하나, 검사 목적에 따라 특수하게 채뇨하는 방법 등이 있다.

1) 채뇨방법

(1) 자연배뇨

가장 일반적이고 이상적인 채뇨방법으로, 대부분의 요검사에 이용된다.

① 전체뇨: 자연스럽게 요 전체를 채뇨하는 방법이다.

② 부분뇨: 하루 중 어떤 특정 시간에 채뇨하는 방법으로 처음뇨, 중간뇨, 분배뇨 등이 있다.

(2) 카테터뇨

요관에 직접 카테터를 삽입하여 채뇨하는 방법으로 채뇨 시 오염을 최소한으로 방지하거나 수술 후의 환자, 중추신경 장애 시, 유아, 요실금 환자의 채뇨 시 이용된다.

2) 채뇨시간

① 아침 첫뇨: 이른 아침 잠자리에서 막 일어난 직후 자연 배뇨시킨 요로 입원환자를 대상으로 모든 병원에서 일상적으로 채취하는 방법이다.

② 이른 아침 제2뇨: 잠자리에서 일어난 후 배뇨하여 버리고 비교적 활동 시 일상생활의 콩팥, 요로계의 상태를 알 수 있다.

③ 수시뇨: 시간을 정해 놓지 않고 언제라도 채뇨할 수 있기 때문에 검체가 신선하여 초진이나 외래 환자의 채뇨 시 이용된다.

④ 24시간뇨: 요 중 화학적 성분의 정량검사를 위한 채뇨방법이다.

⑤ 시간뇨: 특정물질의 시간 내 배설량을 알기 위하여 어떤 일정시간 또는 특정시간을 정하여 그 사이의 요를 채뇨하는 방법이다.

5. 물리적 검사

요는 일정한 조성을 가진 액체는 아니다. 정상 시 혈액성분의 농도는 변동의 폭이 매우 좁으나 요성분의 농도는 정상 시에도 매우 폭넓은 변동을 한다. 그러므로 요 검체를 관찰할 때 외관이 다르게 보여도 반드시 이상은 아니다.

1) 색깔(color)

요는 일반적으로 엷은 황색을 나타내나 색깔의 강도는 요의 농축, 희석, 즉 요비중과 직접 관련이 있다. 요비중이 감소하거나 증가하는 것에 의해 색깔은 무색에서 짙은 황갈색까지 변화한다.

2) 혼탁(turbidity)

정상뇨는 배설 직후의 신선뇨에서 대부분 맑고 투명하며 혼탁이 없으나 때로는 혼탁되어 있는 것도 있다. 병적뇨는 적혈구, 백혈구, 상피세포 등 여러 가지 이상 성분이 포함되어 있기 때문에 배뇨 직후부터 혼탁되어 있는 것이 있다.

3) 냄새(odor)

보통 요에는 특별히 심한 불쾌한 냄새는 없으나 요 중에 함유된 이상물질 또는 방치로 생성된 분해산물에 의해 특이한 냄새를 낼 수 있다. 또한 냄새로 잠재되어 있는 질병의 이상을 발견할 수도 있다.

4) 비중(specific gravity, SG), 삼투압(osmolality)

요 비중은 콩팥의 중요한 기능인 요의 농축, 희석 능력을 아는 데 중요하며 물 및 전해질 대사 이상을 아는 정보로서 유용하다. 또 삼투압과 상관성이 좋으며 다른 검사항목과 조합하여 더욱 의의 있는 정보를 얻을 수 있다.

5) 요량(volume)

요량은 정상 시에도 많은 인자가 작용하여 요량을 변동시키나 질병 시에는 더욱 많은 인자가 더해져 요량을 변화시킨다. 보통 요의 생성량이 미묘하게 변화하는 것에 의해, 생체의 항상성이 유지되고 있으나 질병 시에는 요 생성량의 증가 및 감소, 수분 저류, 부종 또는 탈수의 원인이 될 수 있다.

6) 반응(pH)

건강인 요의 pH는 광범위하여 그 값은 대개 pH 5 정도의 약산성에서 pH 8.5 정도의 약알칼리성 영역에 이른다. 요 pH는 정상과 이상 영역을 명확하게 구별할 수 없으므로 요 pH의 측정 결과를 질병 유무의 판정에 유용하도록 하기 위해서는 이 외의 검사 결과와 병행하여 해석해야 한다. 예를 들면 요로 감염증이 있는 경우에는 요의 pH는 8.5에서 pH 9 정도의 알칼리성을 나타내는 일이 있으므로, 아울러 세균 배양 및 관련 검사를 병행해야 한다.

7) 농축 시험(concentration test), 희석 시험(dilution test)

수분 섭취량이 감소한 경우 정상 콩팥은 이것에 반응하여 대량의 노폐물은 소량의 물과 함께 배설하는 능력을 갖추고 있다. 농축시험은 이와 같은 콩팥의 능력을 확인하기 위한 검사이나 질병 등으로 인해 콩팥기능이 저하하면 농축뇨의 배설은 볼 수 없다. 농축시험은 환자에게 수분 섭취를 제한하여 일정 시간 후 요비중이 증가하고, 희석 시험은 대량의 물을 섭취시켜 일정 시간 후 요비중이 감소하는가를 본다.

6. 화학적 검사

1) 요단백(urine protein)

어떤 원인에 의해 단백 농도가 증가하여 요 중에 단백이 배설된 경우이다. 대부분 모든 사구체 질환에서 단백뇨가 보이나 네프로제증후군에서 단백뇨는 하나의 징후로서 나타난다. 콩팥 질환의 범위에 포함되나 증상이 매우 가볍고 비활동성인 것을 무증후성 단백뇨라고 하며 치료할 필요는 없으나 정기검사를 받는 것이 좋다.

단백뇨 양성을 보이는 경우는 생리적 단백뇨, 병적 단백뇨(신전성 단백뇨, 신성 단백뇨-사구체성 단백뇨, 세뇨관성 단백뇨, 신후성 단백뇨) 등이 있으며 요단백 검사에서 양성은 여러 가지 경우에 나타나기 때문에, 단백뇨가 나타나도 반드시 콩팥질환이라고는 할 수 없다.

요단백은 열에 의한 응고반응, 산에 의한 침전반응, 지시약에 의한 단백오차 반응에 의해 검출하여 진단에 도움이 되게 한다.

2) 요당(urine sugar)

일상검사에서 일반적으로 요당이라고 하면 포도당뇨를 말하나 그 외에 유당, 과당, 갈락토오스, 오탄당 등이 드물게 요 중에 배설되기 때문에 생리적 상태나 선천적 대사이상 시에는 감별해야 하는 경우가 있다. 요당의 양이나 농도의 상승은 혈당치의 증가, 당배설 역치 저하 등의 원인이 되므로 요당을 측정하여 당대사에 관한 내분비 기전의 이상이나 당 대사의 조절이상을 알 수 있다.

수시뇨에서 요당 양성을 나타내는 경우는 일과성 당뇨(특발성 당뇨), 지속성 당뇨(정상 혈당성 당뇨) 신성 당뇨, 고혈당성 당뇨, 일차성 당뇨(진성 당뇨), 이차성 당뇨 등 여러 가지가 있으나 공복 시 요에서 요당 양성을 나타내는 경우는 당뇨병일 확률이 높다.

요당은 환원법, 포도당 산화효소법 등에 의해 요당을 검출함과 동시에 다른 환원성 물질과의 감별을 통해 진단에 도움이 되게 한다.

3) 케톤체(ketone body)

케톤체는 탄수화물 대사가 저하하여 지질 대사가 항진되면 지방산의 분해산물로서 아세토초산, 아세톤, β-hydroxybutyric acid가 요 중에 배설된다. 일반적으로 당뇨병, 기아 혹은 영양실조 상태에서 케톤체가 요 중에 배설되나 특히 소아는 케톤뇨증(ketonuria), 케톤증(ketosis)을 일으키므로 혈액 혹은 혈장 중의 케톤체가 그다지 증가하지 않아도, 요 중에 케톤체가 배설된다. 입원 환자 중에는 당뇨병이 아니더라도 요 중에 케톤체를 배설하는 경우가 있다.

당뇨병성 혼수와 저혈당성 혼수의 감별에는 요 중 케톤체 검사가 유용하다. 당뇨병성 케토산증(ketoacidosis)의 치료 시에는 채취한 요 검체에 대해서 화학적 방법을 이용하여 케톤체 검사를 하면 중요한 정보를 얻을 수 있다.

4) 혈액(blood)

요 중에 다량의 혈액이 존재하면 육안으로 보아 적색 또는 갈색의 색깔을 나타내며 요는 뿌연 혼탁을 나타낸다. 따라서 용혈하지 않은 적혈구가 요 중에 존재하면 현미경 검사에 의해 적혈구를 검출할 수 있다. 한편, 예민한 화학적 검사에서는 용혈에 의한 유리 혈색소나 근육질환에 의한 근색소를 검출할 수 있으므로 요 중 혈액성분은 육안 검사, 화학적 검사(잠혈 반응), 현미경적 검사에 의해 검출하여 혈뇨, 혈색소뇨 및 근색소뇨의 감별은 물론, 진단에 도움이 되므로 중요한 임상검사로서 넓게 실시하고 있다.

(1) 혈뇨(hematuria)

요 중에 용혈되지 않은 적혈구가 다량 배설된 경우이다. 대부분 콩팥 및 요로의 염증(급성 신염, 신결핵, 신우염, 방광염, 요도염, 전립선염 등)에서는 처음부터 혈뇨가 보이며 종양, 결석, 전신적 원인에 의한 출혈성 원인(백혈병, 자반병, 혈우병 등), 알레르기 등에서도 출현하기 쉬워 이들 질환의 스크리닝 검사에 요 중 적혈구의 관찰은 중요하다.

(2) 혈색소뇨(hemoglobinuria)

어떤 원인에 의해 생체의 순환혈류 내에 적혈구가 다량으로 급속하게 파괴되어 혈색소가 유출되면 혈색소혈증을 일으키고 유리 혈색소와 그 유도체가 콩팥을 통해 요 중에 배설된 경우이다. 혈색소뇨는 부적합 수혈, 여러 종류의 약물중독, 용혈성 빈혈, 광범위한 중증 화상, 뱀이나 거미에 물린 상처, 열성 질환(말라리아), 발작성 야간 혈색소뇨증, 발작성 한랭 혈색소뇨증, 행군 혈색소뇨증 등에서 배설되기 쉬우므로 이들 질환의 진단에 중요한 단서를 제공할 수 있다.

(3) 근색소뇨(myoglobinuria)

근육 내에 있는 근색소는 혈색소와 같이 철을 포함하는 물질이나 분자량이 혈색소보다 작아 외상에 의한 근육 손상이나 근육질환 등 근육이 급격하게 파괴되는 경우에는 혈액 중에 유출하여 증가된다. 그래서 근색소는 신속하게 요 중에 배설되므로 이들 질환의 진단에 도움을 줄 수 있다.

5) 빌리루빈(bilirubin), 우로빌리노겐(urobilinogen, UBG)

빌리루빈은 세망내피계에서 혈색소로부터 생성되어 혈류 중에 들어와 혈장단백과 결합하여 비결합형(간접) 빌리루빈이 된다. 간에서는 글루크론산과 결합하여 결합형(직접) 빌리루빈이 되어 담즙의 색소성분으로서 장에 배설된다. 이 결합형 빌리루빈은 장에서 장내세균의 작용에 의해 환원되어 무색의 우로빌리노겐이 되며, 이들의 대부분은 산화되어 갈색의 우로빌린이 된다. 이것은 장에서 재흡수되어 혈류 중에 들어와 콩팥을 통해 요 중에 배설되거나 분변 중에 배설되므로, 소변이나 분변에서 고유한 색깔을 나타내게 된다.

건강인의 요에 빌리루빈은 없으나 소량의 우로빌리노겐은 포함되어 있다. 그러나 간기능 장애가 있으면 빌리루빈은 담즙 성분으로서 장에 배설되지 못하여 혈액 중에 증가하므로 콩팥을 통해 요 중에 배설되고, 우로빌리노겐은 담즙 중에 배설되는 양이 감소하므로 요 중에 배설되는 양이 증가한다. 따라서 요 중 빌리루빈 및 우로빌리노겐의 측정은 간장애, 담도질환, 용혈성 질환, 황달의 병태 파악에 유용한 정보를 얻는 데 매우 중요하므로 스크리닝 검사 시 빌리루빈과 우로빌리노겐 검사결과를 동시에 해석하는 것은 의의가 있다.

6) 포르피린(porphyrin) 및 관련 화합물

포르피린은 혈색소, 근색소 및 호흡효소를 생성하는 헴(heme) 합성 과정의 중간 대사산물이다. 포르피린은 장골 및 간에서 합성되며 이 과정에서 glycine과 succinyl CoA가 축합하여 δ-aminolevulinic acid가 된다. 이것이 축합하여 포르포빌리노겐(porphobilinogen, PBG)이 생성되고 2쌍의 PBG가 결합하여 포르피린(UP, CP, PP)이 되며 이것이 축합하여 헴이 된다. 이러한 각 과정에는 효소가 촉매로서 작용하며 반응의 진행을 조절하고 있다.

포르피린 대사 이상에는 선천성, 후천성(납중독)인 것이 있으나 대사이상이 일어나면 중간 대사산물이 체내에 축적된다. 따라서 포르피린의 스크리닝에는 자외선을 이용한 검사(UP, CP)나 포르포빌리노겐 검출을 위한 화학적 검사 등을 하여 골수질환, 간질환, 혈액질환 및 중금속 중독 등의 진단에 도움을 줄 수 있다.

7) 페닐케톤뇨(phenylketonuria, PKU)

페닐케톤뇨증은 대사이상에 의해 일어나는 질환으로 phenylalanine이 tyrosine으로 전환하는 데 관여하는 효소의 결손에 의해 환자의 혈액 중에는 phenylalanine이 증가한다. 과잉으로 존재하는 phenylalanine은 유아의 뇌세포에 나쁜 영향을 주어 심한 정신박약증의 원인이 된다. 체내에서 phenylalanine의 일부는 phenylpyruvic acid가 되어 콩팥을 통해 요 중에 배설된다. 페닐케톤뇨증은 정신박약아를 가진 젊은 모친이 어린이의 요에서 특이한 냄새가 나는 것에서 발견하여 phenylpyruvic acid를 밝혀내게 되었다. 페닐 케톤뇨증으로 진단된 신생아는 유효한 저phenylalanine 식이요법이 실시되며, 현재 거의 모든 신생아를 대상으로 페닐케톤 뇨증 검사를 실시하고 있다. 요 중 phenylpyruvic acid와 혈청 phenylalanine을 검출하여 혈청 phenylalanine이 증가한 어린이나 정신박약아가 페닐케톤뇨증인가 아닌가를 진단하는 데 유용하다.

8) 세균뇨(bacteriuria)

보통 배뇨로 얻은 남성, 여성의 요에서도 어느 정도의 세균은 포함되어 있으나 세균뇨에서는 세균 수가 현저하게 증가한다. 가장 빈번하게 보이는 세균은 대장균군의 그람음성균으로 콩팥 및 요로의 감염은 호흡기 감염성 질환에 비해 매우 많다. 이와 같은 것은 대부분이 무증후성이므로 환자라든가 의사가 이 질환을 쉽게 알 수 없는 경우가 있으나 대부분의 경우 효과적으로 치료할 수 있으므로 세균뇨를 확인하는 것은 중요하다. 세균뇨증을 치료하지 않고 방치하면 콩팥기능이 침해되어 매우 심한 콩팥질환을 일으킨다. 그러므로 이 질환을 쉽게 확인하는 방법이 요구되며 실제로 세균은 여러 가지 방법으로 확인하는 것이 가능하다.

우선 요배양 검사 대상의 주된 질환으로는 신우신염, 방광염, 전립선염, 요도염 등이 있으며 가능한 무균으로 채뇨해야 하나 자연채뇨로도 검사가 가능하다.

9) 칼슘(calcium, Ca)

칼슘은 뼈를 구성하는 대표적인 무기성분의 하나로 일생 동안 많은 양의 칼슘이 섭취되고 또한 배설된다. 정상적인 상태에서 칼슘은 주로 분변 중에 배설되며 요 중에도 매우 적은 양의 칼슘이 배설되고 그 양은 식사 중 칼슘 양의 증감에 의해서 변동한다. 어떤 종류의 종양이 뼈에 침해되면 혈청 중의 칼슘 양이 현저하게 증가되어 요 중 칼슘 양도 증가하게 된다.

요 중 칼슘은 다발성 골수종, 윌슨병, 부갑상선 종양에서 증가하나 스크리닝 검사에서는 골종양이 의심되는 경우에 실시한다. 최근에는 미세 혈뇨를 보이는 소아에서 선천성 칼슘뇨증이 지적되고 있어 여러 화학검사 외에 요를 대상으로 한 간단한 검사를 실시하고 있다.

7. 현미경적 검사

요침사(urine sediment)는 요를 원심 분리하면 시험관 밑에 요 중의 고형성분이 침전하여 얻은 것이다. 이것을 현미경으로 검사하면 적혈구, 백혈구, 상피세포, 원주, 결정, 세균 등 다수의 성분을 볼 수 있다. 이들 대부분은 주로 요로에서 유래하나 일부는 혈액성분이 요 중에 배설된다. 따라서 요침사 성분을 검사하는 것은 콩팥, 요로계 질환의 진단 및 다른 여러 질병을 진단하는 데 매우 중요하다.

요침사 중의 여러 가지 성분을 정확하게 동정하여 정상성분과 병적성분을 혼동하지 않고, 정확하게 감별하기 위해서는 상당한 기술과 훈련이 필요하다. 임상적으로 의의 있는 요침사는 다음의 세 종류로 나뉜다.

(1) 세포(cell) 성분: 적혈구, 백혈구, 상피세포, 정자, 세균, 효모, 기생충 등

(2) 원주(cast) 성분: 초자원주, 적혈구 원주, 백혈구 원주, 과립원주, 납양원주 등

(3) 결정(crystal) 성분: 요산염, 수산염, 인산염, 탄산염, 시스틴, 루신, 약물 대사산물 등

콩팥장애는 요단백, 잠혈반응, 비중, 삼투압 등의 측정으로 어느 정도 알 수 있으나 콩팥, 요로계의 기질변화를 알기 위해서는 불충분하고 또 이러한 항목의 측정치가 반드시 콩팥, 요로계의 기질변화와 상관이 있다고는 할 수 없어 비뇨기계 질환이 의심될 때 요침사의 현미경 검사는 반드시 실시해야 한다.

8. 요 자동분석장치와 시험지

임상검사 분야는 다수의 검체처리 및 검사성적의 정밀도 향상을 위해 여러 가지 자동분석기기의 개발이 진행되어 요검사도 자동화 시대에 접어들었다.

요 자동분석장치(urine autoanalyzer)는 건식화학(dry chemistry)의 기술을 근거로 시약과 전자(electronics) 기술로 만들어졌으며, 이러한 것은 시험지법(dip and read method, reagent stripe method)으로 가능하게 되었다(그림 13-1).

현재 검사항목으로서 측정 가능한 것은 pH, 단백, 포도당, 케톤체, 우로빌리노겐, 빌리루빈, 잠혈, 아질산염, 비중, 백혈구 등 10항목(multistix)으로 요를 분석하여 결과가 출력(print out)되어 나오기까지는 매우 짧은 시간에 이루어진다. 그 외의 검사 항목으로는 페닐케톤체, 요 식염농도, 비타민 C (ascorbic acid), 아밀라아제 등의 측정용 시험지도 개발되어 있다.

요 시험지는 검사 측정용 시약을 시험지에 적셔 건조시킨 여과지(반응부분)를 여러 가지 조합시켜 한 조각의 플라스틱 얇은 판 위에 부착해 놓은 것이다. 요에 시험지를 담가 색깔 변화를 보아 간단하게 결과가 얻어지는 dip and read 방식이다. 요 시험지는 반응 부분이 1개(1항목)에서 2개, 3개 및 다항목(최고 10항목)을 붙인 복합 시험지까지 다수 시판되고 있다. 다항목 시험지는 검사가 동시에 실시되며 조작도 간단하고 편리하므로 이제까지의 시험관법보다 넓게 보급되어 있다. 각 회사에 따라 동일항목에서도 반응원리나 판정시간이 다르므로 실시할 때에는 바른 조작법, 보존법, 판정법 등을 잘 이해하여 사용하지 않으면 정확도 높은 좋은 검사결과가 얻어지지 않는다. 따라서 사용 설명서를 잘 읽고 이해하는 것이 매우 중요하다.

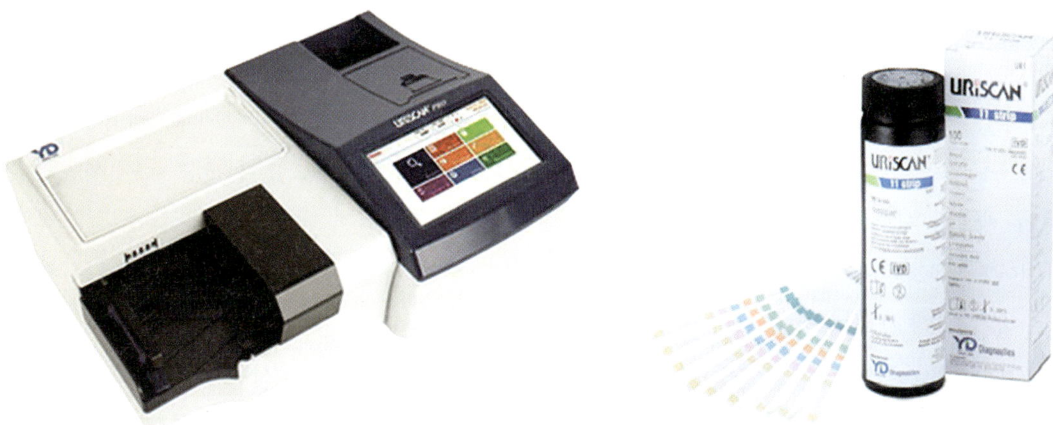

그림 13-1. 요 화학분석기와 시험지

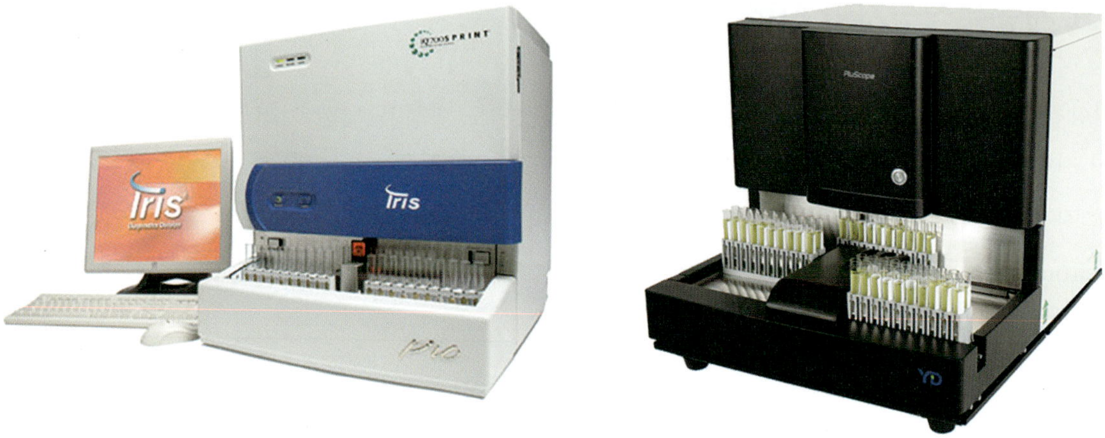

그림 13-2. 요 침사 자동분석기

9. 일반검사

1) 뇌척수액(수액, cerebrospinal fluid, CSF)

정상인의 뇌척수액은 물처럼 맑고 투명하며, 적혈구 등 세포는 거의 없으나 중추 신경계의 출혈(뇌출혈, 지주막하 출혈), 감염증, 수막의 염증성 변화, 뇌외상, 뇌종양 등의 장애가 있으면 뇌척수액에 여러 변화가 나타나기 때문에 수액을 채취하여 검사하면 중추 신경계의 병변을 알 수 있다. 또한 중추 신경계 이외의 질환(간성, 고혈당성, 저혈당성 및 요독증성 혼수, 바비탈, 모르핀 등의 약물중독, 일산화탄소 중독)의 병변도 알 수 있다.

뇌척수액의 액압, 색깔, 혼탁, pH, 비중, 세포학적 검사(세포의 수, 세포의 종류), 화학적 검사(총단백, 글로불린, 당, 염소 등) 등을 측정하여 중추신경 계통의 질환을 진단하는 데 도움이 되게 한다.

2) 천자액(punctured fluid)

일반적으로 수액, 혈액 이외의 액체로 보통 흉강, 복강, 심낭강, 관절강 등의 체강 내에 저류한 액체를 천자하여 채취한 체액을 말한다.

정상인에서는 액체가 저류하는 일은 없으며 또 저류한 액체에 의해 기능장애가 나타나는 일도 없으나 이들 체강 내에 강벽의 순환장애, 영양장애, 염증, 암침윤 등의 병변에 의해 액체가 증가하여 저류한다. 임상검사 대상이 되는 천자액은 병적으로 체강에 저류한 흉수, 복수, 심낭액 등이 주된 것이다. 때로는 관절액을 대상으로 하나 그 외에 낭종액(난소 낭종, 신수종, 간낭 종) 등의 저류액을 대상으로 하여 검사하기도 한다.

천자액의 세포학적 검사, 세균학적 검사는 직접 질환의 확정 진단에 유용하나 그 외의 검사는 주로 천자액이 여출액(비염증성)인가, 삼출액(염증성)인가를 감별하기 위해 실시한다.

3) 정액(semen)

정액은 유형성분인 정자와 액체성분인 정장으로 되어 있다. 정자는 정세포에서 유래하나 정장은 정낭선, 전립선에서 유래하는 분비물이다. 정자는 난자와 함께 개체 발생의 중요한 성분이나 정장도 정자의 영양성분을 포함하고 있으며 임신에도 영향을 준다. 정액 검사는 남성 불임증(male infertility)의 원인, 산아제한을 목적으로 한 정관 절제술 검사, 정세관에서 정자 생성기능의 판정, 남성 호르몬 활성의 간접적 지표를 아는데 중요한 정보를 제공하기 위해 검사한다.

4) 양수(amniotic fluid)

양수는 태아를 둘러싸고 있는 양막(amnion) 안에 있는 액체로 외부충격으로부터 태아를 보호하고 태아가 운동을 할 수 있게 하고, 심한 온도변화로부터 태아를 보호하는 역할을 한다. 양수는 태아의 대사산물이 존재하므로 양수를 통하여 태아의 발달정도나 건강에 대한 다양한 정보를 얻을 수 있다. 양수에 대한 검사는 주로 세포유전 분석(cytogenetic analysis)과 관련이 있다.

그 외에도 각종 체액(위액, 십이지장액, 췌장액, 담즙, 객담, 분변)을 대상으로 육안 검사, 물리적 검사, 화학적 검사, 세포학적 검사 등을 실시하여 그와 관련한 정보를 얻을 수 있으나 현재는 거의 모든 병원에서 실시하지 않고 있다.

CHAPTER 14

임상생리학

Clinical Physiology

1. 임상생리학 기본지식

1) 임상생리학(Clinical Physiolgy)이란

임상생리학은 인체의 생리학적 기능현상이 적절하게 조절되고 있는지를 연구하고 평가 · 분석하고자 하는 학문 영역으로 해부학과 생리학적인 지식을 기초로 한다. 특히, 최근 의용 기기의 혁신적인 발달로 이들 각종 기계 및 기구 등을 활용한 생체 내 생리기능 현상을 분석 · 평가하여 질병의 진단과 치료 및 예후 판정에 중요한 임상적 의의를 제공하는 의과학의 기초 학문이다.

2) 임상생리학적 검사의 중요성

임상생리학적 검사라 함은 피검자의 인체를 직접 시행하는 검사로 환자에게 고통을 주지 않고 진단에 직접 연결되는 검사이다.

의과학(medical science)은 첨단과학의 한 분야인 전자공학(electronics)의 접목으로 많은 검사방법이 전문화, 간이화, 자동화, 세분화되어 의학정보를 신속하고 정확한 검사결과를 얻을 수 있다.

최근 노령인구의 증가, 식생활의 서구화, 성인병 증가, 각종 교통재해 및 공해 등으로 심장, 신경, 근육계통 등의 질병이 증가하는 추세에 따라 임상생리학적 검사는 1차적 의학정보를 이용하여 질병의 진단과 치료, 치료의 경과와 예후의 판정 등 매우 중요한 임상적 의의를 갖고 있다.

3) 업무범위

임상병리사의 업무범위에 대해서는 의료기사법 시행령 제2조항의 제1호에서 다음과 같이 정의하고 있다. “임상병리사는 병리학 · 미생물학 · 생화학 · 기생충학 · 혈액학 · 혈청학 또는 법의학 · 요화학 · 세포병리학 · 방사성 동의원소를 사용한 가검물 등의 검사 및 생리학적 검사의 분야에서 임상병리검사 업무에 필요한 기계 · 기구 · 시약 등의 보관 · 관리 · 사용 · 가검물의 채취 · 검사 · 검사용 시약의 조제, 혈액의 채혈 · 제제 · 제조 · 조작 · 보존 · 공급 · 기타 임상병리검사 업무에 종사한다”라고 규정하고 있다. 즉, 임상병리사의 업무범위는 크게 생체검사와 검체검사로 나눌 수가 있으며 생체검사는 피검자의 인체를 직접 취급하는 검사로서 인체 내 장기와 조직 등의 구조뿐만 아니라 대사과정 중에서 전기현상을 인체 내에서 외부로 유도하여 기록할 뿐만 아니라 질병의 진단과 치료경과 및 예후 판정에 중요한 임상적 의의를 제공하고 있다.

최근 생체를 직접 취급하는 생리학적 검사라 함은 "심전도, 뇌파, 심폐기능, 기초대사, (뇌)유발전위검사, 근전도 검사, 안전기 생리 검사, 전기생리학적 검사, 전정기능 검사, 신경전도 검사, 뇌혈류 검사, 심장초음파, 위내시경검사, 청력검사" 등이 포함되며, 선진국에서는 이미 오래 전부터 임상병리사가 유사한 영역 또는 전문화된 직종에 따라 그 업무 범위가 세분화되고 그 검사 종목을 확대 실시하고 있다.

4) 임상생리학적 검사의 업무 영역

(1) 순환기계 검사

① 심전도 검사(Electrocardiogram, ECG)

- 표준12유도 심전도(I · II · III유도, aVR, aVL aVF유도, V1~V6유도): 기본심전도
- 부하심전도(운동법: Master법 · Treadmill법 · Ergometer법)
- Holter 심전도(24시간 심전도): 보행심전도
- 소아 심전도
- 일상 혈압감시 검사(ambulatory BP monitoring): 보행심전도
- 기립경사도 검사(tilt test)

* 임상병리사는 비관혈 검사(noninvasive test)만 시행하고 관혈 검사(invasive test)인 식도유도, 히스속유도 등은 의사가 진행한다.

② 심초음파 검사(Echocardiogram)

- 2-D echo(이면성)
- M-mode
- Doppler
- 부하 심장초음파검사(Stress echocardiography)
- 경식도 심장초음파검사(Transesophageal echocardiography)

③ 심음도 검사(Phonocardiogram, PCG)

④ 맥파 검사(Mechanocardiogram, MCG)

⑤ 기타

- 심도자술(Cardiac catheterization)

• 심혈관조영술(Angiocardiography)

(2) 호흡기계 검사(폐기능 검사)

① 환기기능 검사

㉠ 폐기량 분획의 측정: 폐활량(VC), 예비흡기량(IRV), 잔기량(RV), 기능적 잔기량(FRC), 예비호기량(ERV), 총폐기량(TLC), 최대흡기량(IC)

㉡ 강제 호출 곡선: 노력성 폐활량(FVC), 1초율(FEV1.0%), 공기흡입지수(ATI) 등

㉢ 각종 환기량의 측정: 1회 환기량(TV), 분시환기량(VE) 등

㉣ 환기 역학적 검사: 폐탄성 검사(Compliance), 기도저항, 호흡저항 등

② 폐포기능 검사

㉠ 기체상의 검사: 폐내 가스 분포 측정, Closing Volume, 폐확산 능력, O_2 섭취량, CO_2 배출량 등

㉡ 혈액상의 검사: 동맥혈액의 O_2 , CO_2 함량, Oxymeter 검사 등

③ 폐순환기능 검사

• 폐순환 시간
• 폐동맥계 압력 측정
• 폐순환 혈액량
• 폐순환계 혈액가스 분석
• 심전도

④ 알레르기 검사

• 알레르겐 피부검사
• 유발검사
• 약물과민성 검사
• 기타 특수 검사

(3) 신경계 검사

① 뇌파 검사(Electroencepharogram, EEG)

• 기본뇌파(Waking EEG)
• 수면뇌파(Sleep EEG)
• 왕진뇌파(Portable EEG)
• 뇌파지연검사(Prolonged EEG): 1시간, 2시간, 3시간, 4시간

- 수면다원검사(Polysomnography)
- 뇌사뇌파(Brain deathe EEG)
- 와다뇌파(WADA test)
- 기립경사도 뇌파(EEG tilt table)
- 특수유발뇌파(Provocation)
- PET EEG
- SPECT EEG
- Nasopharyngeal EEG

② 근전도 검사(Electromyogram, EMG)

- 신경전도검사(NCV: nerve conduction velocity)
- 침근전도(Needle EMG): 의사 영역
- 신경반복 자극 검사(Jolly test, repetitive nerve stimulation test)
- 순목 반사 검사(Blink reflex)

③ (뇌)유발전위 검사(Evoked potential, EP)

- 시각유발(VEP: visual evoked potential)
- 운동유발(MEP: motor evoked potential)
- 감각유발(SEP: somatosensory evoked potential)
- 청각뇌간유발(BAEP: brainstem auditory evoked potential)

④ 뇌혈류 검사(Transcranial Doppler)

- TCD routine
- TCD intermittent monitoring
- TCD continuous monitoring

(4) 기초대사기능검사(Basal metabolic rate, BMR)

- 기초대사검사(BMR): 산소 소비량 검사

(5) 기타생리학적 검사

① 전기와우각검사(Ecoch G: electrocochleogram)

② 안구전위검사(EOG: electrooculogram)

③ 망막전위검사(ERG: electroretinogram)

④ 안과 초음파검사(Ophthalmic ultrasonography)

⑤ 화상검사(Mapping system)

- 뇌화상검사(Brain mapping system)
- 자기공명화상검사(Magnetic resonance mapping system)
- 열화상검사

⑥ 감각기능검사 · 전기안진도(electronystamogram)

⑦ 전정기능검사(청력검사) 외에도 시력검사, 근력 등도 생리 검사에 속한다.

이상의 검사항목이 주로 검사대상에 포함되며 검사영역의 한계에 대해서는 세심한 주의가 필요하다. 임상병리사의 업무범위는 법적으로 허용된 영역에서 반드시 실시해야 하며 임상병리사가 생리기능 검사를 시행할 경우 인체의 체표면으로 제한하는 것이 바람직하다. 예를 들면 심전도 검사의 경우 식도유도, His속 심전도법에서 카테터를 사용할 때, 근전도 검사에서 침전극을 천자한 경우, 뇌파검사에서 뇌실질에 전극을 찔러넣을 때 등 검사 행위의 제한은 법적으로 허용된 영역 내에서 반드시 실시해야 한다.

5) 임상생리학 분야에서 검사자의 자세

(1) 올바른 의료기기의 조작 기술을 익힌다.

의료기기를 사용하기 전에 기기의 조작 기술에 대한 설명서를 주의 깊게 숙지해야 하며 작동 방법을 이해한 후 사용하고, 특히 생리기능검사의 기기의 사용전압을 확인해야 한다.

(2) 임상 성적의 결과 관리는 누설하면 안 된다.

피검자의 인체를 직접 시행하는 검사이기 때문에 타인에게 환자의 신체 결함을 누설하거나 환자의 의학정보를 누설하여서는 안 된다(형법 제317조①항에 업무상 비밀누설을 하게 되면 3년 이하의 징역이나 금고, 10년 이하의 자격정지 또는 700만 원 이하의 벌금에 처한다). 검사 결과에 관한 질문을 받으면 직무상 제약을 나타내어 거절하고 "담당 주치 의사에게 물어 보십시오"라고 대답한다.

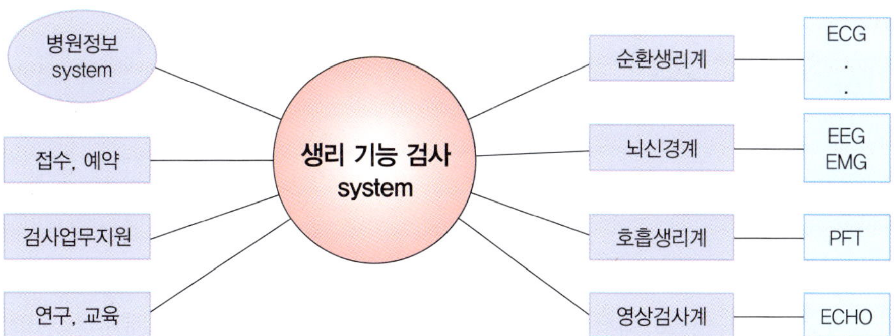

그림 14-1. 임상생리검사실의 시스템의 개념도

(3) 윤리적, 도덕적 관념으로 검사에 임한다.

환자에게 혐오감을 일으키거나 부도덕한 행위로 검사에 대한 공포감을 주어서는 안 된다. 또한 복장과 세심한 언어 그리고 행동에서 오해되는 일이 없도록 세심한 주의가 필요하다.

(4) 환자와의 접촉 방법은 편안하게 한다.

환자는 자신의 질병에 대해 불안감과 검사에 대한 긴장감이 많다. 그래서 검사자는 친절하고 부드러운 언어와 행동으로 검사에 대한 설명을 차분히 이해시킨 후에 검사를 시행하도록 해야 한다. 검사에 들어가기 전에 우선 환자에 대한 예비지식을 환자의 검사 의뢰서를 통하여 검사 목적, 임상상태, 병명 등을 정확히 이해해야 한다. 특히 어린이, 장애자, 노인 등의 경우에는 보호자에게도 검사의 필요성과 내용을 충분히 설명하여 협력을 얻는다. 또한, 검사 중에는 환자의 상태를 중시해야 하며 긴급한 상태일 때는 즉시 의사에게 적절한 조치를 취할 필요가 있다.

(5) 생리기능 검사의 긴급성은 매우 높기 때문에 응용능력이 필요하다.

긴급 검사는 일상적으로 정해진 검사가 아니라 심장질환이나 수술 후에 의식장해가 있는 환자를 상태에 따라 응급으로 검사하는 경우가 대부분이다.

MICU, SICU, CCU, 수술실 등에는 여러 사람이 ME (medical electronics) 의료기기를 사용하기 때문에 장비는 누구든지 사용할 수 있는 상태로 준비하여야 된다. 환자의 시시각각 변화하는 상태를 검사해야 하기 때문에 의사와 간호사가 상호 긴밀한 연락을 취할 필요가 있다.

(6) 검사 기기의 전기 안전성에 대하여 정확히 숙지해야 한다.

임상생리학적 검사에 사용하는 검사기기는 거의 교류전원을 사용한다. 검사 중 환자의 인체에 직접 전기가 누전되어 환자에게 치명적으로 생명을 잃을 수가 있다. 자신이 사용하는 의료기기에 대해서는 사용목적, 동작원리, 사용방법, 기기의 성능 등 문제점을 반드시 숙지하고 또한 해결능력을 갖추어야 될 것이다. 검사기기는 정기적으로 보수점검과 내부 정도관리를 시행하여 최적의 상태로 유지 · 관리해야 한다.

2. 임상생리학적 검사 분야

순환기계 검사

1) 심전도(Electrocardiogram, ECG)

심전도란 심장의 세포(심근세포)에서 발생되는 전기 변화(탈분극 전압 및 재분극 전압)를 심전계를 이용하여 그래프로 기록한 파형을 말한다.

심근세포의 탈분극 직후 심장은 힘차게 수축하게 되어 전신 혈액순환의 원동력이 되는 펌프 기능을 수행하게 된다. 심장은 수축 직후 재분극되어 또 다른 특성의 전기적 현상이 일어나게 되고 이것이 심전계를 통해 특정파형으로 기록된다. 심장은 재분극과 함께 이완되고 다시 탈분극되어 수축하는 과정을 일생동안 반복하게 된다. 심장근육의 수축은 생명체에 전기를 공급하는 발전기와 같다. 즉, 수축을 일으키는 원동력은 심장의 동방 결절에서 발생되는 미소한 전류인 것이다. 이 미약한 전류가 심장근육을 통하면서 신체 내에 전류가 흐르게 되고, 이 전류를 신체의 표면에서 기록할 수 있게 된다. 이를 기록하는 장치를 심전계(electrocardiograph)라 하고, 이 기록은 심전도(electrocardiogram, ECG, EKG)라 한다.

심전도에서 공통된 약속은 전기적 변화를 기록하는 유도법으로 심전도 그래프 횡축은 1초 동안에 25 mm가 이동하도록 되어 있고, 그래프 종축은 1 mV의 전압 발생에 대하여 10 mm가 올라가게 조정되어 있다. 기록된 심전도에는 각 파의 이름을 P, Q, R, S, T, U라고 부르며, 기본적으로 P파, QRS군, T파, U파를 얻을 수 있다.

심전도 검사는 심실 혹은 심방의 비대나 확대, 심방 내 심방에서 심실 또는 심실 내의 전도 장애, 심방과 심실의 부정맥, 심근허혈 혹은 경색, 선천성 심기형에서의 특이한 소견, 전해질 이상 심근 및 심낭염과 심낭삼출, 심장약의 효과 판정, 인공심박기 기능의 평가 등 환자의 질환이나 상태의 진단에 결정적 혹은 중요한 보조적인 역할을 할 수 있다.

(1) 표준 12유도법

심전도는 두 부위 간의 전위차를 기록하는 쌍극유도(bipolar lead)와 전극을 부착시킨 부위의 전위를 기록하는 단극유도(unipolar lead)에 의해 기록된다. 임상에서 일반적으로 이용되고 있는 표준 12유도(standard 12 lead ECG)는 3개의 표준사지유도(I, II, III 유도)와 3개의 증폭단극사지유도(aVR, aVL, aVF)와 6개의 흉부유도(V1～V6)로 구성되어 있다.

(2) 부하심전도(loading ECG)

운동부하검사는 잠재해 있는 관상동맥질환(협심증, 심근경색)을 찾아내는 비관혈적 검사로서 비교적 안전한 검사이지만, 심장병 환자를 대상으로 검사할 때는 기본적인 지식은 물론 검사 방법 과정에 숙련되어야 위험을 최소로 줄일 수 있다. 운동부하검사의 목적은 체계적인 운동(controlled exercise)에 따른 생리적인 반응을 관찰하는 것으로, 이 검사의 임상적인 이용은 협심증, 심근경색 진단, 인체의 운동능력을 평가, 순환기 질환의 치료에 도움을 주기 위한 목적으로 사용된다. 운동부하시험 종류에는 Master법 · Treadmill 법 · Ergometer법 등이 있다.

(3) 홀터 심전도(Holter ECG, 24시간 심전도)

환자가 일상생활을 하면서 장시간 활동 중 심전도를 기록하는 검사로써 부정맥과 심근허혈 진단에 널리 이용되고 있다. 표준 12유도 심전도는 관상동맥질환으로 인한 조기박동이 있어도 약 8% 정도밖에 검출되지 않으나 24시간 심전도를 기록하면 조기박동의 검출률이 약 2배 이상 증가한다. 또한, 대부분 부정맥은 짧은 기간 동안 발생 후 없어지는 수가 많고, 하루 중에 변동이 많아 장시간 심전도 검사의 필요성이 요구된다.

2) 심초음파(Echocardiography)

인간의 귀로 들을 수 있는 소리의 주파수는 20~20,000 Hz이다. 20.000 Hz보다 높은 주파수를 가진 음파를 초음파라 부르며, 이는 귀로 들을 수 없다.

초음파 진단법이란 인체의 체표에서 초음파를 발생시키면 음향저항의 차이, 즉 밀도나 경도의 차이가 있는 조직에서 초음파를 반사하는 것을 이용하여 반사된 메아리를 탐지하고 영상화함으로써 시각화하여 그 안의 내용물의 성상을 알아내는 것을 말한다.

심장초음파 진단법의 종류는 다음과 같다.

(1) M-mode Echocardiography

심장의 일차원적 영상으로 cursor line을 2-D image 위에 올려놓고 시행하며, 시간이 경과함에 따라 cursor line에 해당하는 심장의 구조가 기록되는 검사로서, 심장의 국소적인 부위나 구조물의 움직임의 depth를 측정하는 데 유리하지만 구조물에 대한 입체적인 정보를 얻을 수 없기 때문에 제한이 많다.

(2) 2-Dimensional Echocardiography

심장의 각종 구조를 real time으로 볼 수 있다. 탐촉자(transducer)의 위치에 따라 4가지의 표준영상이 있으며 각각의 view에서 chamber size, valve motion, morphology, valve 이상상태, wall motion abnormality 등을 자세히 관찰할 수 있고 심장 수축상태 및 심장 기능의 여러 정보를 얻을 수 있다.

(3) Doppler Echocardiography

Doppler 효과를 이용하여 심장 내 혈류의 동태와 판막 및 대혈관의 역류와 협착 정도 유무를 혈류속도로 측정하는 검사로 doppler 검사에는 2종류가 있다.

① Pulsed wave doppler Echocardiography는 탐촉자로부터 나온 초음파 신호가 반사되어 돌아온 후 다시 초음파를 내보내는 형식으로 탐촉자가 원하는 거리에 위치한 특정 지점의 혈류 속도를 알 수 있으나 측정 가능한 최대 속도의 제한이 있고 이제 한계치를 넘을 경우 뒤바뀜현상(aliasing)이 생겨 측정이 불가능해진다.

② Continuous wave doppler Echocardiography는 탐촉자(transmitting transduce와 receiver transducer)가 2개 있어 한쪽에서는 계속해서 초음파를 발사하고 한쪽에서는 계속해서 doppler shift(주파수 변화)를 받기만 한다. 혈류 속도의 측정에는 제한점이 없으나 초음파 신호가 통과하는 선상의 모든 혈류 속도가 측정되므로 원하는 특정지점의 속도만은 구할 수 없다.

(4) Color flow image

일종의 doppler 효과를 이용한 것으로 탐촉자를 향하여 다가오는 혈류는 빨간색으로 반대로 흐르는 혈류는 파란색으로 나타낸 것으로, 혈류의 방향을 쉽게 알 수 있고 color의 강도는 velocity가 높을수록 강하게, 낮을수록 어둡게 나타난다.

3) 심음도(Phonocardiography, PCG)

심음의 소리 에너지를 전기적 에너지로 바꾸어 파동으로 기록한 것을 심음도(Phonocardiography, PCG)라 한다. 즉, 심음과 심잡음은 가청영역 중에서 주파수가 매우 낮으며 에너지가 너무 작은 음이기 때문에 청취할 수 없으므로 기계적 현상을 시각화(그래프화)하여 객관적으로 진단하는 방법을 심음도라 한다. 청진 및 심음도의 진단 적중률은 후천성 판막증에서는 거의 100%이지만 선천성 질환에서의 진단 적중률은 50%라고 한다.

심음도는 기본적인 정상심음(I음, II음, III음, IV음)이 있으며, 비정상적인 과잉 심음(I음 및 II음의 분열, 방실판 개방음, 수축기 크리크음, 구출음, 분마음 등)과 심잡음(수축기 잡음, 이완기 잡음)을 비교하여 심장질환을 진단하는 데 도움이 된다. 어느 경우이건 청진 · 진단하는 것은 옳지 않으며 반드시 다른 임상소견을 참조하여 종합 진단을 해야 한다.

신경계 검사

1) 뇌파검사(electroencephalography, EEG)

대뇌피질의 신경세포군에서 발생한 뇌 전기활동을 체외로 도출하고, 이를 증폭해서 전위는 종축으로 시간은 횡축으로 해서 두피상(intact scalp)에서 기록한 것이 뇌파이다. 두피상에서 측정되는 뇌파의 전위변동은 약 1~60 Hz의 주파수와 5~300 μV(보통은 20~100 μV)의 전위변동을 나타낸다. 기본적인 뇌파 파형은 δ파, θ파, α파, β파, γ파가 있으며, 간질 및 각종 뇌질환에서 볼 수 있는 파형은 극파, 예파, 극서파, 예서파, 다극서파 등이 있다. 뇌파는 어떠한 질병을 찾아내는 것이 아니라, 뇌의 기능적 변화를 나타내는 것이다. 뇌파상의 변화를 주는 요인은 개인차, 연령, 의식상태의 변화, 정신활동 및 지각자극, 신체의 생리적 변화, 뇌 내 병적 과정 혹은 질환상태 등이 있다.

일반적으로 뇌파라 하면 두피 전극에서 포착된 두피뇌파(scalp EEG)를 말한다.

뇌파검사는 뇌의 이상 유무를 진단하는 검사로 경련성 질환, 두통, 뇌종양, 뇌혈관질환, 의식 장애의 유무, 뇌막염, 뇌사판정 등의 질환을 진단하는 데 이용되고 있다.

뇌파검사는 객관적, 비침습적, 연속적으로 간단하게 대뇌기능을 평가할 수 있는 검사법이고, 현재 대뇌기능 평가법에서 이 뇌파보다 우수한 검사법은 없다. 최근 눈부신 발달을 보이는 화상 진단학은 중추신경계의 병변 부위의 진단에서는 뇌파보다 매우 뛰어난 검사법이지만 대뇌 기능을 평가할 수는 없다.

2) 수면다원검사(Polysomnography, PSG)

수면다원검사는 지난 30~40년간 수면의학 발전의 중점적 역할을 담당해오고 있다. 현재 국제적으로 수면관련학회들이 활발하게 활동하고 있으며 국내에도 최근 수년간 수면의학에 관한 관심이 급증되며 수면다원검사가 점차 보급되기 시작하여 현재는 그 범위가 점차 확대되고 있다. 수면다원검사는 수면 중 인체의 전기생리학적 변화를 기록 분석하는 작업으로서 뇌파, 안전도, 근전도, 심전도, 호흡, 코골이 정도, 몸의 자세, 혈중산소포화농도 등 기본적인 검사 항목 이외에도 NPT(수면 중 발기 검사), 수면 중 간질검사 및 이갈이 여부를 통해 수면장애환자의 진단, 평가, 치료하는 데 목적이 있다.

3) 근전도(Electromyography, EMG)

근전도검사(electromyography, EMG)는 신경근계 질환(neuromuscular disorders)을 진단하고 평가하는 검사로 신경이나 근육에서 갖고 있는 전기적 흥분성(electrical excitability)을 이용하여 말초신경계 병변과 근육계의 병변 이상 여부 관찰하는 데 중요한 정보를 제공한다. 근전도검사는 질환별로 말초신경에 전기 자극을 가하여 유발되는 복합전위(compound potentials)를 기록하여 신경기능을 관찰하는 신경전도검사(nerve conduction velocity, NCV), 감각신경전도검사(sensory nerve conduction velocity, SCV) 및 혼합신경전도검사(mixed NCV)로 구분되며, 운동신경을 반복적으로 자극하여 복합근육활동전위의 진폭 점감 및 점증의 정도를 평가하는 반복신경자극검사(repetitive stimulation test: Jolly test)가 있다. 그 외 후기 반응(late responses)검사로 F-파 검사(F-wave)와 H-반사검사(H-reflex) 등이 있으며, 근육에 침전극(needle electrode)을 삽입하여 근섬유로부터 나타나는 전기적 활동을 기록하는 침근전도검사(needle EMG)와, 단일근섬유 근전도검사(single fiber electromyography, SFEMG) 등으로 구분할 수 있다.

근전도검사에서 활동전위를 기록하기 위한 기본적인 구성은 다음과 같다.

① 신경을 흥분시키기 위해 전기자극을 주는 자극기(stimulator)
② 신경이나 근육에 부착하여 자극을 유도하는 전극(electrode)
③ 전극으로부터 입력된 기록을 증폭시켜주는 증폭기(amplifier)
④ 필요 없는 잡음을 제거시키는 주파수 여과장치(frequency filter)
⑤ 증폭된 기록을 스크린에 표시해주는 오실로스코우프(oscilloscoper)
⑥ 증폭된 전위의 변화를 청취할 수 있는 확성기(speaker)
⑦ 아날로그(analog sinal)-디지털 신호 변환기(A/D converter)
⑧ 음극선(브라운)관(cathode ray tube, CRT) 이런 기본구성을 통해 파형의 잠복기(latency), 진폭(amplitude) 및 지속시간(duration) 등을 측정하게 된다.

4) 유발전위(Evoked potential, EP)

Dawson은 1947년 말초신경(Peripheral nerve)에 전기 자극을 가할 때 반대쪽 대뇌에 작은 유발전위(evoked potential)가 기록된다는 사실을 처음 보고하였으나, 실질적으로는 1970년경부터 임상에서 이용하기 시작하였다. 유발전위는 외부 자극에 대해 뇌(brain)가 받아들이는 일종의 전기적인 표현이다. 일반적으로 유발전위는 저전압(low voltage)이므로 배경(background)에 있는 뇌파와 섞여 기록이 어려워 컴퓨터를 이용하여 여러 개의 반응을 평균화 과정(averaging)을 거쳐 일정한 형태를 갖는 전기신호인 유발전위를 얻게 된다.

유발전위는 다양한 구심성 및 원심성 신경통로의 기능을 객관적으로 평가할 수 있으므로 신경계의 진단, 질환의 경과 예후 판정이나 병리학적 병변의 범위 등을 알아보는 데 도움이 된다. 또한 병은 있으나 현재로는 무증상인 상태나 혹은 다발성 경화증(multiple sclerosis, MS)과 같은 병변을 찾는 데도 유용하게 쓰이고 있다.

뇌 유발전위는 자극하는 신경계 부위에 따라서 시각유발전위검사(visual evoked potential, VEP), 뇌간청각 유발전위검사(brainstem auditory evoked potential, BAEP), 체성감각 유발전위검사(somatosensory evoked potentkals, SSEP), 운동 유발전위검사(motor evoked potentials, MEP), 인지 유발전위검사(P300 cognitive potential test) 등이 있다.

호흡기계 검사

1) 폐기능검사(Pulmonary function test, PFT)

폐가 대기로부터 공기를 들이마시고 내뱉는 환기기능과 더불어 폐포와 모세혈관에서 산소와 이산화탄소를 교환하는 과정, 그리고 폐의 혈액순환과 혈액을 통하여 몸의 말단조직까지 산소를 공급하여 산소를 섭취하고 탄산가스를 배출하여 동맥혈의 산소와 탄산가스의 농도를 일정하게 유지하는 것을 호흡이라 하며, 정맥혈이 폐포가스와 접촉하여 가스 교환을 함으로써 이루어진다. 이때 여러 단계에 걸쳐 이루어지는 가스교환의 각각에 호흡기능을 측정하는 검사를 총칭하여 폐기능 검사(pulmonary function test)라고 한다.

폐기능검사는 코에 노즈클립(nose clip)과 입에 마우스 피스(mouth piece)를 부착하여 측정하는 폐활량검사가 가장 기본적인 방법이다. 임상적으로는 폐쇄성 환기장애(obstructive pulmonary disease), 구속성 환기장애(restrictive pulmonary disease) 및 혼합성 환기장애(combined pulmonary disease)의 유무와 정도 및 패턴을 검출하기 방법으로 이용되고 있다.

(1) 폐기능 측정의 종류

① 환기기능검사

공기를 흡입하여 폐포에 도달하고 다시 배출하는 과정의 검사로 폐포로 환기되어 들어간 공기의 양과 분포가 포함되며, 가장 기본적인 검사이다. 폐기량 분획의 측정에는 폐활량(VC), 예비흡기량(IRV), 잔기량(RV), 기능적 잔기량(FRC), 예비호기량(ERV), 총폐기량(TLC), 최대흡기량(IC) 등이 있으며, 강제호출 곡선에서 구할 수 있는 것은 노력성 폐활량(FVC), 1초율(FEV 1.0%), 공기흡입지수(ATI), 유속-유량(flow-volume) 곡선 등이 있으며, 각종 환기량의 측정에는 1회 환기량(TV), 분시환기량(VE) 등이 있고, 환기 역학적 검사에는 폐탄성 검사(Compliance), 기도저항, 호흡저항 등이 있다.

② 폐포기능검사

폐포와 모세혈관 사이에서 산소와 탄산가스의 교환이 이루어지는 단계를 검사하는 것으로 폐포의 벽이 두꺼워지거나 파괴된 경우 산소교환능력의 상태를 검사한다.

기체상의 검사에서는 폐내 가스 분포측정, Closing Volume, 폐확산 능력, O_2 섭취량, CO_2 배출량 등 검사가 있다.

③ 관류 혹은 폐세포혈류(perfusion or pulmonary capillary blood flow)

폐의 혈관에 혈액을 공급하는 기능과 몸의 전체에 산소를 공급하는 혈액 순환기능, 세포에서 산소를 이용하는 세포와 모세혈관 사이에서 산소와 탄산가스의 교환이 이루어질 수 있도록 폐순환계를 혈액이 흐르는 단계를 검사한다.

기타 생리학적 검사

1) 뇌혈류 검사(Transcranial Doppler, TCD)

Transcranial Doppler (TCD)는 두개골 관통 도플러(Doppler)를 의미하여, 도플러(Doppler) 효과를 이용한 최첨단 장비로서 초음파 빔(Probe)을 이용해서 내두개골동맥(intracranial arteries)과 외두개골동맥(extracranial arteries), 말초동맥(peripheral)의 혈류 순환 관계를 측정하는 비침습적인 방법(non-invasive vascular)의 진료 시스템이다.

1982년 도플러 뇌혈류검사를 Rune Aslid가 최초로 개발한 이래 기술적, 수기적 측면에서 많은 발전이 있었다. 검사가 용이하고 특히 실시간 모니터링이 가능하다는 장점 때문에 최근 급성기 뇌경색 진단 분야에서의 활용이 증가하고 있다. 한편 혈전이 막은 혈관 상태에 대한 실시간 정보를 얻을 수 있어 혈전용해 치료의 결정이나 환자의 예후 측정 등에 매우 유용하게 활용되고 있다.

뇌혈류 검사(TCD)는 인체에 무해한 초음파를 이용하여 머리(두개골)를 열지 않고, 두개골 위에 존재하는 창(Window)를 통하여 초음파를 발사하여, 대뇌에 피를 공급하는 두개골 내의 중대뇌 동맥, 전대뇌 동맥, 후대뇌 동맥 및 기저 동맥의 혈류 상태와 두개골 외부의 총경 동맥, 내경동맥, 외경동맥의 혈류 상태를 파악하여 혈관의 협착, 폐쇄, 동맥류, 출혈 및 혈관의 총체적 상태를 미리 파악해서 적절한 치료를 받음으로써 뇌졸중을 예방할 수 있다.

2) 평형기능검사

현기증에는 직립자세를 유지해도 자세유지가 곤란하다거나 신체의 평형을 취하기 어려운 상태를 동반하는 경우가 많은데 이런 상태를 평형장애라고 한다. 일반적으로 현기증은 말초전부(내이) 장애(말초성 현기증)가 있을 때 출현하고, 어지럼증은 소뇌와 뇌의 중추부 장애 등과 같은 중추신경 장애(중추성 현기증)가 있을 때 나타나는 것이 많다.

평형기능검사는 이러한 현기증, 평형장애의 병태를 객관적으로 정확하게 평가하는 것이 목적이다. 평형기능검사 중 가장 중요한 전기 안진 검사는 중추성 어지럼증과 말초성 어지럼증을 감별하는 데 유용한 검사이다.

3) 청력검사

청력검사는 청력이 어느 주파수 대역에서 어느 정도 장애가 있는지를 평가한다. 청력 장애가 외이 및 중이의 전음기능 장애(전음 난청)에 의한 것인지 또는 내이의 미로나 그 이상의 중추의 감음기능 장애(감음 난청)에 의한 것인지에 대한 진단이 가능할 뿐만 아니라 난청을 초래하는 질환의 예후 판정, 치료 효과의 판정도 가능해진다.

청력검사(audiometry)는 순음 청력검사가 기본이고 그 외에 여러 가지 청력검사를 각 목적에 따라 보조적으로 이용하고 있다.

4) 내시경검사

소화기계 질환의 검사에 이용되는 내시경 검사로는 상부소화관 내시경검사(식도, 위, 십이지장), 하부소화관 내시경검사(직장, 대장), 췌담도 내시경검사(췌장, 담낭, 담관)가 있으며, 최근에는 내시경의 끝에 초음파기계를 부착하여 보다 정밀하게 검사하는 내시경 초음파검사도 시행하고 있다. 특히, 수면위내시경검사는 진정제를 주사하여 수면을 유도한 상태에서 입으로 내시경을 삽입하여 식도와 위, 십이지장의 일부를 관찰하는 검사이다. 우리나라에서는 전체 암 중에서도 위암의 발생률이 가장 높기 때문에 정기적인 위내시경검사가 필수적이다.

조기 위암의 경우에는 외과적 수술이나 경우에 따라 내시경적인 수술로 치료하면 90% 이상에서 완치를 기대할 수 있으며, 40세 이후에는 1년에 한 번씩 정기적으로 검사를 받아보는 것이 좋다.

대장내시경검사는 항문을 통해 대장 속으로 집어넣은 내시경으로 장 속의 모습을 실시간으로 촬영하며 보는 검사이다. 대장내시경검사는 1 mm 크기의 병도 발견할 정도로 정확하고, 대장암이나 기타 병소가 발견되면 그 자리에서 일부를 작은 집게로 떼어내서 병리조직검사를 통해 확진할 수 있다.

5) 열화상검사

열화상검사(적외선 열체열 검사, thermography)란 인체의 온도를 감지하여 그 온도 분포를 열화상도로 표현함으로써 임상진단에 매우 유용하게 이용되는 검사이다. 임상에 응용은 유방암 등 표재성의 종양성 질환, 혈관계 질환, 신경계 질환, 염증성 질환 등 피하 조직에서 온도 변화를 일으키는 질환이 대상이 되며 그 진단적 의의가 인식되어 비침습적 화상 검사법으로서 관심이 높아져 금후 열화상 검사에 의한 진단적 의의는 더욱더 높을 것으로 생각된다.

CHAPTER 15

핵의학
Nuclear Medical Technology

1. 핵의학

1) 정의

핵의학(Nuclear Medicin)이란 방사성 동위원소(radioisotope, RI)를 사용하여 인체의 질병의 진단, 치료 및 생리 또는 생화학적 연구를 하는 학문을 말한다.

2) 역사

1895년 11월 독일 Roentgen에 의해 X-선을 발견하였고(그림 15-1), 1896년 1월 Becquerel은 태양을 쪼이면 가시광선을 발생시키는 형광물질이 형광과 함께 X선을 방출하는 것이 아닐까 하고 연구하던 중 책상 속의 uranium 광석이 태양을 쪼이지 않았음에도 사진 건판이 감광되어 있음을 발견하였다. 이 uranium에서 방출되는 방사선을 Becquerel 선이라 하였는데, 그의 제자인 마리 퀴리(Marie curie)는 이 현상을 방사능(radioacitivity)이라 명명하였다(그림 15-2).

이후 퀴리는 이때 방출되는 방사선이 X 선이 아니고 X 선보다 에너지가 높고 투과력이 큰 새로운 방사선임을 밝혀냈고 새로운 방사성 동위원소인 폴로늄과 라듐을 발견하였다.

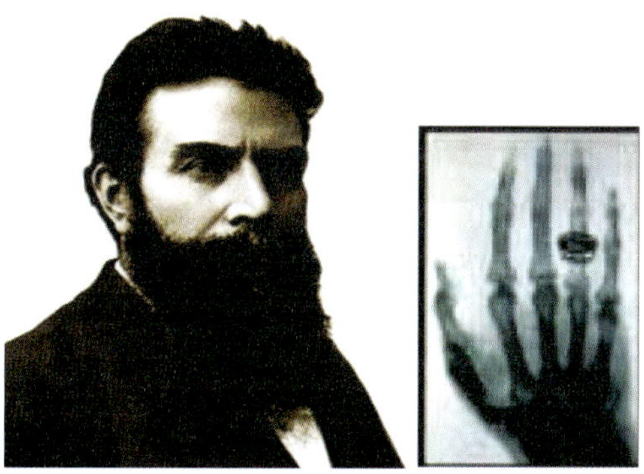
그림 15-1. Roentgen과 부인 베르타의 손과 반지의 X선 사진(1895년 12월 22일)

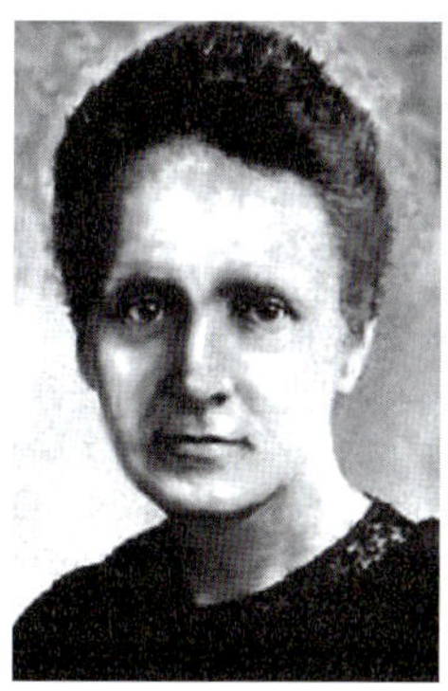
그림 15-2. 마리 퀴리(Marie curie)

1926년 미국 메사추세츠 종합병원에서 Blumgart와 Weist는 심질환 환자에서 한쪽 팔꿈치정맥에서 radium C를 주사하고 반대 팔에서 방사능이 출현할 때까지의 시간, 즉 팔−팔 순환시간을 측정하였다. 이것이 방사성 tracer를 이용한 핵의학의 시초였다. 핵의학의 시작은 1935년 안정된 원소가 중성자에 의해 충격을 받으면 방사능을 가질 수 있다는 것을 엔리코 페르미가 밝힌 것이었다. 또한 체외검사에서는 1959년 Berson과 Yalow가 당뇨병 환자의 체내에서 인슐린 항체를 발견하고 방사면역측정법(radioimmunoassay)을 개발함으로써 종래에는 검출이 불가능했던 혈액 내의 호르몬, 이상단백, 효소, 약제 등 미량 물질의 측정을 가능하게 하였다. 방사면역측정법은 지난 40여 년간 급속히 발전하여 현재 각종 생물학적 물질을 측정하는 데 널리 쓰이며 임상 진단과 연구에 중요한 도구가 되었다.

3) 분야

핵의학은 병원의 핵의학과(구, 동위원소실)에서 행하며, 업무는 치료와 검사로 나누며 검사로는 체내검사(In vivo test)와 체외검사(In vitro test)가 있다.

(1) 치료

방사성 동위원소(RI)인 60 Co, ^{131}I로부터 방출되는 방사선을 이용하여 환자의 암세포를 제거하는 치료가 있다.

(2) 검사

① **체외검사**(In vitro test)

체외검사는 핵의학검사기술학이라는 과목으로 공부하는데, 환자의 검체를 채취하여 방사성 동위원소(RI)와 반응시켜 시료 속의 각종 미량 물질을 시험관 내 반응에 의해 정량하는 방법이다. 특수검사로 방사성 동위원소를 환자 내에 투여하고 혈액, 요, 대변 등의 검체를 채취하고 이에 포함된 방사능을 측정하는 검사법으로 체내 · 체외검사법이 있는데 임상병리사들이 시행한다.

② **체내검사**(In vivo test)

체내검사는 환자에게 방사성 동위원소(RI)를 투여하고 방출되는 방사선을 감마카메라를 이용하여 갑상선, 간, 뇌, 심장, 콩팥, 뼈 등의 장기를 촬영하여 필름에 영상화함으로써 진단하는 법으로 이 분야의 기술 발달은 눈부신데, 에스선 단층촬영법(Computerized Tomogeaphy), 감마선이나 양전자의 소멸 방사선을 이용하는 단일광자방출 컴퓨터 단층촬영 장치(SPECT), 양전자방출 단층 촬영기(PET), 고에너지 입자선투과를 이용하는 양성자 빔CT 등이 개발되며 주로 방사선사들이 시행한다.

2. 원자력 기초

1) 원자의 구조

물질은 원자의 집합으로 원자의 중심에는 원자핵이 있고, 그 주위에는 전자가 정해진 궤도 위를 돌고 있다. 핵 안에는 양성자와 중성자로 되어 있고, 이는 질량수를 나타내고, 궤도전자(또는 양성자)는 원자 번호를 나타낸다(그림 15-3).

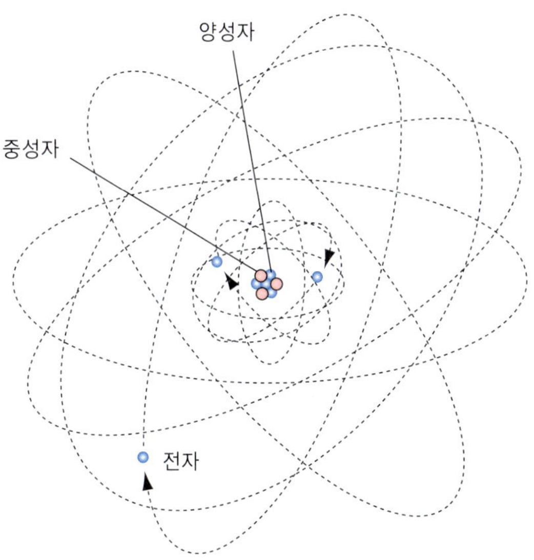

그림 15-3. 원자의 구조

궤도전자가 원자 밖으로 이탈되어 원자핵에 속박되지 않는 자유전자로 분리되는 것을 전리라고 한다. 또한 원자가 외부로부터 에너지를 받아 원자핵에 가까운 안쪽의 궤도에 있는 전자가 원자핵으로부터 먼 바깥쪽의 궤도에 옮겨가서 안쪽 궤도에 공석이 생길 때 원자는 여기되었다고 한다.

2) 방사선의 종류

① 전자파: X－선, γ－선

② 하전입자선: α－선, β－선, 양자선

③ 중성자선

④ 5만 전자볼트 이상의 에너지를 가진 전자선(그림 15-4)

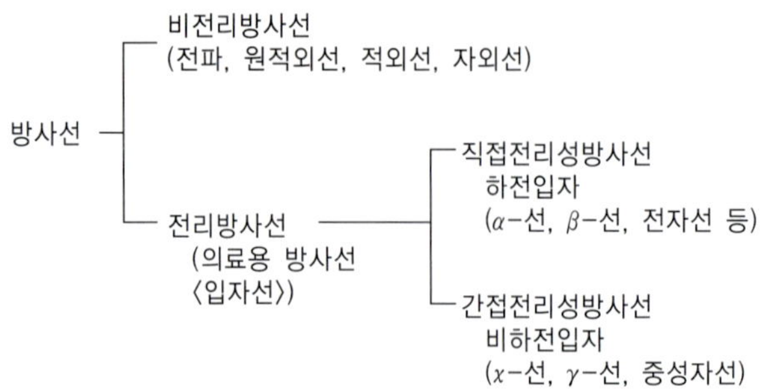

그림 15-4. 방사선의 종류

3) 방사선의 물질과 상호작용

방사선의 작용은 그 종류와 에너지 또는 충돌하는 물질의 종류에 따라 여러 가지 현상이 있다.

① 하전입자의 흡수

가. 전리, 여기: 전자–전자의 비탄성 충돌을 통한 흡수 물질의 여기(excitation) 또는 전리 작용(ionization)에 의해 입사전자는 에너지를 잃는다.

나. 제동복사(bremsstralung): 입사전자가 흡수 물질의 핵 근비방을 통과할 때 핵이 만드는 coulomb 장 때문에 급히 감속되어 전자가 편향됨에 따라 방사되는 이 복사를 제동복사라 한다.

다. 산란: 전자–핵의 탄성산란을 통해 입자전자가 산란된다. 이때는 전자의 에너지는 변하지 않고 방향만 변한다.

② X–선, γ–선의 흡수

가. 전자쌍 생성: 1.02 MeV 감마선이 핵부근을 지날 때 양, 음전자 쌍을 만들고 소멸한다.

나. 광전효과: 감마선이 핵에 가까운 궤도전자를 방출한다.

다. 컴프턴 효과: 감마선이 외각 전자를 방출한다(그림 15-5).

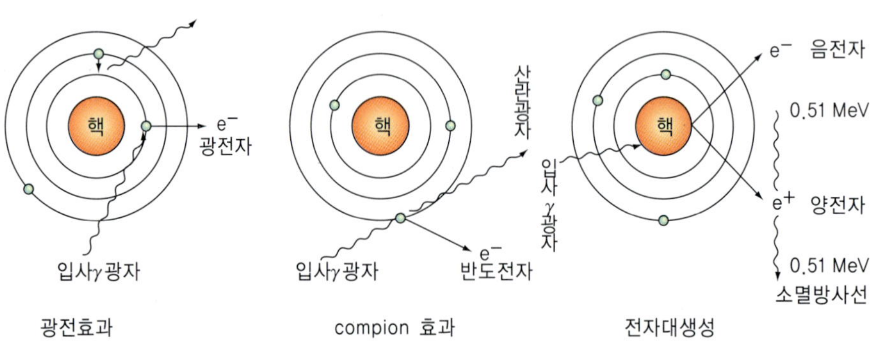

그림 15-5. γ -선과 물질의 상호작용

③ **방사성 붕괴**(Radioactive decay)

가. α 붕괴(alpha decay): 원자핵에서 양자 2개, 중성자 2개의 덩어리, 헬륨의 원자핵이 방출되는 붕괴로 양자, 중성자 2개가 감소되는 붕괴. 4 He 핵 방출(질량 수 −4, 2 원자번호 −2 감소)

나. β 붕괴(beta decay): β 붕괴는 핵 내에서 양자가 중성자로 혹은 중성자가 양성자로 변하여 핵이 붕괴되는 현상

i) β − 붕괴: 핵 내 중성자가 양자로 변하고 음전자 방출, n → p+β−(질량 수 0, 원자번호 +1 증가)

ii) β + 붕괴: 핵 내 양자가 중성자로 변하고 양전자 방출, p → n+β−(질량 수 0, 원자번호 −1 감소)

다. 전자포획(electron capture, EC): 핵 내 양자가 궤도전자(주로 K 각)를 포획하여 중성자로 변하는 현상. p+e− → n+ν(질량 수 0, 원자번호 −1 감소)

라. γ 붕괴(gamma decay): 핵 내 고에너지가 감마선이 되어 핵외로 전자파 방출(질량 수 0, 원자번호 0 불변)

4) 핵종(nuclide)

핵 내의 양성자 수와 중성자 수에 의해 분류된 원자를 핵종(nuclide)이라고 한다. 이는 질량 수(A)와 원자번호(Z)에 의해 결정되는 원자핵의 종류이다(표 15-1).

① **동위원소(동위체**, Isotope)

원자번호(Z)가 같고 질량 수(A)가 다른 핵종으로 동위체 또는 동위원소라 한다. 질량은 다르나 화학적 성질이 같은 핵종으로 ^{1}H, ^{2}H, ^{3}H 및 ^{235}U, ^{238}U가 동위원소이다(그림 15-6).

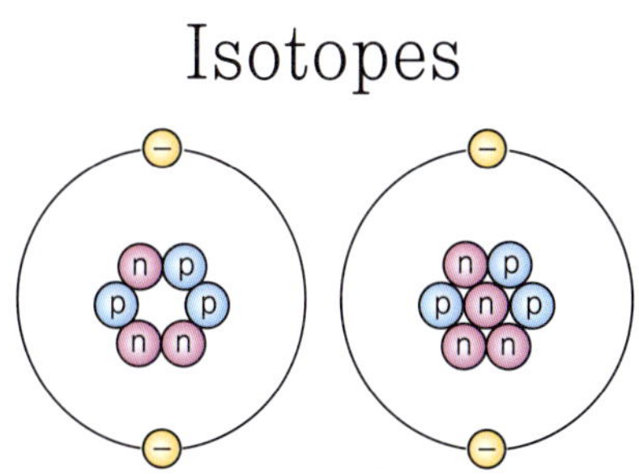

그림 15-6. 동위원소의 예

② **동중체**(Isobar)

질량 수(A)가 같고 원자번호(Z)가 다른 핵종으로 198 Au, 198 Pt, 198 Ir이 동중체이다.

③ **동중성자체**(Isotone)

중성자 수(N)가 같고 원자번호(Z)가 다른 핵종으로 198 Au, 197 Pt, 196 Ir이 동중성 자체이다.

④ **핵이성체**(Isomer)

원자번호(Z)와 질량 수(A)가 같고 핵에너지가 서로 다른 핵종으로 ^{99}Tc, ^{99m}Tc, ^{81}Kr, ^{81}m Kr이 있다(m은 metastable 준안정의 약자이다).

표 15-1. 핵종의 종류

명칭	원자번호(Z)	중성자수(N)	질량수(A)	예
동위원소	같음	다름	다름	I, I, I
동중체	다름	다름	같음	I, Xe
동중성 자체	다름	같음	다름	Cr, Mn
핵이성체	같음	같음	같음	Tc, Tc

5) 반감기(half life)

방사능이 절반으로 감소하는 데 걸리는 시간

① 반감기

감마선: ^{125}I(60일), ^{131}I(8일), ^{99m}Tc(6시간), ^{51}Cr(27.8일), ^{57}Co(271일), Fe(45일)

베타선: ^{3}H(12.26년), ^{14}C(5,730년), ^{32}P(14.3일)

② 반감기 계산

A=A0(1/2)t/T (A: t시간 후 방사능, A0: 최초 방사능, t: 경과시간, T: 반감기)

i) 100 mCi ^{131}I RI가(반감기: 8일) 16일 후 남아 있는 방사능은?

100 mCi(1/2)16/8= 25 mci

ii) 6반감기 후 남아 있는 방사능? 1.5%

6) 방사선 단위(그림 15-7)

가. 흡수선량(Gy, rad): 1 kg당 1주울(J)의 에너지 흡수가 있을 때의 선량

나. 방사능단위(Bq, Ci)

1 Ci = 3.7×10^{10} dps(초당붕괴 수, 원자핵의 붕괴 수 단위)

= 3.7×10^{10} Bq= 1초간 3.7×10^{10}개가 붕괴되는 방사성 물질의 량

1Bq = 1dps

다. 조사선량(C/kg, R): 공기 1 kg당 2.58×10^{-4} C을 일으키는 전기량

라. 선량당량, 등가선량(Sv, rem): 인체에 미치는 위험도

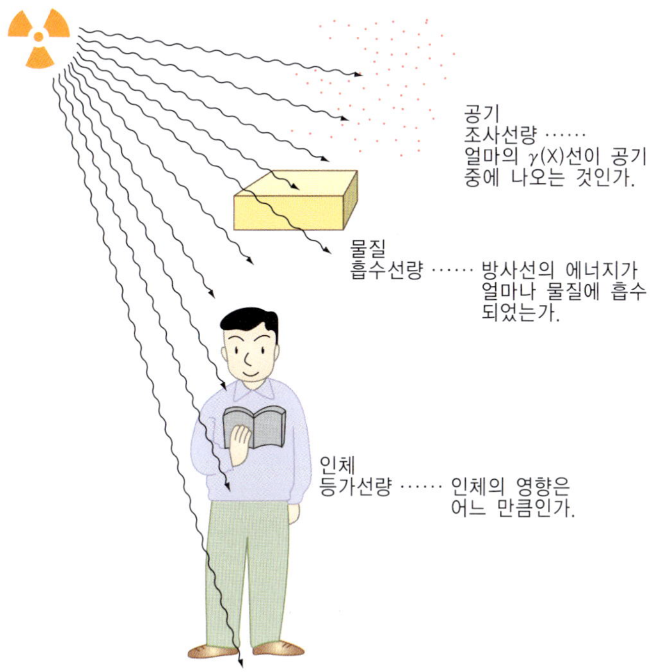

그림 15-7. 방사선 단위

3. 방사선 생물학

방사선은 양쪽의 칼날 같아서 사용법에 따라서 해가 된다. 앞으로 이용이 증가하면서 위험도도 증가할 것이므로, 인명에 관계되는 사고를 미연에 방지하고, 방사선에 의한 장애로부터 방어하고 유지하기 위해 방사선이 인체에 대한 작용을 잘 알고, 그에 대한 적절한 조치가 필요하다.

1) 방사선감수성

생체에 방사선이 조사되면 선량에 대한 어떤 반응을 나타내는데, 이는 생체에 방사선감수성(radiosensitivity)이 있기 때문이다. 이에 대한 방사선 효과는 생물의 종류나 조직, 세포가 다르면 비록 같은 선량을 주어도 반응이 다르다(표 15-2).

척추동물 중에서 포유류가 감수성이 높고, 조류, 어류, 양서류 등은 감수성이 낮다. 일반적으로 ① 조직의 재생능력이 클수록 ② 세포분열의 기간이 길수록 ③ 형태적, 기능적으로 미분화일수록 높으며, 이를 Bergonie-Tribondeau의 법칙이라 한다.

방사선감수성이 높은 조직으로는 림프조직, 조혈기관, 생식기관이 있고, 낮은 조직으로는 근육, 신경, 뼈가 있다.

표 15-2. 방사선 감수성의 순위

순위	방사선 감수성	순위	방사선 감수성
1	lymphatic tissue, bone marrow, thymus	10	suprarenals, liver, pancreas
2	ovary, testicle	11	thyroid gland
3	mucous membrane	12	muscular tissue
4	salivary gland	13	connective tissue, blood vessel
5	hair follicle	14	cartilage
6	sweat gland, sebaceous gland	15	bone
7	skin	16	nervous cell
8	serous membran	17	nervous fiber
9	kidney		

2) 방사선에 의한 장애

인체에 미치는 영향은 크게 신체적, 유전적 영향으로 구별된다. 신체적 영향은 방사선을 받은 사람에게만 나타나는 영향이며, 유전적 영향은 방사선을 받은 사람이 자손에게 나타나는 영향이다. 신체적 영향은 방사선을 받아 수 주일 이내 증상이 나타나는 급성 또는 조기효과와 긴 잠복기를 거쳐 나타나는 만발효과가 있다.

(1) 급성(조기) 효과

일시에 고선량의 방사선을 받았을 때 나타나는 증상으로 25 rem 이하는 증상이 나타나지 않으나, 150 rem 이상의 피폭 시 전날 마신 술이 깨지 않은 것과 같은 증상이며, 400 rem 피폭 시 30일 이내 50%, 700 rem 피폭 시 100% 사망한다. 골수사, 장관사, 중추신경계사

(2) 만발 효과

잠복기간이 수십 년 지속되기도 하며 대표적으로는 발암, 백내장, 수명 단축이 있다.

4. 안전관리

1) 방사선 외부피폭 방어

x–선, γ–선, β–선은 인체 내부의 기관에 도달되므로 피폭에 대한 방어가 필요하다.

① 거리: 선원으로부터 떨어져 작업하는 것이 중요하다. 감마선의 경우 조사선량률은 거리의 제곱에 반비례한다.

② 시간: 피폭시간을 짧게 함으로써 피폭선량을 감소시킬 수 있다.

③ 차폐: 선원을 납, 철, 콘크리트, 플라스틱 등으로 한다(집게, 에이프런).

2) 내부피폭 방어

α−선, β−선은 체내 섭취에 의한 위험도가 매우 크다. 이는 투과력은 작으나 단위 길이당 전리 능력이 크므로 감쇄, 배설 때까지 조직이나 기관을 조사하여 손상시킨다. 체내 섭취 경로는 ① 피부, 특히 상처 받은 자리 ② 호흡기를 통한 흡입 ③ 입에 의한 섭취에 의하므로 작업환경, 마루, 신체, 의복, 실험실에서 취급에 주의해야 한다.

3) 방사선 구역

방사선 구역(사용, 분배, 저장, 폐기시설)이라 함은 다음의 값을 초과할 우려가 있는 구역으로 다음에 해당하는 구역을 말한다. 방사선 구역의 출입문 등에는 그림 15-8의 표시를 붙이고 출입을 통제하여야 한다.

① 외부 방사선량률이 1주당 30밀리렘 이상인 곳

② 수중 또는 공기 중의 방사성 동위원소의 농도가 10분의 3 이상인 곳

③ 방사성 동위원소에 의해 오염된 물건의 오염도가 10분의 1 이상인 곳

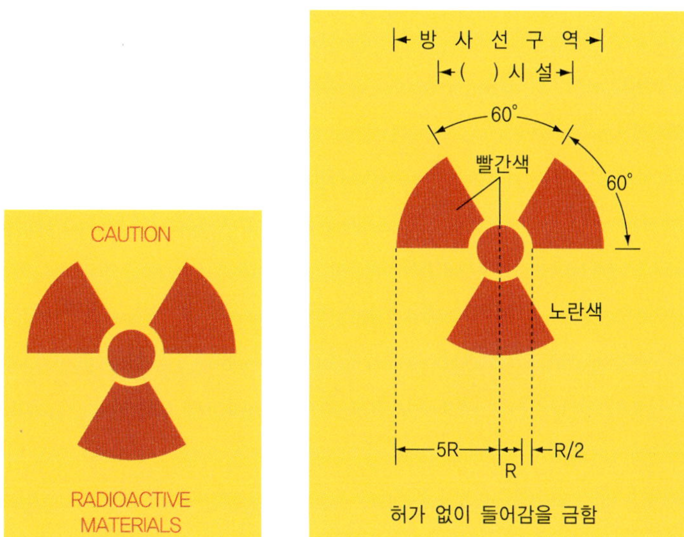

그림 15-8. 방사선구역 표시

5. 방사선(능) 측정

1) 용어

(1) 방사선(Radiation)

방사선 물질로부터 발생하는 입자 및 전자파에 의한 에너지의 흐름을 말하며, 단위로는 C/kg (R), Gy (rad), Sv (rem) 등이 있다.

(2) 방사능(Radioactivity)

방사성 물질 자체의 단위 시간당 핵붕괴 변환 수를 말하며, 단위로는 dps, Ci, Bq 등이 있다.

(3) 방사성(Radioactive)

방사성 물질의 특성을 나타내는 것으로 핵원료물질, 방사성 동위원소 및 원자핵분열 생성물, 방사성 오염물질 등이다.

2) 단위

(1) 방사선량: 방사선 물질로부터 발생하는 방사선의 양으로 사람이 방사선에 피폭 받는 양은 개인 피폭선량, 방사선구역 등 방사선 물질에 의한 방사선이 존재하는 환경은 방사선 준위로 나타낸다. 개인 방사선관리를 위해 사용되는 개인피폭선량은 Sv, rem(유효선량), 지역방사선 관리를 위해 사용되는 방사선준위는 C/kg, R(조사선량), 물질의 방사선조사를 확인하는 데는 Gy, rad(흡수선량)를 사용한다.

(2) 표면오염도−Ci/cm^2, 공기오염도−Ci/cc 수중오염도−Ci/cc

(3) 환경방사선: mR/h, μR/h

(4) 검체시료 방사능: cpm

3) 측정기기

(1) α선 방사선측정기: 비례계수관(proportional counter), 섬광계수관(scintillation tube-ZnS)

(2) β−선 방사선측정기: GM관(게이거뮐러관), 베타카운터(액체 웰신티레이션 카운터)

(3) γ선 방사선측정기: 전리함(ion chamber), 감마카운터(웰신티레이션 카운터), 필름배지, pocket dosimeter, survey counter

4) 시료방사선 측정기

(1) γ 선 계측기(γ counter, 웰신티레이션 카운터)

① 원리: 방사선이 섬광체(scintillation)에 입사되면 빛을 발하게 되며, 이 빛은 광전자 증배관의 광

전음극에 도달되면 광전자가 방출되고, 이는 다이노드에 의해 증배된 후 방사선을 측정하게 된다. 이때 사용되는 섬광체는 NaI (TI)이다. 이 계수관은 소량의 방사선을 에너지별로 구분해서 측정하는 검출기이다.

② 구조: 섬광체(NaI (TI)) → 광전자증배관(photocathod → dynode → anode) → 고전압 → 증폭기 → 파고분석기 → 판독기 → 기록기(그림 15-9, 15-10)

③ 측정방사선: ^{125}I, ^{131}I, ^{51}Cr, ^{57}Co, ^{59}Fe

④ 측정단위: 분당계측수(cpm)

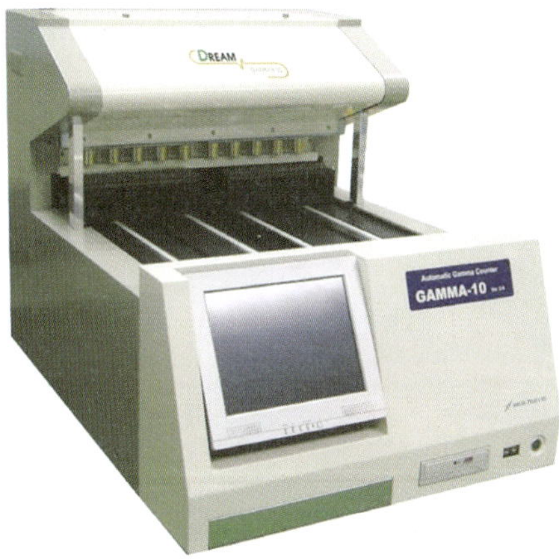

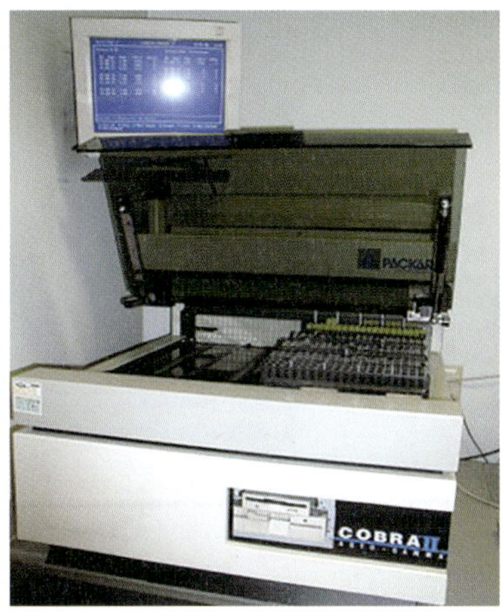

그림 15-9. 감마(γ)선 계측기

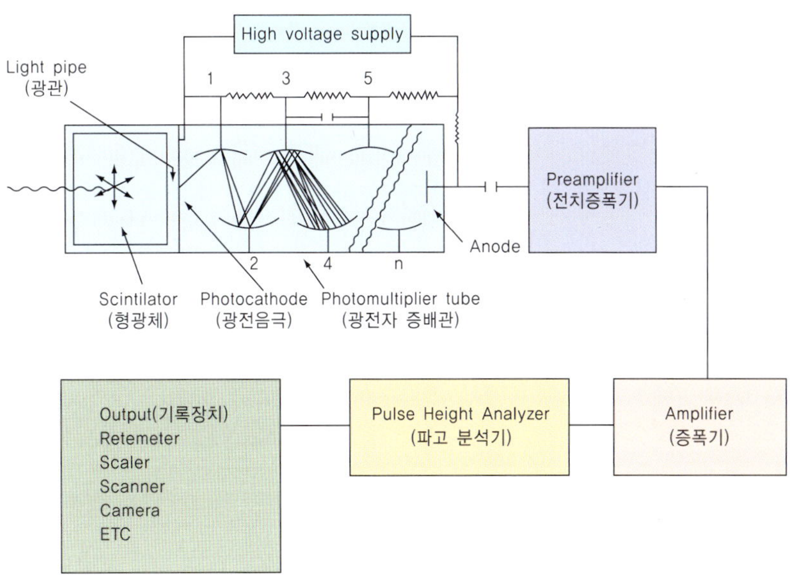

그림 15-10. γ-선계측기의 구조

(2) β-선계측기(β-counter, 액체 웰신티레이션 카운터)

① 원리: 낮은 에너지의 베타선이 액체섬광체(toluene, PPO, POPOP)의 용질(PPO)에 의해 발광되면 다른 용질(POPOP)에 의해 긴 파장으로 바꾼다. 이 빛이 광전자증배관에 의해 방사선을 측정한다 (그림 15-11).

② 액체섬광체(cocktail solution) 조성: toluene, PPO, POPOP

③ 구조: 액체섬광체 → 광전자증배관 → 고전압 → 증폭기 → 파고분석기 → 판독기 → 기록기

④ 측정방사선: ^{3}H, ^{14}C, ^{32}P, ^{35}S, ^{45}Ca

⑤ 측정단위: 분당계측수(cpm)

⑥ 소광(quenching): 불순물의 영향으로 발광효율이 저하. 화학적 소광, 색소광, 광학적 소광

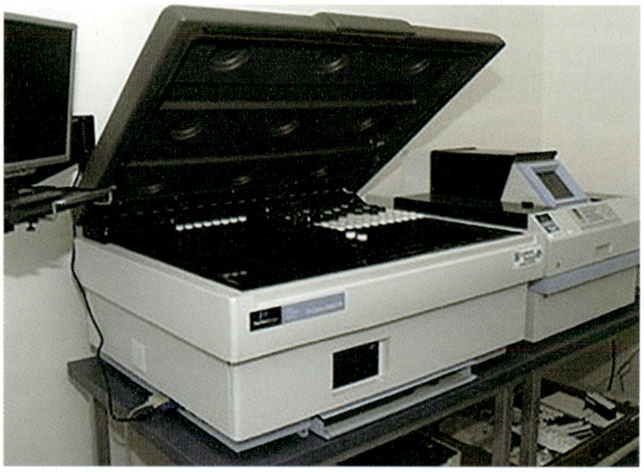

그림 15-11. 베타(β)선 계측기: 액체섬광계수기

5) 개인방사선 측정기

(1) 필름배지(film badge)

방사선 작업종사자가 방사선 작업 시 필히 착용해야 하는 개인방사선 측정기기이다.

필름의 방사선에 의한 감광현상을 이용한 것으로, 필름에 조사된 방사선의 양에 따라 감응된 필름을 현상 처리한 후 흑화도를 광밀도계로 측정한 다음, 비교하여 계산한 결과로 미지의 방사선량을 측정한다. 필름의 특성에 따라 x선, γ선 측정에 많이 이용되며, 방사선량 측정기록을 영구 보존할 수 있어 기록보존용으로 이용되고, 주로 개인 방사선 측정에 사용되나 환경방사선 감시용으로 사용된다(그림 15-12).

(2) 포켓선량계(pocket dosimeter)

방사선작업 직전에 착용하여 작업한 후 작업에 따른 방사선 피폭선량을 측정 평가하는 직독식 보조수단이 되는 보조선량계이다. 감마선용으로 mR 단위로 측정한다(그림 15-13).

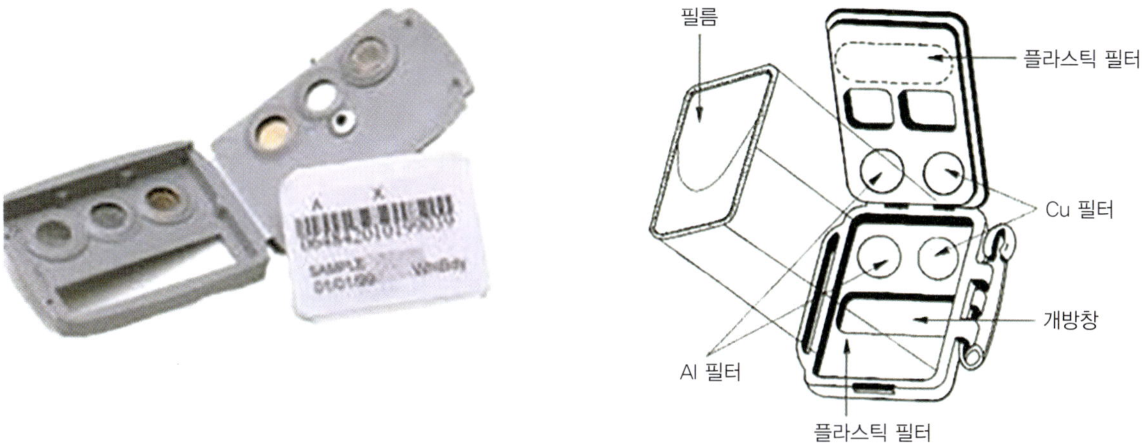

그림 15-12. 필름배지

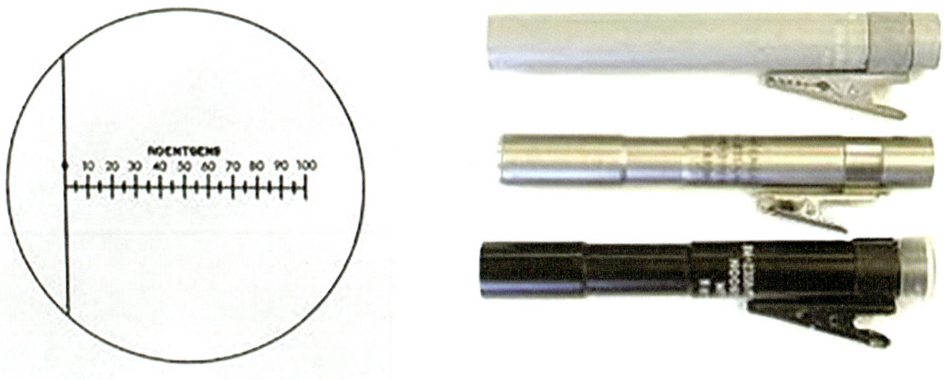

그림 15-13. 포켓선량계

(3) 열형광선량계(thermo luminescencedosimeter)

개인방사선 피폭선량 측정에 사용되는 열형광선량계는 LiF나 CaSO라는 소자를 이용하는데, 이 소자들은 방사선에 조사된 후 여기상태를 유지하고 있다. 일정한 온도 이상의 열을 가하면 빛을 낸다. 이때 광측정기로 측정하여 표준 조사된 값과 비교하여 조사된 방사선량을 계산할 수 있는 검출기이다(그림 15-14).

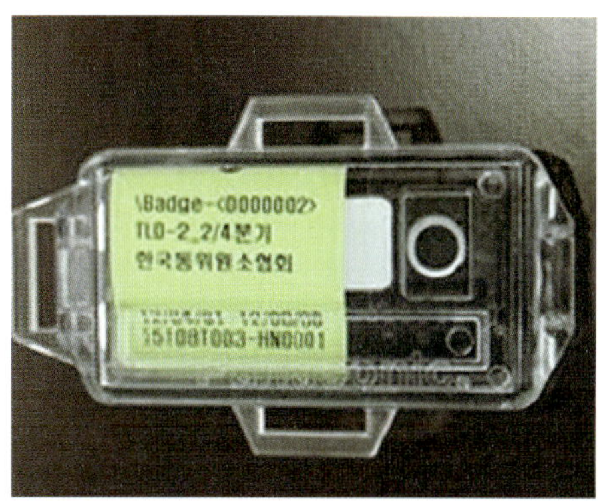

그림 15-14. 열형광선량계

6) 환경방사선 측정기

(1) 서베이미터(survey meter)

환경방사선을 측정 감시하는 기기로 μR 단위로 측정한다(그림 15-15).

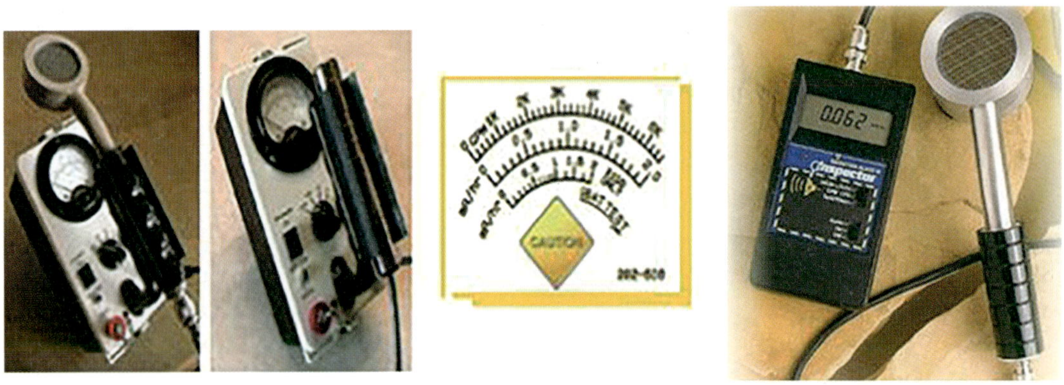

그림 15-15. Survey meter

6. 방사성 동위원소 및 방사선의 이용

방사선을 발견한 이래 많은 과학자들은 인류를 위해 방사선을 더 유용하게 이용하기 위한 노력을 기울여왔다. 초기에는 에스선 외 라듐 등 천연에 존재하는 방사선에 한정되어 있었으므로 많은 비용이 들 수밖에 없었다. 그러나 원자력 시대가 열리면서 원자로에서 여러 가지 인공방사선을 값싸게 만들 수 있으므로 이용은 급속도로 확대되었다. 이를 이용한 이용 분야는 다음과 같다.

① 의학적 이용: 생체시료의 성분 측정, 암치료, 질병의 진단, 치료 및 기초의학에의 이용, 의료용품의 멸균

② 에너지 이용: 원자력발전소

③ 농업적 이용: 품종개량, 해충구제, 식품조사

④ 공업적 이용: 공업계측, 비피괴검사, 트레이서에 의한 공정해석, 고무플라스틱 가공, 합성 도장, 접착

⑤ 군사적 이용: 원자폭탄, 핵항공모함

⑥ 기타: 연대측정 이용, 방사화 분석, 환경보전의 이용, 유전공학에의 이용되며 그 외 여러 분야에서 이용도는 증가하고 있다(그림 15-16).

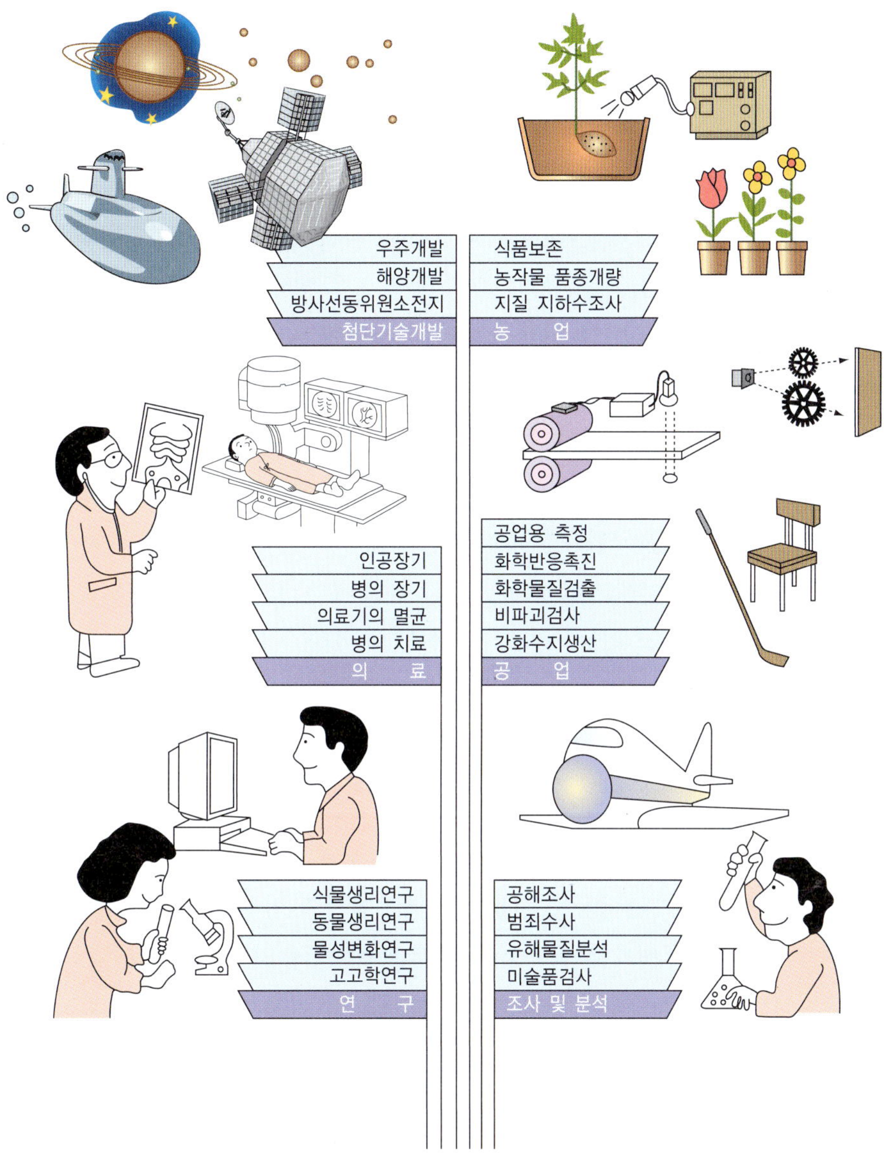

그림 15-16. 방사선과 방사성 동위원소의 이용

7. 체외검사

체외검사(In Vitro Test)란 방사성 동위원소(radioisotope, RI)를 환자에게 투여하지 않고, 시험관 내 조작만으로 RI를 tracer로 사용하여 혈액 내의 스테로이드홀몬, 펩타이드홀몬, 단백질, 이상단백질, 효소, 바이러스항원-항체, 약제 등 미량물질을 측정하는 검사법이다. 이러한 측정 방법을 방사측정법(radioassay)이라고 하며, 검사시료 ng/mL~pg/mL 단위의 미량 물질 측정이 가능하다. 방사면역측정법(radioimmunoassay, RIA)은 그 대표적인 방법으로 감도가 높고, 특이성이 우수하며, 측정 성적은 정확하고 재현성이 양호할 뿐더러 조작이 간단하여 많은 검체를 한 번에 처리할 수 있다.

1) 방사면역측정법(radioimmunoassay, RIA)

(1) 측정 원리

방사면역측정법(RIA)은 방사성 물질로 표지한 항원과 그에 대해 만들어진 항체와의 결합이 비표지 항원의 첨가에 의해 경합적으로 결합된다는 원리에 따라 그 항원 농도를 측정하는 검사법이다.

항체와 표지항원의 양이 일정한 경우 반응계에 가한 비표지 항원의 양이 많아지면 많아질수록 표지항원과 항체와의 반응이 적어지며, 양자 간에 일정한 관계가 성립된다. 여기서 항체 결합 표지항원과 유리항원을 어떤 방법으로 분리하고, 그 방사능을 각각 결합형(bound form, B) 및 유리형(free form, F)을 측정할 수 있다.

그림 15-17에서 나타낸 바와 같이 비표지항원(시료성분)을 첨가하지 않은 경우의 B/B+F 비, 즉 B/T 비(T; total)는 0.5이다. 이어서 비표지 항원을 4개, 8개 및 24개를 첨가한 경우의 B/T 비는 각각 0.38, 0.25 및 0.13이다(그림 15-17, ②③④). 그래서 횡축(X축)에 항원의 양(농도), 종축에 B/T 비를 취하면 그림 15-17 ⑤에서 나타낸 바와 같은 표준곡선이 작성된다. 또한 종축에 B/F 비, 또는 B/B0 비(B0은 0농도 때의 결합 count)를 취하는 경우도 있다. 그래서 항원양 미지의 검체를 이 계에 가하여 B/T 비(그림에서는 0.2)를 구하고, 표준곡선에 대입하여 대응하는 항원의 양(그림에서는 12.5)을 구할 수 있다.

(2) 개발의 역사

1959년 Berson과 Yalow는 당뇨병의 연구과정에서 당뇨병 환자의 혈청에다 ^{131}I-insulin을 가하면 ^{131}I의 방사능이 γ-globulin 분획에서 나타나는 것을 전기영동에서 확인하고, ^{131}I-insulin이 환자에서 발생한 insulin 항체와 결합한 것이라고 생각하였다. 또한 그들은 이 계에 비표지 insulin을 첨가하면 γ-globulin 분획의 ^{131}I의 방사능이 감소한다는 것을 발견하였다. RIA는 이러한 원리를 이용하여 개발되었다.

그 후 RIA를 이용하여 다양한 펩타이드 호르몬(GH, GH, FSH, prolactin 등), 스테로이드 호르몬(testosterone, estradiol, progesterone, cortisol 등), amino acid 호르몬(T3, T4)의 측정이 가능해졌는데, 오늘날 호르몬만이 아니고 약제(digoxin, cyclosporin), 효소(trypsin, estrase 등) cyclic nucleotide(cyclic AMP, GMP), 종양항원(AFP, CEA 등), virus 항원-항체, 혈청 단백 성분 등의 측정도 시행하고 있다.

(3) 결합형(B)과 유리형(F) 분리법

RIA에서 항원 항체반응에 따라 항원-항체 결합형(bound form)과 유리형(free form)의 분리는 가장 중요한 조작의 하나이다. 이러한 B, F의 분리는 다음과 같은 방법이 있다.

① 고상법: 항체를 미리 고체상 물질에 부착시키고, 여기에 항원 항체반응 후 고체상에 결합된(고상항체-표지항원) B와 남은 여분의 방사성 동위원소인 F를 제거하므로 쉽게 측정을 가능케한 방법이다. 사용하는 고체로는 i) sephadex, sephalose, plastic(폴리스틸렌, 폴리프로렌 등), 유리 등의 입자, ii) plastic 시험관, microplate, disc, iii) 철 미립자 등이 있다.

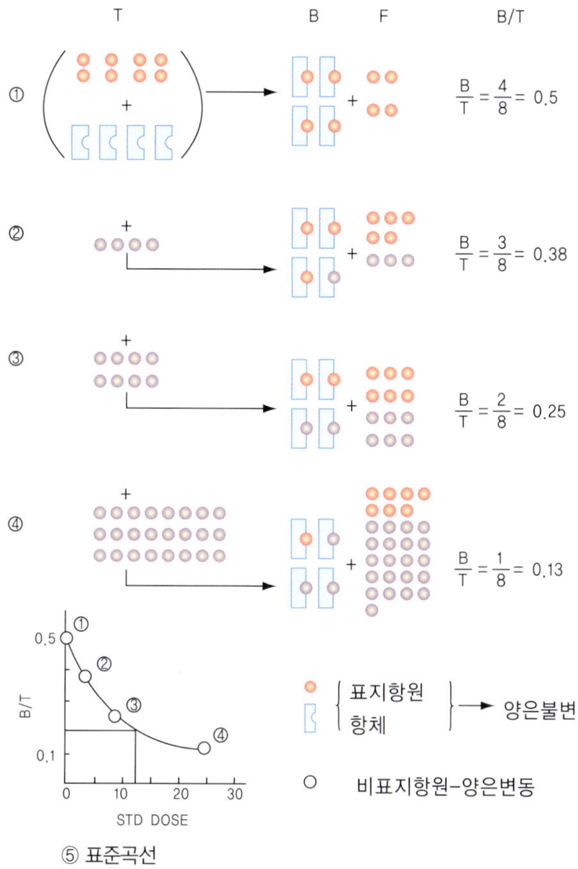

그림 15-17. Radioimmunoassay의 원리

② 이중항체법: 이중항체법은 오래전부터 널리 사용되고 있는 분리법으로 호르몬과 그 항체의 반응 산물이 침강하기가 어려울 때, 항원 항체 반응의 제1항체를 goat에 주사하여 감작시킨 γ-globulin (goat anti-rabbit gamma globulin) 항체, 즉 제2항체를 가하여 항체(제1항체)-항원-항체(제2항체) 복합물을 만들어 침전하기 쉽게 하여 원심분리하여 침강물의 방사능(B)을 계측하여 B · F의 분리를 확실히 하는 방법이다. 그러나 본법은 시간이 많이 걸리고 재현성도 좋지 않은 단점도 있으므로, 최근에는 double antibody solid phase (DASP)이 널리 이용되고 있다. 이는 침전법과 비교해 한층 간편한 법으로 원심분리 과정이 생략된다.

③ 흡착법: 덱스트란으로 피복한 활성탄(dextran coated charcoal; DDC)을 이용한 흡착법은 저분자 ligand, steroid의 분리에 널리 이용되고 있다. 장점은 B, F 분리가 신속하고 저온 유지, 단백 보정 시 좋은 분리가 가능하고 반응 시간이나 온도의 영향을 덜 받는다. 흡착제로는 활성탄, 탤크(talc), 이온교환수지(resin) 등이 F를 흡착하고, B를 흡착하지 않는 것을 이용한 분리 방법이다.

④ 염석법: Polyethylene glycol (PEG), ethanol, ammonium sulphate 등이 시료의 immunoglobulin을 침전시켜 값싸고 신속하게 B를 F를 분리한다.

⑤ 전기영동법: Berson과 yalow가 insulin 측정 시 처음으로 B, F를 분리한 방법으로 시료를 지지체인 cellulose에 도입 후 전류를 통하면 원점의 방사능 F와 이동한 방사능 B의 비를 구한다. 이 방법은 과정이 복잡하고 다수의 검체 처리에 적절치 아니하므로 사용되지 않는다.

(4) RIA 측정법의 예

RIA의 수기를 열거하면 다음과 같다.

① 호르몬을 함유한 시료, 125 I로 표지한 호르몬, 항체를 혼합 반응시킨다.

② 항체에 대해 125 I 표지 호르몬과 시료 중의 비표지 호르몬이 경쟁적으로 결합한다.

③ 시료 중의 비표지 호르몬이 많을수록 항체 결합 표지호르몬(B)이 감소하고, 유리 표지 호르몬(F)은 반대로 증가하며, B/F 치는 저하한다.

④ 다양한 농도로 희석된 기지량의 호르몬으로 B/F의 표준곡선을 미리 작성해 두고, 시료에서 얻은 B/F를 삽입하면 시료 중의 호르몬 양을 측정할 수 있다.

소분자량인 호르몬(스테로이드 호르몬, 갑상선 호르몬 등)과 약제 등에서 항원이 될 수 없는 것과 같은 물질일지라도 albumin 등과 화학적으로 결합한 복합제를 만들고 hapten형으로 해서 항체를 제작하면, RIA로 측정할 수 있다.

(5) 고상법 RIA에 의한 혈중 T3 측정의 실제

RIA에 의한 항원 농도 측정에 있어서는 간편성, 신속성, 정확성 등이 요구되지만, 오늘날에는 이들 조건을 충족하기 위해, 측정에 필요한 시약을 모두 갖춘 방사성 의약품 kit가 시장에 공급되어 일상적인 임상의학에 이용되고 있다. Kit에 의한 RIA 수기의 실제 예는 다음과 같다(그림 15-18, 표 15-4).

① 검사목적: 갑상선 기능검사

② 사용 kit: RIA-mat T3® (Sangtec)

③ 검사원리: RIA (Coating tube)

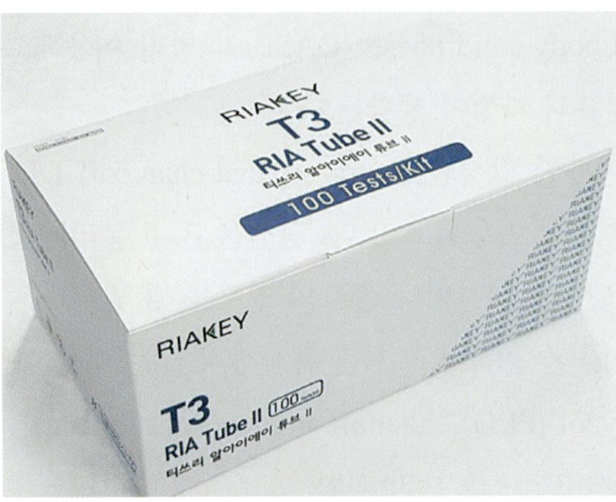

그림 15-18. RIA에 의한 혈중 T3 측정 kit

④ 검체 종류 및 채취, 보관: 2~8℃: 24시간 이내/ −20℃: 24시간 이상

⑤ 재료 및 시약(표 15-3)

표 15-3. 키트의 내용물

Autibody	Anti-T3 polyclonal Ab	100 Tubes
Tracer	Radiolabelled T3-Ag, 4 Ci/mL	23 mL × 1
Std. Set	6개: 0/ 57/ 104/ 205/ 395/ 790 ng/dL	1 mL × 6

⑥ 장비 및 기구: RIA-mat 280

⑦ 검사방법(Kit 내 coating tube를 사용한다)

가. 항 T3 항체를 결합시킨 반응용 시험관에 0, 57, 104, 205, 395, 790 mg/dL의 6종류 농도인 T3 표준용액 또는 피검 혈청을 각각 100 μL씩 첨가한다.

나. 다음에 TBG 결합 저해제를 함유한 ^{125}I-T3 용액을 200 μl씩 가하고, 혼합한 다음, 실온에서 1시간 반응시킨다.

다. 반응 후 시험관 내 용액을 흡인 제거한다.

라. 시험관의 방사능을 측정한다.

마. 아래의 식에 의해 B/B0을 구하고, 표준액에서 제작한 표준곡선에 의해 각 검체의 T3 농도를 취한다.

표 15-4. RIA-mat T3® (Sangtec) 키트의 술식

Coating tube		Stds	Controls	Samples
Numbering		1-12	13-18	19
Pipette	Standards μl Controls μl Samples μl Standards μl Controls μl Samples μl Standards μl Controls μl Samples μl	100		
			100	
				100
Pipette Ab-I-125 μl		200	200	200
Incubate		실온에 1시간 동안 반응시킨다(Shaker)		
Wash		증류수로 수세한다.		
Gamma-Counting		1분간 계측한다.		
☞ 검체희석: 가장 높은 std. 농도 이상으로 결과를 내며, Dilution 하지 않는다.				

B/B0(%) = Bound cpm/zero standard cpm × 100

⑧ 결과 보고

참고치: 98~180 ng/mL 이상 증가: 갑상선기능항진증(hyperthyroidism), 갑상선기능저하증(hypothyroidism)

2) 면역방사계수 측정법(immunoradiometric assay, IRMA)

검체 중의 항원을 과잉된 고상화항체와 결합시키고 이어 표지 항체를 가해서 항체와 결합하고 있는 항원에 결합시킨 다음, 유리 표지 항체를 제거하여 방사능을 측정하는 방법인데, 이를 sandwich법이라고도 한다.

면역방사계수 측정법(IRMA)의 장점은, ① 넓은 측정 범위, ② 우수한 재현성, ③ 용이한 표지항체의 작성, ④ 고감도, ⑤ 간편한 조작 등인데, monochronal 항체의 개발, 발전에 의해 RIA에 대신해서 임상 응용이 증가하였고, 많은 종양 marker는 이 방법에 의해 측정되고 있다.

(1) 측정 원리

RI로 표지한 항원을 사용하고 경합법에 의해 측정하는 종래부터의 RIA에 대하여, IRMA에서는 RI로 표지한 항체가 사용된다. 항체를 고상화한 비드(beads) 또는 plastic tube에 비표지 항원(미지검체)을 가하고, 다시 RI로 표지한 항체를 반응시켜, 반응하지 않은 표지항체를 세척 흡인한 다음 결합 방사능을 측정하고 기지농도 표준용액 count에서 얻은 표준곡선에서 미지 검체 중의 항원 농도를 구한다. 항원 인식부위가 다른 2종류의 monochronal 항체가 주로 사용되고 있는데, 그 한쪽을 고상화하고, 다른 쪽을 표지하여, 양자가 항원을 감싸는 데서 sandwich 법이라고도 한다(그림 15-19).

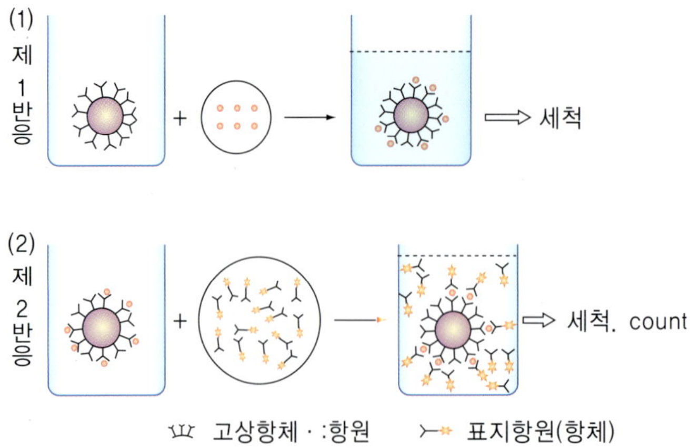

그림 15-19. Immunoradiometric assay-sandwich법의 측정 원리

8. 체내-체외검사

체내-체외검사(In vivo-In vitro Test)란 특수검사로 방사성동위원소를 환자 내에 투여하고 혈액, 소변 등의 검체를 채취하여 시료에 포함된 방사능을 계측하여 임상적 의의를 평가한다.

1) 토리(사구체) 여과율(^{51}Cr-EDTA GFR)

토리(사구체) 여과율(Glomerular Filtration Rate) 측정은 콩팥 환자의 콩팥손상 상태를 파악하고 치료 시 수분과 전해질 조절 및 콩팥을 통해 배설되는 여러 약제의 용량을 결정하기 위하여 이용하는 매우 유용한 검사법이다. 방사성동위원소를 이용한 토리(사구체) 여과율 검사는 ^{51}Cr-EDTA 주사 후 3시간, 5시간 채혈로 사구체여과율을 측정할 수 있다. 이 방법은 간편하고 약물이나 방사능에 의한 부작용이 없고 정확도, 재현성이 우수한 검사로 알려져 있다.

표 15-5. 체외검사법인 방사측정법(radioassay)으로 측정할 수 있는 물질

1) 뇌하수체 호르몬
- (1) 부신피질자극 호르몬(Adrenocorticotropic hormone, ACTH)
- (2) 황체화 호르몬(Lutenizing hormone, LH)
- (3) 난포자극 호르몬(Follicle stimulating hormone, FSH)
- (4) 프로락틴(Prolactin, PRL)
- (5) 성장 호르몬(Growth hormone, GH)
- (6) 베타 엔돌핀(β-Endorphin)
- (7) 항이뇨 호르몬(Antiduretic hormone, ADH)
- (8) 옥시토신(Oxytocin)

2) 갑상선 호르몬과 관련물질
- (1) 트리요오드티로닌(Triiodothyronine, T3)
- (2) 티록신(Thyroxine, T4)
- (3) 유리 티록신(Free thyroxine, FT4)
- (4) 유리 트리요오드티로닌(Free Triiodothyronine, FT3)
- (5) 티트리 섭취율(Triiodothyronine uptake, T3U)
- (6) 갑상선자극 호르몬(Thyroid stimulating hormone, TSH)
- (7) 갑상선글로불린(Thyroglobulin; Tg)

3) 부갑상선 호르몬과 관련 물질
- (1) 부갑상선 호르몬(Parathyroid hormone, PTH)
- (2) 칼시토닌(Calcitonin; CT)
- (3) 부갑상선 호르몬 관련단백(parathyroid hormone related protein, PTHrP)
- (4) 비타민 D (Vitamine D)

4) 소화관 호르몬
- (1) 가스트린(Gastrin) (2) 세크레틴(Secretine)

5) 췌장 호르몬과 관련 물질
- (1) 인슐린(Insulin)
- (2) C-펩티드(C-peptide, CPRP
- (3) 글루카곤(Glucagon)
- (4) 트립신(Trypsin)

6) 콩팥 관련 물질
  (1) 혈장 레닌 활성(Plasma renin activity, PRA)
  (2) 안지오텐신 II(Angiotensin II, AII)
  (3) 베타투 마이크로글로불린(β2-microglobulin; BMG)

7) 부신피질 호르몬
  (1) 코르티솔(Cortisol)
  (2) 알도스테론(Aldosterone, Ald)

8) 고환 호르몬
  (1) 테스토스테론(testosterone, T)

9) 난소, 태반 등의 호르몬
  (1) 에스트라디올(Estradiol; E2)
  (2) 프로게스테론(Progesterone)
  (3) 사람융모성 성선자극 호르몬(Human chorionic gonadotropin; hCG)

10) 순환기 관련 물질
  (1) 미오신(Myosin)
  (2) 미오글로빈(Myoglobin; Mb)

11) 간염 관련 항원, 항체
  (1) A형 간염 항체(Hepatitis A antibody; HA-Ab)
  (2) B형 간염 관련 항원 및 항체(Hepatitis B relative antigene and antibody; Hb-Ag, Ab)
    ① B형 간염 표면항원(Hepatitis B surface antigen; HBs Ag)
    ② B형 간염 표면항체(Hepatitis B surface antibody; HBs Ab)
    ③ B형 간염 E항원(Hepatitis B envelope antigen; HBe Ag)
    ④ B형 간염 E항체(Hepatitis B envelope antibody; HBe Ab)
    ⑤ B형 간염 C항체(Hepatitis B core antibody; HBc Ab)
  (3) C형 간염 항체(Hepatitis C virus antibody; HCV Ab)
  (4) 델타 간염 바이러스 항체(Hepatitis Delta Virus Antibody; HDV Ab)

12) 혈액 · 조혈기
  (1) 총철결합능(TIBC)
  (2) 페리틴(Ferritin)
  (3) 비타민 B_{12}(Vitamin B_{12}, Cyanocobalamin)
  (4) 엽산(Folic acid)
  (5) B형 간염 관련 항원 및 항체(Hepatitis B relative antigene and antibody, Hb-Ag, Ab)
    ① B형 간염 표면항원(Hepatitis B surface antigen, HBs Ag)
    ② B형 간염 표면항체(Hepatitis B surface antibody, HBs Ab)
    ③ B형 간염 E항원(Hepatitis B envelope antigen, HBe Ag)
    ④ B형 간염 E항체(Hepatitis B envelope antibody, HBe Ab)
    ⑤ B형 간염 C항체(Hepatitis B core antibody, HBc Ab)
  (6) C형 간염 항체(Hepatitis C virus antibody, HCV Ab)
  (7) 델타 간염 바이러스 항체(Hepatitis Delta Virus Antibody, HDV Ab)

13) 종양 marker
  (1) 알파태아 단백(α-fetoprotein; AFP)
  (2) 암태아성 항원(Carcinoembryonic antigen, CEA)
  (3) 탄수화물 항원 19-9(Carbohydrate antigen 19-9, CA 19-9)
  (4) 탄수화물 항원 125(Carbohydrate antigen 125, CA 125)
  (5) 탄수화물 항원 15-3(Carbohydrate antigen 15-3, CA 15-3)
  (6) 탄수화물 항원 72-4(Carbohydrate antigen 72-4, CA 72-4)
  (7) 편평세포암 항원(Squamous cell carcinoma related antigen, SCC)
  (8) 전립선성 산성포스파타제(Prostatic acid phosphatase, PAP)

(9) 전립선 특이항원(Prostate specific antigen, PSA)
(10) 조직폴리펩티드(Tissue polypeptide antigen, TPA)

14) 약물
(1) 사이클로스포린(Cyclosporine)
(2) 디곡신(Digoxin)

15) 기타
(1) 면역글로불린 E (Immunoglobulin E; IgE)
① Radioimmunosorbent test (RIST)
② Radioallergosorbent test (RAST)

CHAPTER 16

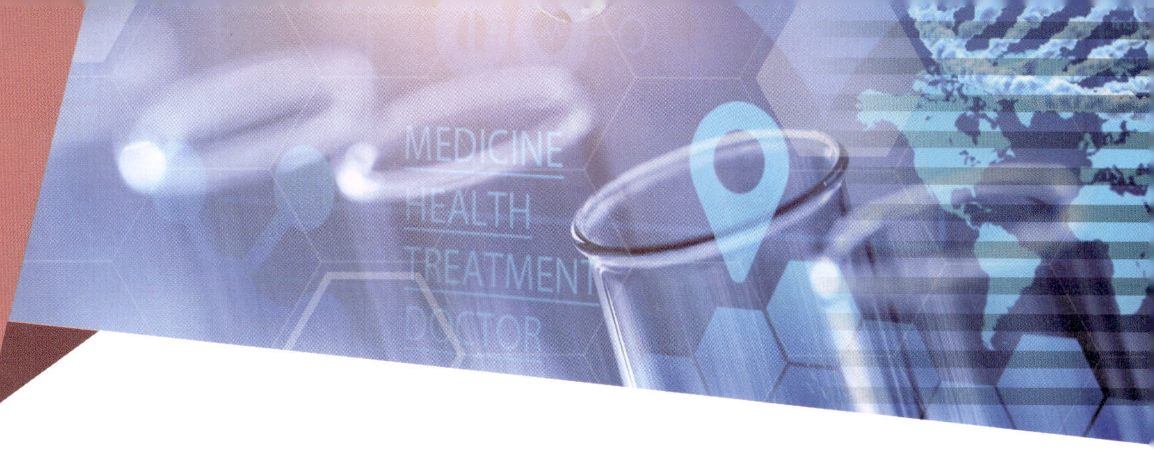

분자생물학

Molecular Biology

분자생물학은 역사적으로 길지 않지만 현재 생물학 분야에서 아주 중요한 부분을 차지하고 있다. 1953년 Watson과 Click이 DNA의 구조를 밝혔으며, 1983년 PCR을 발명한 Mullis에 의해 오늘날 분자생물학이라는 새로운 학문 분야가 탄생하였으며, 지난 20년 동안 눈부신 발전이 이루어졌다. 생물학의 발전은 여러 가지 분자 생물학적인 실험 방법들의 개발과 발전으로 이루어졌으며 과거 불가능하다고 생각했던 여러 가지 연구를 가능하게 해주었다.

여기에서는 현재 이용하고 있는 분자생물학적 방법 중에서 기본이 되는 방법들에 대해서만 간략히 서술하였다.

1. 분자생물학적 방법에 의한 진단

일반적으로 임상 검사실에서 행해져 오는 생화학 검사, 항원 항체 반응, 병원균의 배양 동정 검사법의 일환으로 이용될 수 있다.

목적과 내용에 따라 다음과 같이 분류된다.

① 감염증의 진단: 미생물의 동정, 약제 내성균 검출

② 유전병 검사: 유전자의 변이 검출

③ 각종 종양 관련 검사: 백혈병, 악성 림프종 진단, 암 관련 유전자의 변이 검출

④ 유전자의 다형태성 해석: 개체 식별 검사

2. 유전자

1) 유전자의 구조

사람 유전자의 구성 성분은 디옥시리보핵산(deoxyribonucleotide, DNA)이다. 주로 핵에 존재하고 있으나 미토콘드리아에도 소량 존재한다. 한편, 리보핵산(ribonucleotide, RNA)은 대부분이 세포질과 핵 내에 존재하고 있는데, 핵 내에는 DNA로부터 유전정보를 전사 받고 암호(코돈)를 부여하여 단백질 합성이 일어나는 리보솜으로 운반하는 전령 RNA (mRNA)와 세포질에는 리보솜을 구성하는 리보솜 RNA (rRNA)와 mRNA의 암호(코돈)에 맞는 아미노산을 리보솜으로 운반하여 단백질 합성에 관여하는 운반 RNA (tRNA)가 있다.

핵산의 구조는 5종류의 염기와 당, 그리고 인산으로 구성되어 있다. 퓨린(purine) 염기로 아데닌(adenine, A)과 구아닌(guanine, G)이 있으며, 피리미딘(pyrimidine) 염기로는 시토신(cytosine, C)과 티민(thymine, T)이 있다. RNA의 경우는 티민(thymine, T) 대신 우라실(uracil, U)이 구성 염기이다(표 16-1). DNA는 A와 T사이에 2개의 수소결합, G와 C 사이에는 3개의 수소결합에 의해 상보적인 결합을 하고 있는 이중 나선구조를 하고 있다(그림 16-1). DNA의 이중나선은 열, 알칼리에 의해 쉽게 단일 가닥으로 되며 이를 DNA 변성(denaturation)이라고 하며, 다시 환경적 요인이 원래 조건으로 되면 상보적으로 결합하면서 다시 이중 가닥을 형성한다. 이와 같은 특성을 활용하여 중합효소 연쇄반응(polymerase chain reaction, PCR)이나 핵산 하이브리드(DNA Hybridization) 등의 유전자 검사에 이용되고 있다.

표 16-1. 핵산의 명명법

Base		Nucleoside	Nucleotide	Nucleic acid
Purines	Adenine	Adenosine	Adenylate	RNA
		Deoxyadenosine	Deoxyadenylate	DNA
	Guanine	Guanosine	Guanylate	RNA
		Deoxyguanosine	Deoxyguanylate	DNA
Pyrimidines	Cytosine	Cytidine	Cytidylate	RNA
		Deoxycytidine	Deoxycytidylate	DNA
	Thymine	Thymine or	Thymidylate or	DNA DNA
		Deoxythymidine	Deoxythymidylate	
	Uracil	Uridine	Uridylate	RNA

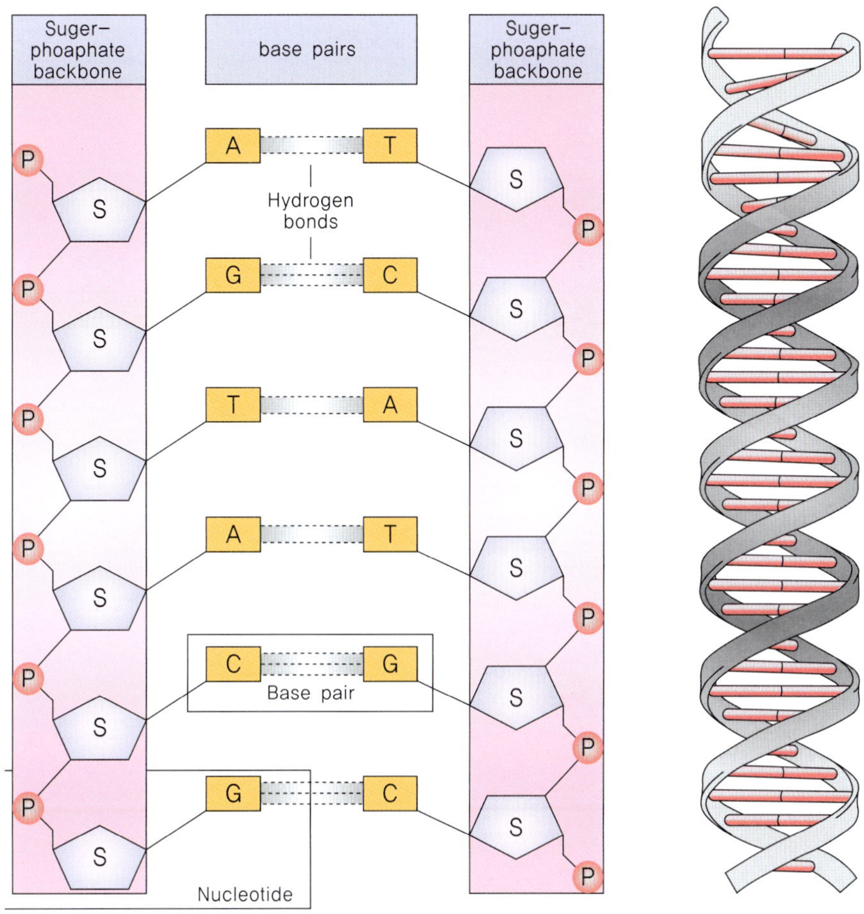

그림 16-1. 핵산의 구조

2) 유전정보의 전환

초기 분자생물학의 중요 관심사는 DNA로부터 RNA을 거쳐 단백질이 합성될 때까지 유전정보 발현 기작을 명확하게 밝히는 것이었다. 그래서 DNA에서 RNA 그리고 단백질로 가는 유전정보 전달계를 분자 생물학의 중심적 원리(Central dogma)로 여겼다.

현재는 유전정보가 RNA로부터 DNA로 변화되는 경우도 밝혀져 유전 전달계가 보다 복잡하다는 것을 알게 되었다. 세포의 증식 그리고 세포 내 여러 기능을 갖는 단백질을 생산하는데 DNA로부터 일련의 변환 과정을 거치는데 유전자 전환의 기본 틀은 그림 16-2와 같다. 즉, DNA로부터 DNA로의 복제(replication) 과정, DNA로부터 mRNA로의 전환은 전사(transcription), mRNA로부터 단백질로의 전환은 전이(translation), 그리고 RNA로부터 DNA로의 전환을 역전사(reverse transcription) 과정이라 한다.

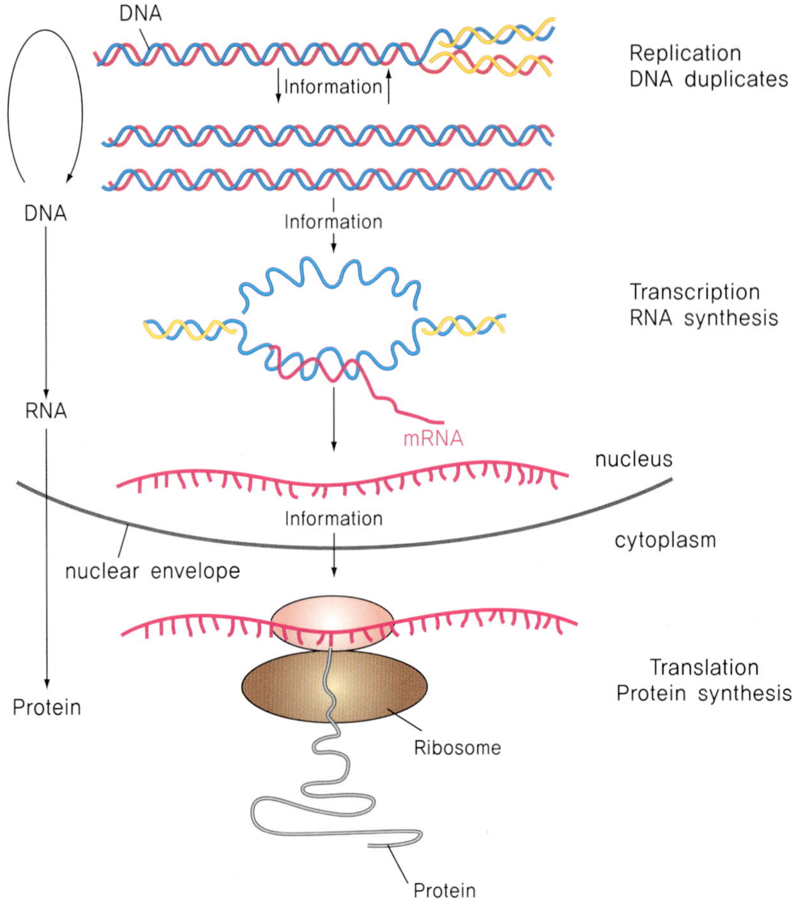

그림 16-2. 유전자 전환의 기본 틀

3. 기본적인 분자생물학적 기법

1) 중합효소연쇄반응(polymerase chain reaction)

DNA의 특정 영역을 검출하고 해석하기 위한 수단으로 일반적으로 여러 분야에서 가장 널리 이용되는 것이 PCR (polymerase chain reaction, 중합효소연쇄반응)이다. 기본 원리는 DNA의 구성 성분인 염기가 서로 상보적으로 결합하여 이중 나선을 이룬다는 것을 이용한 검사법으로 DNA 중합 효소, dNTP (deoxynucleoside triphosphate), 주형 DNA, 그리고 primer가 필요하다.

PCR은 검출하고자 하는 유전자의 특정 영역의 양끝에 있는 염기배열과 상보적인 배열을 갖는 2종류의 프라이머(primer)를 사용하고, 내열성 DNA 중합효소(*Taq* DNA 중합효소)를 이용하여 DNA의 변성-프라이머 결합-신장반응의 사이클을 반복하면서 목적으로 하는 DNA만을 특이적으로 수십만 배로 증폭시키는 방법이다(그림 16-3).

PCR에 의해 저농도의 DNA에 대한 검출이 가능하게 되었으며, 감염증의 원인균 분리 동정, 암과 관련된 virus 검출, 유전병 관련 유전자의 검출, 생물체의 진화과정 규명, 법의학 등 다양한 분야에 응용되고 있다.

(1) PCR 반응액 성분

① **주형** DNA (Template DNA)

증폭을 목적으로 하는 부위를 함유하고 있는 DNA이다.

② **시발체**(Primer)

시발체는 목적으로 하는 DNA의 양 끝단의 5′ 말단으로부터의 염기 배열과 상보적인 대략 17개 이상에서 30개 정도의 염기배열로 인위적으로 합성한 oligonucleotides이다. 시발체의 3′ 말단에서부터 *Taq* DNA polymerase가 작용해 새로운 DNA 가닥을 합성해 나가기 시작한다.

③ dNTP

dNTP는 DNA를 구성하는 4종류의 염기를 모두 합하여 표현한 것이다. 즉, dATP, dGTP, dCTP, dTTP의 혼합물을 의미한다.

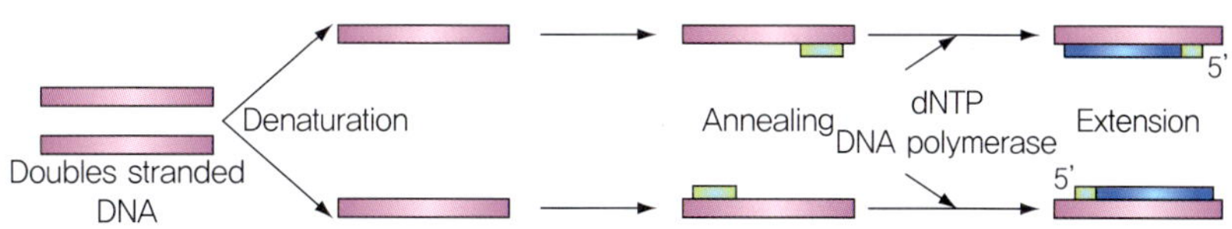

PCR 반응의 one cycle

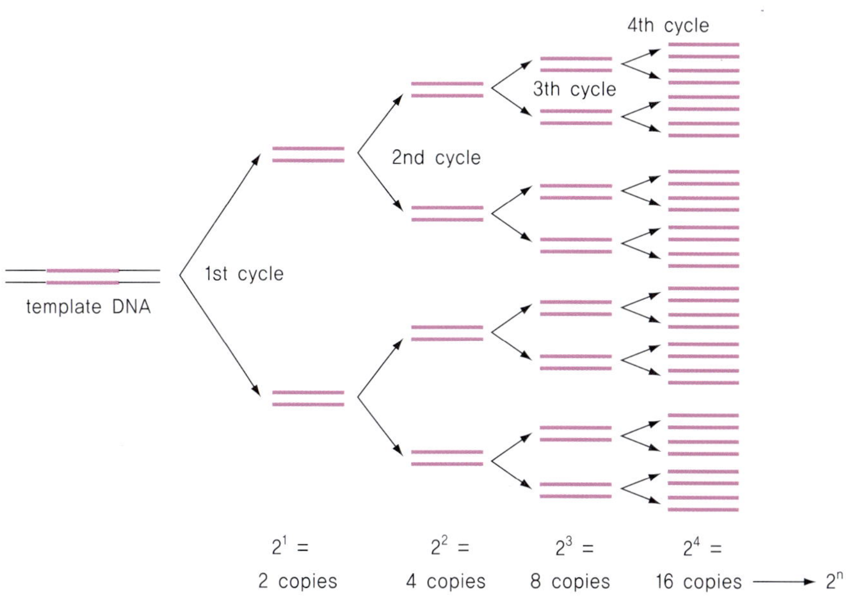

그림 16-3. PCR 반응

④ DNA 중합효소(*Taq* DNA polymerase)

Taq DNA polymerase는 *Thermus aquaticus*라는 미생물에서 유래한 중합효소를 지칭하는 용어인데 열에 매우 안정적이다. 현재는 여러 종류의 내열성 DNA polymerase가 개발되어 이용되고 있다.

⑤ PCR 완충액

PCR 반응이 최적 pH 조건에서 이루어지도록 하는 완충액 성분(Tris buffer) 및 이온 성분이 함유되어 있다.

(2) PCR 단계

① 변성(Denaturation)

증폭을 목적으로 하는 이중가닥의 DNA를 92~94℃에서 30~60초로 가열하여 염기 사이의 수소 결합을 절단하여 단일 가닥의 DNA로 만드는 과정이다.

② 프라이머 결합(Annealing)

DNA 중합 반응을 시작하기 위해 primer가 각각의 표적 DNA 부위에 상보적으로 결합하는 과정이다. 프라이머 결합은 PCR의 감도와 특이성이 결정되는 중요한 과정이다. 프라이머 결합 온도는 대략 40~65℃에서 30~60초로 진행하며, 시발체의 길이, GC 함량, pH, 염농도 등 여러 요소에 의해 영향을 받는다.

③ 신장반응(Extension)

프라이머 결합에 의해 결합한 시발체를 기점으로 *Taq* DNA polymerase가 5′ 말단에서 3′ 말단 방향으로 DNA의 상보적인 가닥을 합성해 가는 과정이며, 온도는 주로 70~74℃에서 시행한다.

2) RT-PCR (reverse transcription polymerase chain reaction)

RNA는 그 자체로 PCR의 주형으로 이용되지 못하기 때문에 RNA를 분석하는 데 도입된 방법이 RT-PCR이다. 이 방법의 원리는 mRNA (messenger RNA)에 oligonucleotide 프라이머를 결합시켜 역전사효소를 이용하여 cDNA (complementary DNA)를 만들고, 이를 PCR로 증폭하는 방법이다(그림 16-4). RNA가 유전자 해석에 이용되는 경우에 mRNA는 DNA보다 세포 내의 카피 수(copy number)가 많으므로 목적 유전자를 고감도로 검출할 수 있다. 또한 rRNA는 카피 수가 많아 검출 감도가 높은 장점 이외에도 생물의 종이나 속간에 보존된 영역이 존재하므로 계통분류에 이용되고 있다. RT-PCR은 RNA 바이러스의 유전정보를 분석하는 데도 이용된다.

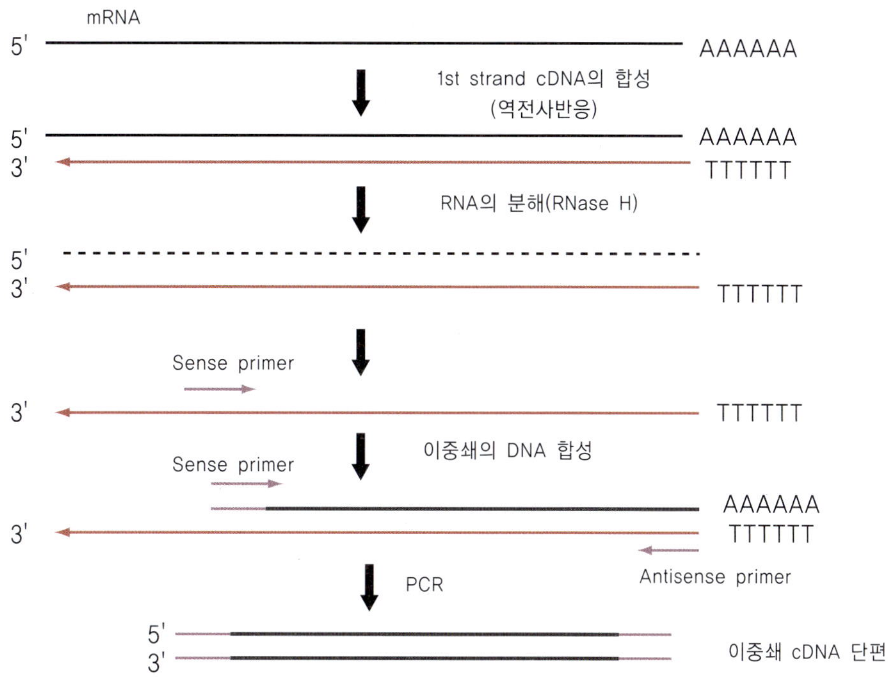

그림 16-4. RT-PCR

3) 핵산의 전기영동(nucleic acid electrophoresis)

① DNA 전기영동

DNA가 전체적으로 음전하를 띠고 있는 것을 이용하여 DNA 단편을 크기별로 분류하기 위한 방법이다. 아가로스(agarose) 젤이 격자상의 고체상으로 만들어지고 그 속에서 DNA가 전류를 타고 이동한다. 분자량이 적은 DNA 단편일수록 빨리 이동한다. 전기영동 후 에티듐 브로마이드(ethidium bromide)로 염색을 하고 자외선램프 아래에서 보면 DNA에 결합하고 있는 ethidium bromide가 형광을 발하기 때문에 DNA 밴드가 위치한 곳에 형광이 비친다. 이를 사진으로 찍어 DNA 단편의 패턴뿐만 아니라 크기도 결정할 수 있다(그림 16-5).

② RNA 전기영동

특정 mRNA가 세포 안 또는 조직 안에서 전사되는지 여부 및 양을 정량적으로 조사할 수 있는 Northern blot법이나 RT-PCR을 위해 제조한 RNA의 질 등을 조사하기 위해 RNA의 전기영동을 행한다. RNA는 단일가닥이므로 분자 내에서 수소 결합에 의해 복잡한 구조를 형성하고 있다. 따라서 포름아미드나 요소를 사용하여 분자 내의 수소결합을 없앤 단일선상의 RNA로 만든 후 크기에 따른 전기영동을 행한다. 특히 주의해야 할 것은 RNase의 오염을 방지하는 것이다. RNase는 사람의 손에도 많기 때문에 실험 시 실험자의 손에 의한 RNase의 혼입을 방지해야 하며, 기구나 시약 모두 DEPC (diethyl pyrocarbonate)가 처리된 증류수로 세척하여 사용해야 한다.

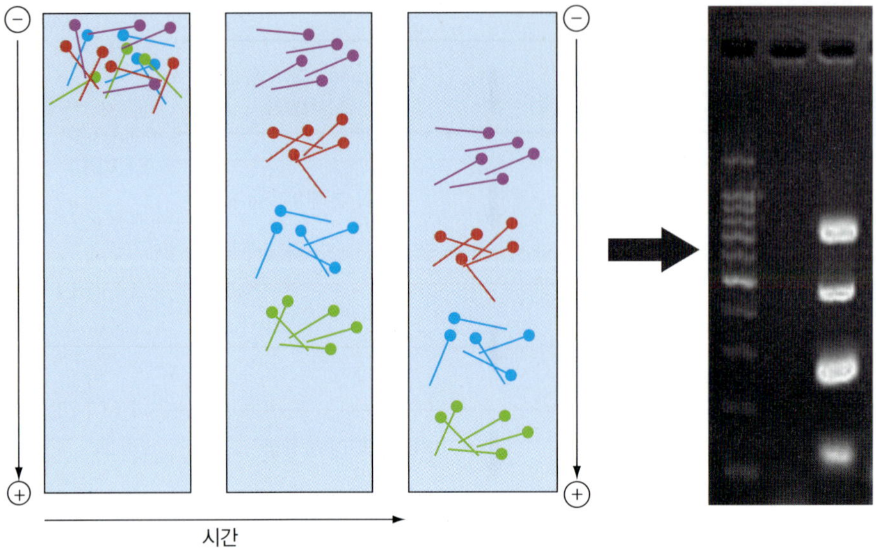

그림 16-5. Agarose gel 전기영동

4) 제한효소 단편 다형태성(restriction fragment length polymorphism, RFLP)

① **제한효소**(restriction enzyme)

세균은 외부로부터 침입해 들어오는 DNA 중의 특정 염기배열을 인식하여 그 곳을 절단함으로써 자신을 보호하는 역할을 가진 효소를 보유하고 있음이 증명되었는데 이와 같은 효소를 제한효소라 한다. 제한효소의 명칭은 그 효소가 분리된 균주의 학명으로부터 유래한다. 일반적으로 자주 이용되는 제한효소의 예를 표 16-2에서 볼 수 있는데, 대부분의 제한효소는 4~6개의 특이적인 염기배열을 인식하고 그 위치의 DNA를 특이적으로 절단한다. 제한효소의 발견에 따라 DNA의 재조합이 가능하게 되었으며, 현재는 많은 균으로부터 수많은 제한효소가 분리 정제되고 그 성질이 밝혀졌다. 그중 많은 효소들을 상품화하였다.

② RFLP

제한효소의 절단에 의해 나타나는 DNA 단편의 패턴은 생물체 개체에 따라 다르다. 사람의 경우 염색체의 특정 부위에 대한 제한효소 처리 후의 DNA 단편을 비교해보면 개인차가 있다.

이는 각 개인의 지문과 같은 역할을 하므로 이를 의학 분야뿐만 아니라 법의학 분야에서도 이용하고 있다. 또한 RFLP에 의해 염색체상의 변이를 추정할 수 있으므로 유전병의 진단에도 이용될 수 있다(그림 16-6).

표 16-2. 제한효소의 예

제한효소	기원	인식배열
BamH I	*Bacillus amyloliquefaciens* H	↓ G G A T C C C C T A G G ↑
EcoR I	*Escherichia coli* RY13	↓ G A A T T C C T T A A G ↑
EcoR V	*Escherichia coli*	↓ G A T A T C C T A T A G ↑
Hind III	*Haemophilus influenzae* Rd	↓ A A G C T T T T C G A A ↑
Sma I	*Serratia marcescens* Sb	↓ C C C G G G G G G C C C ↑

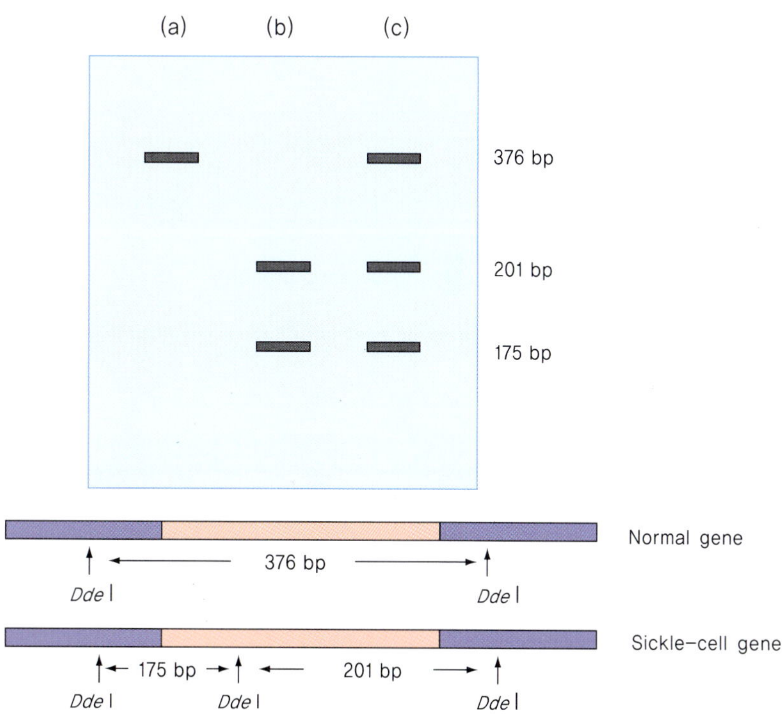

그림 16-6. 유전병 진단에 이용되는 RFLP의 예(겸상 적혈구 빈혈증)
(a): Normal (b): Sickle-cell anemia (c): Sickle-cell carrier

5) Southern hybridization

특정 유전자의 염기배열을 일부 알고 있는 경우 그 염기서열 정보를 탐침(probe)으로 이용하여 그 염기 서열을 함유하고 있는 특정 유전자를 검출할 수 있다(그림 16-7). 겔 전기영동으로 분획된 DNA 단편을 nitrocellulose membrane으로 옮긴 후 찾고자 하는 DNA의 일부분을 가지고 있다면 DNA의 탐침(probe)로 사용하여 nitrocellulose membrane 위의 DNA의 특정 염기에 상보적인 염기간의 결합성을 이용한 방법으로 개발한 연구자의 이름을 붙여 Southern hybridization이라 한다.

6) in situ Hybridization (ISH)

세포 내에 존재하는 핵산, 주로 mRNA를 검출하는 방법으로 조직 절편상의 mRNA에 상보적인 탐침(probe)을 결합시켜 탐침(probe)의 표식물질을 효소 항체법 등으로 검출하는 방법이다. ISH는 조직 내의 어떤 세포 내에서 특정 mRNA가 발현되는지 여부 또는 바이러스 감염부위 등 조직 내에서의 mRNA의 발현 장소를 알 수 있는 방법이다.

7) Pulse Field Gel Electrophoresis (PFGE)

PFGE는 염색체의 크기 및 수의 결정, 제한효소 처리 후의 DNA 단편의 다양성 확인, 유전자 지도 작성 등, 비교적 분자량이 큰 사람의 genome뿐만 아니라 효모 및 미생물의 genome 분석에 이용된다. 미생물 분야에서는 미생물 유전자를 제한효소 처리에 의해 절단한 후 생성되는 DNA 단편의 패턴을 비교분석함으로써 균주(菌株, strain)의 형(type)을 구별하는 역학조사 및 fingerprinting 등에 주로 많이 이용한다(그림 16-8).

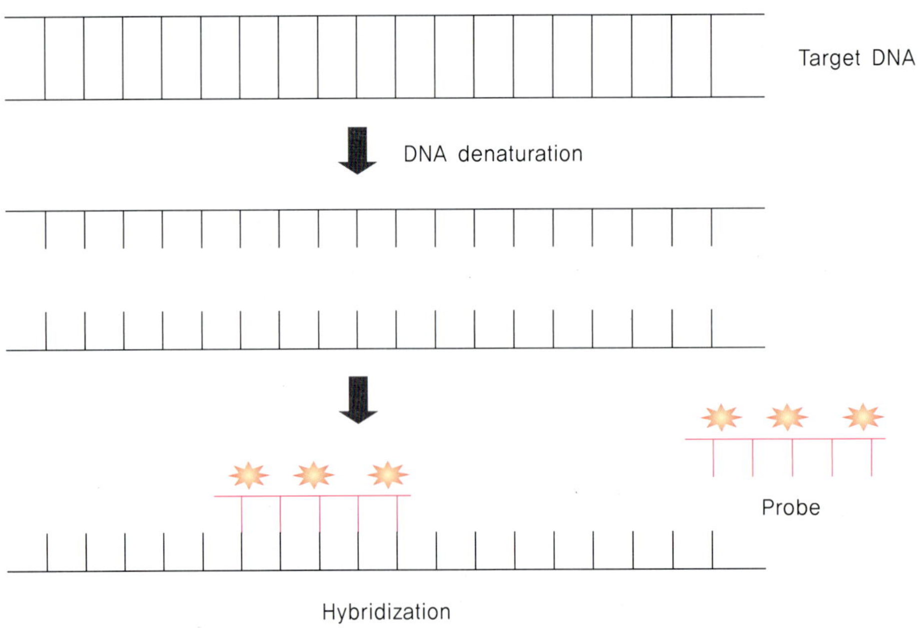

그림 16-7. DNA Hybridization

PFGE의 원리는 비교적 크기가 큰 DNA 단편을 분리하기 위해 전기영동 동안 전류가 흐르는 방향을 한 번 이상 바꾸어 주면서 전류를 흘려보내면서 DNA를 분리하는 것이다. 통상의 한 방향으로 흐르는 전기장 내에서는 30~50 kb 이상의 DNA들은 분리가 잘 되지 않는다. 그러나 전류가 흐르는 방향을 바꾸어 주면 상대적으로 크기가 좀 더 작은 DNA들은 새로운 전류의 흐름 방향으로 큰 분자보다 더 빨리 이동하게 되고 이런 과정이 반복되면 분리가 어려운 큰 분자량의 DNA의 분리가 가능하게 된다. 즉, 전기장의 방향을 조절하면서 전기영동함으로써 분자량이 큰 DNA들을 분리하기 위해 개발한 방법이 PFGE이다.

8) DNA Chip

DNA chip은 고형의 지지체(예를 들면 slide glass나 반도체) 표면에 수천 개에서 수만 개의 유전자(Target DNA)를 고정시켜 형광표지를 한 probe DNA를 hybridzation 시킨 것이다.

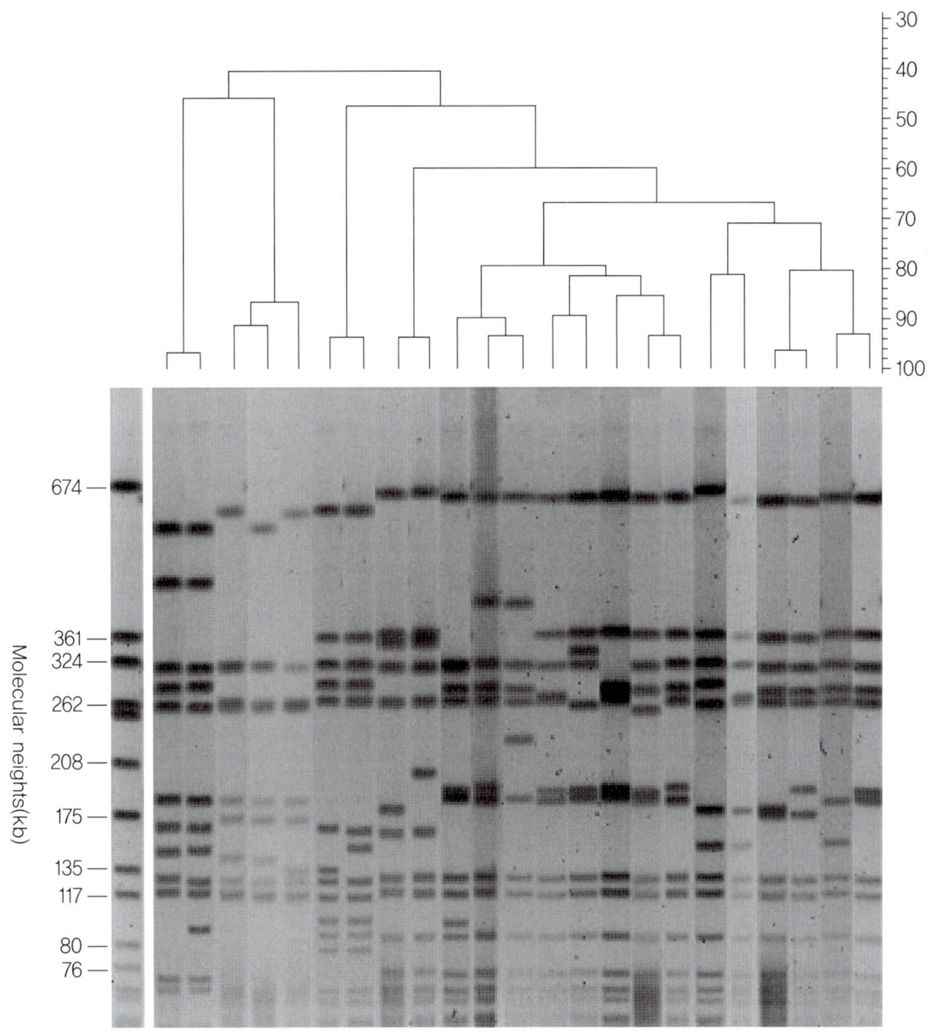

그림 16-8. 여러 균주들의 상동성 비교에 이용된 PFGE의 예

일반적으로 Southern, Northern 등의 hybridization 분석에서는 목적 DNA를 고정해 놓고 표지된 probe를 결합시켜 검출하나, 보통 DNA microarray라고도 하며, reverse hybridization법으로 다양한 종류의 probe를 고정해 놓고 여기에 형광 표지된 목적 DNA를 결합시키는 것이다. Probe와 DNA의 결합은 형광 스캐너를 이용하여 칩 표면의 형광 부위의 위치와 세기를 측정하여 결과를 분석하므로 세포 속에서 일어나는 다양한 유전자 발현의 경로를 이해하는데 매우 효과적인 연구 방법이다.

CHAPTER

17

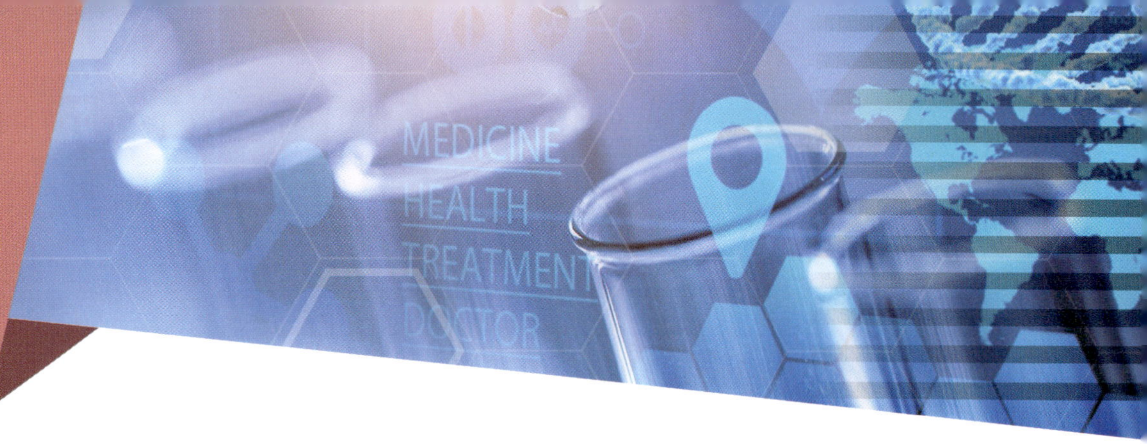

세포유전학

Cytogenetics

1. 세포유전학의 개념

세포유전학(cytogenetics)은 염색체의 현미경적 현상을 관찰하여 세포분열 과정에서 생기는 수적 이상과 구조적 이상을 밝혀 각 개체의 유전인자형과 표현형의 관계를 규명하는 학문이다. 즉, 염색체 내에 들어 있는 유전자를 연구하는 학문으로 염색체의 구조와 형태를 통해 유전적인 질환의 진단, 예후, 추정, 치료제 선택, 치료효과에 이르기까지 연구범위가 광범위해지고 있다. 동식물 세포에서는 두 개의 낭세포로 분할되는 유사분열 시 방추체 내에 염기성 색소에 짙게 염색되는 봉상의 구조물이 발견되는데 이 구조물이 색소에 염색된다고 하여 염색체(chromosome)라고 하였다.

유전학적으로 어떤 형질을 나타낼 때는 유전형(genotype)과 표현형(phenotype)으로 표시하고 있다. 유전형은 유전자의 구성을 나타내고 표현형은 유전자가 발현하는 구조적, 생화학적 또는 생리적인 표현 실체를 말한다. 생명체의 종류에 따라 세포 내에 있는 염색체 수는 다른데 사람의 염색체는 46개로서 44개의 상염색체(autosome)와 2개의 성염색체(sex chromosome)로 나누어진다. 부계염색체(paternal chromosome)와 모계염색체(maternal chromosome)를 각각 22개씩 이어 받는다. 이 염색체는 생식에 관여된 기관을 제외한 인체의 모든 부분의 성장과 발육에 관여하는 유전자를 가지고 있으며 상염색체(autosomal chromosome)라고 한다. 나머지 한 쌍은 생식 기관의 발달 및 성의 결정에 관여하는 유전자를 가지고 있는 성염색체(sex chromosome)로 남성은 XY, 여성은 XX를 갖고 있다(그림 17-1).

염색체 검사는 의학의 많은 영역에서 중요한 진단방법으로 이용되며, 염색체 검사를 수행하기 위해서 말초혈액(peripheral blood), 골수(bone marrow), 조직(tissue), 양수(amniotic fluid), 융모막세포(chorionic villi), 제대혈(cord blood) 등의 검체를 세포배양하여 검사를 수행한다. 염색체 분석은 선천성 기형과 정신지체, 성장지연, 다발기형, 불임증, 습관성 유산 및 산전 진단을 포함한 각종 유전질환의 진단에 활용되며, 종양의 발생병리를 판정하는데도 중요한 역할을 하고 있다.

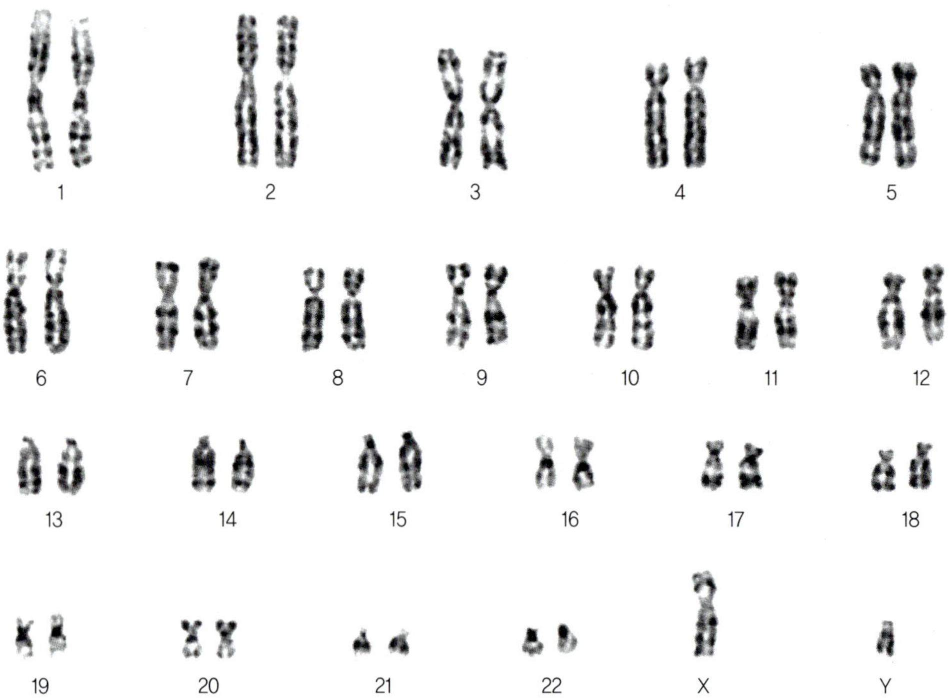

그림 17-1. 사람의 염색체

2. 염색체의 구조와 분류

(1) 염색체의 구조

유전정보는 핵 속에 들어 있는 염색체 내 선상(線上)의 DNA 염기서열에 의해 저장되어 있으며 염색체 내 염기서열(sequence)을 유전자라고 부른다. 사람의 경우 10 μm 내외의 세포핵 내에는 전장 2 m에 가까운 DNA 분자가 고도로 정교하게 몰입되어 염색체 환경을 유지하고 있다가 복제나 발현제어 등의 기능을 나타낸다. 사람은 약 60조 개의 세포로 이루어져 있다고 하는데 적혈구와 혈소판을 제외하고는 모든 세포에 핵이 존재하고 핵 안에는 인간에게 필요한 모든 유전 정보가 든 DNA가 들어 있다.

사람의 모든 염색체 염기 수는 약 30억 쌍(이배체이므로 세포 하나에는 60억 개 염기쌍의 DNA)의 DNA가 들어 있는 것으로 보며 하나하나 염색체에서 5,000만 개 내지 2억 5000만 개의 염기를 가지고 있다. 각 염색체는 수천 개의 유전자를 가지며 유전자의 염기 수는 수천 개 내지 200만 개의 범위이다.

사람은 99.9% 유전자가 일치하는 것으로 알려져 있는데, 사람마다 0.1%의 유전적 차이가 있다. 이를 단일염기다양성(single nucleotide polymorphism, SNP)이라 하며 이 0.1%의 SNP 차이 때문에 키와 피부색 등이 달라지는 것으로 알려져 있다.

염색체는 유사분열 시 염기성 색소에 진하게 염색되는 봉상의 구조를 하고 있으며 세포핵 속에 들어 있다. 염색체의 기본 구성 성분은 히스톤(histone) 8량체(H_2A, H_2B, H_3, H_4의 각 2분자)를 주성분으로 하고 있는 단백질과 DNA로 되어 있다. 정상적인 염색체는 한 개의 동원체(centromere)를 가지며, 염색체의 일차협착으로 자매염색분체가 서로 접하는 부위이다. 종말체(telomere)는 염색체 말단에 위치하며, 염색체의 구조적 안정성 유지와 복제에 중요한 역할을 한다. 유전자는 염색체에 선상으로 배열되어 좌위(locus)라고 하는 정확한 위치를 갖고 있다. 이들 좌위는 체세포에 있는 2개의 상동염색체의 동일한 위치에 있게 되어 있는데, 이를 대립인자(allele, allelomorph)라고 하여 그 대립인자가 질이나 양적으로 같으면 동형접합(homozygous), 다를 때는 이형접합(heterozygous)이라고 한다. 그리고 동일한 염색체에도 위치를 달리하는 많은 유전자를 포함하고 있는데 이들 동일한 염색체에 위치하는 유전자들을 연결(linkage)한다고 하며, 생화학적으로 구성은 다르다.

(2) 염색체의 분류

생물의 종과 계통에 따라 특이성이 있으며 핵분열 과정 중에 일련의 복잡한 모습으로 나타난다. 유사분열 시 나타나는 염색체에는 일차협착(primary constriction)이 나타나는데 이곳에 동원체(centromere)가 있어서 이동기에는 동원체의 외판에 미세섬유가 다발로 부착된 방추사에 부착하여 염색체를 양쪽 방향으로 끌어당긴다. 동원체를 중심으로 하여 양측을 완(腕)이라 하는데 짧은 쪽이 단완(short arm, 영문 p-petit−약칭)이 되고, 긴 쪽이 장완(long arm, 영문 q)이 된다. 염색체는 동원체의 위치에 따라 중부염색체(metacentric), 한쪽으로 치우치는 차중부(submetacentric), 끝부분에 나타나는 차단부염색체(acrocentric chromosome) 등으로 나뉜다(표 17-1, 그림 17-2).

염색체는 유사분열 전기의 이른 시기부터 중기에 걸쳐서 장축으로 배열되는데 광학현미경상에서 세포분열 중기의 염색체를 보면 2개의 염색분체(chromatid)로 나누어져 있는 것을 볼 수 있으며, 염색분체는 세포분열 과정에서 서로 떨어져서 각각 독립된 기질과 두 개의 염색사(chromonema)를 갖는 딸염색체(daughter chromosome)가 된다. 염색분체와 세포주기와의 관계를 보면 세포분열 후 간기의 G1상에서는 단염색분체(single chromatid)이고 DNA가 복제된 S상 이후에는 두 개의 동일한 염색분체가 이루어지며 다시 유사분열 후에 각 딸세포는 단염색분체로 된다.

염색체에는 잘록한 동원체(centromere)가 보이고 여기에 방추사(紡錘絲, spindle fiber)가 붙어 있다. centromere는 분열 후기 때 염색체의 극(중심소체, centriole)으로 이동에 중요한 역할을 한다. 대부분의 세포는 분열주기의 간기(interphase) 상태로서 응축된 모습을 보이고 있다.

일반적으로 염색체는 분열중기에 나타나는 염색체를 말하는데 사람에서 선천적 이상을 보이는 염색체와 방사선이나 약물 등에 의해 유발되는 이상염색체의 구조는 거의 전부가 분열 중기 염색체에서 관찰된다. 세포의 분열주기 중에서도 관찰하기 쉬운 주기가 분열 중기와 후기 때이다.

표 17-1. A-G 그룹별 염색체 특징

Group	특징
A그룹(1-3)	size가 큰 metacentric(1번, 3번)과 submetacentric chromosomes(2번)
B그룹(4-5)	size가 큰 submetacentric chromosomes
C그룹(6-12, X)	중간크기 submetacentric, X염색체는 이 group 내 긴 염색체와 닮았다.
D그룹(13-15)	중간크기, satellites(부수체)
E그룹(16-18)	short metacentric 또는 submetacentric chromosomes
F그룹(19-20)	짧은 metacentric chromosomes
G그룹(21-22, Y)	짧은 acrocentric chromosomes과 부수체, Y염색체는 부수체 없다.

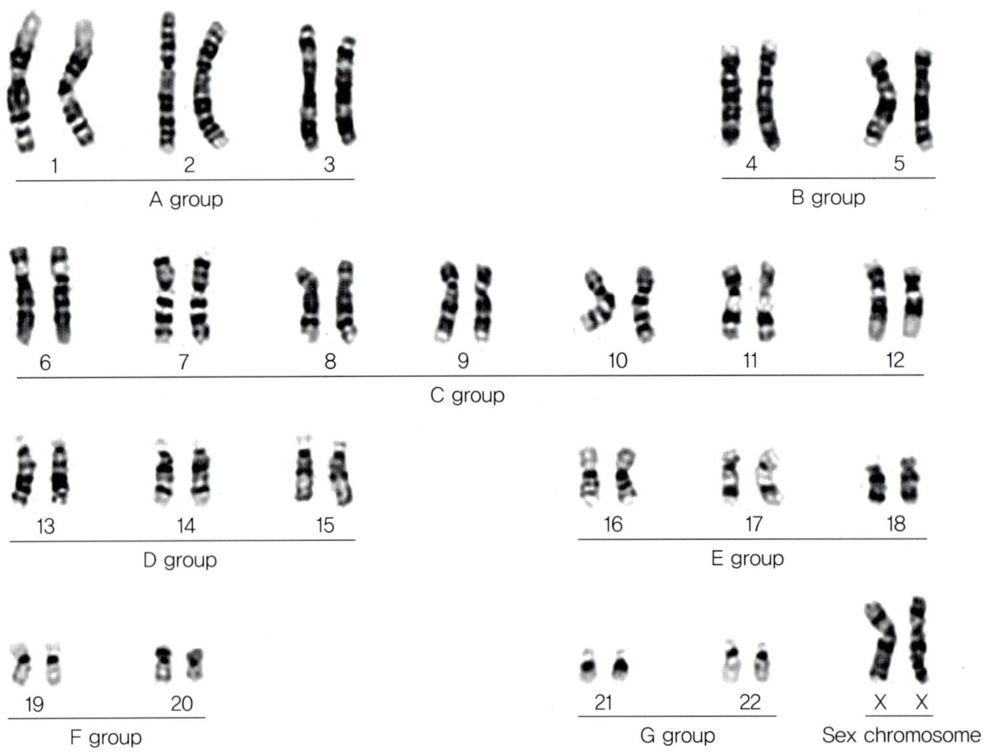

그림 17-2. 그룹별 염색체

3. 세포분열

세포가 분열하기까지의 기간을 세포주기(cell cycle) 혹은 분열주기(division cycle)라고 하며 간기(interphase)와 분열기(mitosis)로 나눈다.

간기(interphase)는 세포분열(mitosis, M기)이 끝난 후 다음 분열을 준비하는 시기이다. 이 시기의 핵을 대사 핵(metabolic nucleus)이라고 하는데 복제준비 기간인 G1 (gap1), DNA 합성기인 S기, 세포가 분열하기 전 분열을 준비하는 상태인 G2 (gap2)기로 나눈다. 이 시기를 휴지기라고도 하는데, 이때는 DNA 합성이 아주 왕성하며, RNA나 단백질의 합성도 아주 활발하여 휴지기를 대사기(metabolic stage)라고도 한다. 세포가 일단 G1기에서 다음 세포주기로 들어가기 위해서 새로운 분열을 촉진하는 자극이 세포에 가해져야 할 필요가 있다. 이 시기에는 염색체의 모양은 나타나지 않고 길게 늘어난 모양의 염색사(chromonema)가 각각 1개씩의 동원체를 가진 상태로 대사 핵 속에 있게 된다. 세포주기의 DNA 합성기는 S기(synthetic stage)이며, DNA 합성전기(G1)와 DNA 합성후기(G2)에서는 DNA는 합성되지 않는다. 합성기의 사이에 있다 하여 간격(gap)의 의미로서 G1기(gap1) 및 G2기(gap2)로 표기하고 있다.

분열기는 다시 전기, 중기, 후기, 말기로 나누고 있으며, 세포주기는 세포에 따라 대략 18~24시간 소요되는데, 그중에서 분열기는 0.5~1시간 정도 밖에 소요되지 않고, G1기 12시간, S기는 6~8시간, G2기는 3~4시간 정도 소요된다. 체세포의 분열은 유사분열(mitosis)을 한다. 유사분열에 의해 늘어난 세포 수는 유전자의 복제(replication)에 따른 염색체의 복제와 세포의 다른 내용물을 포함하여 2개로 나누어짐으로써 완성된다. 먼저 핵이 분열하고 곧 이어서 세포질이 갈라진다. 생물의 종에 따라 염색체 수 결정, 핵형의 분석과 핵형에 의한 분류를 이 시기에 하고 있다.

4. 사람 핵형

사람 염색체는 상염색체와 성염색체로 구분하고 몇 가지 설정 기준에 따라 상염색체를 A군에서 G군까지 7단계로 구분하여 분류하고 성염색체는 각각 분류하고 있다. 염색체의 수와 형태에 따라 나타나는 생물의 종과 특징을 핵형(karyotype)이라고 부르며, 핵형의 기본 기준은

1) 상대적인 길이(relative length)로 나타내는 크기(size)
2) 동원체의 위치에 따라 4종으로 나누고 있다. 염색체는 동원체를 중심으로 길게 2개로 배열되어 있다. 이것을 arm이라고 부르는데 긴 arm을 장완, 짧은 arm을 단완이라 한다.
   (1) 차단부 동원체형(acrocentric): 염색체의 말단부위 근처에 있는 경우
   (2) 차중부 동원체(submetacentric): 동원체가 염색체의 중간과 말단부위 사이에 위치하는 경우
   (3) 중부 동원체(metacentric): 동원체가 중앙부에 있는 경우
3) 부수체(satellite)는 염색체에 따라 나타나는 경우가 있다.
4) Band pattern에 따라 분류한다. 2개의 단부 동원체형의 염색체에서 1개의 중부 동원 체형의 염색체가 형성되는 것을 Robertsonian fusion이라고 불러 왔는데(1916년), 모든 생물이 이런 모양을 하고 있지는 않다.

5. 명명법

(1) 일반원칙

분석된 분열세포(mitosis)들에서 주세포군의 염색체 수(modal number)를 먼저 표기한 후, 성염색체(sex chromosome), 비정상 염색체(abnormal chromosome) 순으로 기재한다. 성염색체는 영문 대문자, 그 외는 모두 소문자로 표기한다.

Ex: 정상핵형 : 염색체 수 + 성염색체

46, XX(여성) 46, XY(남성)

46, XX, t(1;2)(p32;q22)

46개의 염색체, 여성,

1번 염색체 단완과 2번 염색체 장완 사이에 자리 옮김(전좌)

(2) 염색체 비정상의 표기 방법

① 성염색체 이상을 먼저 표기하고, 상염색체 이상은 유형과 관계없이 번호순으로 표기한다.

a. 47, X, t(X;13)(q27;q12), +21

염색체 수: 47개(21번이 하나 더 있다)

이상: 성염색체 장완 27과 13번 염색체 장완 12 부분이 자리 옮김

b. 48, X, t(Y;12)(q11;q12), del(6)(q11), +8, t(9;22)(q34;q11), +17, −21, +22

염색체 수: 48개

이상: Y 염색체 장완 11과 12번 염색체 장완 12와 자리 옮김

6번 염색체 장완 11이 제거, 8번 염색체가 1개 더 있고,

9번 염색체 장완 34와 22번 염색체 장완 11이 전좌,

17번 염색체가 1개 더 있고

21번 염색체가 소실되고 22번 염색체가 1개 더 있다.

실질적으로 2개의 염색체가 더 있는 상태임

② 각 염색체에서는 수적 이상을 구조적 이상보다 먼저 기록한다.

49, X, inv(p21q26), +3, inv(3)(q21q26), +7, +10, −20, del(20)(q11), +21

염색체 수: 49

이상: X 염색체 단완 21과 장완 26이 역위, 3번 염색체가 1개 더 있고,

3번 염색체 장완 21과 장완 26이 역위, 7번 염색체가 1개 더 있고

10번 염색체가 1개 더 있고, 20번 염색체 1개 소실, 20번 염색체의 장완 한 개는 11이 결실, 21번 염색체 1개 더 있다.

③ 동형 염색체(homologous chromosome)의 다양한 구조적 이상은 알파벳순으로 표기한다.

50, XX, +1, +del(1)(p13), +dup(1)(q21q32), +inv(1)(p31q41), +8,r(10)(p12q25), −21

염색체 수: 50개

이상: 1번 염색체 1개 더 있고, 1번 염색체 단완 13이 결실된 것이 1개 더 있고, 1번 염색체 장완 21, 32가 중복된 게 1개 더 있고, 1번 염색체 단완 31과 장완 41이 역위된 것이 1개 더 있고, 8번 염색체가 1개 더 있고 10번 염색체는 단완 12와 장완 25가 환염색체, 21번 염색체가 1개 결실

④ 기원을 알 수 없는 환염색체(r), 동정이 불가능한 표지염색체(mar)는 마지막에 기록한다.

52, XX+1, +3, +12, +13, +14, +20, +r, +mar

염색체 수 : 52개

이상: 1, 3, 12, 13번 염색체가 1개 더 있고 기원을 알 수 없는 환 염색체가 1개 더 있고, 동정이 불가능한 염색체가 1개 더 있다.

⑤ 유도염색체(derivative chromosome)인 경우 중심 절(원래의 동원체)을 가진 염색체를 ( )안에 표기하고, 생성에 관여된 모든 것을 기록한다.

46, XX, der(1)t(1;3)(p22;q13)

⑥ 결실: 염색체 일부가 사라진 경우이다. 염색체의 모든 부분에서 일어날 수 있다. 임상 소견은 얼마나 많은 양이, 어떤 유전자가 결실되었는지에 따라 다르다.

46, XX, del(2)(q22q31)

염색체 수: 46

여성

이상: 2번 염색체의 장완 22부터 31까지 결실

⑦ 중복: 염색체의 일부분이 중복되어 나타난 경우로서 흔히 부분 삼염색체성(partial trisomy)이라고도 한다.

46, XY, dup(5)(q21.1q22.1)

염색체 수 : 46

남성

이상: 5번 염색의 장완 21.1부터 22.1까지가 중복되어 나타남

⑧ 자리바꿈(역위): 염색체 내에 두 지점이 끊어지고 끊어진 구간이 뒤집어져서 연결되었을 때를 말한다.

i) 완간 역위(pericentric inversion)

역위된 부분에 중심체가 포함될 때를 말한다.

46, XY, inv(3)p23q27)

ii) 완내 역위(paracentric inversion)

역위된 부분에 중심체가 포함되지 않을 때

⑨ 환형염색체(ring chromosome): 염색체의 양쪽 끝이 깨지는 현상이 일어나면 또 다른 형태로 양끝이 붙어 반지 모양의 환형 염색체가 형성된다. 이런 모양의 염색체는 유전자의 일부가 떨어져 나갔다는 것을 의미한다. 기형이 될 수 있다.

⑩ 모자이시즘(섞임증, mosaicism): 46, XX, 혹은 46, XY를 가지고 있어야 하는데 세포가 분열하는 과정에 이상이 발생한 개체에 두 종류 이상의 염색체가 동시에 존재하는 일이 일어날 때이다.

(3) 비정상 핵형의 약어표기(abnormality abbreviations)

핵형의 정의 및 표기방법은 The International System for Human Cytogenetic Nomenclature (ISCN)에서 아래와 같은 약자로 의미를 나타내기로 하였다.

add: 기원을 알 수 없는 염색체 추가
,: 핵형을 표기할 때 염색체 수, 성염색체, 염색체 이상을 구분할 때 사용한다.
cen: 동원체(centromere)
del: 결실(deletion)
de novo: 유전되지 않은 염색체 이상
der: 유도염색체(derivative chromosome)
dic: 이(異)동원체성(dicentric)
dup: 중복(duplication)
fra: 취약부위(fragile site) Fragile-X syndrome에서 흔히 사용
i: 등완염색체(같은팔염색체, isochromosome)
ins: 삽입(insertion)
inv: 자리바꿈(inversion)
ish: 형광제자리부합법(fluorescent in situ hybridization, FISH)으로 확인된 핵형 표기 시 사용
mar: 표지염색체(marker chromosome), 기원을 알 수 없는 염색체
mat: 모계유래(maternally derived)
mos: 모자이시즘(섞임증, mosaicism)
−: 염색체 소실(loss of a chromosome)
p: 염색체 단완(short arm of a chromosome)
pat: 부계유래(paternally derived)
+: 염색체 획득(gain of a chromosome)
q: 장완(long arm of a chromosome)
r: 환상염색체(ring chromosome)
rcp: 균형(reciprocal)
rea: 재배열(rearrangement)

rec : 재조합 염색체(recombinant chromosome)

rob : 로버트슨 자리 옮김(robertsonian translocation)

: : 변형 염색체나 두 개 이상 염색체 절단점을 구분해 주는 경우에 사용

t : 자리옮김(translocation), 전좌

ter, tel : 말단(terminal end of arm) 예 2번 염색체 장완 말단은 2qter−

tri : 삼염색체(trisomy)

trp : 삼중복(triplication)

6. 염색체 검사의 대상

선천적 기형아에서 많이 실시된다. 선천적 기형아 중에서 염색체 질환은 대략 0.5~1.0% 정도 나타나는 것으로 보고된다. 선천적 출생의 원인이나 유전학적 질환의 여부를 규명하기 위해서 염색체 분석은 필수이다.

1) 산부인과적 적용 대상

① 염색체 이상아 출산 기왕력이 있는 양친 가계

② 불임증, 습관적 유산 부부

③ 산전 혈청선별 검사에 의해 고위험군으로 분류된 경우

④ 산모의 나이가 여성에서는 35세 이상, 남성에서는 45세 이상인 경우

⑤ 두 번 이상 원인 불명의 자연 유산 경험이 있는 경우

⑥ 원인 불명의 사산아 분만 경험이 있는 경우

⑦ 임산부나 배우자 또는 근친에서 염색체 이상이 있는 경우

⑧ 선천성 기형아를 분만한 경우

⑨ 염색체 이상이 있는 아기를 분만한 경우

⑩ 장기간 약물 치료를 받았거나 임신 사실을 모르고 약물을 이용한 경우

⑪ 기형아 출산 염려로 불안해하는 경우

⑫ 초음파에서 태아기형이 의심되는 경우

2) 혈액종양과 고형종양

① 백혈병의 형별 진단

② 림프종의 진단

7. 염색체 검사방법

최근 들어 유전질환의 증가와 돌연변이에 의한 유전인자의 이상이 많이 발견되다 보니까 염색체의 분석에 대한 수요가 증가하고 있다. 분석 대상은 선천적 뿐만 아니라 원인 불명의 지능 장애, 출생 전 진단, 악성 종양, 유산, 사산, 불임 등에 이르기까지 활용도가 크게 확대되었다.

이와 같은 질병을 진단하기 위해서는 체외에서 세포배양을 하는 경우가 많은데, 이때 사용하는 세포배양액에는 충분한 영양배지를 선택하고 정기적으로 교환해주어야 한다. 그동안 염색체 분석기술도 많이 발달되어 고정도분염법이 개발된 후 과거에는 발견하기 못하였던 염색체가 쉽게 발견되므로 염색체 이상의 증례도 많이 발표되고 있다.

또 분자유전학의 진보로 DNA 분석이나 *in situ* 잡종형성법이 개발되므로 질병, 효소, 유전자 등의 유전자 좌위를 결정하는 유전자 mapping이 완성되어 발표되었다. 그러나 기초가 되는 기술은 역시 염색체 분석이기 때문에 염색체 band를 보는 G 분염법, Q 분염법, R 분염법, 고정도 분염법(high resolutin banding) 등이 널리 이용되고 있다.

염색체 표본은 방추사의 형성을 저해하는 colcemid 같은 약제를 첨가시켜 염색체가 적도판 상에 가지런히 배열되므로 가장 관찰하기 쉬운 분열 중기(metaphase)에서 분열을 중지시킨 다음 저장액으로 처리하여 세포를 팽창시켜 고정액으로 고정한 후 제작된다.

G 분염법은 주로 림프구를 배양하여 관찰하는데 림프구가 자발적으로 잘 배양되지 않기 때문에 배양액 중에 Phytohemagglutinin (PHA), Con-A와 같은 비특이적인 분열물질을 넣고 일정시간(72시간) 배양, 세포분열을 일으킨다. 배양 후 세포분열 중 방추사 합성을 억제하는 colcemid를 처리하면 세포주기가 분열중기(metaphase)에서 중지한다. 분열중기 세포를 저장액 내에 넣어, 세포 팽창을 유도하고 몇 단계의 조작과정을 거친 다음 Giemsa 염색을 실시, 현미경을 통해 핵형을 분석한다. 현미경상에서 어두운 부분과 밝은 부분으로 나누어 염색된다.

Q 분염법은 quinacrine mastard와 같은 형광물질로 염색을 하여 형광현미경으로 관찰한다.

R 분염법은 염색체를 열처리한 후 Giemsa 염색을 하면 Q와 G band에 보이는 모양과 반대로 나타난다. 고정도분염법은 일종의 G-banding으로서 염색체 길이를 길게 하여 많은 횡문 염색대를 나타나게 하므로 수적인 이상과 미세한 구조적인 이상도 분석이 가능하도록 고안된 방법이다. 최근 널리 이용되는 분석기술법으로 염기서열의 유무를 규명하기 위해 개발된 방법 이며 형광물질이 부착된 DNA 소식자(probe)를 사용하는 형광제자리부합법(Fluorescent in-site Hybridization, FISH) 등이 있다.

8. 염색체 이상질환

염색체 이상에는 염색체 수의 이상과 염색체 구조 이상으로 크게 나눈다.

수에 의한 대표적인 이상증은 Down syndrome(21+), Patau syndrome(13+), Edward syndrome(18+), Turner 증후군(45, X), Klinefelter's syndrome (XYY) 등이 있으며, 구조 이상의 경우는 Cri du chat 증후군(5번 염색체의 일부가 떨어져 나간 것), Wolf Hirschhorn 증후군(4번 염색체 일부가 떨어져 나간 것) 외에도 염색체의 역위, 전좌, 결실, 중복 등 여러 가지가 있다. 이러한 염색체 이상은 대개 지능저하, 미숙, 기능장애 등을 수반하는 경우가 많다. 특히 악성 혈액 종양에서는 염색체 이상이 나타나는 것으로 알려져 있다.

염색체 이상에 의한 질환이라 함은 염색체 수준에서 유전자의 과잉, 손실, 전좌 등 많은 이상으로 인해 발생되는 질환을 통칭하며, 크게는 성염색체 이상과 상염색체 이상으로 분류하고 주요 질환들은 아래 표에 나타나 있다.

성염색체 이상 증후군		
질환	핵형	임상증상
Turner's syndrome	X 염색체 결실 X 염색체의 장완의 결실 X 염색체의 단완의 결실 X 염색체 장완, 등완염색체 X 염색체의 환 염색체 mosaicism	핵형에 따라 다양하게 나타남. 성장지연, 성선발육부전, 생식선기능부전 등
Klinefelter's syndrome	47, XXY type 48, XXXY type 48, XXYY type 49, XXXY type 46, XY 47, XXY type	표현은 남성, 사춘기 지나 여성형 유방, 고환이 작고, 무정자증, 성모의 감소, 성욕감퇴 등
XXX syndrome	47, XXX 46, XX 47, XXX mosaic 48, XXXX, 49, XXXXX, 51, XXXXXXX	정신지체 X 염색체가 많을수록 정신지체는 심하다
Fragile X syndrome		취약염색체 부위가 X 염색체 장완 부위 Xq27.3

상염색체 이상 증후군		
질환	핵형	임상증상
Down's syndrome	trisomy(>90%) 47, +21 translocation(3~4%) t(14;21) 51%, t(21;22) 3.5% t(13;21) 2.9%, t(21;21) 37.2% t(15;21) 4.6% t(21;21)(p12;q11.2) 1% t(1;21)(p32;q22) ?% mosaicism(2~3%) 47+21/46, XY(X)	
Edward's syndrome	trisomy(>90%) 47, +18 mosaicism(10%) 46, XY(X)/47, +18 translocation (rare) 46, der(Dq;18q), +18	
Patau's syndrome	trisomy(85%) 47, +13 Mosaicism(5%) 46, XX(Y)/47, +13 translocation(10%) 45, t(13;14)(p11;q11) 46, -14,+t(13;14) (p11;q11) 또는 t(13;13)	

CHAPTER 18

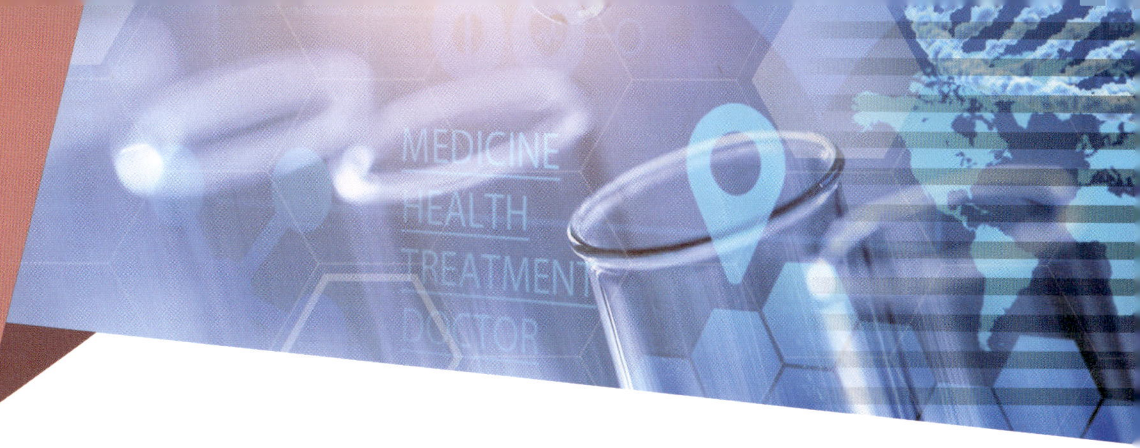

생체시료분석검사학

Instrumental Analytical Methology in Biologic Monitoring

인체 조직이나 체액에서 유해화학물질을 분석하여, 체내에 축적된 유해물질의 대사산물을 측정, 분석, 검증하여 화학물질로 인한 초기손상 및 생화학적 변화를 평가하여 건강상 영향평가의 자료로 활용하는 학문을 생체시료분석검사학이라 하며, 아래와 같은 내용이 포함되어 있다.

- 산업보건의 정의
- 산업보건 서비스 체계
- 산업보건 서비스 기관
- 생물학적 모니터링
- 자외선/가시광선 분광법 개론
- 원자흡수분광광도계의 개론
- 기체크로마토그래피의 개론
- 고성능 액체크로마토그래피의 개론

1. 산업보건의 정의

국제노동기구와 세계보건기구의 1950년도 합동회의에서는 산업보건을 「모든 직업에서 일하는 근로자들의 육체적, 정신적 그리고 사회적 건강을 고도로 유지 증진시키며, 작업조건으로 인한 질병을 예방하고, 건강에 유해한 취업을 방지하며, 근로자를 생리적으로나 심리적으로 적합한 작업환경에 배치하여 일하도록 하는 것으로서, 요약하면 작업이 인간에게, 그리고 일하는 사람이 그 직무에 적합하도록 마련하는 것이다」라고 정의한다.

국제노동기구와 세계보건기구의 1995년도 합동회의에서는 산업보건에 관한 새로운 정의를 다음과 같이 내렸다.

“산업보건은 다음의 것을 목표로 해야 한다. 모든 직업에서 근로자의 최고도의 신체적, 정신적 그리고 사회적 안녕의 증진과 유지, 근로자 전체에 대하여 그들의 작업조건에 기인한 위험으로부터의 이탈 방지, 건강에 불리한 요인에 기인한 위험으로부터 취업 중 근로자 보호, 근로자의 생리적 · 심리적 능력에 적당한 직업 환경에 배치와 유지·정리하면, 사람에 대한 작업의 적응과 그 작업에 대한 각자의 적응이다.”

이를 정리하면 첫 번째 근로자들의 육체적, 정신적, 사회적 건강을 고도로 유지 증진한다. 두 번째는 산업장의 작업 조건이 근로자의 건강을 해치지 않도록 한다(질병 예방). 세 번째는 건강에 유해한 취업을 방지하고, 건강의 유해인자에 폭로되지 않도록 한다. 마지막으로는 신체적, 정신적으로 적성에 맞는 작업환경에 배치한다.

“산업보건에서의 주요한 초점은 세 가지의 목적을 가지고 있다. (1) 근로자의 건강과 작업능력의 유지와 증진, (2) 안전과 건강에 도움이 되도록 작업환경과 작업의 개선, (3) 작업 중에 건강과 안전을 뒷받침하고 또 그리하여 적극적인 사회적 기풍과 원만한 운영을 촉진하며 또 사업의 생산성을 올리게 하는 방향으로의 작업조직과 작업문화의 발전, 작업문화의 개념은 여기서는 해당기업에서 채용되는 불가결한 가치 시스템으로 기업의 경영시스템, 직원대책, 참가원칙, 훈련방침과 품질관리에 반영된다(1995).”

2. 산업보건 사업의 권장 목표(ILO)

1) 노동과 노동조건으로 일어날 수 있는 건강장해로부터의 근로자의 보호, 직업성 질병 예방
2) 채용 시 적성 배치에 기여하여 작업능률을 발휘하며 노동의 재생산성을 확보
3) 근로자의 정신적, 육체적 안녕의 상태를 최대한으로 유지, 증진시키는데 기여

3. 산업보건서비스 체계

노동부 장관은 산업재해 예방 및 직업병 예방을 위하여 필요하다고 인정할 때는 사업주에 대해 건설물이나 그 부속건물, 기계, 기구, 설비, 원재료의 대체, 사용중지, 제거 또는 시설의 개선 등 기타 필요한 조치를 명할 수 있고, 근로자에 대해서는 안전보건관리 규정의 준수 등에 적절한 조치를 취할 것을 명할 수 있다(그림 18-1).

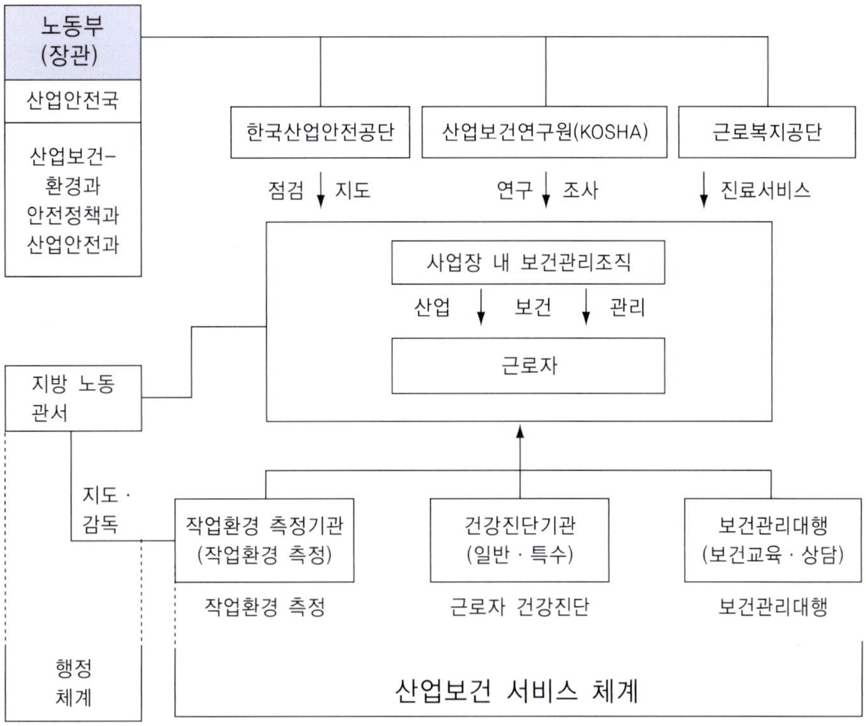

그림 18-1. 우리나라 산업보건 서비스 체계

4. 산업보건 서비스 기관

전국 150,000개 산업장 근로자들의 건강관리를 위한 산업보건 서비스 제공기관으로는 특수 건강진단, 작업환경 측정기관, 일반건강진단, 보건관리대행기관 등이 있다(표 18-1, 표 18-2).

표 18-1. 지정기관의 종류별 현황(2020년 이월 자료 : 노동부)

작업환경 측정	183	6	2	1	27	45	104
특수검진	236	5	3	-	124	99	3
보건관리 대행	127	6	-	-	35	44	

표 18-2. 지정기관의 분야별 현황

1995	78	74	57	43	
1996	78	82	58	49	
1997	85	85	65	60	
1998	94	95	71	67	
2003	119	105	83	76	
2006	125	108	86	78	2005년 12월
2017	178	227	122	60	
2020	183	236	127	54	2019년 12월

1) 일반건강 진단기관

일반건강 진단기관은 전국적으로 2006년에 약 2,365개 의료기관이 있었으며 2021년 1월 약 6,188의 기관이 참여했다. 이들 기관의 규모별 분포는 종합병원 약 0.3%, 병원 약 21.1% 전 검진기관의 77.1%를 의원급이 차지한다.

2) 보건관리 대행기관

산업안전보건법 시행령 제21조에 의한 보건관리자의 자격에 관한 것, 산업안전보건법 제18조에 의한 보건관리자에 관한 것, 시행령 제23조 보건관리자의 업무의 위탁에 관한 것에 의거하여, 상시근로자 300명 미만의 사업장 및 노동부 장관이 정하는 사업장이 전문대행기관에 보건관리 업무를 외부로 선임 · 지정하여 위탁할 수 있는 제도이다.

3) 특수건강 진단기관

특수건강 진단기관은 산업안전보건법 제130조(특수건강진단 등)에 의거하여 제1호, 제3항 및 제131조에 따른 건강진단 실시 결과 직업병 소견이 있는 근로자로 판정받아 작업 전환을 하거나 작업 장소를 변경하여 해당 판정의 원인이 된 특수건강검진대상업무에 종사하지 아니하는 사람으로서 해당 유해인자에 대한 건강진단이 필요하다는「의료법」제2조에 따른 의사의 소견이 있는 대상 근로자를 선정하여 실시하는 것으로 고용노동부령으로 정하는 180종의 법정 유해인자 노출 업무 종사 근로자에 대하여 검진을 실시하는 것이다.

4) 작업환경 측정기관

"작업환경측정"이라 함은 산업안전보건법 제125조 1항에 의하여 작업환경의 실태를 파악하기 위하여 해당근로자 또는 작업장에 대해, 사업주가 작업환경 측정계획을 수립하여 시료의 채취 및 그 분석과 평가를 하는 것을 말한다. 산업안전보건법 제125조 5항은 노동부 장관이 정하는 자격을 가진 자로 하여금 작업환경을 측정 · 평가하도록 한 후 결과를 기록 · 보존하고 노동부 장관에게 보고한다는 등의 내용이다.

5) 산업장 내 보건관리

산업장 내의 보건관리체계는 비전임 산업보건의(촉탁의사) 또는 의사, 간호사, 산업위생사 등으로 되어 있으며 기업의 안전보건 관리 책임자를 보좌하는 조직체계를 갖고 있다.

5. 생물학적 모니터링

1) 정의

「생물학적 모니터링(biological monitoring)」이란, 원래는 생체시료 중에 함유된 환경오염 물질을 분석 · 정량하여, 오염의 정도를 평가하는 것을 말한다. 이것은 「환경 모니터링(environmental monitoring)」, 즉 외계의 공기, 물, 음식물 등의 시료를 분석 · 정량하여 오염의 정도를 평가하는 것에 대해 상응한다고 볼 수 있다.

산업보건 영역에서 모니터링이란 "예방위생학적 견지에서 건강에 관하여, 체계적, 계통적으로 조사하여 평가하는 것"이라고 생각할 수 있다. 그리고 생물학적 모니터링은 작업자의 생체 시료(혈액, 소변, 머리카락, 생체 내 효소나 조직 등) 중의 화학물질, 대사산물의 정량치로부터 작업자가 섭취한 작업환경 중의 유해화학물질(internal dose 생체 내부량, body burden 생체 부하량)을 구해서 진정한 노출정도, 유해화학 물질의 섭취량(또는 침입량)을 평가하고 생체영향을 추정하는 것으로 「양 또는 노출 모니터링」이라고 할 수 있다. 본 생물학적 모니터링을 통해 근로자의 전체적인 유해물질의 노출 및 흡수 정도를 평가하는데 활용할 수 있다.

2) 생물학적 모니터링의 중요성

(1) 생물학적 모니터링을 통해 체내흡수 경로, 흡수량, 표적기관, 인체내 대사산물, 배설경로 등의 대사와 각종 조직에서의 작용기전에 대한 정보를 얻을 수 있다.

(2) 생물학적 노출지수(BEIs)는 근로자의 화학물질 노출 상태를 평가 및 건강상의 영향에 대한 감시를 위한 중요한 자료이다.

3) 생물학적 모니터링의 목적과 특징

생물학적 양(노출) 모니터링(biological dose (exposure) monitoring, ACGIH)의 의미는

(1) 혈액 중 유해물질(중금속, 유기용제 등)

(2) 호기 중 유기용제

(3) 소변 중 중금속, 유기용제 자체 또는 그 대사산물 등을 측정하여, 작업자 개개인의 생체 장애에 대비함과 동시에, 개인 및 작업자 집단의 유해화학 물질의 섭취량(또는 침입량)을 측정하여 평가하려는 것이다. 즉, 작업자의 외환경의 양(external dose)에 대한, 작업자의 생체 내 유해물질의 양(internal dose)을 추구하는 것이다. 또한, 유해물질의 섭취, 생체 내 분포, 생체 내 변환, 축적, 배설 등 사람의 유해화학 물질에 대한 작용을 나타낸 것이므로 "toxico-kinetics"의 parameter라고 할 수 있으며, 목적에 따라 다음과 같이 사용 목적을 분류하기도 한다.

4) 화학물질의 안전한 사용을 위한 조치사항

(1) 화학물질의 노출과 영향에 대한 모니터링

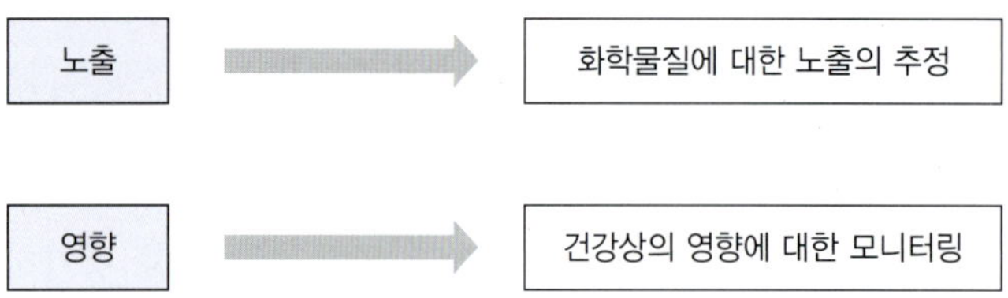

(2) 노출에 대한 모니터링 : 화학물질의 노출 정도를 추정

(3) 영향에 대한 생물학적 모니터링 : 화학물질 노출에 따른 건강위험의 평가

(4) 생물학적 노출지수(Biological exposure indices, BEIs)와 비교하여 노출정도를 평가

* 미국산업위생전문가협의회 (ACGIH)의 BEIs 설정 화학물질의 수 : 47종

5) 사용목적

(1) 유해물질에 노출된 근로자 개인에 관한 정보제공(모든 침입경로 반영, 운동량, 작업시간 등)의 자료로 활용이 가능하다.

(2) 보호의, 호흡용 보호구, 피부 보호용 크림 등과 같은 여러 개인위생 보호구의 효율성과 기술적 대책 또는 관리에 대한 평가를 하기 위한 수단이다.

(3) 작업장에서 근로자 보호를 위한 모든 전략을 적절하게 평가한다. 단점으로는 개인별 차이, 음주, 흡연 등의 영향이 있다.

6) 장점

(1) 모든 침입경로에 의한 섭취량(또는 침입량)의 평가를 들 수 있다. 환경 모니터링으로는 경기도(經氣道) 침입만이 측정, 평가의 대상이 되고 경구, 경피로 침입을 대상으로 할 수 없다. 이 섭취량(또는 침입량)은 생체시료의 측정평가에 의해서만 가능하다.

(2) 운동량에 의한 섭취량의 증가에도 대응할 수 있다. 안정 시 운동에너지(0W)의 폐포 환기량은 5 L/분이며, 통상의 운동에너지(50 W)를 부하시킨 경우의 폐포 환기량은 16 L/분으로, 이것과 병행하여 유해물질의 침입량은 증가한다. 따라서 같은 작업장에서도 섭취 량은 작업에 따라 확실히 차이가 있고, 그 측정에는 생물학적 모니터링이 필요하다.

(3) 유기용제 취급작업장에서 방독 마스크를 사용한 경우, 마스크의 누출이나 미착용 시, 작업자에게 섭취된 유해 물질량은 생물학적 모니터링에 의해서만 측정할 수 있다.

(4) 작업시간도 유해물질의 침입량에 영향을 미치는 것은 말할 필요도 없다. 또한 단점으로는, 개인차나 음주, 흡연 등의 영향에 관한 문제가 있고, 이것에 대한 특별한 주의가 필요하다.

7) 시료의 채취시기

유해물질이 인체에 들어와서 대사과정을 걸쳐 배출 및 축적되는 속도에 따라 시료 채취시기를 적절하게 결정하여야 한다.

(1) 배출이 빠르고 반감기가 5분 이내인 물질 : 작업 중 또는 작업 종료 시에 시료를 채취한다.
   - 벤젠, 톨루엔, 크실렌, 페놀 노말헥산, 이황화탄소, 일산화탄소 등
   - 인체에 축적되지 않으므로 시료 채취 시기가 대단히 중요하다.

(2) 반감기가 5시간을 넘어서 주중에 축적될 수 있는 물질 : 주중 마지막 작업 종료 후에 시료를 채취한다.
   - 트리클로로에틸렌, 수은

(3) 반감기가 대단히 길어서 수년간 인체에 축적되는 물질 : 측정 시기가 중요하지 않다.
   - 납, 카드뮴 등의 중금속류

		BEIs
벤젠 - 소변 중 S-Phenylmercapturic acid - 소변 중 t,t-Muconic acid	작업종료 후 작업종료 후	25 μg/g 크레아티닌 500 μg/g 크레아티닌
페놀 - 소변 중 총 페놀	작업종료 후	250 mg/g 크레아티닌
크실렌 - 소변 중 메틸마뇨산	작업종료 후	1.5 g/g 크레아티닌
트리클로로에틸렌 - 소변 중 Trichloroacetic acid	주중 마지막 작업 종료 후	15 mg/*l*

수은 - 소변 중 총 무기수은 - 혈액 중 총 무기수은	작업시작 전 주중 마지막 작업 종료 후	35 μg/g 크레아티닌 15 μg/*l*
납 - 혈액중 납	채취시간에 제한이 없음	30 μg/100 ml
카드뮴 - 소변 중 카드뮴 - 혈액 중 카드뮴	채취시간에 제한이 없음 채취시간에 제한이 없음	5 μg/g 크레아티닌 5 μg/*l*

* 미국산업위생전문가협의회(ACGIH)에서 권장하는 생물학적 노출기준(BEIs) 및 시료 채취시기

6. 자외선/가시광선 분광법 개론

UV-Vis 분광 광도계는 대부분의 실험실에서 쉽게 접할 수 있는 가장 보편적인 분석기기 중 하나이다. 기기 규모가 작고 사용이 간편하여 많은 관심을 기울이지 않았던 UV-Vis 분광광도계를 일반원리에서부터 응용 분야까지 전반적으로 살펴보고자 한다.

UV-Vis 분광광도계는 분석원리 중 빛(복사에너지)을 이용한 분광학적 방법의 하나이다. 빛은 흡수, 방출, 형광, 인광, 발광, 회절, 굴절, 편광, 분산 등 아주 다양한 성질을 가지고 있다. 그중 특히 복사에너지 파장 207~800 nm 근처에서 화합물이 빛을 흡수하는 정도와 그 농도와의 관계를 이용한 분석방법이 UV-Vis 분광광도법이다.

분광광도계는 위에서 언급했듯이 복사에너지를 흡수하는 화학물질의 상대적인 능력과 관계가 있다. 화학물질에 의한 빛의 흡수는 분자차원의 현상으로 특정한 작용기의 존재유무에 기인하므로 많은 종류의 화합물이 UV-Vis 영역에서 빛을 흡수하지 못한다. 일반적으로 이중결합이나 삼중결합 등의 불포화 결합을 포함하고 있는 화합물은 UV-Vis 영역에서 빛을 흡수하며, 불포화 결합을 포함하고 있는 작용기(functional group)를 발색단(chromophore)이라고 한다.

이러한 빛의 흡수는 매우 선택적이어서 서로 다른 발색단은 서로 다른 파장에서 최대흡광 피크를 나타내며 흡수하는 빛의 양에도 차이가 있다. 따라서 특정한 발색단은 시료 중에서 특정 성분을 확인할 수 있는 열쇠가 되기도 한다. 흡수되는 모든 에너지는 양자화되어 있고, 전자전 이는 분자 내 다른 전이(진동전이, 회전전이)에 의해 영향을 받으므로 UV-Vis 영역에서의 흡광 밴드는 넓게 나타나게 되는데, 이러한 현상은 작용기를 확인하는 데 제한이 된다. 하지만 정량 분석의 경우에는 이러한 전자전이가 분자구조와 밀접한 관계를 가지므로 중요한 역할을 한다.

즉, UV-Vis 분광광도계는 미지물질을 정성 확인하는 데는 좋은 방법이 될 수 없으나 기지의 물질인 경우에는 그 농도를 정확하게 알 수 있는 방법이다. 주요 활용 분야로는 고체/액체 시료의 투과도 분석, 각종 시료의 흡수/반사 특성 분석, 실시간 화학 반응 분석 그리고 시료가 흡수하는 빛의 양을 측정하여 시료의 성분, 농도, 용매 분석 등에 이용된다.

빛이 어떤 물질을 통과하게 되면 반사, 굴절, 산란 또는 흡수 등에 의해 그 세기가 변하게 되며 흡수

된 빛의 양은 시료에 가해 준 빛의 세기와 시료를 통과하여 나온 빛의 세기와의 비율로 표시한다. 흡수되는 빛의 양은 시료 중의 흡광 화합물의 농도와 광경로(light pass length)에 비례한다.

Beer는 시료에 가해 준 빛에너지의 감소율은 흡광물질의 농도에 비례함을 증명하였고 Lambert는 농도가 일정할 때의 흡광도는 광경로의 길이에 비례한다고 발표하였다. 이 두 가지 원리를 합하여 Lambert Beer 공식이 제시되었으며 이 공식은 분광광도계를 이용한 측정에서 정량계산의 기초가 된다.

Lambert Beer 공식

A = abc

여기서 A : 흡광도, a : 흡광계수, b : 광경로 길이, c : 시료의 농도 그러나 저농도 시료에서는 위의 공식이 잘 적용되나 고농도 시료에서는 흡광물질 사이의 평균거리가 가까워져 서로의 전자분포 상태에 영향을 주게 되므로 이 공식에서 벗어나게 된다. 또한 시료 중 흡광물질이 한 종류 이상 존재하는 경우에도 Lambert Beer 공식에 맞지 않는데, 이런 물질의 분석에는 diode array 방식의 분광광도계를 사용함으로써 문제를 해결할 수 있다.

7. 원자흡수분광광도계의 개론

시료에 존재하는 미량의 금속원소 검출에 널리 사용되고 있는 분석기술로서 1955년 오스트 레일리아의 분광학자인 Allan-Walsh가 flame에 의한 원자흡수 분광광도법을 제안하였으며, 1961년 구소련의 L'Vov가 graphite furnace 방법에 의한 원자흡수 분광광도법을 시도한 것이 계기가 되었다.

원자흡수 분광광도법은 원자들에 의한 복사선의 흡수현상을 응용하여 시료 중 존재하는 원소들을 검출하는 분석방법으로 각 원소들은 서로 다른 전자상태를 가지므로 전이에너지의 크기 또한 달라 흡수파장도 서로 다른 특이성을 갖는 특징을 이용한다. 즉, 특정한 파장에서는 단지 특정한 원자만이 빛을 흡수하며, 흡수된 빛의 양은 존재하는 입자의 양에 비례한다는 Lambert Beer 법칙을 이용하여 시료에 포함된 금속원소를 정성, 정량 분석하는 것이다. 이를테면 불꽃(flame)이나 전기적인 가열(HGA)에 의하여 시료용액으로부터 기체상태의 중성원자를 만들고 여기에 복사선을 투과시켜 최외각 전자를 들뜨게 하여 흡수 스펙트럼을 얻고, 이로부터 분석원소를 정량하는 방법이다.

원자흡수 분광광도법은 원자화시키는 방법에 따라 버너를 이용하여 화학적 불꽃으로 시료를 원자화시키는 불꽃 원자화법(flame method)과 탄소로(graphite furnace) 내에서 생성된 전기적인 저항열을 이용하는 비불꽃 원자화법 GF-AAS법(flameless method)으로 나눌 수 있다.

원자 흡광은 바닥상태의 원자들이 복사하는 에너지를 흡수하는 정도를 측정하는 것이므로 바닥상태의 자유원자에 의존된다(표 18-3).

표 18-3. 분석방법에 따른 원자의 상태

	atom	population
	ground state	excited state
1. emmision spectrography		√
2. flame photometry		√
3. atomic fluorescene	√	√
4. atomic absorption	√	

* ground state : 바닥상태/기저상태, excited state : 들뜬상태/여기상태

원자흡광광도법은 이러한 원리 중 원자마다 흡수되는 에너지 중 특정 파장의 흡수 정도를 측정함으로써 대상 원자를 분석하는 원리를 이용한다. 에너지를 가할 때, 원자의 수가 많다면 흡수되는 에너지의 양도 비례적으로 증가하게 된다. 흡수되는 에너지의 양을 측정함으로써 원자의 정량 분석이 가능하게 된다. 분석하고자 하는 원자에 상응하는 특수한 파장의 광원(에너지)을 사용하여 대상 원자의 정성 및 정량분석이 가능하다. 원자흡광광도법에서는 열에너지를 가함으로써 해당 검체를 원자 형태로 만든다. 적당한 열에너지를 가할 경우, 원자는 안정한 상태로 존재하게 되고, 분석 파장의 에너지를 흡수할 수 있다. 이러한 과정을 통해 원자흡광광도법을 정량분석에 사용할 수 있으며, 원자흡광광도계(원자흡수분광광도계, AAS, Atomic Absorption Spectrometer)를 이용하여 분석한다.

8. 기체크로마토그래피의 개론

기체크로마토그래피(Gas Chromatography, GC)는 혼합된 시료가 분리관(컬럼) 내에 있는 비휘발성 고정상(stationary phase)과 기체 이동상(mobile phase) 사이에 분획(fractionation)되는 과정에서 이 혼합물 각 성분의 분배계수(partition coefficient; distribution) 차이 때문에 생기는 분리현상을 이용하고 여기에 이동상을 계속 흘려주어 각각의 성분으로 분리시키는 기술을 말한다. 기체크로마토그래피 구성은 운반기체, 주입구, 컬럼, 검출기 그리고 데이터 시스템으로 구성되어 있다.

두 개의 상 중에 1개의 상은 표면적이 넓은 stationary phase(고정상)을 많이 쓰고, 이동상으로는 불활성 기체를 사용하거나 혼합물을 녹이면서 반응하지 않는 액체를 쓴다. 전자는 기체크로마토그래피, 후자는 액체크로마토그래피라고 부른다. 즉, 기체크로마토그래피는 고정상 위로 inert gas stream(불활성 기체)을 흘려보내어 안정하고 휘발성인 물질을 분리하는 기술을 말하는데 만일 고정상이 고체이면 Gas-Solid Chromatography (GSC)라고 부른다. 이것은 시료가 컬럼 충진제에 흡착하는 정도에 의해 분리되는 기술로 일반적으로 사용되는 고정상(또는 packing)은 silica gel, molecular sieve, charcoal 등이

다. 그리고 만일 고정상이 액체이면 GasLiquid Chromatography (GLC)라고 부른다. 휘발성이 낮은 액체를 불활성 고체 위에 얇은 막으로 입혀서 컬럼 충진제로 쓰며 분배원리는 이 액체필름에서 시료의 분배정도의 차이를 이용한다. 대부분의 기체크로마토그래피는 GLC이다.

분석의 특징으로는 1) 한 번의 분석으로 수백 휘발성 혼합물질에 대한 정성 및 정량분석이 가능하고, 2) 검출은 감도가 높은 선택적인 방법을 이용하며, 3) 분석시간이 비교적 짧기 때문이다. 이러한 기체크로마토그래피의 장점으로는 빠른 시간 내에 분석이 가능하며, 높은 분리능으로 다성분의 분석이 가능, 높은 감도, MSD, AED와 쉽게 연결이 가능, 높은 정량의 재현성 그리고 적은 시료 주입량으로 여러 번 주입이 가능하다는 장점을 가지고 있다.

9. 고성능액체크로마토그래피의 개론

크로마토그래피에 관한 체계적인 연구는 Mithail Semenovich Tsvett(1872~1919)가 시작하였다. 그는 1903년 Wasaw Society of Naturalist의 모임에서 생화학 물질의 분리에 적용되는 흡착 현상의 응용에 관한 초기연구 결과를 발표하였다.

이 논문에서 그는 용액을 사용한 식물성 염료분석에 관하여 설명하였다. 현재에 이르러서는 기체크로마토그래피를 이용한 분리, 분석과 그에 관한 보고가 대중을 이루지만, 초기의 크로마토그래피 관련 연구는 주로 액체크로마토그래피 부분에서 이루어졌다. 액체크로마토그래피와 기체크로마토그래피의 차이점은 '이동상으로 액체를 사용하는가, 기체를 사용하는가'이다. 기체크로마토그래피가 시료의 휘발성에 의존하는 반면, 액체크로마토그래피는 상온에서 용액 형태의 시료를 사용한다. 이것에 의해 액체크로마토그래피는 열에 민감한 화합물, 거대 분자, 천연물 그리고 생체 화합물 등 기체크로마토그래피에 의해서 쉽게 분석할 수 없는 물질의 분석에 효과적이다.

기기의 원리는 혼합물의 성분물질을 이동상과 고정상을 이용하여 분리하는 방법이며 액체크로마토그래피(High Performance Liquid Chromatography)는 이동상으로 액체를 사용하는 것이 특징이다. 시료의 화학물질이 녹아 있는 이동상을 펌프를 이용하여 고압의 일정한 유속으로 밀어서 충진제가 충진되어 있는 고정상인 컬럼을 통과하도록 하며 이때 시료의 화학물질이 이동상과 고정상에 대한 친화도에 따라 다른 시간대별로 컬럼을 통과하는 원리를 이용하며 이러한 화학물질을 검출기를 이용하여 시간대별 반응의 크기를 측정함으로써 특정 화학물질을 정량하는 방법이다. 현대적인 액체크로마토그래피는 상당 부분에서는 고전적인 컬럼 시술과 비교하여 효율과 감도를 증가시킨 괄목할 만한 기기적인 발달의 결과이다. 컬럼 기술의 발달과 함께 펌프, 시료 주입구 그리고 검출기의 발달이 우리가 현재 "고성능액체크로마토그래피(High Performance Liquid Chromatography, HPLC)"라고 부르는 기술을 가능하게 하였다(그림 18-2). 기기의 구조는 이동상, 고정상(컬럼), 펌프, 주입기, 검출기로 구성되어 있다.

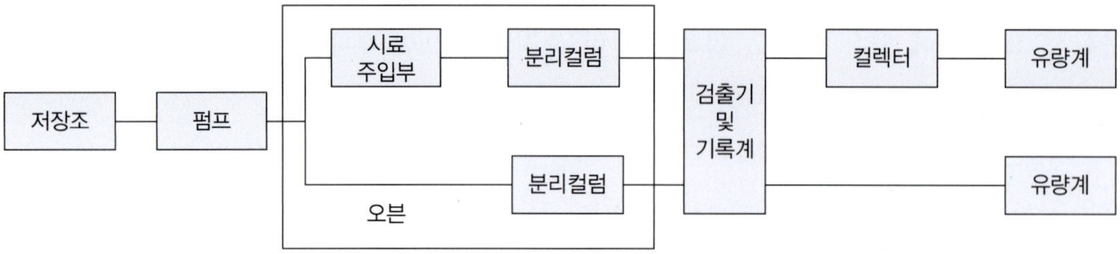

그림 18-2. **고성능 액체크로마토그래피의 구성부**

HPLC를 액체-액체크로마토그래피(LLC), 액체-고체크로마토그래피(LSC), 이온교환크로마토그래피(IEC), 크기배제크로마토그래피(SEC, Gel Permeation Chromatography) 등의 네 가지 모드로 나눌 수 있다.

CHAPTER 19

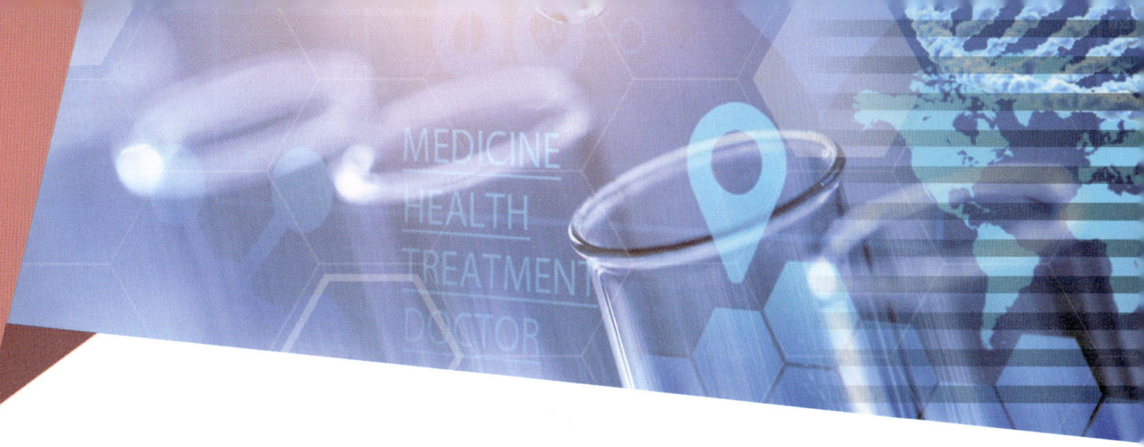

현장검사

Point-of-Care Testing, POCT

1. 서론

당뇨병 환자의 모니터(monitor)검사에 대표되는 현장검사(point-of-care testing, POCT)가 점차로 보급되고 있다.

1999년에 미국의 임상화학회(AACC, New Orleans)에도 현장검사 시약과 기기의 전시가 두드러지고, 도서상점에도 각종 현장검사 관련서적이 진열되고 있다. 현장검사의 정의는 광범위하게 쓰이며, 진료, 간호현장에서 의료종사자가 검사하는 간이검사 종목을 환자 자신이 자택에서 검사(home testing)하는 자기검사(self testing)가 포함된다.

간이법 혈당(glucose) 측정은 현장검사로써 자리를 잡고 세계적으로 많이 이용되고 있으며 가정에서 환자 자신이 검사를 하는 자기검사가 상당한 비율을 차지하고 있다. 또한 간이 자기측정의 임신반응도 현재에는 광의의 현장검사 정의에 포함되며 약국에서 판매되는 비처방(over-the-counter, OTC) 진단시약도 점점 확대되고 있다.

그 후 많은 질환 영역의 현장검사가 개발되고 이 영역의 기술과 제품개발에 관여하는 기업의 수가 증가되고 있다. 신속, 간이, 소형기기를 필수로 하는 현장검사에 이용되는 측정용 플랫폼(platform) 기술이 향상되어 개량되고 있다. 또한 최근에 센서 기술(sensor technology)과 검사결과의 전달, 관리, 정도관리에 필요로 하는 정보통신기술(information technology, IT)의 현저한 발전과 동시에 제3세대의 현장검사 제품이 생겨나고 있다. 또한 마이크로칩(microchip)을 이용한 센서기술은 유전자검사의 적용이 급속하게 진행되고 새로운 혁명적 기술의 등장이 아주 가까워지고 있다.

현장검사 측정계의 개발은 일관적으로 미국의 벤처기업이 중심되어 발전하였다(그림 19-1).

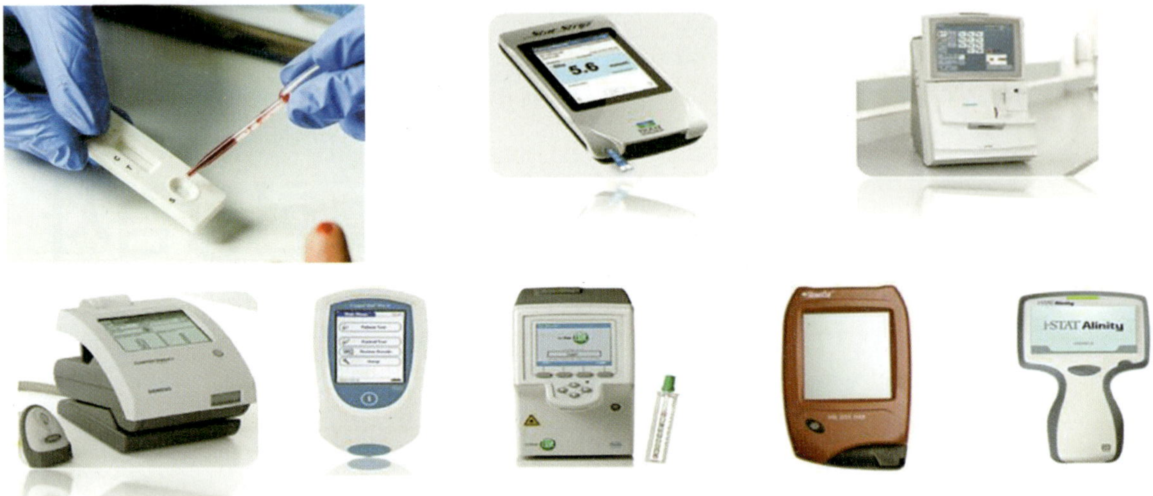

그림 19-1. 현장검사(POCT, point of care testing) 기기들

2. 현장검사의 정의와 분류

현장검사 개념은 1980년대 후반에 미국에서 도입되었다. 현장검사(point-of-care testing, POCT)란 진료, 간호 등의 의료현장에서 병원 임상검사실 혹은 외래 임상검사센터 이외의 장소에서 환자 자신에 의해 직접 임상검사되거나 병실, 응급실, 수술실, 중환자실 등에서 임상병리사, 의사 등이 실시하는 검사를 통칭해 현장검사라고 한다. 처음에는 환자옆검사(near-patient testing, NPT), 침대곁 검사(bedside testing), 진료실검사 및 분산검사 등이 사용되었으나 1990년대에 들어와서 현장검사(POCT)로 통일되었다.

임상검사(clinical laboratory)를 실행하는 목적은 질병의 진단, 치료 및 예방 등의 객관적 자료 제공, 의료행위의 법적 뒷받침 등이다. 현장 검사는 이러한 목적을 의료 현장에서 효과적으로 충족시킬 수 있는 임상검사의 한 가지 형태이다. 가정검사(home testing)는 당뇨병 환자의 혈당 모니터(monitor) 등, 가정의료에 관련된 본래의 현장검사와 배란, 임신검사 등의 자기검사가 포함되지만 현재에는 후자도 포함되는 현장검사로써의 논의가 많다.

현장검사 실시의 대상되는 의료(진료와 간호) 현장에는 광범위한 사례가 상정되고 있다. 병원에는 임상검사실에서 실시되는 검사 이외의 모든 검사가 현장검사의 정의에 해당되지만 외래에서 진료 중에 즉시 결과를 얻는 것을 주안으로 하는 간이, 신속검사 및 입원환자의 침대 곁에서 전산실 시간(realtime)으로 측정결과를 모니터하는 검사가 주체가 된다. 이외에 구급센터, ICU (intensive care unit : 중환자실), CCU (coronary care unit : 관상동맥질환 집중가료실), 수술실 등의 환자 모니터도 현장검사 이용의 대상으로써 중요하다.

미국에는 외래환자를 전문으로 취급하는 진료소(clinic)와 동시에 진료실(office)만으로 개업하고 있는 의사에 의한 진료실(physician's office)이 의료의 중요한 담당자가 되고 있다. 이 의료 진료실에서의 임상검사는 소형 초간이기기에 의한 신속 측정하게 되고 의사진료검사실(phsician's office laboratory, POL)이라고 표현되고 있다. 당연히 전문 임상병리사는 없기 때문에 측정법은 초간이체제가 요구된다. 이외에 임상검사실을 가지지 않은 외과센터나 주간치료센터(day-care center) 등의 의료시설에 의한 현장검사의 역할이 크다. 또한 직장검진이나 기업 혹은 학교 내 의무실에서의 이용 가능성도 있으며 구급차 중에서의 긴급검사도 대상이 되고 있다.

가정진료의 보급과 함께 가정 내에서의 환자모니터가 중요시되고 있다. 인슐린(insulin) 치료 중의 당뇨병 환자에서는 혈당을 자기가 측정하도록 보급하는 것과 함께 필수적인 검사로써 거대한 시장이 형성되고 있다. 또한 본래의 현장검사개념에서는 약간 빠졌지만 간이키트에 의한 배란, 임신검사나 HIV (human immunodeficiency virus, AIDS의 원인균) 등의 감염증이나 약물의 자기검사도 도입되고 있다.

이미 현장검사가 보편화된 나라에서의 현장검사를 시행하는 이유는 검사시간의 단축이 큰 이유이고 그 외에 환자 만족, 입원기간 단축, 경비 단축, 유사 시 대비 등이다. 미국의 경우에 현장검사 도입을 가장 강력히 주장하는 사람들은 의사와 임상검사실에 관계된 자이고 간호사, 관리 부서들이 그 다음이다.

이러한 변혁기에 우리나라 의료에서도 임상검사가 지속적으로 환자에게 이롭게 활용되도록 하려면 이 현장검사를 적절한 방법으로 정착시켜야 하며 현장검사에서 임상병리사의 역할이 무엇인지를 적극적으로 검토하여 대책을 세워야 하겠다.

3. 현장검사의 변천과정

사회 각 분야의 변화의 변화 중에서 핵심적인 것은 개별화, 분산화 소형화 그리고 이에 따른 절차와 과정의 생략이다. 전통적인 검사과정은 의사의 검사선택 → 검체 채취 → 검사실로 운반 → 검사실에 접수 → 검체와 의뢰서를 비교 확인 → 검사할 수 있도록 검체 준비 → 검사 시행 → 결과의 신뢰를 확인하는 정도관리 작업 → 최종결과 보고서 작성 → 의사에게 배달 → 의사가 결과를 해석하여 환자진료에 활용하는 절차로 진행된다. 이런 복잡한 과정은 변화해 가는 사회가 수용하지 못하게 되고 환자진료와 의료발전에 장애가 된다. 위의 복잡한 과정들을 생략하고 환자가 있는 현장에서 모든 것을 해결할 수 있도록 하자는 것이 현장검사이다. 즉, 임상병리검사가 사회 변화에 적응하면서 의료에 필요한 역할을 지속하기 위한 변신의 한 가지 형태이다. 또한 의료제도가 의료인 중심에서 환자 중심으로 점차 변해 가는 의료환경도 현장 검사를 유도하고 있다.

본래 임상검사의 원형은 현장 검사이다. 검사의 원조라고 하는 것은 요검사가 미국에서 처음 실시된 것도 당뇨병 환자를 진료하는 의사가 직접 요당을 검사한, 즉 현장검사이다. 현장검사는 임상검사의 원형이다. 그러나 다양한 검사가 개발되고 이를 의사가 직접 시행하는 것이 어려워짐에 따라 별도의 검사실이 생기고 이를 전담하는 인력이 양성된 것이다. 1950년대부터 화학을 비롯한 과학의 발달로 많은 검사들이 개발되고 이를 손쉽게 실시할 수 있는 검사기기를 사용하게 됨에 따라 검사를 모아서 실시하는 중앙 검사실이 발생되었다. 그래서 검사는 중앙화된 검사실에 검체를 보내서 실시하는 것이라는 전통적인 개념이 확립된 것이다. 물론 이런 중앙 검사실 체제가 임상병리검사의 발전뿐 아니라 의료 전체 발전에 절대적인 공헌을 해 왔다. 특히 최근에 발달된 Total Laboratory Automation System은 중앙 검사실체제 발전의 꽃이라 할 수 있고 이는 의료 행태에 획기적인 변화를 가져오고 있다.

그러나 이 중앙 검사실 체제가 강화되면서도 일부에서 점차 대안이 나타나기 시작한 것은 1980년대 초반부터이다. 현장검사가 일반화된 것은 요검사를 시험지봉(strip)으로 실시할 수 있게 되면서이다. 그 다음 임신검사가 현장검사로 일반화되었다. 특히 임신검사는 일반인들이 직접 검사하게 된 최초의 검사이다. 혈액으로 현장검사를 실시하게 된 것은 혈당검사를 시험지봉으로 손쉽게 검사할 수 있게 되면서이다.

병원에서의 현장검사는 수술장이나 중환자실 응급실 등의 중환자들을 위한 검사의 개발이 이루어져 병실 간호사실이나 중환자실에 검사기기를 설치하여 직접 검사할 수 있게 하면서 시작되었다. 그 후 이들 검사기기가 점차 소형화되어 쉽게 움직이고 심지어는 의사의 가운 주머니 속에 넣고 다니면서 입원환자 침대 옆에서 검사할 수 있게 되었다. 혈액 가스나 전해질 검사와 같이 그 신뢰도를 유지하기가 어려웠던 검사까지도 누구나 한두 번 연습 조작을 해 보면 검사할 수 있는 검사기기들이 개발되었다. 일반 외래 진찰실에서 조차 간기능 검사 등 60여 가지 검사 종목을 손쉽게 할 수 있게 되었다. 그 외의 많은 검사들이 간편화되면서 입원 환자나 외래 환자 곁에서 빨리 검사를 실시할 수 있어 관심을 불렀다. 그러나 검사에서 가장 중요한 검사결과의 신뢰성 때문에 처음 예상보다는 잘 활용되지 못해 왔다.

그러나 1990년대 초부터는 검사 방법과 검사 기기의 발달로 검사 신뢰도에 손상을 주지 않으면서 환자 곁에서 많은 검사를 할 수 있게 되었다. 더구나 환자 진료에서 개개 검사의 원가를 감소시키는 것보다 전체 진료과정의 총체적인 비용을 최소화하는 것이 중요시되면서 검사 결과를 일찍 알 수 있도록 하는 것이 지상 명제가 되고 있다. 즉, 진료의 순환주기를 단축시키는 데 현장 검사가 효율적이고 이 때문에 현장검사가 늘어나고 있다.

현장검사란 중앙검사실 밖에서 의료인에 의해 시행되는 것만을 말하지 않는다. 환자가 직접 실시하는 검사도 포함된다. 임신 검사가 비교적 일찍 검사실이나 의료인의 손을 떠나 일반인들 자신에 의해 검사되기 시작했고 당뇨병 환자들이 자기 혈당을 집에서 직접 검사하는 것도 이제는 보편화되었다.

최근에는 AIDS 검사, 간염검사, 쿠마린 항응고제 모니터링 검사 등 그 신뢰성이 극히 높아야 되는 검사까지도 환자가 직접 검사할 수 있도록 간편화되었다. 또한 환자별로 여러 가지 검사를 한꺼번에 할 수 있도록 여러 개의 센서를 장착하고 소량의 검체로 검사할 수 있도록 개선한 개인검사기기(personal testing devices, PTDs)도 개발되어 가고 있다. 이들 기기에 로봇을 붙이고 의료기관의 검사정보시스템과 연결시켜 기기를 원격제어하고 그 결과를 정도 관리하면서 결과를 환자 전자기록에 자동으로 입력시켜 주기도 한다. 이들 센서를 인체 내에 넣어 생체 내 검사를 연속적으로 할 수 있는 시스템도 개발되고 있다. 장치는 이들에서 나오는 결과를 통합 분석하여 진단 및 치료방향의 제안 등을 할 수 있는 전문가 시스템도 개발될 것이다.

21세기를 시작하는 현재는 정보화 사회의 시작이다. 현재 인터넷으로 대표되는 정보통신기술의 발달은 의료에도 지대한 영향을 미칠 것은 자명하다. 이미 원격 진료 등이 실용화되고 있다. 따라서 원격 진료나 재택 진료가 활성화될수록 현장 검사는 일반화될 것이다. 집에 있는 환자가 의사의 지시에 따라 검사하고 이를 원격 진료시스템을 통해 의사가 판독할 수 있게 될 날도 멀지 않았다.

4. 현장검사의 대상이 되는 검사

현재 일반이나 환자들이 직접 검사하는 종목으로는 혈당 등이 있다. 그러나 에이즈(acquired immunodeficiency syndrome, AIDS : 후천성 면역결핍증) 검사와 같이 환자가 은밀하게 결과를 알고 싶어 하는 검사들이 현장검사로 개발되어 시판되고 있다. 아직은 이런 검사가 환자들 사이에 일반화될 것인가는 의문이 간다. 혈당 검사는 환자 자신에 의해 시행되는 건수가 검사실에서 시행되는 검사 건수보다 더 많다. 쿠마린 항응고제를 쓰는 환자의 경우에 약 용량을 결정하기 위해 응고 검사를 실시하는데 이를 위해 정기적으로 병원에 가는 것이 불편한 일이다. 이를 위해 환자 자신이 검사할 수 있도록 개발되었다. 이는 앞으로 혈당 검사만큼이나 일반화될 것이다.

병실 입원환자들에 대한 현장 검사 중 대표적인 것이 혈당 검사이다. 국내에서도 현재 대부분의 대형 병원들이 혈당 검사용 기기를 간호사실에 두고 검사를 실시하고 있다. 이런 변화는 최근 10년간에 일어난 일이다. 병실 중환자실, 수술장에서 직접 검사할 때 소요 시간은 5분 이하이다. 응급실, 수술장 중환자실 등에서 실시되는 검사는 전해질 검사, 혈액 가스 검사, 요 검사, 혈당검사 등 화학검사, 트로포닌 등 심장 질환 검사, 혈중 및 요 약물(주로 마약) 측정, 수막염균 검사 등이 현재 시행되고 있다.

국내에서도 수술장이나 중환자실에 혈액 가스 검사 기기가 장치되어 있고 이를 의사나 간호사가 검사하는 것이 일반화되어 있다. 특히 심근경색 등 관상동맥질환은 최단시간 내에 진단과 치료 방침을 결정해야 생명을 구할 수 있다. 이때 EKG 등 검사는 진단 효율이 50~60% 정도이므로 90% 이상의 환자는 혈액검사(myoglobin, CK-MB, troponon T, troponin I)가 필요하므로 이들 검사는 현장검사로 최단시간 내에 실시해야 한다.

종합병원의 외래 진찰실이나 개원의의 진찰실에서 실시할 수 있는 검사 종목들은 이미 백여 가지를 넘고 있다. 검사기기 없이 검사할 수 있는 요검사, 간염검사, 분변 잠혈 검사, 전립선 암검사(prostate specific antigen, PSA) 등뿐 아니라 간단한 장비를 갖추면 간기능 검사 등 많은 화학 검사와 백혈구검사 등 일반 혈액검사도 가능하도록 기기들이 작고 간편하게 개량되었다.

현장 검사에 의한 검사의 대상 질환과 검사 종목은 표 19-1과 같다.

표 19-1. 현장검사(point-of-care testing, POCT)의 대상이 되는 질환과 검사종류

질환	검사종류
당뇨병(糖尿病)	1) 혈당(blood glucose)
	2) glycohemoglobin
	3) fructosamin
	4) 요알부민 등
약물(藥物)	1) 마약(drug of abuse, DOA)
	2) 치료약 모니터(TDM) 등
심장질환(心臟疾患)	1) 콜레스테롤
	2) Troponin T, I
	3) CK isozyme
	4) Myoglobin 등
암(癌)	1) 변 잠혈반응(대장암)
	2) CEA (carcinoembryonic antigen, 대장암)
	3) PSA (prostate specific antigen, 전립선암)
	4) CA15-3(유방암)
알레르기(Allergy)	1) Ig E
	2) 알레르겐(Allergen) 검사
환경, 스트레스 검사	1) 납중독
	2) 스테로이드 호르몬
유전자 관련 검사	1) 감염증(HIV, 간염 등)
	2) 유전병 CF 등
임신관련 검사	1) 배란검사(요중 luteinizing hormone, LH)
	2) 임신검사(요중 human Chorionic Gonadotropin, hCG)
신생아 관리	1) 빌리루빈(bilirubin)
내분비	1) 갑상선 검사 항목 등
혈액 응고계(외상 포함)	1) 혈액가스
	2) 전해질
	3) 칼슘
	4) APTT/PT 등

	1) HIV (human immunodeficiency virus) : AIDS의 원인균
	2) 간염 바이러스
	3) Strep A
	4) STD (sexually transmmited disease) : 클라미디아 등
	5) Helicobacter pylori(위염, 위궤양을 일으킴) 등
골다공증	1) 피리지노린
투석관련 검사	1) 전해질
	2) 요소질소(BUN)
	3) Creatinine
식품관련 검사	1) 세균 패널(panel)

5. 현장검사 측정용 검체와 채취방법

현재 현장검사 측정용 검체는 대부분이 혈액이다. 간이검사이기 때문에 혈청(serum) 또는 혈장(plsma) 분리를 실시하는 것은 어렵기 때문에 기본적으로 전혈(whole blood) 측정이 바람직하다. 당뇨병 환자의 혈당 측정의 경우 하루에도 몇 번의 혈액채취가 필요하다. 손가락 천자(finger prick)를 이용한 간이 채혈이 가능해 여러 번의 채혈이 부담이 된다. 이로 인해 손가락 천자 기구도 점차 개량되어가고 있으며, 최근에는 레이저 광선을 이용한 간이채취기구나 손가락 피부를 얇게 뚫어 세포간질액을 대상으로 측정하는 장치도 등장하고 있다.

배란, 임신검사나 감염증 검사 등에서 이용되는 요검체는 현장검사의 특성에서 생각하면 혈액보다도 유리한 점이 많다. 최근 주목되고 있는 요중의 HIV 측정 장치이다. 이 경우 채혈을 하지 않기 때문에 환자의 부담이 적고 동시에 검사자의 감염 위험도도 적어 의미가 크다고 한다. 하지만 요중에서 측정할 수 있는 항목이 제한되어 있기 때문에 요분석의 하루 중의 변동과 농축, 희석 등의 문제점이 남아있다는 것은 임상검사실 시험항목의 경우와 동일하다.

환자부담이 되는 혈액을 대신해서 기대되는 검체에는 타액이 있다. 이미 타액채취용의 제도가 외국에서는 승인되었고 타액에 대한 HIV 검사 등에 이용되고 있다. 타액의 경우 스테로이드(steroid)나 약물의 측정도 가능하지만 채취가 쉽지 않다는 점과 오염가능성이 있기 때문에 검사하기에는 문제점이 있다. 이밖에도 땀이나 눈물 등도 검체로서 가능성이 검토되고 있다. 현재 타액검사로서 승인받고 있는 유일한 제품은 Epitope사의 타액 중 HIV 검사용 OraSure 타액채취 기구이다.

현장검사의 주요 측정기술로서 센서가 각광을 받고 있기 때문에 센서의 특성을 살린 경피센서와 같은 비침습검사가 주목받고 있다. 피부의 색깔변화를 파악하는 종래의 비리루빈 측정 장치와는 달리, 경피모세혈관 내에 표적(target) 물질을 직접 감지하는 접근으로 최근에 기대되고 있다. 이와 같이 비침습 검사법으로서는 세균감염 시 외상에서 방출가스를 센서로서 감지하는 장치(영국 Aromascan 사)도 주목되고 있다.

6. 현장검사의 장소와 검사자

환자 가정 및 직장, 침상 옆, 외래 진료실, 응급실, 앰뷸런스, 수술장, 중환자실 등 환자가 있는 곳이면 어느 곳에서나 검사가 가능하다. 현장 검사의 반 이상이 침상 곁에서 이루어지고 응급실과 수술장, 중환자실 순서로 많이 시행되고 있다. 예를 들면 간이식 등 수술에서 Ca^{++} 측정이 수시로 이루어지는데 이는 수술장에서 바이오센서가 장착된 기기를 사용하여 전혈로 혈액가스와 같이 검사된다. 그래서 혈액가스와 전해질 등이 동시에 환자 옆에서 검사되어 응급 상황에 즉시 대응할 수 있도록 검사관행이 변화되고 있다. 특히 간이나 신장이식 센터 등에서 이런 환자 곁 검사가 증가되고 있다.

최근 10년 동안에 전혈로 전해질을 검사하는 비율이 크게 증가하였고 혈액가스검사와 화학검사가 동시에 이루어지는 기기가 널리 사용되고 있다. 현장 검사를 실시하는 사람은 응급실의 경우 임상병리사와 간호사가 실시하고 침상 옆 검사는 대부분 간호사가 실시한다. 이동 응급진료 팀에 임상병리사가 합류하여 검사를 실시하는 것은 현실적으로 어렵다.

7. 현장검사 검사 결과의 신뢰도와 현장검사자의 훈련방법

그동안 가장 큰 의문을 가졌던 것이 결과의 신뢰도이다. 간이혈당 검사기기가 10여 년 전에 처음 사용되기 시작할 때는 솔직히 믿기 어려웠다. 그래서 반드시 검사실에 검체를 다시 보내 결과를 확인하도록 권장해 왔다. 그러나 최근에는 환자들도 사용 경험을 쌓고 시판되는 기기들도 믿을 만하다. 최근에 국내에서 평가한 결과를 보면 검사실의 결과와 별 차이가 없다. 그러나 이런 좋은 결과들은 그 기기를 정확히 정도 관리하면서 사용했을 때의 결과이다. 그래서 정도관리 지침을 만들고 이를 지키면서 검사하면 누구나 믿을 수 있는 결과를 산출할 수 있다.

검사 절차와 기기 사용법이 아무리 간단하더라도 반드시 사용법 훈련을 받아야 한다. 이는 임상병리 전문의와 임상병리사들의 책임이다. 교육 프로그램을 짜고 이를 정기적으로 실행에 옮겨야 한다. 특히 정도관리 방법을 철저히 교육시켜야 한다. 아무리 좋은 기기라도 항상 믿을 수 있는 것은 아니다. 아무리 시약이 일정기간 안정하다 해도 그 결과의 신뢰도는 정기적으로 객관적으로 확인되어야 한다.

아무리 좋은 신기술이라 해도 환자에게 도움이 되어야 의미가 있다. 환자에게 분명히 도움이 된다면 이것이 활용되도록 정책이 뒷받침되어야 한다. 현장검사가 우리나라 환자에게 도움이 되도록 활용되려면 많은 문제들을 해결해야 한다. 기술 발전 추세를 면밀히 추적하고 이를 시범적으로 활용하면서 그 결과를 평가해서 서서히 정착시키는 것도 한 가지 방법이다. 선진국에서의 현장검사의 확산은 가히 경이적이다. 어떻게 도입할 것인가가 우리의 숙제이다.

8. 현장검사의 정도 관리

현장검사에서는 정도관리(quality control)와 정도보증(quality assurance)이 커다란 과제이다. 현장검사의 정도관리에 대해서는 미국 질병통제센터(Centers for Disease Control and Prevention, CDC)가 중심이 되어 법적인 요구조건을 진지하게 검토하고 있다. 이밖에도 미국병리의협회(CAP)가 이미 Electronic Control Check List라는 현장검사 관련 안내를 발표하였다. 또한 NCCLS (National Committee for Clinical Laboratory Standards)는 몇 개의 현장검사관련 표준작업서 책정 프로그램을 가동시키고 있으며 이미 다음 몇 가지가 공개되고 있다.

(1) NCCLS Report AST2-P : Point-of-Care In Vitro Diagnostic (IVD) : Proposed Guideline. 1995. 이 AST2-P는 아직 책정 제일단계의 정책(proposed guideline)이며, NCCLS 회원 및 일반에서 언급을 수집해 검토하고 있는 단계이지만 현장검사로서 실시되는 검사 및 장치의 정도보증방법의 기본사항을 정하도록 한 것이다. 이 성격으로서 최근의 현장검사 정도보증의 기준이 되는 공산이 크다.

(2) NCCLS Report C 30-A : Ancillary (Bedside) Blood Glucose Testing in Acute and Chronic Care Facilities : Approved Guideline.

이것은 현재보다 사용되고 있는 혈당 현장검사에 대한 정책이며, 이미 확정판(approved guideline)으로서 발행되고 있다. 병원의 침대검사(bedside) 보조적(ancillary) 측정법으로서 포도당(glucose) 측정 등 현장검사 혈당측정 시스템의 이용에 대해서 관리체제, 검사실시자, 선정방법, 결과보고 관리방법, 제도보증방법 등의 정책을 제안하고 있다.

현장검사의 보급에 따라 현재보다 상세한 정책이 점차로 등장할 것으로 생각된다. 또한 NCCLS의 정책과 인터넷의 웹에서 정보 입수도 가능하다(http://www.nccls.org).

참고문헌

1. 김종원, 박효순 : 현장검사-이론과 실제. 고려의학, 서울, 2000.
2. 携帶型 檢査・ベッドサイド檢査のすべて。臨床檢査學雜誌 27(10) : 887-896, 1999.
3. Handorf CR. background : Setting the stage for alternative-site laboratory testing. Clin lab Med. 1994:14:451-8.
4. Halpern NA, Brentjens T. Point of care testing informatics. The critical care-hospital interface. Crit Care Clin, 1999:15(3):577-91, vi-vii.
5. Schallom L. Point of care testing in critical care. Crit Care Nurs Clin North Am, 1999:11(1): 99-106.
6. Kendall JM, Bevan G, Clancy MJ. Point of care testing in the accident and emergency department : a cost analysis and exploration of financial incentive to use the technology within the hospital. J Health Serv Res Policy, 1994:4(1):33-8.
7. Collinson PO. The need for a point of care testing : an evidence-based appraisal. Scand J Clin Lab Invest Suppl, 1999:230:67-73.
8. Fukuda A, Ishida H, Kubota M, Kojima Y. Usefulness of POCT in critical care medicine. Rinsho Byori, 1994:47:1113-8.
9. O, Leary D. Global view of how alternate site testing fits in with medical care. Arch Pathol Lab Med, 1995:119:877-80.

CHAPTER 20

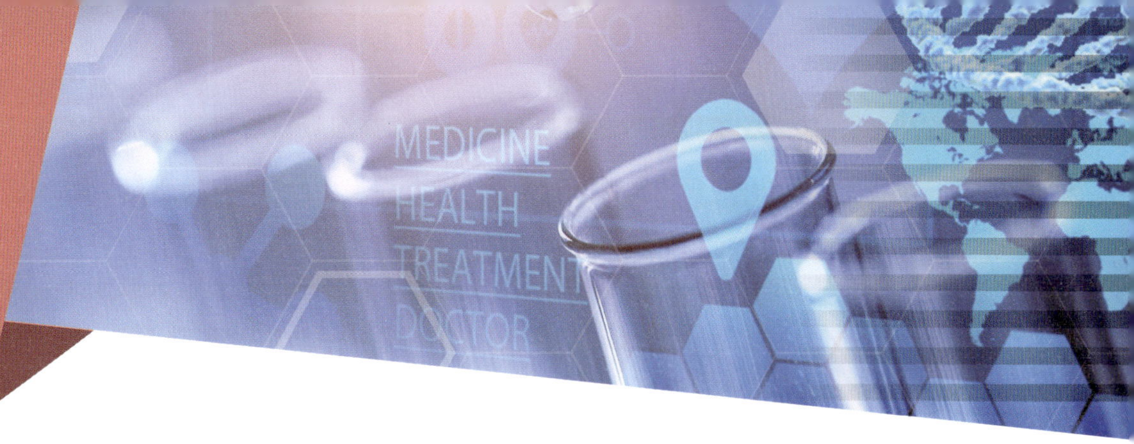

정도관리학

Quality Assessment

1. 정도관리의 개념

환자의 질병을 예방하고 진단하며 예후를 추정하는 데 검사의 중요성이 증가하고 있으며 검사에 대한 임상의사들의 의존성 또한 날로 증가하고 있다. 환자의 정확한 건강상태를 파악하기 위해서는 정확한 검사와 올바른 검사 해석이 요구되고 정확한 검사결과를 얻기 위해서는 철저한 정도관리가 이루어져야 함은 물론이다.

임상병리검사는 환자의 혈액, 소변, 체액 등의 성분을 측정하여 환자의 증상 및 징후를 객관화하는 의료행위로서 의사들로 하여금 질병을 진단하고 건강검진 및 숨은 질병을 찾아내며 질병의 치료 및 감시 등에 중요한 척도가 된다. 따라서 보다 정확하고 신뢰도 있는 임상병리검사 결과를 얻기 위해서는 정도관리를 실시하여 검사전이나 검사 중 발생하는 오차를 최소화하는 것이 무엇보다도 중요한 일일 것이다. 일반적으로 의사들은 임상병리검사가 기계적 측정을 하는 일이 많으므로 오차 없이 항상 정확하다고 생각하는 경향이 있다. 그러나 검사행위도 측정을 하는 것이므로 오차가 필연적으로 수반될 수 있는 것이고 이를 개선하고자 하는 노력이 정도관리라 할 수 있다.

정도관리란 말은 원래 산업공업화가 되면서 제품이 대량생산되면서 잘못된 제품을 골라내는 생산관리와 품질관리란 측면에서 그 개념이 도입되기 시작하였다. 산업계에서 사용되던 정도관리의 이론과 방법이 임상병리 분야에서는 1950년 처음으로 Levey와 Jennings가 검사실에 도입하여 매일 정도관리 혈청을 사용하여 벽에다 붙일 수 있는 wall chart, 즉 관리도(control chart)를 소개함으로써 검사실 내에 정도관리를 체계화할 수 있었다. 그 후 정도관리 혈청(control sera)이 상품화되어 검사의 정밀성과 정확성의 관리를 매우 용이하게 만들었으며, 오늘날 이와 같은 정도관리 혈청 없이 정확한 임상병리검사를 한다는 것은 거의 불가능하게 되었다. 정도관리 혈청을 사용하여 시행한 관리도법의 정도관리 방법 이후 여러 가지 통계처리 기법의 개발, 컴퓨터의 발달과 활용 등으로 보다 심층적인 관리를 할 수 있게 되었으며, 최근에는 정도보증(quality assurance), 정도경영(quality management), 그리고 통계적 요소를 초월하여 정도관리에 참여하는 사람의 마음자세와 특히 검사에 참여하는 모든 사람의 팀워크에 의존해야만 좋은 검사 성적을 유지할 수 있다고 하는 종합적 정도관리(total quality control)가 강조되고 있다. 정도관리가 성공적으로 유지되려면 국가, 학회, 병원, 검사실 등의 차원에서 세 가지 요소가 필수적인데, 즉 정도관리 프로그램 개발, 평가와 추적, 그리고 그에 따른 질적 개선 등이다.

검사에 대한 오차가 발생하면 많은 사람들은 대개 임상병리과에서 모두 잘못을 하여 생긴 일이라고 생각하기 쉽다. 그러나 임상병리검사에는 검사 전, 검사 중, 그리고 검사 후 등 어느 경우에나 오차가 발생할 수 있다. 검사 전 오차는 검사가 처방되면서부터 검체가 임상병리과에 도착되어 검사 전처리가 되기 전 사이에 발생할 수 있는 것으로서 그 예를 살펴보면, 의사가 부적절한 검사를 처방하는 일, 검사에 합당하도록 환자에 대한 처리가 잘못 이루어지는 일(운동, 약물투여, 공복 등), 검체 채취상의 오류(채취용기의 부적절한 사용, 보존제의 잘못 사용, 24시간 소변 채취 시 등), 검체 라벨의 오류, 검체의 보관 오류 등 수없이 많은 원인들이 있다. 이러한 부분은 임상병리과만의 노력으로 이루어지기는 어려워 임상의들의 협조가 전적으로 필요하다.

사무적 오차는 환자의 인적 사항이나 검사 결과 등을 기입하는 과정에서 발생할 수 있는데, 이는 최근 전산시스템을 통한 사무자동화가 도입됨으로써 대부분 방지할 수 있게 되었다. 이에 따라 현재 임상병리과에서 실시하는 정도관리는 대개 검사 중에 발생하는 검사상 오차를 예방하는데 주안점을 두고 있다. 각 검사에 맞는 기준에 따른 정확도와 정밀도면에서 검사 결과의 전체적인 신뢰성을 감시해야 하며 이의 성공여부는 정도관리와 관련된 활동, 즉 정도관리물질의 분석, 기기의 유지, 자료의 통계적 분석, 내부 정도관리 및 외부 신빙도 평가 조사(proficiency testing survey) 등의 성실하고 꾸준한 시행에 달려있다 하겠다.

정도관리는 임상병리 검사 분야별로 임상 화학, 진단 혈액학, 진단 미생물학, 진단 면역학, 면역 혈청학 등의 모든 분야에서 실시하고 있으나 여기에서는 임상 화학적인 측면에서만 주로 기술한다.

1) 분석 오차(analytical error)

임상병리검사의 보고치(reported value)는 참값 혹은 기대치(expected value)와 일치해야 한다는 것이 정도관리의 기본 전제이다. 즉, 이론적으로는 그림 20-1A와 같이 보고치는 기울기 1.00의 선상에 일치되어야 한다. 그러나 모든 과정은 다양한 분석적 변이(analytical variation), 부정확성 또는 편차가 일어나기 쉽다.

분석오차는 우연 오차(random error)와 계통 오차(systematic error)로 나눌 수 있다. 우연 오차는 검사의 정밀도 변화에 따라 발생되는 것이고, 계통 오차는 정확도의 변화에 수반되는 것이다. 오차가 발생하면 일반적으로 이들이 각각 발생하는 것보다 같이 나타나는 일이 많으므로 결국 검사의 총 오차는 우연 오차와 계통 오차의 합으로 이루어졌다고 본다. 우연 오차의 원인들로는 분석기의 불안정성, 시약의 불안정성, 전압의 불안정성, 사무적 실수, 검사자의 우연한 실수 등이 있다.

계통 오차는 평균치로부터 음이나 양의 방향으로 어느 한쪽으로 측정치들이 이행하는 것이다. 그림 20-1B와 같이 보고치가 기대치보다 비례적으로 차이가 벌어지는 비례 계통 오차(proportional systematic errors)가 나타나거나 분석물질의 모든 농도에서 보고치가 기대치보다 일정하게 높거나 낮은 상수 계통 오차(constant systematic errors, 그림 20-1C)를 나타낸다. 많은 분석과정은 상수 계통 오차와 비례 계통 오차 두 가지가 같이 일어나기 쉽다(그림 20-1D). 그림 20-1과 같은 도표를 실험도표(operational chart)라 하고 보고치가 위치하는 선을 실험선(operational line)이라 한다. 모든 검사실은 그림 20-1과 같이 어떤 선을 따라 위치하는 경향이 있는 결과를 낸다. 즉, 각 검사실은 각각의 검사과정에 대해 어느 정도 습관적 편차를 가지고 시행되므로 그림 20-1의 실험선 중 하나를 갖게 된다.

이상적으로는 모든 검사실의 보고치가 편차가 없고, 알려진 값에 정확하게 상응하는 기울기 1.00의 실험선(그림 20-1A)을 가져야 한다. 그러나 이러한 이상이 달성될 수는 없기 때문에 검사실의 실험선이 최소한의 재현 가능한 방법으로 유지되어야 한다. 분석의 무작위적 변동의 결과는 그림 20-2와 같은데, 그림 20-2A는 분석치의 평균농도에 비례하여 증가하는 변동한계를 나타내고, 그림 20-2B는 변동한계가 분석치의 모든 농도에서 일정함을 나타낸다. 어떤 분석체계에 영향을 미치는 편차나 무작위적 변동의 종류에 대한 지식은 그 원인을 파악하는 데 도움이 된다. 예를 들면 비례적인 변동한계는 검체를 부피 단위로 소량씩 분주하는 경우 편차에 의해 흔히 발생한다. 자동 파이펫(pipet)의 사용 시는 다소간 변동이 있을 수 있으며 이는 부분적인 기계적 마모가 있을 때 증가한다. 따라서 파이펫에 의한 검체량의 변동은 검체의 분석농도에 비례하는 분석결과의 변동을 유발하여 그림 20-2A와 같은 비례 오차를 나타낸다. 비슷하게 변동의 상수 오차는 검체의 혼탁도에 의해 영향을 받는 분석과정에서 흔히 나타난다. 검

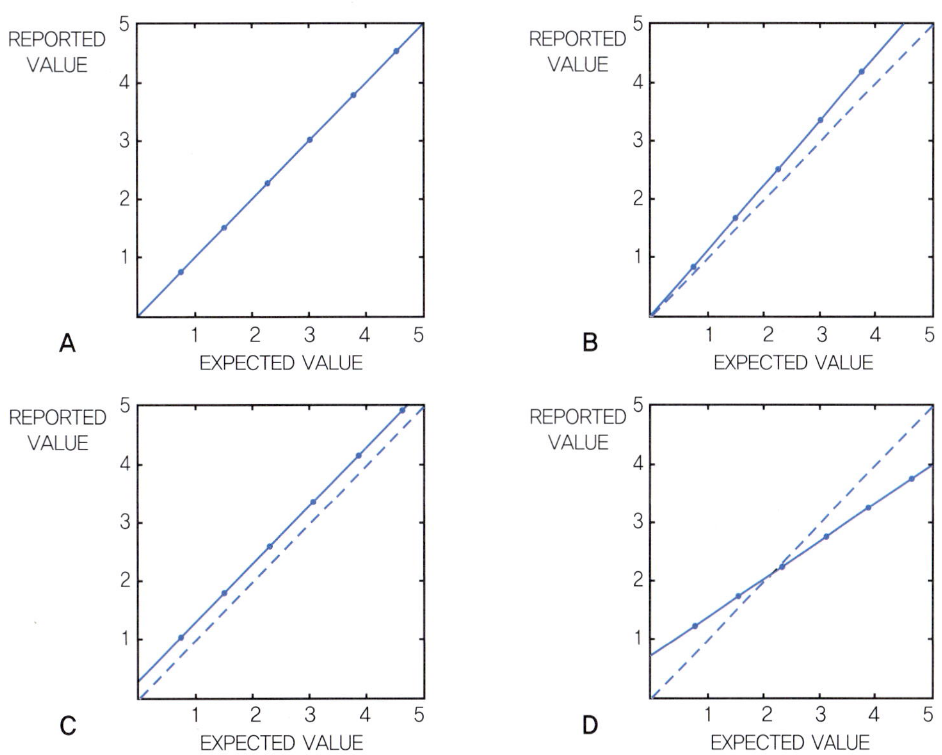

그림 20-1. 실험도표의 개념

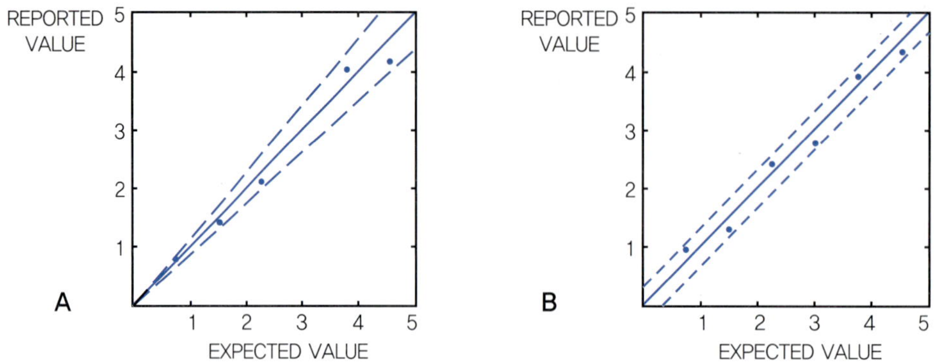

그림 20-2. 무작위적 변동의 개념

체의 혼탁도는 대개 분석물질의 농도와는 관계가 없으며 검체마다 상이하여 그림 20-2B와 같이 상수한계 사이에 분포하는 결과를 나타낸다. 따라서 다양한 분석상의 편차와 변동들이 실험선의 정확도와 정밀도에 어떻게 영향을 미치는지에 대한 지식습득은 분석 시 나타나는 문제점을 파악하고 교정하는 데 도움을 줄 수 있다.

2) 정확도(accuracy)

정확도는 측정값이 참값(true value)에 근접하는 정도로 정의될 수 있고, 참값으로부터 떨어진 값의 크기를 부정확도(inaccuracy)로서 표현할 수도 있다. 현실적으로 참값은 알기 어려우므로 정확도는 일반적으로 알고 있는 농도의 참고 물질(reference sample)값을 재현할 수 있는 능력에 의해 반영된다. 정확도의 검정은 정밀도가 높은 측정기술을 갖지 않으면 불가능하여 때로는 어떤 분석물질의 측정에 대한 정확도를 이루기가 불가능하거나 많은 시간을 요하기도 한다. 당검사의 효소법 이전 시대의 혈당검사, 초기의 크레아티닌 검사, 혹은 1세대 TSH 검사법 등은 그 예이다.

3) 정밀도(precision)

정밀도는 무작위 변동을 측정하는 것이며, 어떤 검사를 동일한 조건하에서 반복 측정했을 때 그 검사의 재현성(reproducibility)으로 정의된다. 정밀도는 정확도와는 독립적이어서 부정확한 결과가 대단히 정밀할 수도 있다. 어떤 검사를 수회 시행하였을 때 그 결과의 분포는 어떤 함수곡선을 나타낸다. 대부분의 통계기법들은 그러한 분포가 대개는 대칭적이고 종모양인(bell-shaped) 소위 정규분포 곡선 혹은 가우스 곡선(normal or Gaussian curve)을 이룬다는 가정하에 이용된다. 그림 20-3에서와 같은 도수분포곡선에서, 결과치의 68.3%는 평균치로부터 ±1SD 내의 값에 들어오고, 95.5%는 ±2SD, 그리고 99.7%는 ±3SD 내에 들어오게 된다.

표준편차(standard deviation, SD)는 결과치에 대한 산포도의 측정이며 정밀도를 나타내고 다음 식에 의해 계산되며 변이계수(coefficient of variation, CV)로 전환하여 나타낼 수도 있다.

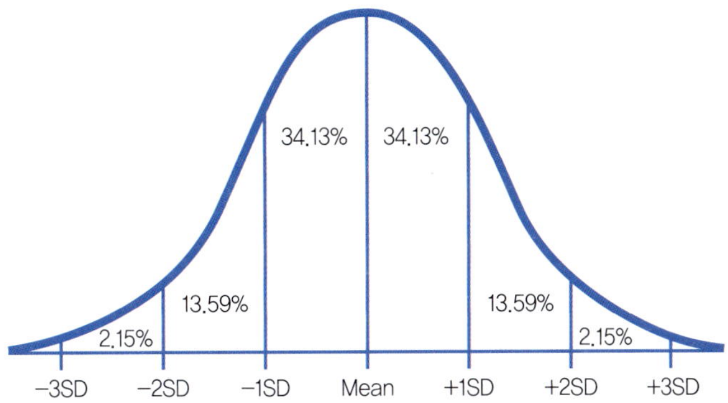

그림 20-3. 정규 혹은 가우스 분포곡선

$$SD = \frac{\Sigma(x_f - \overline{X})^2}{n-1}$$

$$CV = \frac{SD}{\overline{X}} \times 100$$

$\overline{X}$ = 모든 측정치의 평균

xi = 측정치

n = 측정수

대부분의 임상병리과에서는 정밀도를 나타내는데 95% 신뢰한계, 즉 평균±2SD를 채택하는데 이는 가우스 곡선하에 있는 95% 영역을 정밀도의 한계(limit of precision) 혹은 기대변동(expected variation)으로 하는 것이다.

4) 정도관리의 목적

정도관리의 목적은 임상병리 검사를 이용하는 사람들에게 신뢰성 있는 검사정보를 제공하는 것으로 다음과 같이 세분하여 볼 수 있다.

(1) 검사의 정밀도 유지

(2) 검사의 정확도 유지

(3) 정밀도 소실의 조기감지 및 원인 제거

(4) 기구 및 장비의 검사수행 능력 추적

(5) 검사방법, 시약, 장비 등의 비교 선택

(6) 검사자의 검사수행에 대한 지침 제공

2. 정도관리 기법

정도관리는 임상병리과 단독으로는 목적을 달성할 수 없다. 따라서 국가적 차원 혹은 병원 전체적인 차원에서 접근해야 하는데 여기에는 세 가지 기본틀이 갖추어져야 한다. 즉, 정도관리 프로그램의 개발, 평가와 추적, 질적 개선 등이다. 또한 중요한 점은 어떠한 정도관리 프로그램도 완벽하게 오류를 찾아내어 예방할 수는 없다는 것이다.

정도관리는 2가지 유형, 즉 내부정도관리와 외부정도관리로 나눌 수 있다. 대부분의 임상병리과에서는 정밀도 유지를 위해 내부정도관리를 시행하고 있으며, 각 검사실이 정확한 결과를 내어 진단에 적합한 검사 수행을 하고 있는지를 객관적으로 평가받기 위해 외부정도관리 프로그램에 참여한다.

검사실 내에서 수행하는 정도관리는 정도관리 물질을 이용하는 경우와 환자의 검체 측정치를 이용하는 두 가지 경우로 나눌 수 있다. 정도관리 물질을 이용한 정도관리는 정확도, 정밀도 혹은 재현성 등의 성적을 향상시킴으로써 검사결과를 정확히 얻도록 하는 것이며 널리 이용하고 있는 관리방법으로는 Levey-Jennings chart, Westgard multi-rule 등이 있다. 이러한 정도관리 방법은 주로 계통적 오차를 찾아내는 데 효과가 있다. 현재 사용하는 대부분의 자동화학 분석기는 이러한 정도관리 프로그램을 기기 자체 내에 내장하고 있으므로 이를 편리하게 이용할 수 있다.

환자의 검체 측정치를 이용한 정도관리는 환자의 검사치 중 정상범위의 결과들을 모아서 그들의 평균을 계산하는 정상치의 평균법(average of normals)을 먼저 고안하였는데, 이는 계통적 오차의 발견에 효과적이지 않으므로 많이 쓰이지 않고 있다. 이외에도 유형인지(pattern recognition) 및 무작위 이중검체법(randomized duplicate specimens) 등이 있으나 널리 이용되고 있지 않다. 그러나 최근 검사실의 전산화가 본격적으로 진행됨에 따라 환자의 검사를 이용한 정도관리 방법 중 경고치 검색(panic value check)과 변화치 검색(delta value check)을 많이 이용하고 있는데, 이는 검사실의 전산화와 정도관리 전산프로그램의 운영을 통해서만 가능하다.

1) 관리시료를 이용한 내부정도관리

다양한 통계적 정도관리 기법에는 관리 관찰치 혹은 계산된 통계치를 시간의 함수로 표현하기 위해 관리도(control chart)가 이용된다. 검사 수행 향상을 위한 통계적 정도관리의 이용에 Levey-Jennings 관리도가 처음 이용되었고, Westgard가 개발한 소위 multi-rule technique은 현재 수작업 및 자동분석기에서 널리 이용되고 있다. 또한 Woodard가 고안한 누화법(cumulative sum technique)은 편차를 발견하는 데는 좋은 민감도를 보이나 임상검사실에서는 널리 이용하지 못하고 있다. 기타 방법으로는 mean & range technique, trend analysis technique, analysis of variance technique 등이 있다.

(1) 정도관리물질(Quality control material)

정도관리에서 체계적 접근은 1920년대 말부터 Dodge 등이 시작하였고, Levey와 Jennings는 임상병리과에서 자가 제조한 관리혈청을 매일 분석하여 검사실 내에서 정밀도를 관리하기 시작하였다. 이와 같은 관리혈청은 아직도 널리 이용하고 있으나 이런 혼합혈청(pooled serum)은 성분의 함유량이 명확하지 못해서 정밀도 관리만을 위해 사용된다. 사용하는 정도관리 물질은 액상 혈청이나 동결 건조혈장으로 동물이나 사람의 혈액으로 제조한다.

1980년대 초까지만 해도 값이 싸고 대량으로 얻을 수 있는 동물의 혈청을 대개 이용하였으나 동물혈청의 조성이 사람과 달라 몇 가지 검사방법에서는 현격한 결과의 차이를 보인다. 따라서 좀 더 비용이 들더라도 사람의 혈청을 사용하는 것이 바람직하다. 관리물질이 사람 혈청에서 만들어진 것이라 할지라도 어떤 시약이나 기기에서는 환자의 혈청과 다른 값을 내는데 이를 matrix 효과라 한다. 이것은 환자의 혈청이나 관리물질 모두에서 같은 효과를 나타내는 외인적 혹은 내인적인 물질에 의한 간섭과는 달리 제조된 관리물질에서만 나타나는 현상이다. 이는 적절한 농도를 만들기 위해 첨가되는 동물유래물질이나, 안정화를 위해 첨가하는 물질, 보존제 등에 의한 것으로 생각된다.

관리물질은 정도관리의 목적을 달성하기 위하여 일정한 기간 동안 안정성을 유지해야만 하고, 분석물질들의 농도가 임상적인 유용성이 있어야 하며, 가능한 한 사람의 검체와 같아야 하면서 가격이 사용가능한 수준에서 결정될 수 있어야 한다. 오늘날 이용되는 대부분의 정도관리 물질은 대단위의 혼합혈청으로부터 제조된 냉동건조산물(lyophilized products)이다. 임상적 유용성을 향상시키기 위해서는 관리혈청을 상업적으로 공급하는 사람들이 관리 혈청 내 대상 분석물질의 목표치를 임상적 판단 수준(clinical decision levels)으로 또는 그에 가깝도록 해야 한다. 정도관리물질을 이용한 정도관리를 실시할 때에는 정도관리물질을 선정한 후에 정도관리물질 검사 측정치를 통계적으로 분석해야 한다. 이상적인 정도관리 방법은 오차가 있을 때 오차를 발견하는 오차 발견율이 높아야 하고, 또한 오차가 없는데 오차가 있는 것으로 판정하는 위배제율이 5% 이하로 낮아야 한다.

(2) Levey-Jennings 관리도

Levey-Jennings 관리도에서 관리 결과는 그림 20-4와 같이 결과의 크기를 나타내는 세로좌표(y-축)와 시간을 나타내는 가로좌표(x-축)에 점좌표되며, 중앙에는 실선으로 기대평균치가 표시되고 점선에 의해 관리한계(control limit) 혹은 관리치의 허용범위(range of acceptable value)가 표시된다. 이 관리도의 해석방법은 일반적으로 결과치가 관리한계 내에 있는 경우는 관리가 되고 있는 상태(in control)이

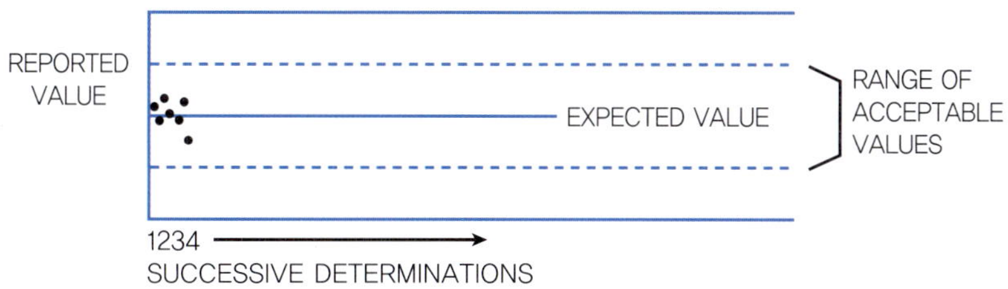

그림 20-4. Levey-Jennings 관리도

고 관리한계를 벗어나면 관리가 되지 않는 상태(out of control)로 해석해 검사를 진행하지 않는다. 관리한계는 일반적으로 평균±2SD 혹은 ±3SD로 하며 관리자료의 변화가 분석방법의 수행이 좋지 않음을 나타낼 때는 분석자는 반드시 문제의 원인을 밝혀내야 한다. 대개 처음에는 오차가 우연 오차인지 계통 오차인지를 분류하는 것이 필요하다. 그림 20-5에서처럼 우연오차는 관리도상에서 널리 흩어진 점들로 표현되며(dispersion), 계통오차는 가운데 실선의 한편으로 점들의 점진적인 경향성을 나타내거나(trend, drift) 혹은 급격한 이행(shift)이 있을 때 볼 수 있다.

(3) Westgard multi-rule technique

관리도를 해석하는 데 많은 경험이 없는 분석자는 관리자료에서 일어나는 좀 더 미세한 변화를 해석하는 것이 어렵다는 것을 알 수 있다. 이러한 문제를 해결하는 데 도움을 얻기 위해 일련의 관리규칙(series of control rules)을 적용할 수 있는데 이들은 오차의 발견율이 낮은 Levey-Jennings법을 보완하여 쉽게 오차를 찾아내도록 고안된 것으로, 어떤 것은 우연 오차에 민감하고 어떤 것은 계통 오차에 민감하다.

관리자료는 Levey-Jennings 관리도와 같은 방법으로 점좌표되며 부가적인 관리규칙을 적용하기 위해서 평균, ±1SD, ±2SD 및 ±3SD의 한계선을 갖는다. 1:2s rule(1개의 관리치가 ±2SD를 벗어남)은 관리자료 관찰의 시작점으로 경고를 주는 것이고, 다른 규칙들은 배제기준(rejection criteria)으로 이용되어 아주 낮은 위배제 가능성을 위해 채택되며 전체적인 위배제율을 적절히 낮출 수 있다. 또한 이런 규칙들은 우연 오차 및 계통 오차를 발견하는 데 이용되어 오류 검출률을 향상시킬 수 있다. Westgard가 추천하는 일련의 규칙은 다음과 같다.

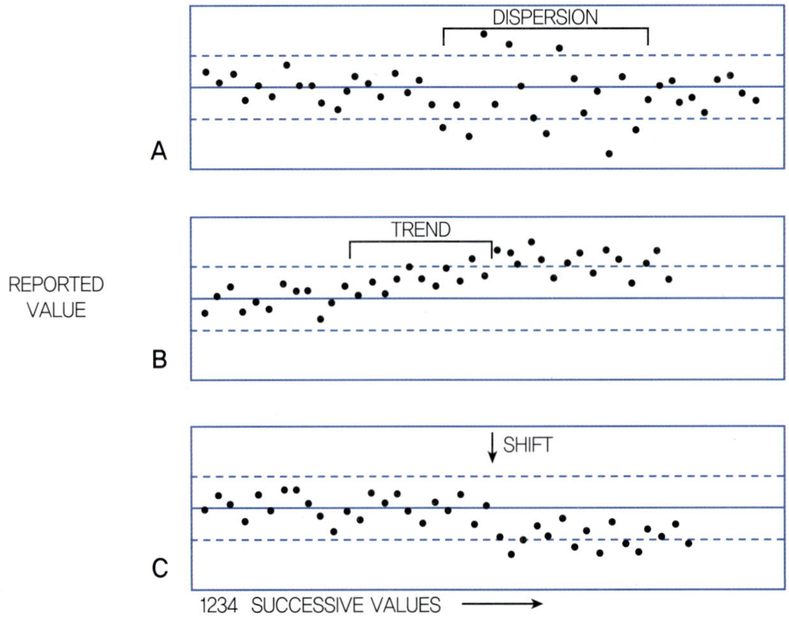

그림 20-5. Leyvey-Jennings 관리도의 3형태

1:2s−1개의 관리치가 평균±2SD 한계를 벗어날 때 : Warning rule

1:3s−1개의 관리치가 평균±3SD 한계를 벗어날 때 : rejection rule : random error

2:2s−2개의 관리치가 연속적으로 같은 방향의 평균+2SD 한계 혹은 평균−2SD 한계를 벗어날 때 : rejection rule : systematic error

R:4s−1개의 관리치가 평균+2SD 한계를 벗어나고 다른 것은 평균−2SD 한계를 벗어날 때 : rejection rule : random error

4:1s−4개의 연속적인 관리치가 같은 방면으로 평균+1SD 한계 혹은 평균−1SD 한계를 벗어날 때 : rejection rule : systematic error

10:mean−10개의 연속적인 관리치가 평균의 어느 한쪽으로만 있을 때 : rejection rule : systematic error

Multi-rule technique의 적용 과정은 그림 20-6과 같이 논리적 순서도로 구조화되어 있다. 관리치가 2SD를 넘지 않는 경우는 더 이상의 관찰 없이 수용하여 검사를 진행한다. 이론적으로는 4:1s 및 10:mean 규칙을 위배하는 것이 가능하지만 수기 조작 시에는 더 이상의 관찰 없이 수용하는 것이 실용적이며, 컴퓨터가 내장된 기기에서는 1:2s의 경고규칙은 생략될 수 있으며 모든 규칙이 자동적으로 적용된다. 관리자료는 각 규칙을 순차적으로 적용하여 점검되며 만일 어느 한가지의 규칙이라도 거부를 나타내면 검사가 진행되서는 안 되고 거부를 나타내는 규칙이 없는 경우만 검사를 진행시킨다. 관리물질의 수를 증가시킴으로써 오차 발견율을 향상시키고, 이미 확립된 평균치의 급격한 변화를 보이는 이행과 이전 평균치로부터의 점진적인 변화를 보이는 경향과 같은 계통오차를 감별할 수 있다.

Multi-rule technique에서 control의 수는 2개 내지 4개, 최대 5개까지 추천되며 그 수에 따라 규칙도 선택하여 적용한다. 1:3s와 R:4s 규칙은 일반적으로 우연 오차에 예민하고, 2:2s, 4:1s 및 10 : mean 규칙은 대개 계통 오차에 예민하다. 그러나 1:3s는 때로 해석하기가 어려워 큰 계통 오차를 갖는 경우는 1:3s 규칙에도 어긋날 수 있고, 매우 큰 우연 오차를 갖는 경우는 모든 규칙에 거부될 가능성이 높다.

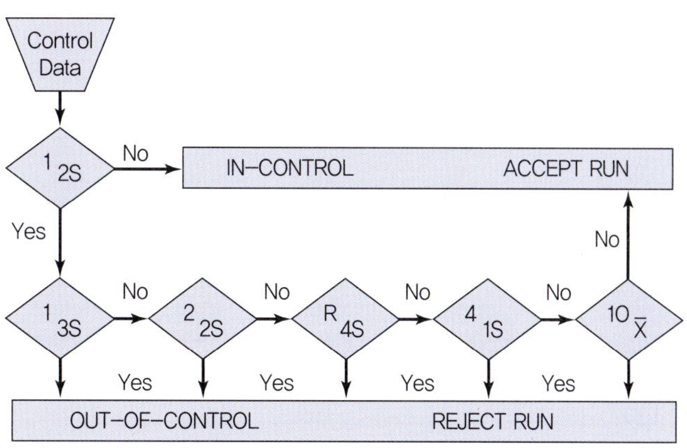

그림 20-6. Westgard Multi-rule 관리의 논리적 순서도

(4) 누화법(cumulative sum technique, CUSUM)

관리치의 점들이 기대 평균치에 대해 무작위적으로 산포되어 있는지를 알아냄으로써 계통 오차를 관찰할 수 있다. 평균치의 한쪽 면으로 연속되는 관리치의 수를 세는 것도 계통 오차에 접근하는 또 다른 방법이다. 좀 더 정확하고 정량적인 방법은 관리치의 누적효과를 결정하기 위해 각각의 관리치와 기대 평균치와 실질적인 차이를 계산하여 누적의 합을 구하는 방법이다. 일련의 관리자료에 대한 CUSUM 산출의 예가 표 20-1에 있다.

CUSUM값은 다른 관리도와 마찬가지로 시간축에 대해 점좌표화할 수 있다. 그러나 CUSUM 관리도에서는 관리상태가 일반적으로 CUSUM line의 기울기나 각(angle)에 기초하고 있는 주요 차이점이 있다. 관리자료가 기대 평균치 주위에 무작위로 흩어져 있으면 CUSUM값은 CUSUM 관리도상에서 0값 위아래로 분포하여 수평선을 나타낼 것이다. 계통오차가 있으면 CUSUM값은 증가하며, CUSUM line의 기울기는 계통오차의 크기와 관계가 있어 오차가 클수록 CUSUM line의 각도는 더욱 커진다. 따라서 기울기가 관리상태를 결정하는 기준이 된다. 임상병리과에서 누화법을 사용할 때 기울기는 일반적으로 육안으로 평가한다. 그러므로 분석자들이 관리 상태를 평가할 때 단일 기준을 적용하기가 어려워 CUSUM 관리도의 적용에는 한계가 있다.

CUSUM 관리도를 사용할 때는 Levey-Jennings 관리도를 함께 사용하는 것이 좋다. CUSUM법은 주로 계통 오차에 반응하므로 우연 오차는 Levey-Jennings 관리도와 같은 방법으로 감시되어야 한다.

표 20-1. CUSUM 산출의 예

Day No.	Serum Chloride (mmol/liter)	Assigned Value	Daily Difference	CUSUM*
			0	0
1	100	100	−2	−2
2	98	100	+2	0
3	102	100	−1	−1
4	99	100	+1	0
5	101	100	0	0
6	100	100	−2	−2
7	98	100	+1	−1
8	101	100	−3	−4
9	97	100	−1	−5
10	99	100	−2	−7
11	98	100	+1	−6
12	101	100	0	−6
13	100	100	−1	−7
14	99	100	−1	−8
15	99	100	+1	−7
16	101	100	−3	−10
17	97	100	0	−10
18	100	100	+1	−9
			−1	−10

* CUSUM on day n = daily difference + CUSUM on day(n−1)

CUSUM법은 일반적으로 Levey-Jennings 관리도보다 계통오차를 확인하는 데 더 좋으며 multi-rule technique과는 비슷한 정도이다. 또한 적절한 조건을 선택하면 위배제율도 최소화할 수 있어 좋은 결과를 기대할 수 있다. 이러함에도 CUSUM법이 널리 이용되지 못하는 것은 바쁜 임상검사실에서 수작업 이용 시의 어려움 때문인 것 같다.

2) 환자 검체를 사용한 내부정도관리

검사결과의 신뢰도 향상에 대한 노력은 모든 검사실의 기본적인 필수 임무이다. 특히 내부정도관리에서 환자의 검체를 이용한 정도관리는 환자의 검사결과 자체가 정도관리의 대상이 됨으로써 정도관리의 가장 직접적인 형태가 된다고 할 수 있다.

상업적으로 제조된 관리물질이 진정으로 임상 검체를 정확히 반영하는 것은 아니어서 가끔은 관리물질의 변화는 검사자로 하여금 그 분석법이 잘 조절되지 않고 있다고 잘못 믿게 한다. 또한 임상 검체에서 관찰되는 분석오차는 관리 물질에서 관찰되는 그것과 같지 않을 수도 있는 것이다.

환자 검체의 경우는 검사 전 변동요인, 즉 검체 채취, 검체 전달 및 검체 처리 등의 요소가 고려되어야 하며 이러한 변동요인이 상업적으로 제조된 관리 물질에는 존재하지 않는 것이다. 이러한 이유로 환자 검체를 이용한 여러 가지 정도관리 평가방법이 있는데, 이에는 특정 환자 결과들의 일일 평균치, 동일 검체에서 얻어지는 여러 결과에 대한 여러 가지 산술적 검색, 동일 환자에서 이전 검사 결과와 현재의 검사 결과의 비교, 소위 경고 값과 같은 불합리한 결과의 보고, 여러 가지 검사 결과의 복합 분석 및 무작위적 환자 검체의 이중검사 등이 있다.

(1) 변화치 검색(delta check)

1967년 Lindberg가 경고치(panic value) 및 변화치(delta value)의 개념을 제안한 이후, 변화치 검색(delta check)은 검사 전 오차나 표시의 오기 및 우연 오차를 발견하는 중요한 방법으로서 많은 검사실에서 시행되고 있다.

변화치 검색이란 환자의 지난번 검사치와 현 검사치를 비교함으로써 환자 상태의 변화를 확실히 알 수 있고, 그 변화의 폭이 일정범위 이상 벗어날 때 그 변화의 차이가 환자 상태의 변화에 의한 것인지 다른 검사 오류에 관련된 것인지를 분석하여 재검 등을 통해 검사치를 수정하고 확인하는 정도관리 기법이다. 즉, 현재의 검사치가 과거 검사치에 비하여 현저한 변화가 있으면, 이 검체가 검사 전, 검사 중, 검사 후 오차가 발생하였을 가능성이 다른 검체보다 커진다. 이에 대한 오차의 원인규명과 재검을 통해 오차를 수정하고, 실제 정확한 측정치일 경우 측정치간 변화가 현저하면 임상의도 빠른 시간 내에 알아야 하는 중요한 정보가 되므로 변화치 검색은 검사실 내부의 정도관리와 환자의 경과 추적의 양면에서 중요한 의미를 갖는다.

검사실의 분석기기들이 매우 진보되고, 정도관리 물질을 이용한 정도관리가 일반화되면서 검사실의 계통 오차의 빈도는 과거에 비하여 현저하게 감소하고 있으며 상대적으로 우연 오차에 대한 발견이 중요한 문제로 제기되었다. 그러나 검체가 바뀌어 발생하는 오차는 정도관리 물질을 사용한 방법으로는 개선할 수 없는 부분이다. 변화치 검색은 이러한 무작위 오차를 발견하는 강력한 정도관리 방법이다.

(2) 무작위 이중 검체(randomized duplicate specimens)

한 검사실의 분석에 대한 재현성을 가끔 점검해보는 데 유용한 방법이 무작위 이중검체의 이용이다. 예를 들어 혈청 분석 시에는 다음과 같이 할 수 있다.

① 정맥채취 시 2개의 혈액검체를 얻는다.
② 각 검체에 대해 고유 라벨을 붙여 처리한다.
③ 일괄 검사하는 모든 검체는 무작위 순서로 한다.
④ 검사자는 두 검체에 대한 정보를 알지 못한다.
⑤ 검체에 대해 분석한 결과를 기록한다.
⑥ 이중검체 결과의 절대적 차이가 지정한계를 벗어나면 두 검체를 재검사한다.
⑦ 재검사한 이중검체 결과치의 차가 여전히 한계를 벗어나면 원인을 찾는다.
⑧ 이중검체의 결과의 차가 한계 내이면 두 결과의 평균치를 보고한다.

이러한 방법은 전체분석과정의 총 변동을 평가할 수 있고 검사실에서 보고된 측정치에 대한 좋은 신뢰성을 준다. 비용 면에서는 의문시되나 검사실의 전산화와 고도의 처리량을 가진 검사기기를 이용하면 경제적일 수도 있다.

(3) 정상치의 평균(average of normals)

매일 매일의 환자 검사치들을 분석해 보면 특정한 검사에 대해 대부분 정상치를 보이는 결과가 비정상치를 보이는 경우보다 많은 항목들이 있다. 이들을 평균해도 비정상치들이 평균을 크게 이동시키지 않을 것이므로 1965년 Hoffman과 Waid가 정도관리 기법으로 고안한 것이다. 모든 검사항목에 이용할 수는 없으며 전해질 검사에 대해 특히 적용할 수 있는데 대부분 정상이라는 기본 전제가 있다.

(4) 유형 인지(pattern recognition)

1965년 Lindberg가 pattern recognition technique을 기술했다. 예를 들어 요소, 크레아티닌 및 요산의 조합, 나트륨, 칼륨, 염소 및 중탄산염의 조합 등이 그 예이다. 검사실 감독자는 흔치 않은 조합, 예를 들어 혈청의 증가된 ALT와 정상의 AST치, 말초혈액 도말에서 적혈구의 현미경적 관찰 결과가 자동혈액 분석기의 적혈구지수와 맞지 않는 경우 등과 같은 예에 대해 잘 알고 있어야 한다. 이러한 흔치 않은 조합이 생겼을 때는 검사실 오차의 가능성도 고려해야 한다.

3. 외부정도관리(extralaboratory accuracy monitoring)

외부정도관리는 많은 검사기관이 동일 시료를 측정하여 검사기관 간의 정확도와 정밀도 등을 조사하는 방법으로 검사실의 수행능력을 평가하여 검사의 정도를 유지하도록 하는 데 있다. 다시 말해 시설 간, 장비 간, 측정 방법 간 등에서 발생할 수 있는 계통 오차를 해결하고 정확도를 유지하기 위한 목적으로 실시한다.

우리나라에서도 검사 성적의 질을 평가하기 위한 외부정도관리 프로그램에 참여하는 기관의 수는 점점 증가하고 있으며, 지역, 국가 및 국제단위로 시행하기도 한다. 미국의 CAP, CDC 등은 국제적으로도 시행하고 있으며 우리나라에서는 대한 임상검사 정도관리협회를 1976년에 창립하여 정도관리사업을 시행하고 있으며, 임상화학 분과위원회에서는 1979년까지 표준편차지수법을 사용하였고 1980년부터 변동지수 점수법(Variance index score, VIS)을 도입하여 현재까지 사용하고 있다.

임상화학 분과위원회에서는 동일한 관리 물질을 회차별로 한 개씩 1년에 10개를 한 번에 발송하여 이 결과를 변동지수법을 이용하여 분석한 후 평가에 이용한다. 국내 임상화학 분과위원회에서 실시하고 있는 정도관리보고서의 내용을 살펴보면 모든 검사종목, 참여기관의 측정방법 및 동일방법과 동일기종에 속한 그룹별(peer group)로 평균, 표준편차, 변이계수 및 VIS, 또한 1년간의 회차별 및 종목별 VIS에 대한 연간보고서 등이 있다. 이러한 자료를 이용함으로써 전체 검사실 및 방법에 따른 평균, 표준편차, 변이계수, 변동지수 점수 등의 비교로 해당 검사실이 다른 검사실과 비교하여 어느 정도의 위치에 있는지, 보고치가 참값으로부터 얼마나 벗어나 있는지, 그 결과가 실제 임상에 사용되기에 적합한지 등을 파악할 수 있다. 또한 평균 변동지수의 추이를 관찰해 어떤 검사항목이 몇 년 사이에 얼마나 개선되었는지를 판단할 수 있고, 전체 검사실의 측정방법의 분포와 경향 등도 파악해 볼 수 있다.

1) 표준편차지수법(standard deviation index, SDI)

이 방법은 참여기관의 검사성적을 표본집단으로 하여 각 기계, 각 검사방법 등에 따라서 분류하고 참여기관의 평균치 및 표준편차를 구하여 자기 검사실의 결과가 전체 참여기관의 평균치에서 몇 SD만큼 떨어져 있느냐를 보는 기법이다. 이 방법은 대개 표준편차의 정밀성을 보는 정성적 상대평가 방법으로 SDI의 절대값이 1 이하이면 양호한 결과이고 1.5가 넘으면 non-acceptable로 판정한다.

SDI = [Your result − mean of all labs] / SD of all labs

2) 변동지수 점수법(Variance index score, VIS)

Chosen Coefficient of Variation (CCV)은 영국 국내 화학검사 정도관리의 평가를 위해 1971년에 선택된 변이계수이다. 각 검사 종목에 대해 United Kingdom National Quality Control Scheme의 첫 몇 해 동안 얻은 가장 낮은 CV치를 선택하여 고정한 것이다. 검사성적의 performance를 일정한 CCV치에 비교함으로써 시간변화에 따른 검사성적의 향상여부를 쉽게 알 수 있다.

참여 검사실의 결과와 전체 참여기관의 평균치 혹은 참고치(designated value, DV)와의 차이를 참고치의 백분율로 나타낸 것이 % variation이고, 이것을 다시 선택변이계수(chosen coefficient of variation, CCV)에 대한 백분율로 나타낸 것이 Variance index이며 다음과 같이 계산한다. 선택변이계수는 검사항목마다 일정한 상수로 정해져 있다.

% Variation = V =

$$\left[\frac{(\text{참여기관의 보고치} - \text{검체의 참값})}{\text{검체의 참값}}\right] \times 100$$

$$VI = \left[\frac{\%\text{variation}}{\text{선택변이계수(CCV)}}\right] \times 100$$

$VI < 400$, $VIS = VI$, $VIS \geq 400$, $VIS = 400$

참여 검사실의 측정값이 전체 참여기관의 평균값에서 멀어진 정도가 선택변이계수의 몇 배가 되는가를 보는 것으로 0~400점으로 표시한다. 해당 검사실의 측정값이 전체 참여기관의 평균값과 같은 결과를 내면 VIS는 0이고 CCV와 같은 정도의 차이를 내면 VIS는 100, CCV의 4배 이상의 오차를 내면 VIS는 400이다. 즉, VIS는 낮을수록 좋으며 점수가 높을수록 정확도는 낮다. 전체 참여기관의 수행능력에 따라 상대적으로 평가되는 표준편차지수와는 달리 변동지수법은 선택변이계수에 대한 각 기관의 수행능력으로 나타나게 되므로 각 기관의 신뢰도 평가의 절대적 기준으로 이용될 수 있다. 각 기관의 수행능력은 변동지수가 작을수록 우수하다고 판정하며 변동지수가 점차 낮아지면 수행능력이 점차 개선되고 있음을 뜻한다.

참고문헌

1. Jonh Bernard Henry. Clinical Diagnosis and Management by Laboratory Methods, 20th edition, 2001.
2. 임상화학 외부정도관리 표준코드 및 해설집, 대한임상검사정도관리협회 임상화학분과 위원회 편, 2000. 2.

CHAPTER 21

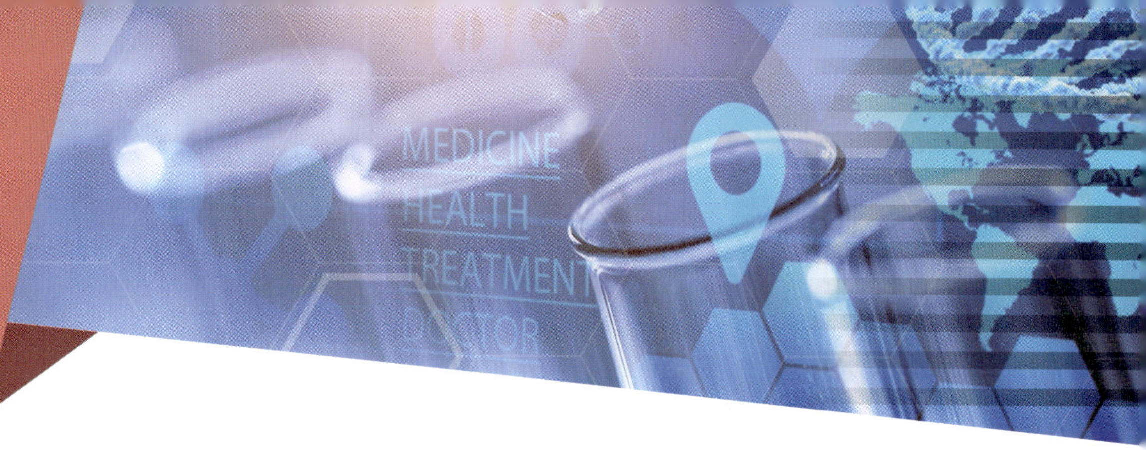

생명정보학
Bioinformatics

최근 분자생물학 및 의학기술의 발전은 연구 기법의 발달 및 HTS (high throughput screening, 대량분석기술) 기술의 발전으로 엄청난 데이터와 정보들을 만들어내고 있다. 최근 관심을 끌고 있는 Human Genome project 역시 생명체의 청사진이라고 할 수 있는 유전체 서열정보들을 대량으로 밝혀내고 있으며 DNA chip이라고 불리는 실험방법 역시 HTS 기술의 하나로서 방대한 양의 데이터들을 실험자에게 제공하며 proteomics(단백질체학)라는 분야 역시 마찬가지이다.

효과적인 방법으로 이 데이터들을 다루고 분석하여 인간생활에 도움이 될 수 있는 일, 즉 질병의 근원을 밝히고 이해하여 치료법을 연구하는 일 등을 해야 한다. 생명현상이란 것이 그리 간단한 것이 아니어서 이러한 방대한 데이터들을 사용하고 효과적으로 분석해야 하는 일이 꼭 필요한 것이다. 이때 컴퓨터, 즉 전산학이라 불리는 분야가 많은 수단을 제공할 뿐만 아니라 수학, 통계학 등의 다른 분야와의 접목이 필수 불가결하게 되었다.

이러한 분야를 통틀어 생명정보학 또는 생물정보학이라는 용어로 혼용하여 사용하고 있으며 생명현상을 다루는 전산학/수학/통계학적인 것들이라는 의미로 쓰이고 있다. 생명정보학은 크게 데이터를 얻기 위한 전산학적 도구, 데이터를 관리하기 위한 전산학적 도구, 데이터를 분석하기 위한 전산학적 도구를 제공한다. Bioinformatics의 역사는 생물학의 역사만큼이나 길지는 않으나 현대의 컴퓨터 공학과 전자산업이 생물학의 문제를 해결하는 데 크게 쓰이기 시작한 시기를 시발점으로 보는 것이 적절하다고 보겠다.

1945~55년 사이에 처음으로 인슐린에서 완전한 아미노산 배열순서가 알려지게 되었는데 이로 인해 단백질이 폴리펩티드로 된 독특한 구조라는 것이 확인되었다. 또한 여러 가지 분석법이 개발되어 단백질이 여러 가지 정보를 가진 거대분자라는 것이 알려지게 되었다.

이러한 서열정보 이외에 중요한 것은 단백질의 3차원적인 구조이다. 단백질은 생명현상의 기본이 되는 기능을 수행하는 장치이고 이 기능은 3차원적인 구조에서 유래한 것이며 그 3차원적인 구조는 서열에서 유래한 것이기 때문에 이것을 정확하게 예측하고자 하는 분야 역시 생물정보학의 중요한 분야이다. 이 분야는 단백질의 3차원적인 형태를 상호 비교하는 것, 주어진 단백질에 들어맞는 작은 유기화합물을 디자인해 내는 것, 주어진 두 개의 단백질이 입체적으로 어떻게 상호작용을 하는지를 알아내는 것, 단백질이 이러한 여러 가지 상호작용을 할 때 어떤 동적인 변화가 일어나는지 등 매우 다양한 문제들을 동시에 연구해야 한다.

최근 인간게놈지도작성(Human Genome project) 및 유전체학이라고 불리는 분야에서도 생명(물)정보학의 역할은 중요하다. 그 방대한 서열정보를 놓고 어떠한 기능을 할 것인가 유추할 수 있는 기초가 되는 분야로서 Genome project 전반에 걸쳐 컴퓨터의 역할이 중요할 뿐 아니라 서열정보들을 해석하고자 할 때도 생물정보학적 도구가 필요하다. 최근 인간유전자가 3~4만여 개 내외일 것이라고 예측하는 것 역시 gene finding problem이라고 불리는 유전자예측 알고리즘을 사용하여 예측한 것이다. 또한 최근에 DNA chip, Proteomics 역시 생물정보학의 도움을 필요로 한다. 중요한 것은 HTS라는 기술이 "global"한 개념으로 기존의 동일한 목적, 즉 생물체 내부의 분자적인 메커니즘 규명을 위해 사용하던 방법들은 주로 하나 또는 몇 개의 RNA나 단백질을 추적하는 것에 반해 HTS적인 방법에서는 대상이 되는 세포나 조직 속에 들어 있는 "모든" RNA나 단백질을 추적해보는 것인 점이 바로 본질적인 차이이다. 이렇게 전체를 한 번에 보려고 하는 시도에는 당연히 복잡한 수학, 대용량의 데이터 처리, 통계적 처리가 필요하게 되며 이 과정에 생명정보학은 큰 역할을 수행한다.

마지막으로 생명정보학에서 다루고자 하는 데이터들이 워낙 복잡하다는 문제가 있다. 생명현상이 그렇듯이 이들 데이터는 쉽게 구분될 수 있는 성질의 것들이 아니며 각각 복잡한 상호작용, 관계를 맺고 있다. 서열정보, 구조정보, HTS 실험정보, 병세정보가 쉽게 연결될 수 없으며 이들은 더욱 복잡한 상호연결 관계를 요구한다. 이러한 생물학적 정보의 특징은 전산학 분야에서도 새로운 도전으로 받아들여지고 있으며 통계학 분야 역시 마찬가지이고 최근 수학이론인 카오스, 프랙탈 등의 복잡성 이론들까지 가세하여 이 문제들을 해결하려고 하고 있다. 그 복잡하다는 생명현상을 컴퓨터 안에서 구현하려고 하는 일이 쉽게 실현되겠느냐마는 이러한 부분이 수학자들에게는 커다란 도전으로 받아들여지고 있는 것이다. 생명정보학 또는 생물정보학은 현대의 최신의 과학들의 융합이며 이제 막 시작단계인 학문 분야로서 그 발전 가능성, 실용성은 무한하다고 할 수 있을 것이다.

1. 개념(concept)

생명현상을 이해하고 규명하기 위해 지금까지는 생물학 및 분자생물학자들이 실험실에서 만들어내는 자료에 의존하는 것이 가장 일반화된 방법이었으나 컴퓨터 과학의 발전에 힘입어 새로운 방법의 생물학 연구가 제시되었다. 그것은 또한 생명현상의 가장 기본 단위로 표현될 수 있는 유전자염기서열이 알파벳 문자로 표현되고 이러한 "문자 정보"의 양이 상상을 초월할 만큼 방대해지면서 컴퓨터 과학 분야의 이론 및 기술을 도입하여 빠른 처리능력을 이용하여 많은 양의 서열정보(문자데이터)를 처리할 수 있도록 한 것이다.

이렇듯 생명체가 가지고 있는 유전정보를 찾아내는 유전체 연구의 결과로 얻어지는 것은 어떤 특정 물질이나 현상이 아닌 "정보"이다. 즉, 유전체 연구의 결과물은 정보로서 처리가 가능한 다량의 데이터이며 유전자에서 나오는 정보를 처리/가공하여 유용한 정보를 얻어내는 연구 분야를 "생명 또는 생물정보학(bioinformatics)"이라 부르고 있다.

Bioinformatics는 컴퓨터를 이용하여 생물학을 연구하는 모든 분야를 포함한다. DNA나 단백질의 서열해석에 관한 연구는 기초적이면서도 중요한 분야이고, 이것은 작은 의미로서의 Bioinformatics에 포함된다. 또한 Bioinformatics의 영역은 매우 광범위하다. 생물학 서열 정보의 분석 외에도 가장 넓게는 유전체학(Genomics)과 단백질체학(Proteomics), 그리고 기능유전체학(Functional genomics), 구조유전체학(Structural genomics) 등의 모든 생물학 관련 연구 분야를 포함하고 있다.

컴퓨터를 이용한 데이터베이스와 인터넷, 소프트웨어 등은 현대 모든 분야의 과학자들에게 필수적인 자원이며 도구가 되었다. 특히 생물학 정보의 양이 매우 빠른 속도로 증가하면서 양질의 정보를 추출하기 위한 정보 접근/처리의 방법 및 컴퓨터 하드웨어 발전이 동시에 이루어지고 있으며, 1990년대 이후 인터넷의 보급이 전 세계적으로 이루어지면서 정보 공유의 다양화로 원거리 데이터로의 접근이 가능해지게 되었다. 따라서 생물정보학 분야는 그 수요와 필요성이 폭발적인 증가하고 있다. 또한 컴퓨터를 이용한 데이터 분석은 수많은 실험실 산물들을 구체적으로 종합하여 구조화하는 데이터 클러스터링 및 데이터 마이닝을 가능하게 한 결과 유사하면서도 매우 복잡한 생명현상을 다양하게 분석할 수 있게 하였다.

2. Bioinformatics의 연구 분야

1) 유전체 프로젝트 및 자료구축 Genome Project & Database

지놈 프로젝트로 실험실에서 얻은 결과물은 유전자 서열 그 자체이다. 즉 A, T, G, C 4개의 염기로 표현되는 핵산 염기서열이나 20개의 알파벳으로 표현되는 아미노산 서열을 얻는 것이다. 그런데 이들 문자 조합의 수가 사람의 손으로 직접 다룰 수 있는 한계를 훨씬 벗어나기 때문에 컴퓨터를 이용하려는 것이고 또한 이들 서열을 효과적으로 다루기 위한 가장 기본적인 단계로서 서열정보 데이터베이스를 구축하는 것이 중요하다. 생물학 서열정보 데이터베이스가 중요한 이유는 서열 자체만으로는 가치 있는 정보의 추출이 어렵기 때문에 이들이 가지고 있는 모든 연관된 정보를 데이터베이스를 통해 구조화함으로써 데이터 클러스터링 및 마이닝을 통해 모든 예측 가능한 정보를 얻을 수 있도록 하기 위함이다.

2002년 2월 현재 NCBI GenBank, DDBJ, EMBL, PDB 등 주요 데이터베이스를 포함하여 300여 개의 각종 서열정보, 구조, 대사경로, 단백질 등의 생물학 데이터베이스가 개발되었고 현재는 더 많은 크고 작은 생물학 Database (DB)가 개발되어 있다. 또한 이들 데이터베이스에 등재되는 생물학 데이터의 양은 기하급수적으로 증가하여 이미 천문학적인 수치의 서열 정보가 저장되어 있으며 또한 2002년 1월 현재 세계적으로 510개의 유전자 프로젝트가 진행 중인데, 이 중 완료되어 공개된 것이 사람, 애기장대 등을 비롯한 76개가 있고 나머지는 현재 진행 중이다(http://igweb.integratedgenomics.com/GOLD/).

2) 염기서열 분석(sequence analysis)

Bioinformatics는 생물학 데이터-서열정보-만으로 기존에 알려지지 않은 새로운 현상을 찾는 데 그 목적이 있다. 그러나 서열 데이터 자체만으로 가치 있는 특정 정보를 유추하기란 쉬운 일이 아니기 때문에 다양한 방법으로 서열 분석에 접근하고 있다. 서열 분석을 위해 가장 대표적인 방법이 서열정렬(sequence alignment)이다. 서열정렬은 사용자의 서열대 원격 혹은 지역 데이터베이스 서열, 서열대 서열, 다중서열 등의 방법으로 이루어지며 다음에 추가적인 설명을 하였다.

(1) 염기서열 유사성 검색을 사용한 서열 분석 방법

단백질서열이나 핵산서열 사이의 상관관계를 나타내는 것으로 가장 생물정보학의 가장 기본이 되는 연구방법 중의 하나이다. '서열 간의 관계'는 서열들이 기능적으로나 진화적으로 어느 정도 연관성이 있고 서열의 어느 부분들이 그러한 연관성을 가지고 있는가를 나타내는 방법으로 표시될 수 있다. 서열정렬은 어떤 기준에 의한 계산으로부터 만들어지는데 그 계산 과정이 복잡하고 계산량이 많기 때문에 컴퓨터 프로그램을 사용해야만 한다. 사실상 모든 서열정렬은 프로그램에 의해 이루어지므로 서열정렬을 하여 서열을 분석하고자 하는 생물학자는 프로그램의 사용법과 해석 방법을 습득해야 한다.

서열정렬은 관심 대상인 서열과 상동성(homology)이 높은 서열들을 알아내어 그 기능을 유추하거나 관련 있는 서열 간의 정량적인 상관관계(진화적인 연관성과 같은)나 관련 기능 부위 등을 예측하기 위한 목적으로 이용된다. 또한 특정 집단에 적용할 유전자 탐침(DNA probe) 또는 PCR 프라이머의 제작 등에도 서열정렬이 필요하며 유전자의 전체 염기서열을 얻기 위한 콘티그 구성작업에도 서열의 정렬이 필요하다.

분자 생물학에서 유전자를 여러 방법들을 이용해 클로닝하고 염기서열을 결정하고 나면 이 유전자가 기존에 이미 밝혀진 유전자인지, 새로운 것인지, 단백질로 번역했을 때 어떤 구조와 기능을 갖는지, 생물학적으로 어떤 의미가 있는지에 대한 의문이 든다. 다행스럽게도 생물학자들은 자신들이 연구한 단백질의 아미노산 서열이나 DNA 염기 서열들을 모두 모아 데이터베이스를 구축하였고 이 데이터베이스를 검색해서 유사성 있는 서열들을 얻음으로써 정보들을 얻을 수 있다.

초기의 유사성 검색 도구들을 Needelman & Wunch(1970)와 Sellers(1974)가 개발하였다. 이들은 비교할 서열들의 전체의 길이에 대한 "포괄적인(global)" 유사성 점수를 계산하였다. 이러한 형태의 알고리즘은 다양화된 서열에 민감하지 않으므로 유사성 검색을 위해 사용될 방법들은 "지역적인(local)" 유사성을 가지는 지역에 초점을 맞추어야 한다. 가장 광범위하게 사용되는 알고리즘은 Smith-

Waterman(1981), BLAST(1990)과 FASTA(1988)이다.

Smith-Waterman 알고리즘은 dynamic programming을 이용하여 전체 서열에서 유사성 검색을 수행하고 FASTA와 BLAST는 모든 가능한 배열들을 다 조사하지 않는 heuristic 알고리즘을 이용한다. 실제 검색에서 Smith-Waterman 알고리즘이 FASTA나 BLAST보다 정확한 것으로 알려져 있다. 하지만 partial length sequence의 경우 유사한 결과를 만들어 낸다. 최근에 개발된 BLAST 2.0은 gap filling 기능이 보강되어 입력한 서열 전체에서의 유사성을 보여주는 기능을 가지고 있다.

(2) 일반적 고려사항

Scoring Matrix : 두 개의 서열 사이를 최적으로 배열하는 것(optimal alignment)은 간단치 않다. 가장 큰 점수를 가지는 배열(alignment)이 생물학적 의미를 가진다고 할 때 여러 개의 배열들 중에서 점수를 계산하는 방법이 필요하다. 아래 두 개의 아미노산 배열을 보면,

a) TTYGAPPWCS (원본)	b) TTYGAPPWCS (원본)
TGYAPPPWS (DB)	TGYAPPPWS (DB)
(5개 일치)	(5개 일치)

9개 중 5개가 일치하므로 a와 b는 같은 점수일지라도 a는 상대적으로 보편적인 아미노산(A, P, S, T)만을 보존하고 있지만 b는 W, T와 같은 덜 보편적인 아미노산들이 보존되어 있다. 따라서 아미노산들 사이에 생물학적이나 화학적 관계를 반영하여 점수를 매겨야 한다.

측정행렬(Scoring Matrix)은 두 서열을 비교할 때 각각의 아미노산이나 염기의 일치 혹은 치환될 확률을 각각 계산해 주는 행렬이다. 실제 서열의 비교에 측정행렬을 이용하므로 이 측정 행렬은 모든 서열 분석의 기본이 된다. DNA 염기의 경우 A, T, G, C의 4가지 확률을 이용한 비교적 간단한 행렬로 simility를 이용한 Identity matrix와 Blast matrix 등이 있으며, 단백질의 경우 20개의 확률로 20×20 행렬로 표현한 다양한 측정행렬들이 존재하게 된다.

● Gap penalties

서열비교 시 삽입 혹은 삭제로 생기는 gap에 얼마의 감점을 줄 건지를 정하는 것으로 현재의 통계적 방법으로 정확한 해답은 없지만 여러 가지 실험적 사실을 통해 처음 생기는 gap에 −10이나 −14, 다음으로 생기는 gap에 −2나 −4점을 주는 것이 적당하다고 한다. 예를 들면 두 개의 서열 사이에 4개의 gap이 있고 −10, −2의 값을 적용하면 전체 gap penalty는 $-10+3\times(-2)=-16$이 된다. 이렇게 다른 값을 적용하는 이유는 진화상에서 처음 gap이 생기기는 힘들지만 그 이후 연속적으로 생기는 gap은 처음에 비해 쉽게 생길 수 있다는 것을 의미한다. 서열정렬 등과 같은 방법을 통해 그 기능이 밝혀지지 않은 서열 부위의 기능을 유추해낼 수 있으며 이는 일종의 데이터마이닝이라 할 수 있다. 즉, 단지 서열 문자정보 자체만을 알고 있을 때 등재된 데이터베이스 등을 이용해 서열 정렬을 실행하고, 이를 통해 비

슷하거나 혹은 연관성 있는 특성을 찾아내어 클러스터링을 한 다음 네트워크 상호작용 분석을 통해 그 기능을 유추해 낼 수 있다. 인간 유전자의 경우 약 30,000~40,000개 정도의 유전자가 존재할 것으로 예상되고 있지만 현재까지 밝혀진 것은 약 8,000개 정도이다. 따라서 예상되는 나머지 22,000개 이상의 유전자를 찾아내기 위해서는 위와 같은 과정을 반복적으로 수행함으로써 그 기능을 정의하여 새로운 유전자로 등록할 수 있게 될 것이다.

그러나 단백질의 경우는 조금 다르다. 단백질은 1차원적인 서열 분석만으로는 그 기능을 명확히 해석하는 데 한계가 있기 때문에 2차 구조, 3차 구조, 3D 구조 분석을 통해야만 어느 정도 예측할 수 있다. 단백질 아미노산 서열은 서열 유사성이 높더라도 구조적으로 차이가 충분히 날 수 있어서 전혀 다른 단백질로 분류되거나 그 반대로 서열 유사성이 낮더라도 구조적으로 비슷하여 유사한 기능성을 갖는 단백질로 분류되는 경우가 종종 있다. 이는 단백질의 기능이 특정 모티프(motif)의 구조 및 특성에 따라 결정되기 때문이다.

3) 구조학 연구(structural Study (Modeling of protein 3D structure))

생명현상을 직접적으로 조절하는 물질이 단백질임을 잘 알고 있다. 단백질의 작용은 주로 효소작용으로 설명되며 가장 대표적인 모델로서 “Key and Rock” 구조로 이해할 수 있다. 이는 단백질의 구조-특정부위에 의해 그 기능성이 결정되고 있음을 명확히 보여준다. 따라서 단백체 연구(proteomics)에서 구조 분석은 매우 중요한 분야이다(물론 DNA와 RNA 구조도 중요하지만 여기서는 단백질의 경우만을 설명하도록 하겠다). 실험실에서 단백질의 3D 구조를 밝혀내는 가장 대표적인 방법은 X-ray crystallography, NMR 등이 있으며 이들을 통해 단백질 분자의 3차원 구조를 알아내어 기능을 예측한다. 그러나 컴퓨터 하드웨어 및 소프트웨어의 발달로 단백질의 아미노산 배열로부터 2차 구조를 예측하거나 컴퓨터 시뮬레이션을 통한 가상의 3차원 분자 모델링을 통해 새로운 단백질을 밝혀내는 예가 급격히 늘고 있다. 그러나 현재로서는 단순히 단백질 서열 정보로부터 실제와 유사한 3차원 구조를 직접 예측하기에는 한계가 있기 때문에 각각의 아미노산 분자들의 구성과 화학, 물리학적 특성을 이용하여 분석을 하는 방법을 택하고 있다. 단백질 3차원 구조 모델링을 위해서는 컴퓨터 하드웨어 의존도가 높기 때문에 고성능의 컴퓨터 시스템을 갖추는 것도 고려해야 한다(실제로 외국의 여러 유명한 단백질 그룹들에서는 단백질 3차원 구조 분석을 위해 고성능의 유닉스 시스템이나 수십~수백 대의 PC를 이용한 리눅스 클러스터 시스템을 채택하는 경우가 많다).

4) 신약 개발(drug research)

단백질 3차원 구조 모델링을 이용하여 직접적으로 생명공학 산업에 이용될 수 있는 분야가 “신약 개발”이다. 그러나 이것은 Genomics, Proteomics, Cheminformatics, Molecular design, Chemical genomics 등의 다양한 분야로부터 컴퓨터 과학 기술력을 이용하여 생합성, 생물적 활성, 각종 생물 칩 개발 등의 여러 분야와 결부되어 개발이 이루어진다. 이전에는 실험실에서 직접 모든(?) 경우의 수만큼 실험을 해야만 유추해 낼 수 있던 결론을 컴퓨터 과학의 발전에 힘입어 가상공간에서 시뮬레이션함으로써 신약 개발에 드는 많은 비용과 시간 및 노동력을 상당량 줄일 수 있게 되었다.

5) Software Development

실제로 생물학 데이터를 이용하여 유용한 정보를 추출해 내기 위해서는 목적에 적합한 컴퓨터 프로그램이 필요하다. 데이터베이스가 잘 구성되어 있고 에러 없는 정보를 가지고 있다 하더라도 이를 적절히 처리해 줄 소프트웨어가 없으면 연구자는 큰 벽에 부딪히게 된다. 때문에 목적에 맞는 응용프로그램을 개발하는 것은 매우 중요하다. 단순히 핵산 서열을 아미노산 서열로 번역해주는 간단한 프로그램으로부터 서열 정렬 프로그램, 분자구조 이미지 가시화 프로그램, 가상 PCR 프로그램, promoter 예측 프로그램, 그리고 매우 복잡한 단백질 3차원 구조 예측 프로그램 등 그 개발 범위는 매우 광범위하다.

HGP의 완료 기간이 단축된 것도 유전자 조각을 자동으로 짜맞추는 프로그램이 적시에 개발되었기 때문이라고 해도 과언이 아니다. 그러나 생물학 관련 분석 툴 및 응용 프로그램, 제어프로그램 등을 개발하기 위해서는 생명현상에 대한 기본적인 이해가 필요할 뿐만 아니라 단백질 3차원 구조 분석 프로그램과 같이 복잡성이 매우 높은 경우에 여러 분야의 전문가들이 모여 서로 조언해 줄 필요가 있다. 실제로 세계의 여러 Bioinformatics 관련 그룹에서 생물학 관련 소프트웨어를 개발하고 있는 실정은 실험 데이터 분석에 필요한 프로그램을 자신들의 연구 환경에 최적화시켜 개발하는 경우가 많고 이들이 일반화되는 수정 과정을 거쳐 웹을 통해 공개되기도 한다. 1990년대 들어 웹상에 공개된 이 분야의 Free License 프로그램은 약 3,000여 개가 조금 넘을 것으로 추정되며 또한 현재까지는 서열분석을 위해 원격지 데이터베이스에 직접 접근하여 결과물을 얻고자 하는 경우가 많기 때문에 데이터베이스와 관련된 웹 기반의 애플리케이션 개발이 많은 부분을 차지하고 있다.

6) Algorithm study

우리는 어떻게 효과적으로 방대한 생물학 데이터를 분석할 것인가? 이것은 곧 분석 방법 및 원리 '알고리즘'에 대한 문제이다. 여기서 "알고리즘"은 크게 두 가지로 해석할 수 있는데 하나는 생명현상의 원리에 대한 것이고 두 번째는 컴퓨터가 처리하는 계산 방법에 대한 것이다. 생명 현상의 원리를 하나의 알고리즘으로 만들어 내기란 매우 어려운 문제이다. 이것은 생명 현상의 근원을 말하는 것일 수도 있기 때문이다. 그렇기 때문에 "알고리즘"을 이야기할 때 컴퓨터가 데이터를 처리하는 방법을 규정하는 것으로 해석한다. 따라서 어떠한 생명현상에 대한 명확한 해석을 갖는 예가 충분히 존재할 경우 공통의 원리를 찾아내어 수식화할 수 있다. 때문에 새로운 알고리즘을 개발하여 적용함으로써 더 빠른 계산 속도를 얻거나 새로운 분석 결과를 얻을 수 있으므로 매우 중요한 문제이다. 특히 Bioinformatics 연구를 위한 알고리즘은 생명정보의 흐름을 다루는 것이므로 수학적 표현만으로는 모든 것을 해결하지 못할 수도 있다. 전술한 바대로 매우 복잡하고 많은 변수를 지니고 있는 생명 현상을 직관적으로 바라보는 것이 필요하다.

3. 컴퓨터 프로그램의 활용

1) Introduction

20세기에 들어와서 염색체와 핵산의 구조가 규명되고, 유전자를 조작할 수 있는 각종 효소가 발견되었으며 세포배양기술의 발달과 전자현미경과 컴퓨터의 발전 등으로 여러 가지 최신 기법들이 개발되면서 분자생물학 분야는 급속도로 발전을 거듭하고 있다.

1970년대 이후 DNA sequencing의 기술이 발달하기 시작한 이후 서열에 관한 정보는 폭발적으로 증가하고 있다. 특히 최근에 완성된 인간 유전체 사업(Human genome project)으로 방대한 자료가 축적이 되었다. 이제는 이러한 유전자들의 역할 및 기능, 유전자 간의 상호작용 및 조절 방법 등을 알아내려는 새로운 접근이 시도되고 있다. 이런 기능 유전체학을 통하여 35억 개의 네 가지 염기의 단순한 배열로부터 유전자의 범위, 전사조절부위, 유전자의 전사 및 단백질의 기능 등을 유추하려는 시도가 늘고 있다. 특히 인터넷을 통하여 접근이 가능한 생물학 관련 자료들이 기하급수적으로 증가추세를 가져오고 있다. 그림 21-3에서 보는 바와 같이 생물학 정보의 양은 증가일로에 있으며 현재 속도가 빨라지고 있는 실정이다. 현대의 분자생물학자들에게는 데이터베이스와 생물학 정보 분석 소프트웨어는 필수도구가 되고 있다.

현재 인터넷에서 제공되는 분석 웹 사이트는 수천 가지에 이르고 있다. 이 중에서도 분자생물학에서 컴퓨터의 활용을 통한 첫 단계가 NCBI에서 제공하는 정보와 BCM search Launcher를 활용하여 염기서열 정렬에 관한 프로그램, 그리고 각각의 database들, 마지막으로 문헌고찰을 쉽게 할 수 있는 tools에 대하여 여기에서 알아보고자 한다.

본서에서는 computer program을 이용한 생명정보(DNA, protein sequence)의 분석과 획득에 중점을 두고 있다. 이 장에서는 주로 이용하는 web service를 중심으로 각 tools에 대한 분석보다는 간략한 소개를 통하여 분자생물학에서 이용이 가능한 프로그램을 소개하고자 한다. 생명정보 분석을 능숙하게 수행하기 위해서는 무엇보다도 다양한 web site를 검색하여 연구의 목적과 부합되는 프로그램을 선정하여 사용법 및 그 특징이 잘 설명된 document를 읽는 것이 중요하다.

2) NCBI (National Center for Biotechnology Information)

NCBI는 1988년에 설립되었으며 NIH (National Institute of Health)의 NLM (National Library of Medicine) 산하기관으로 지놈데이터를 분석하는 프로그램과 생명의학정보를 보급하는 기술개발, DNA database인 GenBank를 유지하는 기관으로, GenBank로부터 DNA 정보의 획득과 database를 대상으로 한 sequence 분석, MEDLINE 정보의 검색 및 열람이 가능하며 programs and services, what's new, NCBI News, postdoctoral fellowships, organizational structure, contact information, e-mail lists 등의 서비스가 제공된다(그림 21-1). 이외에도 PubMed, Entrez, BLAST, OMIM, dbEST, Unigene, GeneMAP 등 다수의 자원을 관리하고 있다.

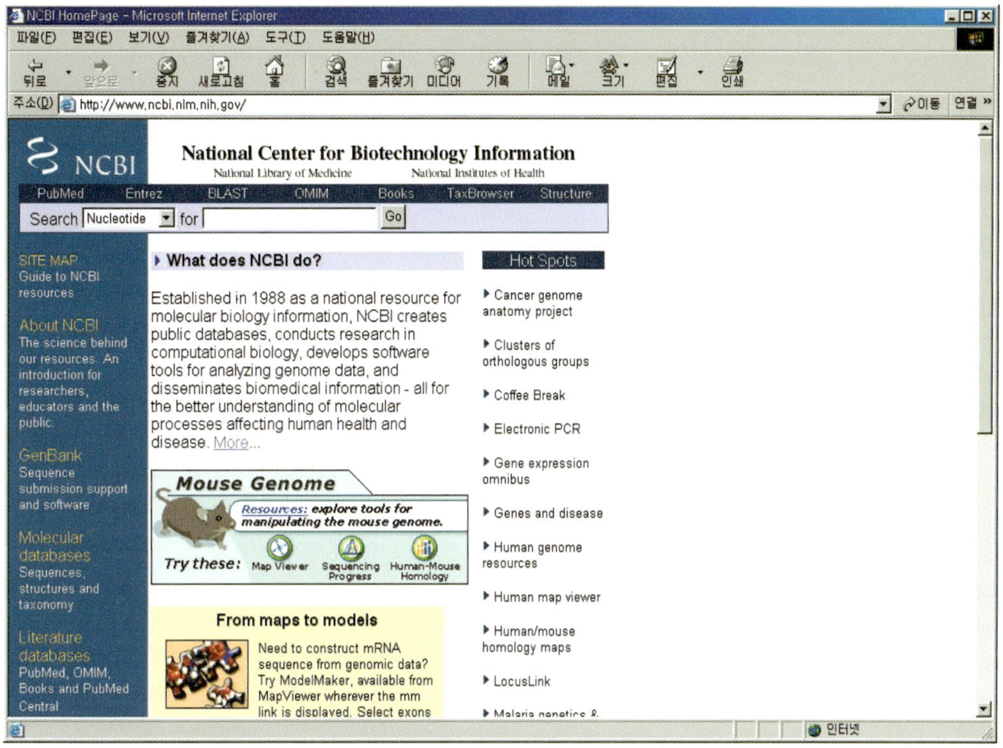

그림 21-1. NCBI 홈페이지 PubMed, BLAST, Entrez, OMIM 등의 서비스를 제공한다.

그림 21-2와 같이 resource를 직접 접속하여 원하는 서비스로의 이동이 간편하게 되어 있으며 표시된 link 또는 button을 click함으로써 진행할 수 있다.

GenBank ftp://ftp.ncbi.nih.gov/genbank/gbrel.txt

GenBank는 미국립보건원(NIH) 유전자 염기서열자료(genetic sequence database)로써 주석을 해놓은 방대한 자료로 모두가 이용할 수 있도록 제공하고 있다(Nucleic Acids Research 2002 Jan 1;30(1):17–20). 2002년 6월 현재 대략 20,649,000,000 bp, 17,471,000 염기서열이 기록되어 있다(GenBank growth statistics 참조, 그림 21-3).

매번 2개월 만에 새로운 release를 출시한다. GenBank는 국제염기서열 데이터베이스 협력기구(International Nucleotide Sequence Database Collaboration)의 일부로 일본의 DNA DataBank of Japan (DDBJ http://www.ddbj.nig.ac.jp/)과 유럽 European Molecular Biology Laboratory (EMBL http://www.ebi.ac.uk/), NCBI의 GenBank와 같이한다. 이러한 국제협력은 매일 정보를 교환하며 동일한 염기서열을 유지하고 있다.

PubMed http://www.ncbi.nlm.nih.gov/entrez/query.fcgi

National Library of Medicine의 서비스로 1960년대 중반부터 12 million MEDLINE citations을 검색할 수 있다. PubMed는 Entrez의 일부이며 검색된 논문과 관련된 여기서열, 단백질서열, OMIM 데이터베이스, 온라인 저널 등에 쉽게 접근할 수 있는 링크를 제공한다.

QUICK LINKS TABLE: ALPHABETICAL LIST WITH DIRECT LINKS TO RESOURCES			
BankIt	E-mail servers	Map Viewer	Retroviruses
BLAST	E-PCR	MGC	SAGEmap
Books NEW	Entrez	Microbial Genomes	Seminars
CCAP	FTP	MMDB	Sequin
CDD	GenBank	Mutation Databases (external)	Site Search
CGAP	GenBank sample record	NCBI Home	SKY/CGH NEW
Clones	GeneMap'99	NCBI News	Structures
Cn3D	Genes and Disease	Nucleotide Sequences (Entrez)	Taxonomy
Coffee Break	Genomes	OMIM	Trace Archive NEW
COGs	GEO	ORF Finder	UniGene
Computational Biology Branch	HTGs	Plant Genomes NEW	UniSTS
DART NEW	HomoloGene	Protein Sequences (Entrez)	VAST
dbEST	Human Genome Resources	PROW	VecScreen
dbGSS	Human Genome Sequencing	PubMed	What's New
dbSNP	Human-Mouse Homology Maps	PubMed Central	-
dbSTS	LocusLink	RefSeq	-
Education	Malaria	Research at NCBI	-

그림 21-2. NCBI의 서비스를 표로 정리해놓은 사이트

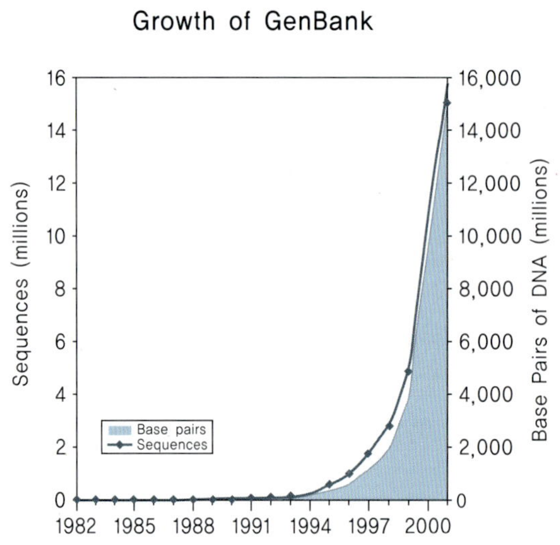

그림 21-3. 연도별에 따른 데이터 등록량

National Library of Medicine의 MEDLINE에 있는 12 million MEDLINE citations들을 PubMed로 검색할 수 있다.

Entrez http://www.ncbi.nlm.nih.gov/Entrez/

NCBI 데이터베이스를 체계적으로 검색할 수 있는 시스템이다(그림 21-4). 이를 이용하여 연구자들에게 데이터의 순서, mapping 분류법, 구조를 통합적인 접근을 제공한다. 또한 염기서열과 염색체 지도를 그래픽으로 보여준다. 특히 서열, 구조, 조회와 관련된 복구능력이 특징이다.

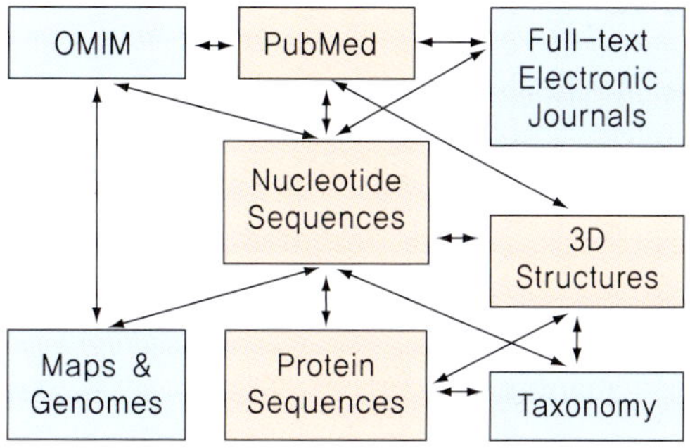

그림 21-4. Entrez에 관련된 데이터의 흐름도

ENTREZ home page는 NCBI의 homepage 위쪽에 NCBI에서 제공하는 주요 서비스를 한 번에 보여주는 7개의 버튼들 중 하나인 ENTREZ를 선택하면 들어갈 수 있다. 왼쪽 프레임에는 ENTREZ 도움말과 검색 가능한 Database에 관한 도움말, 그 외 ENTREZ program을 자신의 PC에 설치하여 사용할 수 있는 Network Entrez에 관한 도움말과 link를 시켜주고 또 얻어야 하는 정보가 너무 방대할 경우를 위해 일괄적으로 처리해 검색 결과를 file로 저장해 보내주는 service를 제공하는 곳을 연결시켜주고 있다.

메인 프레임에는 ENTREZ에서 검색할 수 있는 Database들을 7가지로 분류해 놓았는데 아래와 같다.

PubMed : The biomedical literature (PubMed)
Nucleotide sequence database (Genbank)
Protein sequence database
Structure : three-dimensional macromolecular structures
Genome : complete genome assemblies
PopSet : population study data sets
OMIM : Online Mendelian Inheritance in Man
Taxonomy : organisms in GenBank
NEW Books : online books
NEW ProbeSet : gene expression and microarray datasets
NEW 3D Domains : domains from Entrez Structure
NEW UniSTS : markers and mapping data
NEW SNP : single nucleotide polymorphisms
NEW CDD : conserved domains

- Nucleotides : GenBank, EMBL, DDBJ의 염기 서열들을 검색할 수 있다. 검색을 통해 얻은 유전자 염기 서열들은 염기 서열 이외에 단백질 서열이나, 알려져 있는 3차 구조, 관련된 논문 초록, 해당하는 organism의 taxon, 염색체상의 위치 등을 단지 마우스 선택들을 통해 손쉽게 알 수 있다.
- Proteins : Swiss-Prot, PIR, PRF, PDB에 있는 단백질 서열들과 GenBank, EMBL, DDBJ에 있는 염기 서열들을 translation해서 얻은 예상 단백질 서열들을 검색할 수 있다. 단백질을 검색한다는

점을 제외하고는 유전자 염기 서열을 검색하는 것과 거의 유사하다.

- 3D structures : PDB와 NCBI의 Molecular Modeling Database (MMDB)에 있는 단백질의 3차 구조들을 검색할 수 있고 검색 결과로 나온 단백질을 Structure summary를 선택하면 3D structure viewer인 Cn3D로 3차 구조를 직접 볼 수 있다. protein link를 선택하면 단백질에 관한 서열, 2차 구조 등과 같이 단백질 검색할 때 얻을 수 있는 정보를 바로 얻을 수 있다.
- Genome : genome과 염색체의 mapping data를 볼 수 있다. 현재 sequencing이 끝난 genome들의 genetic, physical mapping data와 sequening이 진행 중인 고등생물의 mapping data들을 검색할 수 있다.
- Taxonomy : NCBI/GenBank에서 운영되는 taxonomy database를 검색할 수 있다. 선택해서 들어가면 위에는 분류군별로 나열되어 있어 해당하는 분류군으로 link시켜 놓고 아래에는 찾고자 하는 분류군이나 개체를 직접 입력해 검색할 수 있도록 하며 가장 아래쪽에는 현재 진행되고 있는 project에 사용되는 organism들은 direct link로 편리하게 이동할 수 있도록 한다.

3) BLAST-서열상동성 검색(Sequence Homology Search)

NCBI home에서 [BLAST] button을 클릭한 다음(그림 21-5), Standard nucleotide-nucleotide BLAST [blastn]을 선택하여 이동한다.

NCBI 툴을 처음 접하는 사용자는 Query 튜토리얼(http://www.ncbi.nlm.nih.gov/Education/BLASTinfo/query_tutorial.html)부터 시작해야 하며 약간의 사용 경험이 있다면 좀 더 고급 과정인

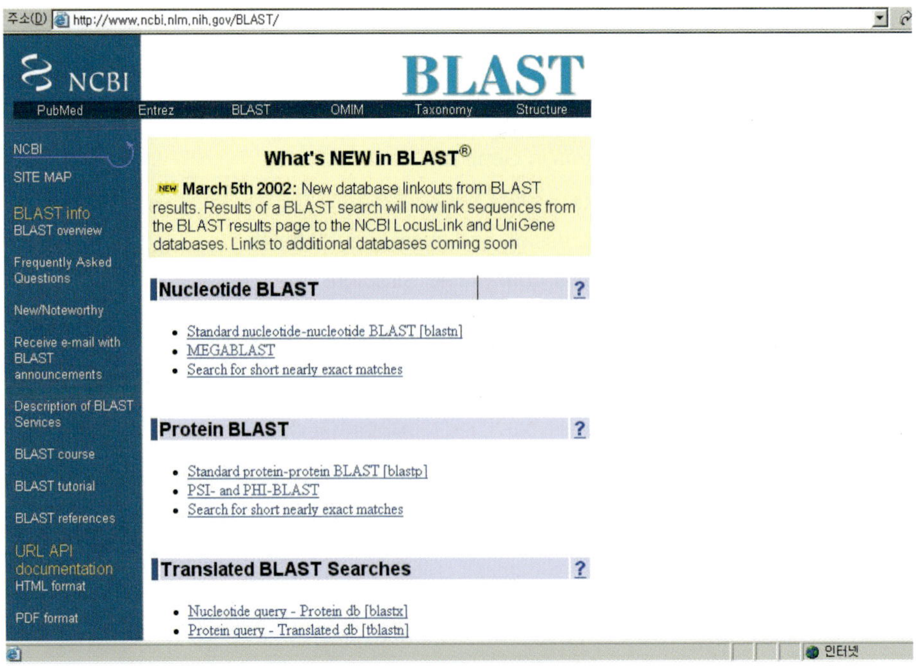

그림 21-5. BLAST 검색창

PSI_BLAST 튜토리얼을 시작하기 전에 BLAST 튜토리얼(http://www.ncbi.nlm.nih.gov/Education/BLASTinfo/information3.html)을 먼저 공부해야 한다. 그림 21-6은 BLAST search page이다. BLAST program은 비교적 길이가 짧은 sequence에 대한 대용량 database에서의 homolog를 빠른 시간에 찾기에 적합하다. 이는 BLAST의 algorithm이 기본적으로 최초 match의 필요 길이가 길고 gap을 넣지 않기 때문이다. 중간에 gap이 있는 경우에는 gap 위치를 기준으로 앞뒤 두 개의 fragment를 따로 align 시킨다. 최근 Gapped BLAST라는 program이 개발되어 단점을 극복하려는 시도가 있다. Specialized BLAST Pages는 기존의 database에서 추출, 정리된 일부 또는 최근 Genome Project에 의해 결정된 whole genome sequence를 대상으로 homology search를 수행한다.

서열정렬(Sequence alignments)은 gene의 특성이 파악된 gene과 새로이 발견된 gene을 비교하는 매우 강력한 방법이다. 잘 제작된 queries와 alignments로부터 기능적 정보(functional information)뿐만 아니라 진화론적 정보(evolutionary information)도 추출할 수 있다. BLAST 2.0(Basic Local Alignment Search Tool)은 뉴클레오타이드 데이터베이스(nucleotide database)와 단백질 데이터베이스(protein database)의 신속한 검색 방법을 제공한다. BLAST에서 사용하는 알고리즘은 global alignment뿐만 아니라 local alignment도 탐지하기 때문에 관련이 없는 단백질 내에 파묻혀 있는 similarity의 영역도 탐지될 수 있다. 이들 모든 타입의 similarity는 미지의 단백질의 기능에 대한 중요한 단서를 제공할 수도 있다.

BLAST가 유사성 검색을 하는 것은 다음과 같다. (1) 우선 검색을 원하는 서열(query sequence)로부터 3개의 단백질 혹은 11개의 염기로 이루어진 단어들의 조합을 만든다. 만들어진 조합들을 각각 서열 database의 서열들과 비교를 한다. (2) 만약 각각의 단어 조합들과 같은 서열이 서열 database에서 발견

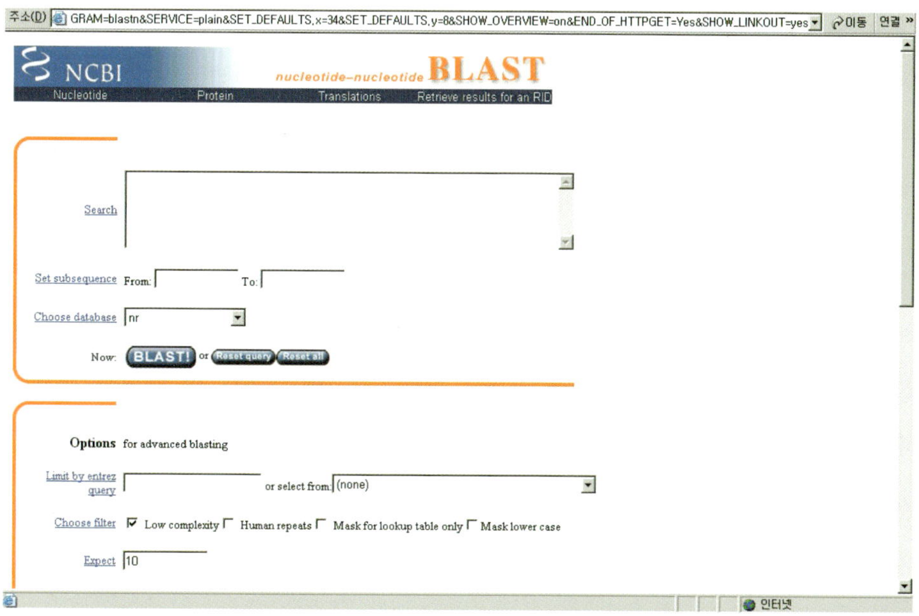

그림 21-6. nucleotide-nucleotide BLAST 검색을 한다. 이때 검색이 필요한 염기서열을 직접 넣거나 파일을 불러올 수 있다.

이 되면 BLAST는 옆 단어들로 유사성 검색을 확장시켜 나간다. 이때 gap은 허용하지 않는다. (3) 확장을 마친 후 database 서열 중 일정값 이상의 HSP (High-scoring Segment Pairs)를 가진 서열들을 추출한다. 이때 중복되지 않는 각각의 HSP들은 통계적인 test를 거쳐 연결된다.

BLAST 검색 페이지에서는 여러 종류의 프로그램 중 하나를 선택할 수 있다. 표 21-1은 선택 가능한 프로그램과 해당 프로그램에 대한 설명이다.

표 21-1. BLAST 프로그램에 대한 설명

프로그램명	프로그램 설명
blastp	단백질 sequence 데이터베이스(protein sequence database)에 대하여 입력으로 주어진 아미노산 sequence (amino acid query sequence)을 비교하는 프로그램이다.
blastn	뉴클레오타이드 sequence 데이터베이스(nucleotide sequenced database)에 대하여 입력으로 주어진 뉴클레오타이드 sequence (nucleotide query sequence)을 비교하는 프로그램이다.
blastx	단백질 sequence 데이터베이스(protein sequence database)에서 reading frames으로 변환된 뉴클레오타이드 sequence (nucleotide query sequence)을 비교하는 프로그램으로, 미지의 뉴클레오타이드 sequence로부터 만들어질 수 있는 단백질을 검색하는 경우에 사용한다.
tblastn	동적으로 reading frame으로 번역된 뉴클레오타이드 sequence 데이터베이스(nucleotide sequence database)를 대상으로 단백질 sequence (protein query sequence)을 비교하는 프로그램
tblastx	Six-frame으로 번역된 뉴클레오타이드 sequence 데이터베이스를 대상으로 입력으로 주어진 뉴클레오타이드 sequence (nucleotide query sequence)를 six-frame으로 번역하며 비교하는 프로그램. BLAST 웹페이지에서 balstx 프로그램은 nr 데이터베이스와 함께 사용할 경우 계산량이 너무 많으므로 사용할 수 없다.

4) BCM Search Launcher

새로 발견한 염기서열의 데이터베이스에 대한 상동성 검사, 염기서열로부터의 단백질서열의 추출, 단백질서열의 상동성 검색, 상동서열들의 다중정렬, 단백질의 2차 구조 예측 등 다양한 분석을 하게 된다. 이러한 분석을 인터넷을 통하여 종합적으로 수행할 수 있는 방법 중의 하나가 베일러 의대의 분석도구를 이용하는 것이다. 이 BCM Search launcher (http://searchlauncher.bcm.tmc.edu/seq-util/seq-util.html)는 다양한 분자생물학 관련의 검색과 분석을 한곳에서 종합적으로 실행하도록 구성되어 있다. 특히 단백질의 모티프, 도메인, 패턴분석은 EC pattern DB, PIMA pattern DB, PROSITE 패턴 DB, BLOCKS, COG 등의 데이터베이스에 대한 검색을 수행한다. 세 개 이상의 상동성을 가지는 단백질의 유사성, 모티프의 발굴, 유전적 상관관계 등을 알기 위해서는 다중정렬이 필요하다. 다중정렬도구로는 ClustalW, CAP, MAP, BLOCK MAKER 등의 프로그램을 이용한다(그림 21-7).

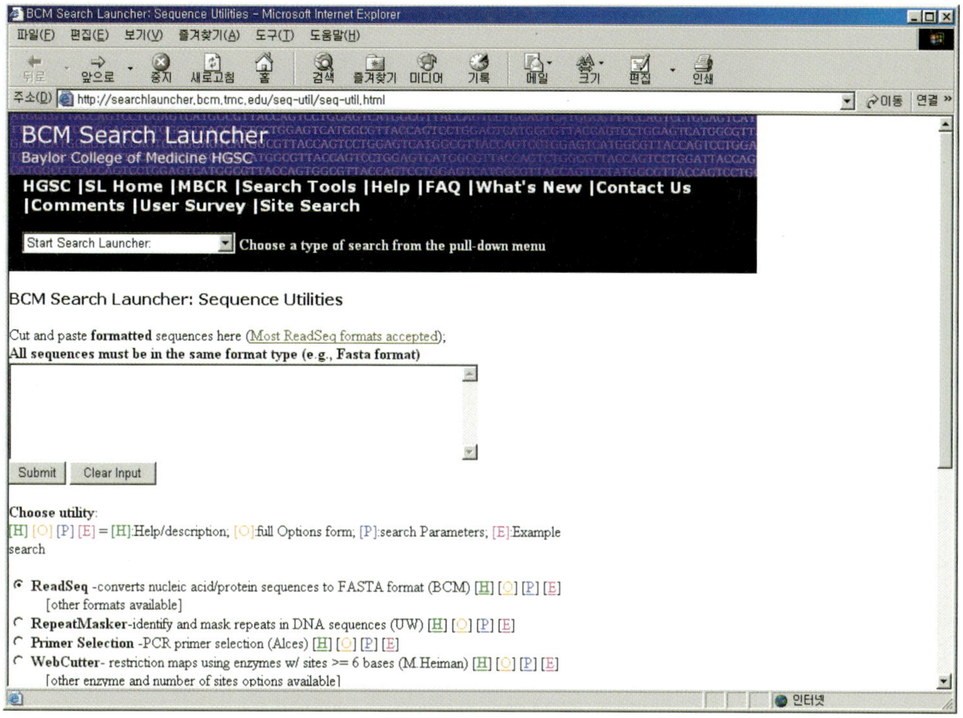

그림 21-7. BCM search launcher web site

5) MedMiner

gene, gene-gene 또는 gene-drug query를 기초로 한 문헌고찰 시 관련된 문장을 정확하고 정리가 잘 되게 추출해주는 프로그램이다. 여기에는 GeneCards와 PubMed search 엔진을 사용하는데 사용자가 원하는 단어를 입력하면 각각의 메타볼리즘에 따른 필터를 통하여 유사 및 관련된 문자를 보여주는 통합적인 문헌고찰 프로그램이다. Relational keyword distribution으로 분류하여 "Summary : Found 352/1572 relevant abstracts. Found 511/13976 relevant sentences" 등으로 일목요연하게 보여준다.

이 도구를 시작하기 위해서는 그림에서와 같이 "General Query"을 클릭하여 들어가면 된다(그림 21-8).

4. 생명정보학 용어해설

- 국부정렬(local alignment) 서열정렬 방법에 국부상동성을 이용한 정렬
- 클러스터링(clustering) 각 단위체를 묶음 지어 나가는 방법
- 다중정렬(multialignment) 3개 이상의 염기 또는 단백질 서열에 대한 정렬
- 데이터베이스(Database) 복수의 사용자를 위한 자료이며, 서로 연관된 정보에 대하여 최소한의 중복만을 허용하여 모아놓은 자료의 집합

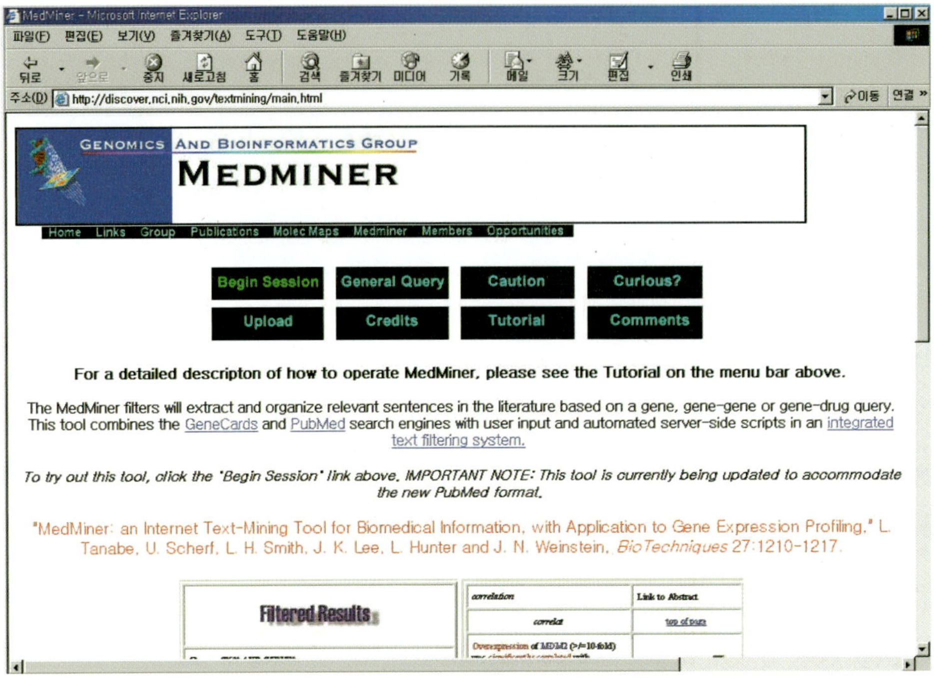

그림 21-8. BCM search launcher web site

- **돌연변이 연구(Mutation studies)** 세퀸(Sequin)에서, 같은 개체의 같은 종에서 같은 유전자의 서열의 세트에서 분리되고, 서열화될 수 있는 돌연변이를 이끌 수 있는 여러 가지 차이가 있다.
- **득점 행렬(scoring matrix)** 서열정렬 과정에서 상동성 계산을 위해 필요한 행렬
- **반이(Paralogs/Paralogous)** 두 생물체에서 상동성을 나타내는 서열로서 공통 조상의 유전체에서 한 서열의 중복에 의해 생성된 서로 다른 두 복사본의 후손인 경우이다.
- **발견적 알고리즘(heuristic algorithm)** 컴퓨터를 이용해서 정확한 해답을 얻어내기에는 실용적이지 못하거나 다루기 어려운 문제를 해결하기 위한 경제적인 전략. 따라서, 발견적 접근은 최적의 또는 "true(참의)" 해결을 찾기에는 정확하지 못하다.
- **블로섬(BLOSUM)** S. Henikoff와 J. Henikoff가 단백질 블록으로부터 구성한 득점 행렬
- **상동(homologous)** 계통분류학에서는 공통 조상의 동일한 특성으로부터 유전학적으로 전해진 서로 다른 개체들에서 나타나는 특성을 나타내는 말이다. 분자생물학에서는 "상동"은 종종 유전학적 연관 관계를 고려하지 않고 간단히 유사함을 의미하기도 한다.
- **상동성(homology)** 같은 조상으로부터 유래한 유사도
- **쌍정렬(pairwise alignment)** 2개의 염기서열 또는 단백질 서열에 대한 정렬
- **서열정렬(sequence alignment)** 단백질서열이나 핵산서열 사이의 상관관계를 나타내는 것
- **알고리즘(Algorithm)** 한 문제로부터 결과를 얻기 위한 방법과 절차(procedure)를 표현하는 전산학 용어

- **전역정렬(global alignment)** 서열정렬 방법에 전역상동성을 이용한 정렬
- **정보(Information)** 데이터를 정해진 알고리즘에 의해서 처리하여 의사결정을 내릴 수 있도록 정리해 놓은 자료집합
- **정보시스템(Information System)** 정보를 필요한 사람에게 제공할 수 있도록 정보를 저장하여 체계화 시켜 놓은 것
- **중복데이터(Redundant Data)** 데이터베이스 또는 파일에 동일한 자료가 여러 개 존재하는 경우
- **콘디그(contig)** 구성작업 염기서열이 밝혀진 각 단편들의 정보를 이용하여 전체 염기서열을 재구성하는 작업
- **팸 행렬(PAM matrix)** PAM (Percent Accepted Mutation)과 BLOSUM (BLOcks SUBstitution Matrix)는 각각 210가지의 아미노산 서열치환을 위한 점수를 결정하는 행렬. 이 점수는 데이터베이스 서열의 정렬 시 관찰될 수 있는 경험적인 치환 빈도에 기초를 두고 있다. 그리고 일반적으로 유사한 물리화학적 특성을 반영한다(예를 들어, 이소루이신(Isoleucine) 대신 루이신(leucine)의 치환(두 아미노산은 유사한 소수성과 크기를 가짐)은 글루타메이트(Glutamate) 대신에 루이신(leucine)을 치환하는 것보다 높은 점수를 가질 것이다.)
- **EST** Expressed sequence tag. EST는 보통 많이 얻은 mRNA (cDNA)로부터 한 방향으로만 조금 읽은(300~500 bp) 것이다. EST는 특정 조직, 그리고/또는 특정 발생 단계에서 발현되는 것을 보여주는 스냅 사진과 같다. 특정 cDNA 도서관(library)에 대한 발현 표지인 셈이다. 이러한 레코드는 항상 주석이 매우 빈약하고 단지 도서관과 생물자료(BioSource) 정보만을 포함한다. 이것들은 다양한 데이터베이스, 특히 DDBJ/EMBL/GenBank, dbEST, 그리고 Unigene에서 찾아볼 수 있다.
- **GOP (Gap Open Penalty)** 서열정열에서 간격(gap)이 발생할 때 부가되는 벌점
- **HTGS (HTG)** High-throughput genome sequences (HTG는 DDBJ/EMBL/GenBank에서 HTGS의 division이다). 세계적으로 다양한 유전체 서열분석 센터들은 인간과 다른 고등진핵 생물의 유전체의 대규모 서열분석을 해 왔다. 그 데이터베이스들은 격리된 구획에서 그와 같은 서열분석 노력들의 결과인 끝나지 않은 서열들을 넣어 줌으로써 이익을 가져다준다고 간주되어 왔다. 이러한 끝나지 않은 자료(unfinished records)들은 대부분의 경우 뉴클레오티드, 낮은 정확성, 그리고 자료상에 주석이 없는 것에서 간격(gap)들의 중요한 숫자들에 대해 주목할 만하다. 이러한 서열들은 standard DDBJ/EMBL/GenBank 자료들에서 상위기준에 대한 기대에 미치지는 못하였다.
- **STS (Sequenced tagged site)** STS는 유전체 안의 한 위치에 해당하는 지도작성용 시약을 제조하기 위한 PCR 반응에서 사용되는 원동자쌍의 조합을 알려주는 독특한 서열이다. 이곳의 목적은 이미 알려진 유전자와 알려지지 않은 서열의 지도상 위치의 상관성을 밝히기 위하여 다른 데이터베이스의 서열과 STSs의 상호 비교를 촉진하는 것이다.

참고문헌

Bioinformatics, Sequence and Genome Analysis; David W Mount, CSHL Press, 2001.

"MedMiner : an Internet Text-Mining Tool for Biomedical Information, with Application to Gene Expression Profiling," L. Tanabe, U. Scherf, L. H. Smith, J. K. Lee, L. Hunter and J. N. Weinstein, BioTechniques 27:1210−1217.

WebBLAST 2.0 : an integrated solution for organizing and analyzing sequence data. Ferlanti ES, Ryan JF, Makalowska I, Baxevanis AD.Bioinformatics 1999 May;15(5):422−3.

ftp://ftp.ncbi.nih.gov/genbank/gbrel.txt

http://www.ddbj.nig.ac.jp/

http://www.ebi.ac.uk/

http://www.ncbi.nlm.nih.gov/entrez/query.fcgi

http://www.ncbi.nlm.nih.gov/Education/BLASTinfo/query_tutorial.html

CHAPTER 22

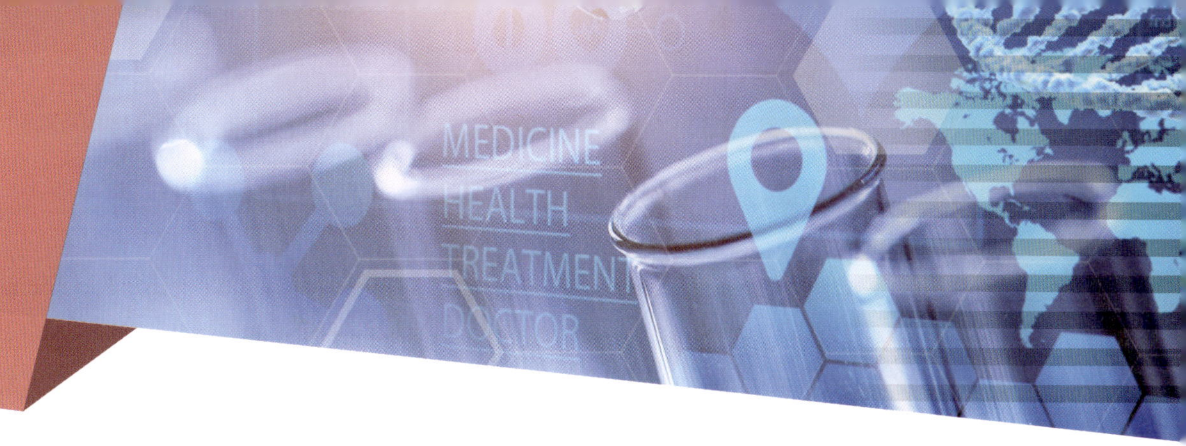

검체 취급법

Sample Handling

임상병리검사를 하는 데에는 검사에 사용될 검체가 합당하게 채취되어야 정확한 결과를 얻는다는 것은 너무나도 당연한 일이다. 합당치 못한 검체의 채취나 취급은 엉뚱한 결과를 얻게 되어 이것이 마치 환자에게서 나온 결과인양 판단되어 크나큰 오류를 범하게 된다. 이러한 업무규칙은 상당히 세밀한 조작과 기술이 따른 것이다.

임상병리과 검사실에서는 상당한 경력을 가진 임상 병리사의 적절한 판단이 필요하다. 검체채취는 어떤 검사를 하느냐에 따라 달라진다. 가령 혈액학 검사(hematological tests)를 하려면 routine CBC 검사(complete blood cell count, CBC)는 정맥혈이나 모세관 혈액으로 검사를 한다. 그러나 이런 혈액도 경우에 따라서는 그 검사 결과가 큰 차이가 있을 수가 있다. 가령 정맥 채혈할 때 지혈대(tourniguet)를 너무 오래 매고 있다가 혈액을 채취하면 울혈 때문에 농축된 결과를 얻고 또한 혈액가스 성분이 변하여 적당치 못한 결과를 얻게 된다.

또한 피부 천자를 한 후 자연 출혈이 되지 않으면 무리한 압력으로 출혈을 유도하여 잘못된 혈액을 가지고 검사를 하게 된다. 혈액화학 검사(blood chemistry tests)에서 포도당(glucose) 검사를 해야 하는 데는 합당한 시간에 채혈을 요구하고 있으나 늦게 채혈을 하였다면 많은 결과의 오류와 판단을 흐리게 한다. 이와 같이 검체는 합당한 방법으로 합당한 시간과 상태에서 적당한 항응고제(anticoagulant)를 사용하여 채혈 즉시 임상병리과에 합당한 보관법으로 운반하여 담당자에게 확실하게 전달되어야만 옳은 결과를 얻는다. 채혈이 끝나면 환자에게 내출혈이 생기지 않도록 설명을 해 주어야 한다.

1. 채혈법(technigue of blood collection)

환자의 준비는 원칙적으로 아침 공복 시 채혈이지만 해당 검사에 영향을 미치는 약품의 복용은 대개 1~2주 전부터 중단한 후 실시한다. 그러나 어린이와 같은 특수사항에서는 이와 같은 설명을 기재하여 판단에 참고가 되도록 한다.

검체는 전혈(whole blood), 혈장(plasma), 혈청(serum) 등 검사종목에 따라 다를 수 있다. 전혈은 일상적 혈액검사(routine hematology test), 즉 RBC, WBC, Hb (hemoglobin), Hct (hematocrit)를 비롯한 ESR (erythrocyte sedimentation rate), reticulocyte count, platelet count, 삼투압취약성 검사(osmotic fragility test) 등에 사용한다.

혈장은 전혈 중의 액체부분(liquid part)인데, 여기에는 혈청단백(serum protein) 등 임상 화학적 검사에 사용되는 성분과 면역학적 검사 및 응혈 검사에 사용한다. 한편 혈청은 혈장에서 섬유소원(fibrinogen)을 제거한 부분이며 대부분의 검사에서 같은 목적으로 비슷하게 이용되며 근래에는 혈청의 이용도가 더 많다. 즉, 전해질(electrolytes), 효소(enzymes), 포도당(glucose), 당백분획(protein fraction) 및 빌리루빈(bilirubin) 등 여러 검사에 사용된다.

1908년 이후 AIDS (acquired immuno deficiency syndrome)나 HBV (hepatitis B virus) 등의 감염성 질환이 의료인에게 감염 취급법을 정하여 이 방법대로 시행되기를 권장하고 있다.

검체량은 검사방법, 사용되는 기계 등에 따라 달라진다. 채혈기구는 일회용 주사기(disposable syringe)와 시험관이나 다량의 검사종목이라면 그림 22-1과 같이 진공채혈기(vacutainer)를 사용하여 그림 22-2와 같은 천자부위를 채혈한다. 팔오금중간정맥(median cubital vein)은 정맥 채혈 시 가장 우선적으로 선택되는 혈관으로 피부표면에 밀접하게 있고, 굵고 곧으며 통증이 덜하다. 또한 신경 손상과 혈종 발생이 가장 적은 부위이다.

이것은 2 mL에서 20 mL까지 자유스럽게 채혈할 수 있으며 이와 같은 기구는 용혈(hemolysis)을 방지할 수 있는 이외에 의료인의 감염방지에 많은 도움이 된다.

Vacutainer는 그림 22-3과 같이 고무마개(color-coded stoppers)가 색으로 되어 있어 종류를 구별할 수 있게 되어 있다. red-top tube는 혈청분리용, green-top tube는 heparin 처리용, blue-top tube는 citrate 처리용, lavender-top tube는 routine CBC에 합당한 항응고제(anticoagulant)를 내포하고 있다. 또한 vacutainer에는 혈청 분리를 속히 하기 위하여 SST (Serum Separation Tube) 관이 있어서 여기에 채혈하여 그대로 원심분리를 하면 생화학 자동분석에 loading하여 진행할 수 있다.

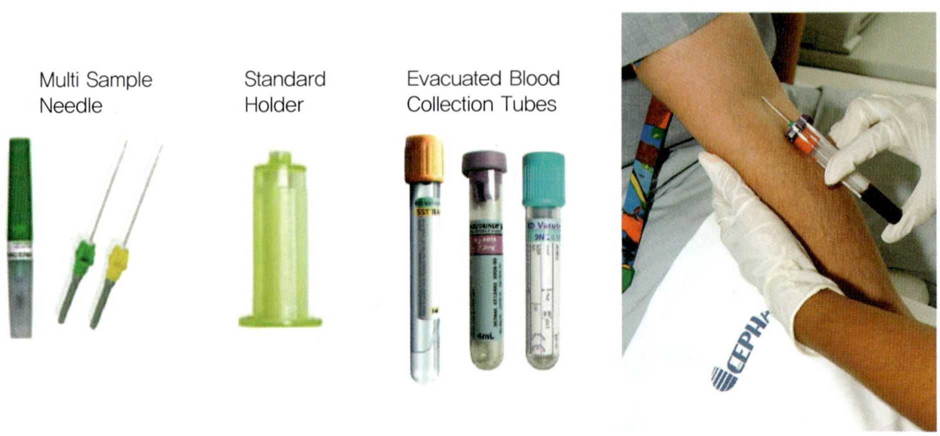

그림 22-1. Blood collection system

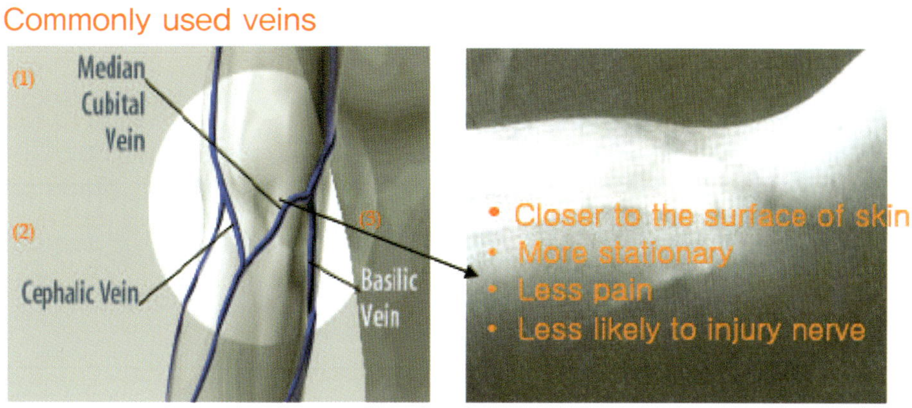

그림 22-2. 일반적인 채혈 시 정맥의 천자부위

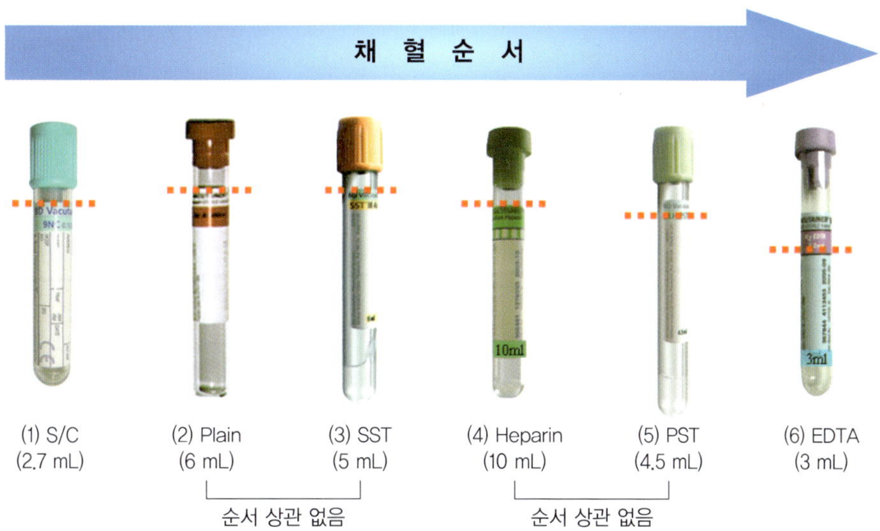

그림 22-3. 채혈량과 채혈순서

2. 검체의 종류

임상검사의 목적에 가장 잘 쓰이는 검체(specimen)는 혈액, 특히 혈청이며 그 다음으로는 요검체이다. 그러나 빈도는 훨씬 적지만 이외에도 표 22-1과 같은 체액, 분비물, 천자액, 배설물 혹은 조직 편 등도 임상검사의 검체가 될 수 있다.

혈액은 각종 장기, 조직에서의 대사에 필요한 물질을 공급하고 반대로 대사산물을 회수하는 역할을 하여 생체 내의 대사를 총괄적으로 반영하므로 검사의 대상으로서 가장 좋다고 할 수 있다. 전혈 그대로의 검체를 사용하는 경우도 있으나 임상화학 검사나 면역혈청검사에서는 거의가 혈청으로서 사용된다. 한편 혈장은 응고를 피할 목적으로 각종 항응고제로 전처리하여 얻게 되므로 이러한 항응고제의 영향을 받는 일이 많다. 따라서 혈당, 암모니아, 호르몬 등 한정된 항목 이외는 임상검사의 검체로서는 그다지 사용되지 않는다.

표 22-1. 임상검체의 종류

체액	혈액(전혈, 혈장, 혈청), 뇌척수액
분비물	위액, 체액, 담즙, 타액, 땀, 결석
천자액	복수, 흉수, 관절강액
배설물	요, 분변, 호흡배기
조직 편	각종 생검재료, 기타

요 검체는 대량 채취가 어렵지 않고 생체 내 대사의 변조나 여러 장기에서의 병변 등을 반영하는 점에서 적절한 검체의 한 종류이다. 그러나 요는 방광 내에 잔류되며 신기능이나 요도 이상 등에 영향을 받기 때문에 배설도중에 변질되기도 하고 체내에서의 대사 이상도 시간적 차이가 있기 때문에 요가 반영하는 종합적 정량적 정보는 그다지 엄밀하다고는 볼 수 없다.

3. 검체 채취(sampling)

검사 성적에 미치는 검체의 영향에 대해서 표 22-2에 표시했으며 임상화학 검사용 검체의 채취, 즉 sampling에 관해서 구체적인 주의를 기술하여 본다.

1) 일반적 오염의 방지

검체 채취에서 유의해야 할 점은 채취에 사용되는 기구의 선택 및 검체의 오염을 피해야 한다는 점이다. 현재는 품질과 오염의 염려가 없는 일회용(disposable) 제품을 사용하는 경우가 많지만 반복 사용하는 이제까지의 기구류는 적절한 세척제로 충분히 세척(rinse)하여 잔존물질을 완전히 제거하고 정제수

표 22-2. 임상병리검사 성적에 미치는 검체의 영향

검사 재료의 불량, 열화
① 용혈 ② 이상 생체 시료(황달혈청, 고지혈, 혼탁 등) ③ 변질 ④ 투여 약제의 섞임
검체 채취조건의 불량
① 채취시간, 식사의 영향, 당일 내 시간대, 기타의 생리적 변동인자에 의한 영향 ② 부적당한 전처리 ③ 보존상의 적부

로 잘 씻어 건조시킨 것을 사용한다. 만일 수분 등이 남아 있으면 용혈되는 일이 있으며 그 때문에 칼륨(K), AST (GOT), LD (Lactate dehydrogenase), Acid phosphatase (ACP), 그 밖의 측정치가 상승하여 정확한 측정을 방해받는 일이 많다. 최근 그다지 사용되지는 않지만 chrome-sulfuric acid 혼합액 등의 산처리를 한 후 충분한 물로 헹굼이 부족하면 각종 효소 활성의 소실이나 무기질(Fe, Cu, P)의 이상 높은 치를 나타낸다.

혈청철(Fe)이나 동(Cu)의 측정에서 특히 오염을 피하기 위하여 채혈기구, 시험관, 파이펫(pipet)류 등의 사용기구는 모두 산 처리와 탈철(脫鐵)을 하는 것이 불가결한 점으로 되어 있다. 또한 근래 각종 세제를 사용하는 일이 많아 유리기구가 보기에는 오염이 없어 보이지만 흐르는 물이나 탈이온수로 수세를 충분히 하지 않으면 세제 자체의 오염도 있을 수 있다.

2) 채혈

임상화학검사를 목적으로 혈액을 채취할 때에는 주로 정맥혈을 사용한다. 흔히 아침 공복 시에 안정을 유지하면서 주정맥에서 채혈한다. 아래에 기록하는 여러 가지 점을 유의하며 환자에게 불안감을 주지 않도록 하고 청결을 유지하면서 확실하게 또한 용혈을 피하며 기술적으로 채혈하는 것이 중요하다.

혈액검체는 일반적으로 채혈 즉시 분석을 하는 것이 일반적이지만 검사종목에 따라서 전혈을 냉장보관하면 성분변화가 실온보다 빨리 오는 것이 있다.

- 환자의 정서 불안정이나 스트레스에 의해 상승하는 성분도 있다.
- 선 자세로 채혈하면 단백, 질소 화합물, 효소, 내분비 호르몬 등이 1% 내지 10%가량 높은치를 나타낸다.
- 지혈대(tourniquet)를 강하게 또는 너무 오래 매어 두면 혈액의 농축이 일어나서 검사치에 영향을 미친다(30초 이내에 끝내야 한다).
- 모세혈액, 정맥 또는 동맥혈액에 따라 차이를 나타낸다.
- 귓불, 신생아의 경우에 실시되는 손가락 끝 또는 발뒤꿈치에서의 천자 혈액은 조직액이 섞이기 쉽고 용혈되기 쉬워서 너무 강하게 짜내는 것은 피한다.

즉, 위의 사항들을 주의해야 한다. 또한 혈청 중의 생화학 성분치를 변동시키는 생리적 변동인자가 많지만 실제의 채혈에서 무시하기 곤란한 약간의 인자에 관해서 기술한다.

(1) 생체 리듬

혈청 중의 생리성분 중에는 생체 내 대사의 양성을 반영하여 하루의 시간대에 따라 현저한 수치의 변화를 나타내는 것이 있다. 이와 같은 생체 리듬의 영향을 받는 것으로는 야간보다 새벽에 높은 수치를 나타내는 혈청철(serum iron) 외에 혈청구리(serum copper), 혈당(blood glucose), 지질(lipids)도 일일 내 변동(within day variation)을 나타내는 성분이다. 특히 호르몬 성분은 심하여 검사결과는 여기에 합당하게 판단하여 평가한다. 일반적으로 부하 전, 부하 후의 성적을 비교하는 것이 상식이다.

(2) 식사의 영향

식사의 섭취에 따라 혈청 내의 생화학적 성분, 혈액학적 성분, 내분비 성분의 대부분은 양적 변화를 볼 수 있다. 식후에 혈당과 지질(혈청은 혼탁되고 다른 검사치에 영향을 끼친다)은 현저하며 혈당은 대개 4시간가량 후에 식전의 수치로 되돌아오지만 지질 등은 14시간이 필요하다. 무기인(inorganic phosphorus)은 저하되며 hemoglobin이나 serum protein의 저하도 인정되고 있다. 물론 채취된 양이나 그 내용 및 채취 후의 시간에 따라 다르기는 하지만 개인차도 있다. 따라서 채혈은 아침 공복 시에 하는 것이 바람직하다.

지질(lipid) 검사는 원칙적으로 저녁 식사 후(대개 14시간 공복 후) 아침 공복이 요망된다.

(3) 임신 때의 변화

임신 때에는 혈청 지질 성분의 상승, 혈청철의 저하를 볼 수 있다. 연관되는 호르몬양의 대폭적인 변화도 생긴다.

(4) 약제의 간섭

환자에 투여된 약제는 약제 그대로 또는 대사된 형태로 검체 중에 함유되어 있어서 그것이 검사성적을 크게 다르게 하는 경우가 많다. 그 간섭작용은 다양하므로 채취 시 충분한 판단이 필요하다.

(5) 저온

저온 또는 특수한 조건하에서는 측정하려는 혈청 중 성분의 변동이 생기게 되므로 피하는 것이 좋다.

3) 요 검체의 취급

요 중에는 체내 또는 체외 유래의 많은 물질의 대사산물이 함유되어 있고 그 양 및 종류도 다양하다. 따라서 채취 후의 변화, 변질, 부패가 현저하게 나타난다. 검체로서 요를 취급할 때에는 ① 신선뇨를 사용한다. ② 일정시간 내의 요를 전부 모아(시간뇨) 요량을 체크한다. ③ 이것을 보존할 때는 방부제를 첨가하는 등의 유의사항이 요구된다.

(1) 요의 종류

채취방법에 따라 달라지는 표 22-3과 같은 몇 가지의 요 검체가 있어서 사용하는 목적에 따라 분류된다. 요중 성분의 정량에는 정확히 채취된 요를 검체로 사용해야 한다. 특히 cortisone이나 urobilinogen은 일내변동이 많은 성분이므로, 수시뇨에서는 그리 의미가 없다.

표 22-3. 요 검체의 종류

수치뇨(방출뇨)	수시 방뇨된 요(당, 단백, pH 등 일반적 정성 검사에 쓰인다)
조조뇨	아침 기상 시에 배출된 요(주간뇨에 비하여 농후하고 운동부하의 영향이 없다.)
야간뇨	야간(흔히 오후 8시에서 12시간)에 모은 요
주간뇨	아침 8시부터 저녁 8시까지의 요
시간뇨 (24시간뇨) (식후 4시간뇨 등)	일정 시간 내의 요를 모은 것으로서, 24시간뇨는 아침 8시에 배뇨하여 버리고, 그다음 소변부터 모아 다음날 아침 8시까지의 요를 모은 것이다. 요 중 배출성분은 정량 등에 이용된다. 식후 4시간에 채취된 식후 4시간 요는 요 amylase 측정에 사용된다.

(2) 방부 및 방부제

요 검체는 부패되기 쉬우므로 보존할 때에 방부제로 처리할 필요가 있다. 방부제의 종류나 방부의 수단은 검사 목적에 따라 다르다(표 22-4). 또한 요를 보존하려면 일반적으로 저온 또는 동결 보존하는 것이 안전하지만 침전이 생기면 가열하든가, acetic acid 첨가로 용해 및 균일화하여 정량하지 않으면 큰 오차를 일으킨다. 방부제는 흔히 효소의 활성을 저지시키는 일이 있으므로 주의해야 한다.

표 22-4. 요 검체의 방부와 보존제

Toluol Xylol	2~3 mL/24시간요	Protein, glucose, creatinine, ammonia, acid titration, steroid, 대사산물 등	• 화학적 검사에는 가장 적합. • 휘발하기 쉬우므로 속히 검사. 분석 때 섞는다.
Chloroform			• Alkaline에서 가열하면 당 시약을 환원시킨다.
Phenol			• 축합법에 의한 적정측정에는 부적합
Formalin	0.5 mL/이 요량	요원주, 혈구 등의 세포학적 검사	당 시약을 환원시킨다.
Conc. HCl	10 mL/24시간요	Ca, Inor-P, catecholamine, VMA, 17-KS, pregnandiol, hydrocortisone, cortison, ephynephrine	
Na_2CO_3	24~36시간요	Porphyrin, urobilinogen, coproporhyin	
냉장보존	24~36시간		요산염 등은 침전하며, 세포학적 검사에는 부적합
냉동보존	장기간 보존		

(3) 요 중 성분의 변화

요 중의 urobilinogen 및 bilirubin은 공기 중의 산소에 의해 산화되므로 각기 urobilin 및 biliverdin이 되고 검사반응에서 다같이 음성이 된다. Diazo 반응도 동시에 음성화된다. Ketone body가 배설되는 요는 acetoacetic acid가 탈탄산반응에 의해 acetone과 CO_2가 되어 acetone과 더불어 반응이 음성으로 된다. 그 밖의 방치로 인한 요 중 여러 가지 성분이 현저하게 변한다.

4) 그 외의 검체 채취

혈액, 요 이외의 검체는 의사 측에서 채취된 검체가 검사실로 보내지는 일이 많다. 어느 것이건 채취 → 제출 → 검사의 각 과정에서의 연계를 밀접히 하여 항상 신선하고 적절한 전처리 보존법이 강구되어야 할 것을 잊어서는 안 된다.

4. 혈액성분의 채취 후 변화

채혈 후 대부분은 혈청으로 분리하여 측정 검체로 사용되지만 전혈 그대로 또는 혈장으로 사용되는 경우도 있다. 물론 혈중 성분은 채혈 후 방치하면 곧 여러 가지 변화가 생기며 또한 용혈로 인하여 이상치를 나타내는 수가 많다.

1) 방치에 의한 변화

혈액 중의 혈액학적 성분 중에서 우선 크게 문제되는 것은 혈구의 형태학적 변질이다. 심한 경우는 감별이 되지 않고 판단의 오류를 일으킨다. 생화학적 성분은 채취 후 방치로 여러 가지 변화를 일으킨다. 따라서 우선 속히 검사를 하든지 신속히 혈청 분리를 하여 보존하는 것이 중요하다. 일반적으로 실온보다는 빙실, 동결 건조를 하는 것이 오래 보존할 수가 있다.

5. 검체의 전처리

임상화학 검사에 쓰이는 검체의 채취에 대하여 채혈 및 채뇨의 조건, 취급조건 및 약간의 전처리에 관하여 기술하였다. 여기에서는 항응고제의 사용, 제단백, 기타의 전처리에 관하여 기술한다.

1) 항응고제의 사용과 그 종류

혈액 검체로서 주로 혈청(serum)을 사용하고 있는 임상화학에서도 Hb, fibrinogen, glucose, 각종 hormone 및 일부의 vitamin 측정에는 혈장(plasma)을 사용하는 경우가 있다. 이때에 당연히 각종 항응고제는 검사목적에 적합한 것을 선택 사용해야 한다. 여러 항응고제는 Ca^{2+}, 기타 ion과 킬레이트(chelate)를 형성함으로써 혈액 응고를 방해하는데 이러한 양 ion을 필요로 하는 효소도 활성 저해를 받게 되므로 활성효소 측정에는 항응고제 처리 혈장 검체는 대개 부적합하다.

(1) Heparin

Heparin은 일종의 다당체인데 흔히 Na-heparin 또는 Li-heparin이 사용된다. 혈액 1 mL당 0.1 mg 정도가 필요하다. 용혈은 잘 생기지 않으므로 각종 임상화학 검사에 사용되는데 다당체나 당류의 측정에는 부적합하다. 이외 HABA[2(4′-hydroxyazobenzene) benzoic acid] 법에 의한 albumin 측정치를 낮게 하며 또는 Na-heparin 사용 시에는 Na^{+}을 높게 한다.

(2) 불화물(fluoride)

혈당 측정 시 해당 저지제로서 sodium fluoride (NaF)를 사용하는데 이것은 항응고제로도 작용한다. 전혈 1 mL당 2~10 mg 정도의 NaF를 첨가하여 얻은 plasma를 써서 측정하면 amylase는 높게, urea nitrogen (urease법), ACP는 낮은 치가 된다. 또는 과잉의 NaF를 첨가한 경우는 glucose-oxidase (GOD)법에 의한 측정치는 (−)의 간섭을 받아 낮은 치가 된다. 물론 Na 측정용 검체에는 사용되지 않는다.

(3) 구연산염(citrate)

흔히 3Na−염을 사용한다. amylase 활성, plasma pH, inorganic phosphorus 측정치의 감소가 있으며 Ca의 측정은 안 된다.

(4) EDTA (ethylenediamine tetraacetate)

K−염 또는 Na−염을 사용하는데 혈액 1 mL당 1~2 mg의 첨가가 필요하다. Ca^{2+} 등과 강한 킬레이트(chelate) 결합을 하므로 Ca, K 및 효소 활성 측정에는 사용되지 않는다. 또한 NPN치도 상승하며 반대로 혈액 pH는 저하한다.

(5) 수산염(oxalate)

Oxalate로서는 ammonium, Na염 및 K염이 있는데 흔히 ammonium염과 K염은 6:4 비의 혼합시약, 즉 2중 Oxalate(혹은 혼합 Oxalate)를 사용하는 경우가 많다. 혈액검사용으로서의 용도가 넓지만 ammonia 측정, 질소화합물, Na, K 및 Ca의 측정에는 사용할 수 없다. 또한 각종 효소(예 : amylase, ACP, LD)의 활성 측정이나 최근 널리 보급되고 있는 효소를 사용하는 생체성분 측정의 경우 정확한 측정이 방해되므로 임상화학 검사에는 사용되는 일이 드물다.

부록

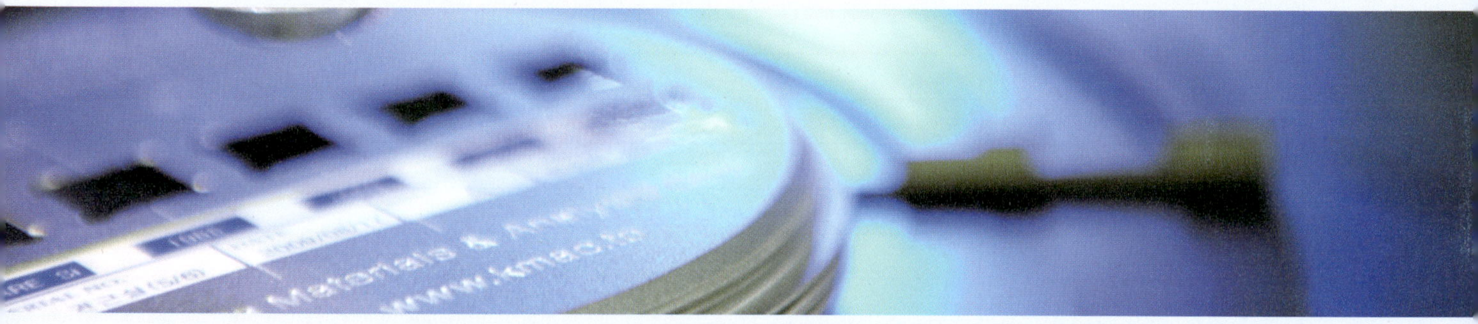

A. 검사의뢰서

B. 미국 MT (ASCP) 시험 Content Outline

C. ASCPi 시험절차와 요령

D. 임상병리사의 직업윤리

E. 임상병리사 국가시험 제도

F. Laboratory English

부록 A. 검사의뢰서

요검사(Urinalysis)				
LM-11	등록번호		성별/나이	
	환자성명		의뢰처/의사	
	접수일자		임상소견	
	접수번호		상병코드	

코드	검사명	결과
01	Routine Urinalysis	
02	Color & turbidity	
03	S. G.	
04	pH	
05	Albumin	
06	Glucose	
07	Ketone	
08	Bilirubin	
09	Blood	
10	Urobilinogen	
11	Nitrite	
12	WBC(Stick)	
13	Microscopy	
	RBC	/HPF
	WBC	/HPF
	Squamous cell	/HPF
	Transitional cell	/HPF
	Small round cell	/HPF
	Cast, Hyaline	/LPF
	Cast, Granular	/LPF
	Cast, Waxy	/LPF
	Cast, Epithelial	/LPF
	Cast, RBC	/LPF
	Cast, WBC	/LPF
	Dysmorphic RBC (Morphology)	/LPF
	Others	%

참고사항	보고일 보고자	

일반혈액검사(Hematology)

등록번호 성 명 생년월일	발행의사 L-20 Lab No.
발 행 처	발 행 일 자 | 진 료 구 분
	L
임 상 소 견 및 병명기호(1–999)	

13. □ Routine CBC(01~07. 09. 12)

/ /	Test No.

SA	OP CODE		NORMAL VALUES		CODE	Diff. Count	
	●	WBC ×103	M F	4.0~1.0	01	Myelo	
	●	RBC ×106	M F	4.2~6.3 4.0~5.4	02	Meta N	
	●	Hb g dL	M F	13~17 12~16	03	Stab N	
	●	Hct %	M F	39~52 36~48	04	Seg N	
	●	MCV fL	M F	81~96 79~95		Lymph	
	●	MCH pg	M F	27~33 26~32		Mono	
	●	MCHC g/dL	M F	32~36		Eosino	
	2●	RDW %	M F	11.5~14.5		Baso	
	●	PLT ×103	M F	130~400	09		
		Pct %	M F	0.235 ±0.085			
	●	MPV fL	M F	7.4~10.4			
		PDW %	M F	15.5~17.5			
	●	LYMPH %	M F	20.5~51.1		Normo /100WBC	
	●	MONO %	M F	1.7~9.3			
	●	GRAN %	M F	42.2~75.2			
	●	LYMPH ×103	M F	1.2~3.4			
	●	MONO ×103	M F	0.11~0.59			
	●	GRAN ×103	M F	1.4~6.5			

ESR(Westergren)	08	mm/hr
Eosinophils	10	$/mm^3$
Reticulocytes	11	%
Diff. count	12	%

참고사항	보 고 자	

혈액응고검사(Hemostasis)

LM-02	등록번호		성별/나이	
	환자성명		의뢰처/의사	
	접수일자		임상소견	
	접수번호		상병코드	

코드	검사명	결과	참고치	단위
01	Routine Coagulation(02−04)			
02	Bleeding Time(BT)		1~4	min
03	Prothrombin Time(PT)		8.7~12.0	sec.
04	aPTT		21.0~32.4	sec.
05	Fibrinogen		200~400	mg/dL
06	Thrombin Time			
07	Thrombo Test			
08	Factor Correction Test			
09	Factor Assay ; II, V, VII, X Extrinxic Pathway(10−13)			
10	Factor Assay(II)			%
11	Factor Assay(V)			%
12	Factor Assay(VII)			%
13	Factor Assay(X)			%
14	Factor Assay ; VIII, IX, XI, XII Intrinxic Pathway(15−18)			
15	Factor Assay(VIII)			%
16	Factor Assay(IX)			%
17	Factor Assay(XI)			%
18	Factor Assay(XII)			%
19	Factor Ab(VIII)			
20	FDP(Latex)		2~8	μg/mL
21	Platelet Aggregation Test(22−25)			
22	Adenosine Diphosphate(ADP)			
23	Epinephrine			
24	Collagen			
25	Ristocetin			
26	Platelet Associated Ab		5mL	Negative
27	Platelet Ab		5mL	Negative
28	D-dimer			68~494
참고사항			보고일 보고자	

골수검사 및 혈액특수염색(Bone Marrow & Blood Special Stain)					
LM-03		등록번호		성별/나이	
		환자성명		의뢰처/의사	
		접수일자		임상소견	
		접수번호		상병코드	
코드	검사명		결과	참고치	단위
Bone Marrow					
01	BM Aspiration				
02	BM Biopsy				
03	BM Consultation				
Blood Special Stain					
04	Iron Stain				
05	PAS Stain				
06	Peroxidase Stain				
07	Nonspecific Esterase Stain				
08	Sudan Black B Stain				
09	Acid Phosphatase Stain				
10	Specific Esterase Stain				
11	Gram Stain				
12	Amyloid Stain				
13	Collagen Stain				
14	Fat Stain				
15	Reticulin Stain				
16	Toluidine Blue Stain				
17	Acid Fast Stain				
18	Others Stain				
19	LAP Score				
20	NBT Test				
참고사항				보고일 보고자	

일반화학검사(Chemistry I)					
LM-17		등록번호		성별/나이	
		환자성명		의뢰처/의사	
		접수일자		임상소견	
		접수번호		상병코드	
코드	검사명		결과	참고치	단위
01	Admission battery(05−18)				
02	Liver battery(11−19)				
03	Lipid battery(11, 24−26)				
04	Kidney battery(08−13)				
05	Calcium			8.0~10.0	mg/dL
06	Phosphorus			2.5~4.5	mg/dL
07	Glucose			76~110	mg/dL
08	Creatinine			0.6~1.2	mg/dL
09	Blood Urea Nitrogen(BUN)			8~26	mg/dL
10	Uric acid			2.4~7.0	mg/dL
11	Cholesterol			130~250	mg/dL
12	Total Protein			6.6~8.4	g/dL
13	Albumin			3.8~5.2	g/dL
14	Aspartate Aminotransferase(AST)			10~35	U/L
15	Alanine Aminotransferase(ALT)			0~35	U/L
16	Alkaline Phosphatase(ALP)			70~290	U/L
17	Total Bilirubin			0.2~1.2	mg/dL
18	Direct Bilirubin			0.0~0.5	mg/dL
19	γ-Glutamyl Transferase(γ-GT)			8~53	U/L
20	Amylase			30~100	U/L
21	Lipase			23~300	U/L
22	Creatine Kinase(CK)			남:55~170 여:30~135	U/L
23	Lactate Dehydrogenase(LD)			120~520	U/L
24	Triglyceride			30~200	mg/dL
25	HDL-Cholesterol			31~74	mg/dL
26	LDL-Cholesterol			65~140	mg/dL
27	Electrolyte Battery(28−31)				
28	Sodium(Na)			135~145	mmol/L
29	Potassium(K)			3.5~5.5	mmol/L
30	Chloride(Cl)			98~110	mmol/L
31	CO_2 Total			22~31	mmol/L
참고사항				보고일 보고자	

일반화학검사(Chemistry II)					
LM-18		등록번호		성별/나이	
		환자성명		의뢰처/의사	
		접수일자		임상소견	
		접수번호		상병코드	
코드	검사명		결과	참고치	단위
01	Iron			82~140	μg/dℓ
02	Total Iron Binding Capacity(TIBC)			230~408	μg/dℓ
03	Acid Phosphatase(ACP)				
04	Lactic Acid				
05	Bromosulfophthalein(BSP) : 45min				
06	Phenolsulphonphthalein(PSP) : 15min				
07	Free Fatty Acid				ueq/L
08	Urine Protein			0.03~0.12	g/day
09	Creatinine Clearance(CCr)			80~125	mL/min
10	Isocitrate Dehydrogenase(ICDH)				
11	Leucine Aminopeptidase(LAP)				
12	Phosphohexose isomerase(PHI)				
13	Aldorase				
14	Cholinesterase(ChE)				
15	Mg			1.9~2.5	mg/dℓ
16	Bile Acid				
17	Total Lipid				
18	Phospholipid				
19	Sialic Acid				
20	Citric Acid				mg/24Hr
21	Oxalic Acid				mg/24Hr
22	Microalbumin			0~20.9	μg/mL
23	Random Urine Protein			30~120	mg/dL
24	Urine Creatinine				mg/dL
25	Adenosine Deaminase(ADA)			6.8~18.2	U/L
26	ICG R−15				
27	ICG R-max				
28	Homocysteine			5~20	μmol/L
29	Folate			1~20	ng/mL
30	Vitamin B12			211~911	pg/mL
31	Tacrolimus			5~20	ng/mL
참고사항				보고일 보고자	

<table>
<tr><th colspan="5">미생물검사(Microbiology)</th></tr>
<tr><td rowspan="4" colspan="2">LM-21</td><td>등록번호</td><td></td><td>성별/나이</td><td></td></tr>
<tr><td>환자성명</td><td></td><td>의뢰처/의사</td><td></td></tr>
<tr><td>접수일자</td><td></td><td>임상소견</td><td></td></tr>
<tr><td>접수번호</td><td></td><td>상병코드</td><td></td></tr>
</table>

코드	검사명	결과
01	Gram Stain	
02	Wet Smear	
03	Culture & ID & Sensitivity	
04	Culture for Anaerobic	
05	Special Stains	
06	KOH Mount	
07	India Ink	
08	Fungus Culture & ID	
09	AFB Direct	
10	AFB Concentration	
11	AFB Culture	
12	AFB Sensitivity	
13	Bacterial Meningitis Antigen	

검 체 코 드			
	01 Blood	02 Sputum	03 Open Pus
	04 Closed Pus	05 Urine	06 Spinal fluid
	07 Pleural fluid	08 Joint fluid	09 Ascitic fluid
	10 Stool	11 Eye discharge	12 Ear discharge
	13 Blood	14 Blood(central)	15 Blood(peripheral)
	16 Transtracheal aspirate	18 Bronchial aspirate	19 Bile
	20 Gastric juice	21 Urethral discharge	22 Vaginal secretion
	23 Throat swab	24 Bone marrow	25 E-Tube tip
	26 Peritozol	27 Oral cavity	28 PCNA
	29 Nasal discharge	30 Tissue	31 Rectal swab
	others		

참고사항	보고일 보고자	

기생충검사(Parasitology)

LM-23	등록번호		성별/나이	
	환자성명		의뢰처/의사	
	접수일자		임상소견	
	접수번호		상병코드	

코드	검사명	결과
01	Routine Parasitology(02−04)	
02	Helminth	
	Ascaris lumbricoides	
	Trichuris trichiura	
	Enterobius vermicularis	
	Hook worm	
	Trichostrongylus orientalis	
	Taenia species	
	Clonorchis sinensis	
	Paragonimus westermani	
	Metagonimus yokogawai	
03	Protozoa	
	Entamoeba histolytica	
	Entamoeba coli	
	Endolimax nana	
	Iodamoeba butschlii	
	Giardia lamblia	
04	Occult blood	
05	Scotch Tape Method	
06	Stool Fat(Qual.)	
07	Egg Count	
08	Stool pH	
09	Stool Fat(Quan.)	
10	Sputum Examination for Parasites	
11	Stool Leukocyte	

참고사항	보고일 보고자	

<table>
<tr><th colspan="5">혈액은행검사, 수혈혈액 처방(Blood Bank)</th></tr>
<tr><td colspan="2" rowspan="4">LM-31</td><td>등록번호</td><td></td><td>성별/나이</td><td></td></tr>
<tr><td>환자성명</td><td></td><td>의뢰처/의사</td><td></td></tr>
<tr><td>접수일자</td><td></td><td>임상소견</td><td></td></tr>
<tr><td>접수번호</td><td></td><td>상병코드</td><td></td></tr>
<tr><th>코드</th><th colspan="2">검사명</th><th colspan="3">결과</th></tr>
<tr><td>01</td><td colspan="2">ABO Typing</td><td colspan="3"></td></tr>
<tr><td>02</td><td colspan="2">Rh Typing</td><td colspan="3"></td></tr>
<tr><td>03</td><td colspan="2">Cross-Matching</td><td colspan="3"></td></tr>
<tr><td>04</td><td colspan="2">Direct Coombs' Test</td><td colspan="3"></td></tr>
<tr><td>05</td><td colspan="2">Indirect Coombs' Test</td><td colspan="3"></td></tr>
<tr><td>06</td><td colspan="2">Antibody Screening Test</td><td colspan="3"></td></tr>
<tr><td>07</td><td colspan="2">Antibody Identification Test</td><td colspan="3"></td></tr>
<tr><td>08</td><td colspan="2">Isoagglutinin Titer</td><td colspan="3"></td></tr>
<tr><td>09</td><td colspan="2">Rh Ab Titer</td><td colspan="3"></td></tr>
<tr><td>10</td><td colspan="2">Paternity Test</td><td colspan="3"></td></tr>
<tr><td>11</td><td colspan="2">Cold Agglutinin Test</td><td colspan="3"></td></tr>
<tr><td>12</td><td colspan="2">Type & Screening</td><td colspan="3"></td></tr>
<tr><th colspan="6">수 혈 혈 액 처 방</th></tr>
<tr><td rowspan="15"></td><td colspan="2">Whole Blood(320 mL)</td><td colspan="3">Whole Blood(400 mL)</td></tr>
<tr><td colspan="2">Fresh Frozen Plasma(FFP) (320 mL)</td><td colspan="3">Fresh Frozen Plasma(FFP) (400 mL)</td></tr>
<tr><td colspan="2">Packed RBC(320 mL)</td><td colspan="3">Packed RBC(400 mL)</td></tr>
<tr><td colspan="2">Platelet Concentrate(320 mL)</td><td colspan="3">Platelet Concentrate(400 mL)</td></tr>
<tr><td colspan="2">Leukocyte Concentrate(320 mL)</td><td colspan="3">Leukocyte Concentrate(400 mL)</td></tr>
<tr><td colspan="2">Frozen RBC(320 mL)</td><td colspan="3">Frozen RBC(400 mL)</td></tr>
<tr><td colspan="2">Platelet Rich Plasma(320 mL)</td><td colspan="3">Platelet Rich Plasma(400 mL)</td></tr>
<tr><td colspan="2">Platelet Poor Plasma(320 mL)</td><td colspan="3">Platelet Poor Plasma(400 mL)</td></tr>
<tr><td colspan="2">Washed RBC(320 mL)</td><td colspan="3">Washed RBC(400 mL)</td></tr>
<tr><td colspan="2">Leukocyte Poor RBC(320 mL)</td><td colspan="3">Leukocyte Poor RBC(400 mL)</td></tr>
<tr><td colspan="2">Cryoprecipitate(320 mL)</td><td colspan="3">Cryoprecipitate(400 mL)</td></tr>
<tr><td colspan="2">Fresh W/B(320 mL)</td><td colspan="3">Fresh W/B(400 mL)</td></tr>
<tr><td colspan="2">Leukapheresis</td><td colspan="3"></td></tr>
<tr><td colspan="2">Plateletpheresis</td><td colspan="3"></td></tr>
<tr><td colspan="2">Plasmapheresis</td><td colspan="3"></td></tr>
<tr><td colspan="4">(채혈자 확인사항)
환자의 진료기록부상의 인적사항과 의뢰서 및 검체에 기재한
사항이 동일함을 확인함
채혈자 자필 서명 (인)</td><td>보고일
보고자</td><td></td></tr>
</table>

면역혈청검사(Serology)

LM-32	등록번호		성별/나이	
	환자성명		의뢰처/의사	
	접수일자		임상소견	
	접수번호		상병코드	

코드	검사명	결과	참고치	단위
01	CS Skin Test		Negative<60	mm^2
02	PW Skin Test		Negative<60	mm^2
03	HBsAg(RPHA)		Negative	
04	Anti-HBs(PHA)		Negative	
05	ASO titer		Negative	
06	CRP(Qual.)		Negative	
07	CRP(Quan.)		0−5.0	mg/L
08	RA(Qual.)		Negative	
09	RA(Quan.)		Negative<20	IU/mL
10	VDRL(Qual.)		Non Reactive	
11	VDRL(Quan.)		Non Reactive	
12	TPHA		Negative	
13	FTA-ABS		Negative	
14	Widal Test		1:80 Negative	
15	ANA(IF)		Negative	
16	ANA(Titration)		Negative	
17	Anti-DNA(IF)		Negative	
18	anti-ds DNA IgG		25IU 이하	IU/mL
19	Cryoglobulin			
20	Cryocrit			
21	Anti-Sm		Negative	
22	Anti-RNP		Negative	
23	Anti-SSA(Ro)		Negative	
24	Anti-SSB(La)		Negative	
25	α-Fetoprotein(RPHA)		Negative	
26	Antiperinuclear Factor		Negative	
참고사항			보고일 보고자	

효소면역검사(Enzyme Immuno Assay)				
LM-33	등록번호		성별/나이	
	환자성명		의뢰처/의사	
	접수일자		임상소견	
	접수번호		상병코드	

코드	검사명	결과	참고치	단위
01	HBsAg(EIA)		Negative	
02	Anti-HBs(EIA)		Negative < 10	mLU/mL
03	Anti-HBc IgG(EIA)		Negative	
04	HBeAg(EIA)		Negative	
05	Anti-HBe(EIA)		Negative	
06	HAV Ag		Negative	
07	Anti-HAV IgG		Negative	
08	Anti-HAV IgM		Negative	
09	Anti-HBc IgM(EIA)		Negative	
10	IgE-EIA			
11	Rota Virus		Negative	
12	N. gonorrhoea			
13	Rubella IgG		Negative < 10	IU/mL
14	Rubella IgM		Negative < 0.80	
15	Toxoplasma Ab(IgG)		Negative < 8	IU/mL
16	CMV-IgG		Negative <4	AU/mL
17	CMV-IgM		Negative < 0.70	
18	Respiratory Syncytial Virus			
19	Anti-HIV		Negative	
20	Toxoplasma Ab(IgM)		Negative < 0.55	
21	Anti-HCV		Negative	
22	CA 125		0~35	U/mL
23	CA 19-9		0~37	U/mL
24	Free PSA			ng/mL
25	T3		60~181	ng/mL
26	T4		3.2~12.6	μg/dL
27	TSH		0.35~5.5	μIU/mL
28	Free T3		2.3~4.2	pg/mL
29	Free T4		0.89~1.80	ng/dL
30	α-Fetoprotein(EIA)		0~8.1	ng/mL
31	Carcinoembryonic Antigen(CEA)		0~5.0	ng/mL
32	Prostate Specific Antigen(PSA)		0~4.0	ng/mL
참고사항			보고일 보고자	

세포유전검사(Cytogenetics)					
LM-34		등록번호		성별/나이	
		환자성명		의뢰처/의사	
		접수일자		임상소견	
		접수번호		상병코드	
코드	검사명		결과	참고치	단위
01	HLA typing(A, B, C)				
02	HLA typing(DR)				
03	HLA DNA typing(DR)				
04	HLA DNA typing(DQ)				
05	HLA Cross Matching				
06	Chromosome(Blood)			46,XY/46,XX	
07	Chromosome(Bone Marrow)			46,XY/46,XX	
08	Chromosome(Skin, Tissue)			46,XY/46,XX	
09	Chromosome(Amniotic Fluid)			46,XY/46,XX	
10	Chromosome(Cord Centesis)			46,XY/46,XX	
11	T3 Lymphocyte				%
12	T4 Lymphocyte				%
13	T8 Lymphocyte				%
14	NK Lymphocyte				%
15	B-cell Ag(B4)				%
16	Myeloid Ag(My7) (CD13)				%
17	Myeloid Ag(My9) (CD33)				%
18	Ia Ag(HLA-DR)				%
19	T-cell Ag(T1) (CD2)				%
20	T-cell Ag(T11) (CD5)				%
21	B cell Ag(B4) (CD19)				%
22	Tdt				%
23	CALLA(CD10)				%
24	GPIIIa/GⅡb(CD41)				%
25	T-cell Ag(CD7)				%
26	Monocyte(CD14)				%
27	B-cell Ag(CD22)				%
28	Stem Cell(CD34)				%
29	Mononucleated Cell Count				
30	Cell Viability Test				
31	CD34+ Cell Count				
32	CFU-GM Count				
참고사항				보고일 보고자	

약 물 검 사(Therapeutic Drug Monitoring)					
LM-35		등록번호		성별/나이	
		환자성명		의뢰처/의사	
		접수일자		임상소견	
		접수번호		상병코드	
코드	검사명		결과	참고치	단위
01	Primidone				
02	Phenobarbital			15.0~40.0	μg/mL
03	Carbamazepine			4~12	μg/mL
04	Ethosuximide				
05	Phenytoin			10.0~20.0	μg/mL
06	Barbiturate(Blood)				
07	Barbiturate(Urine)				
08	Benzodiazepine(Blood)				
09	Benzodiazepine(Urine)				
10	Digoxin			0.9~2.0	μg/mL
11	Theophyllin			8.0~20.0	μg/mL
12	Gentamicin				μg/mL
13	Methotrexate			5~10	μmol/L
14	Thyroxine				
15	Valproic acid			50~100	μg/mL
16	Salicylate				μg/mL
17	Doxepin				μg/mL
18	Desipramine				μg/mL
19	Imipramine				μg/mL
20	Amitriptyline				μg/mL
21	Salicylate				μg/mL
22	Cyclosporine				μg/mL
23	Lidocaine				μg/mL
24	Amphetamine				μg/mL
25	Desipramine				μg/mL
26	Imipramine				μg/mL
27	Amitriptyline				
28	Lithium			0.6~1.2	mmol/L
참고사항				보고일 보고자	

종양 표지자검사 (Tumor Marker)

LM-36	등록번호		성별/나이	
	환자성명		의뢰처/의사	
	접수일자		임상소견	
	접수번호		상병코드	

코드	검사명	결과	임상적 의의
01	AFP(α-Fetoprotein)	0~8.1 ng/mL	간세포암, 전이성 간암, 간경변증, 만성간염
02	CEA(Carcinoembryonic Ag)	0~5.0 ng/mL	결장암, 직장암, 췌장암, 담도암, 간세포암
03	CA(Carcino Ag) 19-9	0~37 U/mL	췌장암, 위장관암 및 선종
04	CA(Carcino Ag) 125	0v35 U/mL	난소암, 자궁내막암, 난관암, 비종양질환(임신, Ovarian cyst 등)에서도 증가
05	CA(Carcino Ag) 72-4	0~6 U/mL	전이성 위암, 위장관암, 난소암, 유방암
06	CA(Carcino Ag) 15-3	28 U/mL ↓	전이성 유방암
07	CA(Carcino Ag) 50	40 U/mL ↓	양성 간담도 및 부인과질환, 호흡기질환
08	PSA(Prostate Specific Ag)	0~4 ng/mL	전립선염, 전립선비대증, 전립선암
09	Free PSA	전립선암에서 Free PSA/PSA ratio가 감소함	
10	PAP (Parostate Acid Phosphatase)	1.9 ng/mL ↓	전립선암, Gaucher병 등
11	SCC (Squamous cell cancer Ag)	0~2 ng/mL	폐질환, 폐암
12	NSE(Neuron-specific enolase)	0~12 ng/mL	신경모세포종, 폐암
13	UBC (Urinary Bladder Cancer Ag)	0~12 ug/mL	방광암 표지자
14	MBP(Myelin Basic Protein)	2.0 ng/mL ↓	다발성경화증, 척수증, 뇌혈관 장애
15	BCA 225(Breast Cancer Ag)	160 U/mL ↓	원발성 유방암, 유방암 수술후 추적검사
16	TK(Thymidine Kinase)	5.0 u/L ↓	조혈기계 종양
17	STN(Sialyl Tn fragment)	45 U/mL ↓	난소암, 위암, 대장암, 췌장암
참고사항			보고일 보고자

부록 B. 미국 MT (ASCP) 시험 Content Outline

I. BLOOD BANK(21% of total exam)

1. ABO and Rh
   - A. ABO
   - B. Rh
2. Antibody Screen and Identification
   - A. Antibody Screen
   - B. Antibody Identification
     - 1) Duffy
     - 2) Ii
     - 3) Kell
     - 4) Kidd
     - 5) Lewis
     - 6) MNS
     - 7) P
     - 8) Rh
     - 9) Multiple antibodies
3. Crossmatch and Special Tests
   - A. Crossmatch
   - B. Special Tests
     - 1) DAT
     - 2) Phenotyping and genotyping
     - 3) Elution/adsorption
     - 4) Antibody titer
     - 5) Pre-warm technique
     - 6) Rosette and Kleihauer-Betke
4. Blood Donation, Transfusion Therapy, Transfusion Reactions and Hemolytic Disease of the Newborn (HDN)
   - A. Blood Donation
     - 1) Donor requirements

2) Donor testing

B. Transfusion Therapy

1) RBC

2) PLT

3) FFP

4) Cryoprecipitated AHF

5) RhIG

C. Transfusion Reactions

D. HDN

II. URINALYSIS & OTHER BODY FLUIDS(8% of total exam)

1. Urinalysis

A. Pre-Analytical

B. Physical

1) Color and clarity

2) Specific gravity/osmolality

C. Chemical

1) Reagent strip

2) Confirmatory tests

D. Microscopic

1) Cells

2) Casts

3) Crystals

4) Contaminants

5) Artifacts/microorganisms

E. Complete Urinalysis (includes physical, chemical, and microscopic)

F. Physiology

2. Other Body Fluids

A. CSF

B. Amniotic, Gastric, and Synovial Fluids, Serous Body Fluids, Sweat, Semen and Feces

III. CHEMISTRY(21% of total exam)

1. Carbohydrates, Acid Base and Electrolytes
   A. Carbohydrates
      1) Glucose
      2) Glycosylated hemoglobin
      3) Other carbohydrates
   B. Acid Base
      1) pH, pCO2, pO2
      2) Osmolality, base excess
   C. Electrolytes
      1) Sodium, potassium, chloride, bicarbonate, anion gap
      2) Calcium, magnesium, phosphorus
2. Proteins and Other Nitrogen-Containing Compounds
   A. Protein and Other Nitrogen-Containing Compounds
      1) Total protein, albumin
      2) Globulins (alpha 1, alpha 2, beta, gamma)
      3) Ferritin, transferrin
      4) Iron and TIBC
      5) Ammonia
      6) Creatinine, BUN
      7) Uric acid
      8) Troponin
      9) Other (e.g., BNP)
   B. Heme Derivatives
      1) Hemoglobin (CO, fetal, A2, plasma)
      2) Bilirubin, urobilinogen
      3) Other (e.g., myoglobin)
3. Enzymes, Lipids and Lipoproteins
   A. Enzymes
      1) Amylase, lipase
      2) AST, ALT
      3) CK, LD

4) ALP

5) GGT

6) Other

B. Lipids and Lipoproteins

1) Cholesterol (total, HDL, LDL)

2) Triglycerides

3) Phospholipids (L/S ratio, PG)

4) Other lipids and lipoproteins

4. Special Chemistry (Endocrinology, Tumor Markers, TDM, Toxicology)

A. Endocrinology and Tumor Markers

1) T3, T4, TBG, TSH

2) hCG, FSH, LH, estriol, estradiol

3) Other hormones (e.g. cortisol)

4) Tumor markers (alpha fetoprotein, CEA, hCG, PSA)

B. TDM and Toxicology

1) Therapeutic drug monitoring

2) Other toxicology (e.g., lead)

IV. HEMATOLOGY(21% of total exam)

1. Erythrocytes and Leukocytes

A. Red Blood Cells and Indices

1) RBC count

2) Hemoglobin, hematocrit and indices

B. White Blood Cells

1) WBC count

2) Cytochemical stains

C. CBC (includes count, morphology and/or differential disorders)

2. Other Tests

A. Reticulocyte Count and Other RBC Inclusions

B. ESR

C. Tests for Hemoglobin Defects

1) Sickle cell tests

2) Hemoglobin electrophoresis

D. Other (e.g., osmotic fragility)

3. Morphology and Differentials

A. Red Blood Cell Morphology

B. White Blood Cell Morphology

C. Differential (Whole Blood and Bone Marrow)

D. Platelet Morphology

4. Platelets and Hemostasis

A. Platelets

1) Platelet count

2) Bleeding time and platelet function

B. Hemostasis

1) PT, aPTT, TT

2) Fibrinogen, FDP, D-dimer

3) Factor assays, antithrombin III

4) Circulating anticoagulants, plasminogen

5) Mixing studies

6) Other

5. Automation and Instrumentation

V. IMMUNOLOGY(8% of total exam)

1. Immunity

A. Autoimmunity

1) ANA, anti-DNA

2) CRP/RF

3) Thyroid antibodies

4) Other autoimmunes (e.g., extractable nuclear antigen)

B. Pre-Analytical, Test Principles

2. Infectious Diseases

A. Viral

1) EBV/infectious mononucleosis

2) Hepatitis

3) HIV/HTLV/CMV

4) Rubella/measles

5) Other viruses

B. Microbial

1) Cold agglutinins

2) Syphilis

3) Other microorganisms

VI. MICROBIOLOGY(21% of total exam)

1. General Microbiology, Preanalytical, and Aerobic Gram-positive Cocci

A. General Microbiology, Pre-Analytical and Susceptibility Testing

B. Aerobic Gram-positive Cocci : Staphylococcus, Streptococcus, Enterococcus, other (e.g., Gemella, Leuconostoc, Micrococcus)

2. Gram-negative Bacilli

A. Enterobacteriaceae : Citrobacter, Escherichia, Enterobacter, Klebsiella, Morganella, Proteus, Providencia, Salmonella, Serratia, Shigella, Yersinia

B. Other Gram-negative Bacilli : Acinetobacter, Aeromonas, Bordetella, Brucella, Campylobacter, Eikenella, Francisella, Haemophilus, Helicobacter, Legionella, Pasteurella, Plesiomonas, Pseudomonas, Burkholderia, Stenotrophomonas, Chryseobacterium, Vibrio, HACEK, Bartonella, Capnocytophagia

3. Gram-negative Cocci, Gram-positive Bacilli and Anaerobes

A. Aerobic Gram-negative Cocci (e.g., Neisseria, Moraxella)

B. Aerobic or Facultative Gram-positive Bacilli : Bacillus, Corynebacterium, Erysipelothrix, Gardnerella, Lactobacillus, Listeria, Norcardia, Streptomyces

C. Anaerobes

1) Gram-positive : Bifidobacterium, Clostridium, Eubacterium, Actinomyces Peptostreptococcus, Propionibacterium

2) Gram-negative : Bacteroides, Fusobacterium, Porphyromonas, Prevotella, Veillonella

4. Fungus, Viruses, Mycobacteria and Parasites

A. Fungi

1) Yeast (e.g., Candida, Cryptococcus, Geotrichum, Malassezia)

2) Dimorphic fungi (e.g., Blastomyces, Coccidioides, Histoplasma, Sporothrix)

3) Dermatophytes (e.g., Epidermophyton, Microsporum, Trichophyton)

4) Zygomycetes (e.g., Absidia, Mucor, Rhizopus)

5) Opportunistic molds, hyaline molds (e.g., Aspergillus, Penicillium)

6) Dematiaceous molds

B. Mycobacteria

1) Mycobacterium tuberculosis complex (e.g., M. tuberculosis)

2) Other Mycobacteria (e.g., M. avium, M. avium-intracellulare, M. fortuitum, M. gordonae, M. kansasii, M. leprae, M. marinum, M. scrofulaceum)

C. Viruses and Other Microorganisms

1) Viruses (e.g., Cytomegalovirus, Herpes simplex, Influenza, Varicella-zoster)

2) Other microorganisms (e.g., Chlamydia, Mycoplasma)

D. Parasites

1) Blood and tissue protozoa (e.g., Plasmodium, Pneumocystis, Trypanosoma)

2) Intestinal and urogenital protozoa (e.g., Cryptosporidium, Entamoeba, Giardia, Trichomonas)

3) Intestinal and tissue helminths (e.g., Ascaris, Enterobius, hookworm, Schistosoma, Strongyloides, Taenia, Trichinella, Trichuris)

부록 C. ASCPi 시험절차와 요령

1단계 : 우선 자격인증 취득을 위해서 응시자는 규정된 학력이나 경력, 교육연수의 요건을 갖추고 있는지를 먼저 스스로 확인해야 한다.

2단계 : 신청인은 본 협회 인터넷 웹 사이트 http://www.ascp.org/bor/international/를 통하여 on-line상에서 필요한 신청서 내용을 기입할 수 있으며 신용카드를 이용하여 이때 응시자의 기본 요건은 현재 KAMT 회원으로 보수교육을 필해야만 하며, 경로 1의 응시자는 졸업한 대학(임상병리학과)의 대학코드 번호를 입력해야 하며, 경로 2의 응시자는 졸업한 대학(임상병리학과)의 대학코드 번호의 입력과 함께 영문으로 작성된 4년제 대학졸업증서를 ASCP/BOR의 International Certification Activities의 Manager인 Jennifer (Jwilliams@ascp.org)에게 internet을 통해 보내거나 Fax : 미국 312-541-4842로 보내야 한다.

3단계 : 본인의 신용카드정보를 포함하여 신청서 양식을 모두 채우고 작성이 완료되었으면 그 상태로 버튼을 눌러 바로 ASCP/BOR에 신청서를 송부해야 한다.

4단계 : 출신대학 및 교육훈련을 받은 내용 등을 기입해야 한다. 물론 이 기입내용은 한국의 출신대학을 통하여 직접 확인해 보는 절차가 별도로 있을 것이다. 또한 ASCP 본부에서는 KAMT를 통해 면허번호를 확인하는 절차도 있을 것이다.

5단계 : 응시원서를 접수한 ASCP는 제출한 응시원서를 검토하여 응시자격이 있다고 판단되면, 시험장에서 시험을 치를 자격을 얻게 되는 접수확인서(Admission Letter)를 e-mail을 통해 응시자에게 알려주는데 이때, 서울에 위치한 Pearson Profession Center와 협의하여 시험날짜를 결정하라는 지시도 함께 전달된다.

추가사항으로

1. 응시원서 접수에서부터 접수확인 통보까지는 약 1달 정도가 소요될 것이다.
2. 접수확인서를 받은 후로부터 Pearson Profession Center에서 시험을 치를 준비기간은 3개월까지 여유가 있다.
3. 응시자는 시험을 치르는 당일 시험이 끝나는 즉시 합격여부를 확인할 수 있다. 다만 시험점수는 시험시행 후 10일 이내에 통보될 것입니다. 시험합격통보서에는 응시자의 자격증 번호가 함께 송부되어 오게 된다. 시험 응시료는 환율에 따라 약간의 차이가 있을 수 있지만 현재로는

   MLT (ASCPi) : 156,000원 수준(USD 150.00)

   MT (ASCPi) : 182,000원 수준(USD 175.00)

   MP (ASCPi) : 182,000원 수준(USD 175.00) 정도이다.

참고로 응시원서 작성내용을 첨부하면 다음과 같다.

Step 1 : Personal Information

Please type your name as you wish it to appear on your score report.

First Name : *

○ Mr ○ Mrs ○ Miss ○ Ms

Middle Initial :

Last Name : *

Address1 : *

Address2 :

Address3 :

City : *

Country :

Your e-mail address : *

Step 2 : Indicate Examination Category and Route*

You may only apply for one category in a three month period.

? Need Help? – Opens in new window

Technologist in Molecular Pathology (MP) ▾ | <----------------- ▾

* Have you previously applied for **this same** exam category within the **past five years**?

○ Yes ○ No

If YES, indicate : Month / Year /

Prior ASCP Certification (If applicable)

Category :

Certification Number : format MT38383

Step 3 : Clinical Laboratory Program Information

Date Program Began : / /

format MM/DD/YYYY

Date Program Ends or Ended (Not graduation date) : / /

Name of Institution :

Mailing address : Name of Program Director :

Immediate Supervisor's Name :

Total Employment Experience in the Clinical Laboratory :

Years : Months :

Briefly Describe Your Duties :

List additional positions held and dates of employment, giving name of laboratory

Step 5 : Academic Education

Provide information about your education. If you have not yet completed your degree, indicate when you expect to complete the degree.

Check Education	Month and Year Completed format MM/YYYY
☐ HS	/
☐ Some College	/
☐ Associate Degree(2~3 years)	/
☐ Baccalaureate(4 years)	/
☐ Masters	/
☐ Doctorate	/

Please type in : **Name of School** Attended / Degree Completed and Date of Degree

Institution 1 :

Institution 2 :

Institution 3 :

Korean License Number :*

Step 6 : Payment Information

Your Examination Fee :

Legal Statement

I declare*

(**type in your first and the last name and today's date**)

that I have examined this application, and that to the best of my knowledge and belief it is true, correct and complete.

By submitting and typing my name on this application, I acknowledge that this application will be reviewed and processed, and that the examination will be conducted in accordance with the rules and policies adopted by the ASCP Board of Registry. I agree to hold harmless the members, examiners, officers and agents of the ASCP Board of Registry from any and all actions that they may take, or refrain from taking, pursuant to such rules and policies.

I certify that all information contained in this application, as well as any information that I submit in support of this application, is true and correct to the best of my knowledge and belief. I authorize representatives of the ASCP Board of Registry to verify the accuracy of any information contained in, or supplied in support of, this application from any person or persons having knowledge of such information. I recognize that admission to take the certification examination, and certification if granted, are based on the correctness of the information contained in, and supplied in support of this application.

I further recognize that admission to take the certification examination and any certification I may have or be granted, may be revoked at any time, and that I may be barred from admission to take further certification examinations, if it is established that the information contained in, or supplied in support of, this application is inaccurate in any material respect, if I engage in any inappropriate conduct during the examination (such as giving or obtaining unauthorized information or aid), or if it is determined that I have misrepresented or misused any certification I may have or be granted.

I understand ASCP Certification is Public Record. Inquiries about an idividuals certification status will be answered with the certification category.

I understand that this examination and all test questions are the exclusive property of the ASCP Board of Registry and are protected by copyright law. Because of the confidential and proprietary nature of these copyright materials, I agree not to retain, copy, disclose or reveal any part for these examination materials, unless previously authorized in writing by the ASCP Board of Registry.

I understand and agree that I will not use ASCP certification designation after my name if I do not maintain a valid certification.

□ I Accept*

Click "Submit Application" button to submit an on-line application.

Submit Application 원래대로

* 정식 시험을 치르기 전에 연습시험은 미국임상병리학회(ASCP)의 웹 사이트를 통해 구입할 수 있다. http://www.ascp.org/bor/international/

* 표시된 칸은 반드시 표시해야 한다.

부록 D. 임상병리사의 직업윤리

1. 임상병리사 윤리강령(Code of Ethics)

윤리란 도덕적인 판단과 행동의 규범을 배우는 것을 말한다. 따라서 집단 또는 직업에도 특정된 도덕 강령이나 계통이 있게 마련이다. 직업에 따르는 윤리 강령은 그 직업에 특성에 기초를 둔 자율적(self-regulation)인 것이라야 한다. 임상병리 기술을 포함한 모든 의료직에 일반적인 강령과 직종에 따르는 특성이 있다.

A. 임상병리 기술학을 전공하려는 학생은 장래 자기가 갖게 될 직업과 같은 직종에 종사하는 동료들이 속해 있는 단체의 일원으로 지켜야 할 윤리강령을 준수해야 한다.

B. 어느 단체의 윤리 강령은 시대의 발전에 따라 변화, 발전한다. 미국 임상병리사의 윤리 강령은 미국 병리학회에서 정해진 것이며 임상병리사나 수련생들이 철저하게 지켜줄 것을 요망하고 있다.

1. 나는 임상병리 기술 행위의 책임성을 충분히 인식하며 맡은 바 업무에 정확, 신중 및 신속을 기할 것이다.
2. 나는 나의 업무 수행을 통하여 얻은 환자에 관한 지식은 절대 비밀을 지켜야 함을 인식하여 환자나 의사가 알려준 환자에 관한 이야기를 일체 발설하지 않는다.
3. 나와 나의 직업의 존엄성을 인지하여 위신을 손상치 않도록 최선을 다할 것이다.

2. 수련생의 윤리 강령

수련 중인 학생들이 지켜야 할 윤리 강령은 있어야 한다. 이는 원칙적으로 병리사의 것과 같으며 다만 수련과정 중의 정상에 맞도록 수정된 것이고 이 윤리 강령을 이행하도록 노력하면서 자신이 장차 생업으로 삼을 직업에 대한 의식을 굳게 하고 올바른 검사 행위를 습관화시키는 것을 목적으로 한다. 따라서 학생들이 지켜야 할 사항을 자율적으로 지역사회와 학교 교육방침에 맞도록 재정하는 것이 바람직하다. 1967년 Florida 대학 임상병리 기술학 전공학생들이 제정한 윤리 강령의 일부를 보면 다음과 같다.

우리 임상병리 기술학 전공 학생들은 수련 기간과 그 후 직업에 종사하면서 환자, 의사 및 병원 직원들에게 다음과 같은 윤리 강령을 실천할 것을 서약한다.

1) 직업인으로서

(1) 사고나 행동에서 직업인다운 태도를 취한다.
(2) 병원 직원, 감독자 및 의사들과 협조적인 관계를 유지하도록 한다.
(3) 환자와 관계된 지식을 일체 누설하지 않는다.

(4) 조직적인 행동으로 능률과 질적 향상을 위하여 노력한다.
(5) 자기 임무와 검사 결과에 대하여 책임을 진다.
(6) 임상병리 기술학의 학문적인 이론을 배우도록 노력한다.
(7) 친절과 봉사로 환자의 신임을 얻도록 노력한다.

2) 대인 관계

(1) 최고의 진실성과 권위를 성취하도록 노력한다.
(2) 행동과 태도에 있어서 적응성이 있도록 노력한다.
(3) 급우들 사이에 친밀감과 동료의식을 갖도록 노력한다.
(4) 직장과 환자들에게 불쾌감을 주지 않도록 노력한다.
(5) 나는 임상병리 기술학을 전공하는 전문 직업인이며 또한 최고의 지성을 연마하는 대학생임을 명심하여 기술 분야뿐만 아니라 하나의 완성된 인격 형성을 하고 있는 중이라는 것을 잊어서는 안 된다.

부록 E. 임상병리사 국가시험 제도

1. 응시자격 및 응시방법

1) 응시자격

(1) 다음 각 호의 자격이 있는 자가 응시할 수 있다.

① 취득하고자 하는 면허에 상응하는 보건의료에 관한 학문을 전공하는 대학. 산업대학 또는 전문대학을 졸업한 자. 단, 졸업예정자의 경우 졸업이 확인된 자여야 하며 만일 동 기간 내에 졸업하지 못한 경우 합격이 취소됩니다.

② 보건복지부 장관이 인정하는 외국에서 취득하고자 하는 면허에 상응하는 보건의료에 관한 학문을 전공하는 학교와 동등 이상의 교육과정을 이수하고 외국의 해당 의료기사 등의 면허를 받은 자. 다만, '95. 10. 6. 당시 보건복지부 장관이 인정하는 외국의 해당 전문대학 이상의 학교에 재학 중인 자는 그 해당 학교 졸업자이다.

③ 전문대학 이상의 교육과정을 이수한 자로서 '99. 2. 8. 의료기사 등에 관한 법률 개정 이전에 보건복지부 장관이 지정한 보건기관 또는 의료기관에서 취득하고자 하는 면허에 상응하는 보건의료 업무를 1년 이상 수습한 자(그러나 수습생제도는 현재 더 이상 우리나라에서 적용되지 않고 있음), 졸업(수습)예정자의 경우 국내대학은 해당 연도 2월 이전, 외국대학은 해당 연도 4월 이전 졸업(수습)이 확인된 자여야 하며 만일 동 기간 내에 졸업(수습)하지 못한 경우 합격이 취소된다.

(2) 다음 각 호에 해당하는 자는 응시할 수 없다.

① 정신질환자, 마약 · 대마 또는 향정신성 의약품 중독자

② 금치산자, 한정치산자, 파산선고를 받고 복권되지 아니한 자

③ 의료기사 등에 관한 법률 또는 형법중 제234조 · 제269조 · 제270조 제2항 내지 제4항 · 제317조 제1항, 보건범죄단속에 관한 특별조치법, 지역보건법, 국민건강증진법, 후천성면역결핍증 예방법, 의료법, 응급의료에 관한법률, 시체해부 및 보존에 관한 법률, 혈액관리법, 마약류관리에 관한 법률, 모자보건법, 국민건강보험법에 위반하여 금고 이상의 실형의 선고를 받고 그 집행이 종료되지 아니하거나 면제되지 아니한 자

2) 응시방법

국가시험에 응시하고자 하는 자는 "(1)"항에서 규정한 응시자격이 있어야 하며, 응시원서 접수기간 내에 응시원서 등 제출서류를 제출하면 응시가 가능하다.

2. 응시원서 교부 및 접수

1) 응시원서 교부 및 접수 유의사항

(1) 국내대학 졸업(예정)자의 접수는 대학별로 단체 접수한다.

(2) 지정된 일시 및 장소 외에는 일체 접수하지 않는다.

(3) 응시원서를 대리 접수할 경우 반드시 응시자의 도장을 지참해야 한다.

(4) 응시원서 우편 접수는 불가능하다.

(5) 응시표를 분실하였을 경우 시험 시행일 전에는 국시원에서, 시험당일에는 시험장에 설치된 시험 본부에서 재발급 받아야 응시가 가능합니다. 이때 응시자는 신분증과 응시원서에 부착된 것과 동일한 사진 1매를 반드시 지참해야 한다.

2) 응시원서 접수

(1) 인터넷을 통한 응시자 인적사항 등록

국시원 홈페이지(www.kuksiwon.or.kr)를 통하여 응시원서 기재사항을 입력할 수 있다. 이 경우 국시원을 방문하지 않고 접수할 수 있어 편리하며 합격자 발표 즉시 SMS (Short Message Service)를 통하여 합격여부를 신속, 정확하게 확인할 수 있으며(휴대전화 번호입력자에 한함), 인터넷원서 접수 시 등록된 사진 데이터를 활용할 수 있으므로, 면허(자격)증 교부 신청 시 사진을 추가로 제출할 필요가 없으며 면허(자격)증 교부기간도 신청 후 4주 이내에 면허증을 받을 수 있다.

*** 인터넷 원서 접수 준비사항**

1) 사진파일(형식, JPG, 크기 : 3×4 cm, 해상도 : 200, 내용 : 정면, 상반신, 모자 쓰지 않은 상태)

2) 정확한 본적 및 호주명

3) 졸업(예정)일자

4) 응시수수료 결제방법(신용카드, 온라인 송금)

(2) 응시원서 접수 시 제출서류

- 응시원서(본원소정양식) – 1매
- 졸업예정증명서(졸업예정자에 한함) –1매
- 졸업증명서(졸업생에 한함)
  - 국내대학 단체 접수자 : 학장 직인으로 확인한 졸업예정자 명단을 제출함
  - 외국대학 졸업(이수)예정자 : 주재공관장이 확인한 졸업(이수)예정증명서를 제출함

*** 외국대학 졸업자의 경우 응시자격 확인을 위하여 방문접수만 가능함**

- 사진(출원 전 6월 이내에 촬영한 동일원판의 탈모정면 상반신 반명함판, 3×4 cm)
- 응시수수료(응시원서 접수 시 현금 납부) : 매해 9월말 경 공지 예정

3. 시험방법 및 시간표

지정된 일시에 의료기사 등에 관한 법률시행규칙 제8조에 의한 시험과목에 대하여 시험을 실시한다.

임상병리사 국가시험 시험 과목수, 문제수 및 배점 기준*

시험종별	시험 과목수	문제수	배점	총점	문제형식	
임상병리사	필기	8	260	1점/1문제	260	- 필기 : 객관식 5지 선다형
	실기	1	70	2점/1문제	140	- 실기 : 객관식 5지 선다형
총계		9	330		400	

* 제38회(2010년 12월) 임상병리사 국가시험부터 적용함

임상병리사 국가시험과목, 문제수 및 배점

구분	과목명	문제수	점수
필기시험	총계	330	400
	1. 조직병리학	35	35
	2. 임상화학	45	45
	3. 혈액학	40	40
	4. 임상미생물학	50	50
	5. 임상생리학	30	30
	6. 해부생리학개론	20	20
	7. 공중보건학개론	20	20
	8. 의료관계법규	20	20
	소계	260	260
실기시험	9. 실기시험	70	140

*제38회(2010년 12월) 임상병리사 국가시험부터 시행함

임상병리사 국가시험 시간표

교시	시험과목(문제수)	교시별 문제수	시험형식	입장시간	시험시간
1교시	의료관계법규(20), 공중보건학개론(20), 해부생리학개론(20), 임상생리학(30), 조직병리학(35)	125	객관식	8:30	09:00~10:35 (95분)
2교시	혈액학(40), 임상화학(45), 임상미생물학(50)	135	객관식	10:55	11:05~12:45 (100분)
점심시간 12:45~13:45(60분)					
3교시	실기시험(70)	70	객관식	13:45	13:55~15:05 (70분)

2014년부터 시행될 임상병리사 국가시험 과목

구분	과목명	
필기시험	가. 임상검사이론 I	1. 공중보건학 2. 해부생리학 3. 조직병리학(세포학 포함) 4. 임상생리학(순환계, 신경계, 호흡기계 및 기타 생리학적 기능검사포함)
	나. 임상검사이론 II	1. 임상화학(뇨화학, 방사성 동위원소를 이용한 가검물 등의 검사 포함) 2. 혈액학(수혈검사학 포함) 3. 임상미생물학(진균학, 바이러스학, 기생충학, 면역혈청학 포함)
	다. 의료관계법규	1. 의료관계법규 의료법, 의료기사 등에 관한 법률, 감염병의 예방 및 관리에 관한 법률, 지역보건법, 혈액관리법과 그 시행령 및 시행규칙
실기시험	실기시험	임상검사에 관한 것

* 보건복지부령 제45호 의료기사 등에 관한 법률 시행규칙 일부개정령에 의거(시행일 : 2014.1.1)

4. 합격자 결정 및 발표

1) 합격자 결정

(1) 합격여부는 시험의 성적에 의하여 결정된다. 다만, 응시자격이 없는 것으로 확인된 경우에는 합격자 발표 이후에도 합격을 취소한다.

(2) 필기시험에 있어서는 ① 매 과목(8과목) 만점의 40% 이상, ② 전 과목(8과목) 총점의 60% 이상 득점하고, ③ 실기시험에서는 만점의 60% 이상 득점한 자를 최종 합격자로 한다.

2) 합격자 발표

(1) 휴대전화번호가 기입된 경우에 한하여 SMS로 합격여부를 통보한다.

(2) 합격자 명단은 다음과 같이 확인할 수도 있다.

① 국시원 홈페이지 : www.kuksiwon.or.kr [시험정보]-[합격자조회]메뉴

② ARS 전화번호 : 060-700-2353

i) ARS 이용기간 : 합격자 발표일 0시부터 7일간

ii) 반드시 전자식 전화기를 사용해야 하며(공중전화는 제외) 기타 자세한 사용방법은 ARS의 안내에 따른다.

3) 합격자 제출서류 및 면허 교부신청

국가시험에 합격한 자는 합격자 발표일로부터 6개월 이내에 국내인은 다음의 (1)~(3)번까지의 서류를 준비하여 면허교부를 신청해야 한다.

(1) 면허 교부신청서(본원 소정 양식, 국시원 홈페이지에서 내려 받아 사용가능) - 1매

(2) 졸업증명서 원본(졸업예정자는 졸업 후에 면허신청이 가능하다.) - 1매

(3) 의사의 진단서(종합병원, 병원, 의원 등 의료기관에서 발행한 정신질환자, 마약 · 대마 또는 향정신성 의약품 중독자가 아니라는 내용이 반드시 기재되어야 한다.) - 1매

(4) 사진(제출 전 6개월 이내에 촬영한 동일원판의 탈모정면 상반신 반명함판, 3×4 ㎝) - 2매

* 인터넷원서접수자의 경우 사진을 제출할 필요가 없다.

(5) 수습(이수)증명서(해당자에 한함) - 1매

(6) 면허증사본(외국의 해당면허 소지자에 한함) - 1매

(7) 성적증명서(외국의 해당 학교 졸업자에 한함) - 1매

(8) 재학사실증명서(외국의 해당 학교 졸업자에 한함, '95. 10. 5. 당시 재학사실 확인용 - 1매

(9) 출입국사실증명서(외국의 해당 학교 졸업자에 한함) - 1매

외국에서 발행된 서류는 당해국 주재 공관장을 경유한 후 우리말로 번역 공증한 것을 제출한다. 국가시험에 합격한 자 중 면허(자격) 교부를 신청하지 않은 자는 합격자 발표일로부터 6개월 이내에 응시자격을 확인할 수 있는 서류(합격자 제출서류)를 제출해야 한다.

국적이 외국인 경우 한국에 주재하는 동 외국의 대사관에서 "금치산자, 한정치산자, 파산선고를 받고 복권되지 아니한 자, 응시자격 관련 법령을 위반하여 금고 이상의 실형의 선고를 받고 그 집행이 종료되지 아니하거나 면제되지 아니한 자"가 아님을 증명하는 증명서를 발급 받아 제출해야 한다.

5. 답안지 작성 시 유의사항

1) 필기구의 제한

(1) 답안카드 작성은 반드시 "컴퓨터용 흑색 수성 사인펜"만을 사용해야 하며 기타 필기도구의 사용으로 발생되는 불이익은 응시자의 책임으로 한다.

(2) "컴퓨터용 흑색 수성 사인펜"은 응시자가 준비해야 하며, 간혹 불량한 사인펜의 사용으로 수험자가 불이익을 당하는 경우가 있으니 유의하기 바란다.

2) 답안카드 기재요령

(1) 응시번호, 성명 및 문제유형을 기재 · 표기하지 않거나 틀리게 하여 발생되는 불이익은 응시자의 책임으로 한다.

(2) 정답표기는 정답 1개만을 정확히 표기해야 한다. 수정액이나 칼 등을 사용한 정답표기의 수정은 일체 인정하지 않으며 수정된 답항은 영점 처리한다.

(3) 정답표기는 문제지에 부여된 번호와 답안카드의 번호가 일치하는 기호 1개만을 선택, 표기해야 한다.

(4) 정답 작성 상 필요하여 사전에 문제지에 정답 표기할 수 있으나, 그 표기의 크기 등을 고의로 크게 하거나 진하게 하는 방법으로 좌우, 앞뒤 수험생이 식별할 수 있도록 하는 행위가 발견될 경우 부정행위자로 간주한다.

3) 답안카드의 교환

답안카드는 주의하여 작성하기 바라며, 응시번호, 성명, 문제유형 등의 기재 · 표기 착오 등으로 훼손된 카드는 교환할 수 있다.

4) 답안카드 작성 "예시"

시험 직종, 성명 등의 기재와 응시번호, 시험교시, 문제유형 및 정답의 표기방법은 "별지 2"의 예시와 같이 기재 또는 표기해야 한다.

6. 기타 유의 사항

1) 응시자는 감독관의 정당한 지시에 따라야 하며, 감독관의 정당한 지시에 불응할 경우 시험 중지를 명할 수 있다.

2) 응시자는 시험당일 8시 30분까지 해당 시험교실에 입실 완료해야 하며, 시험시간표를 숙지하여 매 교시의 입실 완료 시간을 엄수해야 한다.

3) 응시자는 시험 당일 응시표와 신분증을 항상 휴대해야 하며, 휴대하지 않은 자는 응시할 수 없다.

4) 시험실 내에는 어떠한 통신장비(휴대용 전화기, 무선호출기 등)도 휴대할 수 없으며, 시험 도중 발견된 경우에는 부정행위로 간주하여 처리한다.
5) 시험시간 중에는 전자계산기, 수정액 등을 일체 사용할 수 없다. 다만, 안경사 국가시험 응시자는 전자계산기, 의무기록사 국가시험 응시자는 KCD−3(한국표준질병 사인분류) 및 ICD−9−CM(국제질병 사인분류)를 지참해야 한다.
6) 치과기공사 국가시험 응시자는 조각도 일체, 칼, 알코올램프, 책상덮개(실기기공물 제작 시 왁스 등이 책상 및 주변에 붙는 것을 막기 위한 것임)를 반드시 지참하기 바란다.
7) 시험 종료 후 퇴장할 때에는 문제지와 답안카드를 함께 제출해야 하며, 문제지를 제출하지 않은 자는 부정행위자로 간주한다.
8) 부정한 방법으로 국가시험에 응시하거나 동 시험에서 부정한 행위를 한 자에 대하여는 관련법령의 규정에 따라 그 수험을 정지시키거나 합격을 무효로 하고 향후 동 국가시험응시를 제한할 수 있다.
9) 시험 시간 중에는 일체의 사담을 금하며, 질문사항이 있을 때에는 반드시 조용히 손을 들어 감독관의 지시를 따라야 한다.
10) 시험실 내에서는 흡연을 금하며, 특히 시험장(학교) 내의 시설물이 훼손되지 않도록 주의한다.
11) 응시자는 시험장에 차량을 이용하여 입장할 수 없으므로 대중교통을 이용하시기 바란다.
12) 기타 상세한 것은 국시원 시험관리국(전화 : 02−476−2333)으로 문의한다.

7. 원서작성 시 유의 사항

1) “응시번호”란은 응시자가 기록하지 않는다.
2) 모든 문자는 정자(正字)로 기재하고 숫자는 아라비아 숫자로 기재해야 한다.
3) “본적”, “주소”를 정확히 기재해야 하며, “우편번호(2000년 10월 발행 우편번호부)”를 반드시 기재해야 한다. 우편번호를 기재하지 않거나 틀리게 기재할 경우 합격 후 면허(자격)증의 발급이 상당기간 지연될 수 있다.
4) “전화번호”란에는 연락 가능한 전화번호를 반드시 기재해야 한다. 연락이 되지 않아 발생하는 불이익은 일체 응시자의 책임으로 한다.
5) “호주”는 호적상 등재된 호주명을 정확히 기재해야 한다. 호주명을 기재하지 않거나 틀리게 기재할 경우 합격 후 면허(자격)증의 발급이 상당기간 지연될 수 있다.
6) 치과위생사 국가시험 응시자는 필기 및 실기시험 응시지역을, 임상병리사 · 물리치료사 국가시험 응시자는 필기시험 응시지역을 표시해야 한다.
7) 잘못 기재하였을 경우에는 수정액을 사용해서는 안 되며, 틀린 부분에 옆줄을 긋고 응시자의 도장으로 날인한 후 다시 잘 보이게 기재해야 한다.

8) 응시자가 외국인인 경우에는 주민등록번호란에 생년월일을 기재하고, 본적란에는 국적을 기재한다.

9) 응시원서의 기재사항 중 착오 또는 누락 등으로 인한 불이익은 일체 응시자 책임으로 한다.

부록 F. Laboratory English

LESSON 1

What is medical Technologist (MT)?

In the world of tomorrow, many opportunities await those choosing careers in medicine rind science. One of the most rewarding, if less known,[1] is medical technology.

This is a comparatively new profession that has come of age[2] since World war II. As members of the medical team, technologists work side by side[3] with pathologists[4] and other physicians. They perform the hundreds of[5] laboratory procedures that help ferret out[6] the cause and cure of disease. They are the pathologists's fact finders, tracing the elusive[7] clues to illness through samples of body tissues and fluids. They make use of[8] a battery of[9] complicated precision instruments[10] in their testing microscopes, colorimeters,[11] distillation apparatus,[12] centrifuges,[13] as well as pipettes,[14] Petri dishes,[15] flasks,[16] test tubes,[17] and microtomes.[18] The laboratory worker today relies on[19] up to the minute[20] testing devices and procedures that reveal the presence of abnormalities, the chemical composition of blood and other body fluids, the strength of various antibiotics[21] in combating infection[22] and the sinister outline[23] of wild cancer cells on a paper-thin[24] slice of tissue.

In the not too distant future[25] medical technologists will play an increasingly important part in the fight against disease which will lead to the conquest of cancer, heart and vascular disease,[26] tuberculosis,[27] multiple sclerosis[28] and even many of the mental illnesses,[29] In preventive medicine[30] an important part of the medical technologist's work is the processing os the batteries of laboratory tests which are more and more becoming part of the routine medical checkup.[31]

Because laboratories have greatly increased in number during the last few years, there are not nearly enough technologists to staff them. Modern laboratory workers must have highly specialized skills and training to perform the varied tests that have been developed. Those who prepare themselves properly have unlimited[32] opportunities for jobs.

Not only are more people using hospital facilities than ever before[33] but[34] doctors are turning[35] more and more to the laboratory for aid in diagnosis and treatment. Many industries have established medical research laboratories. Rapid advances in medicine have increased the number of useful laboratory test; many of the new drugs and treatments require careful laboratory checking step by step[36] along the way as they are used.

All of these add up to a steady need for medical technologist during the next years. There were approximately 35,000 registered medical technologists in the United States of America in 1963. It is estimated that more than twice that number could be used if they were[37] available.

1) if less known = if it is not well known 잘 알려지지 않았다면
2) come of age 성년이 되다.
3) side by side 서로서로, 상호 협력하여
4) pathologist 병리학자, 병리전문의사
5) hundreds of 몇 백, 수백의
6) ferret out 두루 찾다, 탐색하다.
7) elusive 찾기 어려운
8) make use of 이용한다.
9) a battery of = a set 여러 가지의, 많은
10) precision instrument 정밀한 기구
11) colorimeter(s) 비색계
12) distillation apparatus 증류장치, 증류기
13) centrifuge(s) 원심 분리기
14) pipette(s) 피펫
15) Petri dish(es) 페트리접시, 샤레
16) flask(s) 플라스크
17) test tube(s) 시험관
18) microtome(s) 마이크로톰(조직절편기)
19) rely on 의뢰(의존)하다.
20) up to the minute 최신의
21) antibiotic(s) 항생제, 항생물질
22) infection 감염
23) sinister 불길한, 화가 되는
24) paper-thin 종이와 같이 얇은
25) In the not too distant future 멀지 않은 장래에
26) vascular disease 혈관병
27) tuberculosis 결핵증
28) multiple sclerosis 다발성 경화증
29) mental illness(es) 정신병
30) preventive medicine 예방의학
31) checkup 검사
32) unlimited 무한한
33) than ever before (이미) 이전보다
34) not only ...... but (also) ······ 뿐만 아니라 ······도
35) turn to for help (or aid) ······ 도움을 받는다.
36) step by step 순서에 따라, 일보일보
37) were는 are의 복수 과거형

LESSON 2

Where do Medical Technologists Work?

About two-thirds[1] of all medical technologists work in hospital laboratories. The rest are employed in doctors' private laboratories, clinics,[2] or in the armed forces; in city, state[3] and federa1[4] public health agencies; in industrial medical laboratories, pharmaceutical houses, and in many research programs on specific diseases being carried on by various groups, public and private alike.[5]

Medical technologists almost always work for physicians and are always responsible to physicians for their results. The head of a medical laboratory is usually a pathologist. The name comes from two Greek words meaning the science or knowledge of disease. Pathologists are physicians who have specialized in the nature and causes of disease. They are medical doctors who have several years' specialized training in pathology after their regular medical school.

Years ago pathologists did most of the laboratory tests themselves with only the help of unskilled[6] assistant. But, as doctors came to realized[7] more and more how helpful such tests were in diagnosing and treating illness, they wanted more performed.[8] The pathologists weren't[9] able to keep up with the demand, and so they started training men and women to help make tests and analyses. This is the way the profession of medical technology began. Its importance has increased greatly since then. Physicians would be greatly handicapped without the helpful findings of laboratory technologists who help to determine diagnosis and treatment.

Professional technologists play a key roles[10] in many life-and-death dramas taking place[11] around them. Routine, careful, accurate work is constantly helping save lives[12] and alleviate pain.

Many technologists who are not involved directly with patients are making big contributions in the field of scientific research.

1) two thirds 3분의 2
2) clinic(s) 의원, 진료소
3) state 미국의 주
4) federal (미국) 합중국의
5) public and private alike 공공이나 개인이 똑같이
6) unskilled 숙련되지 않은
7) came to realize = feel 느끼다.
8) wanted more perfonAed = wanted more tests to be performed 더 많은 검사를 한다.
9) weren't = were not
10) key role 더 중요한 역할
11) take place = arise 일어나다.
12) lives life의 복수

LESSON 3

What Kind of Work do Medical Technologists?

Today a large number of technologists work in specialized fields,[1] although trained in all branches of laboratory technique. In smaller hospitals they may have duties in several areas. In bacteriology, much time will be spent preparing culture media and growing bacteria under controlled conditions so that their reactions can be studied. The technologist becomes expert in identifying bacteria in all types of body fluids and substances, learns to read the mysterious patters of microorganism on microscopic slides, watches the inroads[2] of the antibiotics on a Petri dish as they combat the growth of death-dealing[3] microbes,[4] and reports which[5] is the most effective.

In biochemistry the technologists will perform all kinds of chemical tests on body fluids[6] which offer clues to diagnosing[7] disease. Distillation apparatus, flasks, test tubes and complicated machines such as the spectrophotometer[8] are the tools of the trade.[9] In hematology the medical technologist will track down[10] the makeup or composition of blood which reveals so much about a patient's body condition, or may type blood and cross-match[11] it to determine the kind needed in a transfusion.

In histology the work involves imbedding[12] specimens of tissue in paraffin and cutting them into paper-thin sections for the pathologists to examine.

The technologist's work does not end with procedures and observation. It also involves description of laboratory analyses and filing of reports. Duties may include teaching, administration and research. The training and abilities will help to determine the assigned responsibilities. There are several hundred different laboratory tests which a technologist must be able to performs. As more and more such tests have been devised as aids in diagnosing and treating disease, technologists have expanded their skills and techniques. Today opportunities for better jobs in medical technology depend increasingly[13] on a good background in college and specialized training.

1) specialized field 전문 분야, 분야를 전공하다.
2) inroad(s) 결과
3) death-dealing 죽음을 초래하는
4) microbes = microorganisms 미생물
5) which = which one of the antibiotics
6) body fluid 체액
7) diagnosing diagnose의 동명사
8) spectrophotometer 분광광도계
9) the trade = the profession, 손으로 취급하는
10) track down 추적하다.
11) cross-match 교차시험을 하다.
12) imbedding = embedding 포매하는 것
13) increasingly = more and more 더욱더, 점점 더

LESSON 4

School of Medical Technology

There are no shortcuts[1] to becoming a medical technologist (MT). It takes four years after high school to become a professionally recognized medical technologist. Only graduates of American Medical Association (AMA)–approved[2] schools of medical technology are eligible for MT (ASCP) certification, which means that they have met the professional standards recognized by the medical profession.

The Jackson memorial hospital School of metrical technology is accredited[3] by the council on medical education[4] of the American Medical Association (AMA). The school is under the direction of the department of pathology of the university of Miami school of medicine and director of Jackson memorial hospital laboratories. Graduating students are eligible for examination of certification by the Registry of medical technologists (MT)[5] of the American Society of Clinical Pathologists (ASCP).[6] Registered technologists are then permitted to use the initials MT (ASCP) after their name.

For example : Chulsu Kim, MT (ASCP)

Requirements for Admission

The minimum prerequisites[7] for admission as required by the Board of registry to an approved school are : Two years (60 semester hours[8]) of college, which must include the following courses :

1. Biology–12 semester hours which may include general biology, bacteriology, parasitology, physiology, anatomy, histology, embryology, and zoology (bacteriology is especially recommended).
2. Chemistry–6 semester hours of inorganic chemistry, which may include qualitative analysis,[9] including lectures and laboratory,[10] and 3 semester hours of either quantitative analysis,[11] organic chemistry[12] or biochemistry, including lecture and laboratory.

Effective on January 1, 1962, the pre-technical education requirements for admission to School of Medical Technology will be increased from the two years (60 semester hours) to three years (90 semester hours) in order to include courses to broaden the science background.

Applicants shall be required to submit evidence of good health and successful vaccination, and a report of a medical examination[13] should be a part of the students' records. This examination shall include a Roentgen examination of the chest. Provisions[14] should be made for medical care and hospitalization, when necessary, for reasonable length of time.

Application form is usually submitted with personal history data[15] scholastic record,[16] employment record,[17] military service record,[18] personal reference[19] (names and addresses), brief statement of interest in medical technology in applicant's own hand writing,[20] and recent photograph.

1) shortcut(s) 지름길, 가까운 길
2) AMA-approved 미국의학협회(American Medical Association의 약자)가 인가한
3) accredit 인가하다.
4) council of medical education 의학교육심의회
5) registry of medical technologists 임상병리사 등록국
6) American Society of Clinical Pathologists (ASCP) 미국 임상병리전문의학회
7) prerequisite 미리 필요한, 요건
8) semester hour 1학점
9) qualitative analysis 정성분석
10) laboratory 실습 혹은 실험, 검사실
11) quantitative analysis 정량분석
12) inorganic chemistry and organic chemistry 무기화학 및 유기화학
13) a report of a medical examination 건강진단서
14) provision 단서, 규정
15) personal history data 이력서
16) scholastic record 성적증명서
17) employment record 경력증명서
18) military service record 군복무필증
19) personal reference 신원보증인
20) in applicant's own handwriting 응시자 자필로

LESSON 5

Curriculum for School of Medical Technology

The coarse of training is 12 months in duration. Both theoretical lectures and practical training are given at Jackson Memorial Hospital in the following phases of Medical Technology :

Biochemistry	3 months,	Hematology	2 months,
Microbiology	2 months,	Urinalysis	1 months,
Parasitology	1 months,	Serology	1 months,
Histology	1 months and	Blood banking	1 months.

Written examinations[1)] are given weekly on lecture material and a practical examination at the end of each phase of practical training.

Students completing the course with satisfactory grades[2)] are awarded a diploma[3)] and a school graduation pin.[4)]

The school is affiliated with[5)] the University of Miami. After completing three years at the University, students spending their senior[6)] year at the school receive full credit (30 semester hours) and can graduate with a B.S.[7)] degree in Medical Technology.

1) written examination 필기시험
2) with satisfactory grades 급제 점수로
3) diploma 졸업증명서
4) school graduation pin 졸업기념 배지
5) affiliate (affiliation) 제휴하다, 서로 손잡다
6) fresh man 1년생
   sophomore 2년생
   junior 3년생
   senior 4년생
   미국에서 4년제 대학 또는 고등학교의 학년제
7) B. S, Bachelor of Science 이학사(4년제 이과대학 졸업자)

LESSON 6

What is Histologic Technique?

Histology is a field for highly trained, skilled personnels. Histology technicians have opportunities in hospitals, medical schools and areas of cancer, heart and neurologic research.[1)]

The university of Miami school of Medicine and Jackson memorial hospital offer a training course in histologic technique approved by the American Medical Association (AMA) and the American Society of Clinical Pathologists (ASCP). The course is of one year's duration and includes all phases of histologic technique including gross[2)] and microscopic identification of tissue, sectioning and staining of tissue, and frozen section technique.[3)] The students attend histology lectures given weekly in the department. The practical work in the laboratory is given by senior technologists.

A high school diploma is required for admission to the school.

Upon completion of course a certificate is issued[4)] and graduates are eligible for[5)] national registration by the board of medical technology for certification in histologic technique.

1) research 연구
2) gross identification 육안적인 동정
3) frozen section technique 동결절편 제작법
4) is issued = give 주다
5) be eligible for ~자격이 있는

LESSON 7

Cytotechnology

Newest of the specialty categories is cytotechnology[1], in which laboratory techniques relating to cytology, the science of cells, are applied to the detection of cancer. Long before the disease is revealed in any other way, cancer the disease of disordered cell growth is apparent under microscopic examination.

Cytotechnologists study samples of cells taken from the body in search of[2] abnormal cells which may indicate the presence of cancer. This involves detailed knowledge of, and ability to identify, many different kinds of cells, since shapes differ in various parts of the body. The slides under microscopic examination may have samplings[3] taken from the lungs[4], bronchial tubes[5], stomach[6] or other accessible sites.

However, a majority of the slides contain cell samplings from the cervix[7] or neck of the uterus[8], where cancer often strikes. Early detection of this particular kind of cancer through cell diagnosis has been so successful that if this examination could be regularly given to all women it is believed that most deaths from this disease could be eliminated.

Clues to the disease are traced in the delicate patterns of cytoplasm[9] and nucleus,[10] stained with special dyes to make them stand out brightly, and magnified a thousand times under the microscope. The cytotechnologist[11] is trained to note abnormalities, often very minute, in color, size and shape of the cell substance that signal the presence of beginning cancer.

Opportunities in cytotechnology

There are excellent professional opportunities in this fast growing new specialty. Training in cytotechnology requires two years of college plus six months in a hospital school approved for cytotechnologist training plus six months of full-time experience[12] in an acceptable laboratory. Many scholarships are available for this final year of training. Those interested[13] should obtain a list of schools of cytotechnology approved from the Registry of Medical Technologists, Muncie, Indiana, U.S.A.

There are about 79 AMA-approved schools of cytotechnology in the United States at present, currently training some 400 cytotechnologists but with room for[14] about 100 more.

Upon the successful completion of the 12 month formal curriculum and apprentice-ship,[15] the student is eligible to take the certifying examination given by the Registry of Medical Technologists. Those who pass may place the letters CT (ASCP) after their names.

Those completing a basic course usually can find employment as screeners at an apprenticeship level. They screen the slides and mark unusual or atypical[16] cellular findings, so that the attention of the pathologist reporting the case to the patient's physician will be brought to these areas. Some become supervisors and teachers.

1) cytology 세포학(Exfoliative cytology 박리세포진)
2) in search of ~을 구하여, ~을 탐색하여
3) sample 표본, 검체
4) lung(s) 폐장(pulmonary 폐의)
5) bronchial tube 기관지
6) stomach 위(gastric 위의)
7) cervix 경부, 자궁경부
8) uterus (uteri) 자궁
9) cytoplasm 세포질
10) nucleus (nuclei) 세포핵
11) cytotechnologist 세포병리사
12) full-time experience 전 근무시간 실습, 전 근무시간 경험
13) those interested = those who are interested in 흥미를 가진 사람들
14) with room for ~의 여유가 있다.
15) apprenticeship 견습생
16) atypical = not typical 비정형적인, 이형적인

LESSON 8

Certifications by Board of Registry of Medical Technologists, ASCP

In addition to MT (ASCP) and CT (ASCP) previously mentioned, the following certifications are given by Board of Registry of Medical Technologists, American Society of Clinical Pathologists.

1. Specialist Certification-specialist[1] in a specific science-those in chemistry, for example, would be listed : Spec. C. (ASCP)

   Must have master's[2] or doctorate degree[3] in specialty, plus three years' experience in acceptable medical laboratory; pass registry examination.

2. Blood Banking Technologist[4] – MT (ASCP) BB

   MT (ASCP) with one year training in blood banking school approved by the American Association of Blood Banks; pass registry examination.

3. Chemistry Technologist – C (ASCP).[5]

   Must have B. S. in chemistry, plus one year's experience in chemistry in acceptable medical laboratory; pass rigistry examination.

4. Certificate in Microbiology – M (ASCP)

   Must have B. S. in bacteriology, plus one year's experience in microbiology in acceptable medical laboratories; pass registry examination.

5. Nuclear Medical Technologist[6] – NMT (ASCP)

   MT (ASCP) with one year in acceptable clinical radioisotope[7] laboratory; or B.S.[8] in biologic sciences or chemistry plus two years' experience as above; or two years of college with specified science courses plus four years' experience; or B.S. in physical sciences[9] with specified science courses, plus two years' experience; or high school diploma plus six years' experience (these qualifications remain through 1966).

6. Histologic Technician[10] – HT (ASCP)

   This requires a high school diploma plus a year of supervised training in a clinical pathology laboratory.

1) Specialist 특수 기사(특수 병리사)
2) Master's degree 석사 학위
3) Doctorate degree 박사 학위
4) Blood banking technologist (MT (ASCP) BB) 혈액은행병리사

5) Chemistry technologist (C (ASCP)) 생화학병리사
6) Nuclear medical technologist (NMT (ASCP)) 핵의학병리사
7) Radioisotope 방사선 동위원소
8) B. S.; Bachelor of Science 이학사
9) Physical sciences 물리(과)학
10) Histologic technician (HT, ASCP) 조직병리사

LESSON 9

At the Urinalysis Laboratory

Doris : Hi,[1] Sunny. Today, we are going to discuss urinalysis. First of all, how do we preserve urine specimen?

Sunny : I suppose, refrigeration is the best way of preservation for all purposes, if the examination is not delayed too long.

Doris : It is correct. Refrigeration is particularly necessary when the urine is to be used for bacteriological examinations.

Sunny : Toluene and thymol are also used.

Doris : Toluene farms a thin nim over the surface of the urine and is the best for chemical constituents. Thymol is a good general preservative, but it may give a false positive test for albumin. Is that all?

Sunny : That's[2] all I know of.[3]

Doris : Formalin is used for preservation of the formed elements,[4] such as blood cells and cancer cells.

Sunny : I see. What is the amount of formalin to be added?

Doris : Two drops of 40 percent formalin are sufficient for each 30 mL of urine. Formalin will cause a false positive test for sugar, and the urine preserved with fonmalin is not advisable for determining chemical constituents.

Sunny : I have heard about something prepared in a tablet form.

Doris : Yes, Sunny. The tablets are also available. One tablet is put into 30 mL of urine. It is very convenient, but it increases the specific gravity[5] of the urine. Determinations of pH, sodium and potassium are also disturbed by adding the tablet.

Doctor A : Hi, Doris. Give me an Acutest tablet, will you?

Doris : This urine looks very dark, doesn't it?

Doctor A : Ja.[6] This 4−year-old kid seems to be dehydrated[7] very much

Ha! Strongly positive, isn't it? Thanks, Doris.

Doris : Not at all.

Sunny, what did the doctor do Acetest for?[8]

Sunny : I suppose, he wanted to know if this patient had ketonuria.[9]

Doris : Yes. As you know, ketone bodies include acetone, acetoacetic acid and −hydroxybutylic acid.

Does Acetest react to all of these substances?

Sunny : No, it doesn't. Acutest or nitroprusside methods react only to acetone and acetoacetic acid.

Doris : Right. Acetest is more sensitive to acetoacetic acid than to acetone. Then, do we have to determine these substances separately?

Sunny : As far as I know, we are not doing them separately.

Doris : No, we are not. You know why.[10] It has been demonstrated that acetoacetic acid and acetone are excreted together in a fixed ratio[11] of about 9 : 1.

Sunny : What do we with −Hydroxbutlic acid, then?

Doris : We use Hart's test.

1) Hi = hello, how do you do? 대등한 사람에게 쓰는 말
2) That's = That is
3) know of ~을 알고 있다, ~에 대해서 알고 있다.
4) formed element(s) 유형성분, 고형성분
5) specific gravity 비중(density 밀도)
6) Ja = Yes 속어로 윗사람에게는 안 쓰고 친구 간에 씀
7) dehydrate 탈수하다.
8) what ...... for? (또 what for?) 무엇 때문에, 어째서
9) ketonuria keton뇨증
10) You know why 왜냐하면, 무엇이냐 하면
11) in a Hxed ratio 일정 비율로

LESSON 10

At the Hematology Laboratory

Miss Anderson : Sunny, here is the patient who is going to have CBC[1] done.

Sunny : Yes, Miss Anderson.

You are Mr. Dill, aren't you? Please, have a seat, Mr. Dill. 1 will be ready for you in a few minutes.

Mr. Dill : Yes.

Sunny : I am going to draw some blood for the tests.

Place your arm here and please make a tight fist[2]

Mr. Dill : Ouch! It hurts a little.

Sunny : O'kay! I am finished. It wasn't too bad, was it?

Mr. Dill : No, only a little.

Sunny : The result will be sent to the medical clinic,[3] and you can wait at the clinic, there.

Miss Anderson : Sunny, mix the blood gently. Don't shake it too hard, the blood will hemolyze.[4]

Come this way. Here we have all instruments necessary for the tests. In this laboratory. platelet counts are done with the phase-Contrast microscopes,[5] which has been prepared on the other table, there.

Sunny, we have 2 requests for RBC[6] count from the nursery.[7] You and l will go up to the nursery and stick the babies right now. Bring the tray with y7u, and we will take an elevator up to the seventh floor.

Sunny : My! There are so many babies sleeping quietly.

Are we going to stick one of those cute babies?

Miss Anderson : Yes, we have to. Remember that we must wear a gown and mask to enter the room.

Sunny : Yes, I understand.

Nurse, can you tell me where the baby Kennedy is?

Nurse : The second baby from the left at that corner.

Miss Anderson : Make sure that the baby is the right one. The baby is not going to answer for you, so that you must check this card by yourself[8] before you stick the baby.

Sunny : What a cute foot! I hate to stick him on the heel. 1 bet[9] I'll wake him Up.

Miss Anderson : That's all right. Once you cut the skin, don't squeeze it. Otherwise, the blood will be diluted with the tissue fluid, and the cell count will be less than it should be. Now, mix it with the diluting fluid, quickly.

Sunny : Do I have to take blood smears?

Miss Anderson : No, not for this baby. We are finished, baby !

Sorry, we woke you up. Don't cry any more, dear.[10)]

Sunny : Thank you for your help, Nurse.

Nurse : Not at all. Thank you.

1) CBC = complete blood cell count 일상혈액검사(적혈구 수, 백혈구 수, Hgb 양, Hct 치)
2) make a fist 주먹을 쥐다.
3) medical clinic 내과진찰실
4) hemolyze 용혈된다.
5) phase-contrast microscope 위상차 현미경
6) RBC = red blood cell 적혈구 계산(산정)
7) nursery 신생아실, 육아실
8) by oneself 혼자서, 자신만으로
9) I bet 틀림없다고 생각한다, 걸다, 꼭
10) dear 친한 사람끼리 쓰는 애칭

LESSON 11

Special Precautions in Blood Coagulation Studies

[1] blood coagulation studies, the following precautions are necessary.

1. Drawing of blood = blood sampling

a. Selection of anticoagulants;

After being drawn, the blood will clot spontaneously. During the coagulation process, some of the clotting factors[1] are consumed completely. Therefore, the laboratory studies should be performed by using the plasma in which none of the factors has been activated or consumed unnecessarily. Upon drawing the blood, the blood coagulation process will initiate partially as soon as a portion of the blood contacts to a needle and glass syringe. Thus, the coagulation is stopped as soon as possible by neutralizing calcium ion in the blood, and either the oxalates[2] or the citrates[3] are added for this purpose. Their aqueous solutions are used actually rather than their powders, in order to get quicker neutralization of the calcium ion. Their aqueous solutions naturally dilute the blood in a certain extent, but the quicker neutralization of the calcium ion in the blood is essential. Therefore, the concentration and the amount of an anticoagulant to be added should be controlled meticulously.

b. Contamination with the tissue thromboplastin[4]

On drawing the blood through venipuncture, the needle always penetrates through the subcutaneous tissues[5] where the tissue thromboplastin is distributed widely. Thus, the syringe is more or less contaminated with the tissue thromboplastin which may initiate the extrinsic coagulation system[6] rapidly. Extreme caution must be given to keep its contamination as least as possible.

c. Preservation of the contact factors[7] and the platelets

The contact factors and the platelets easily adhere to the glass surface of syringes and test tubes, and are removed from the blood to be tested. In order to preserve these factors, silicon coating of glasswares is frequently done.

2. Instability of the blood clotting factors

Among the blood clotting factors present in the blood prothrombin, factor V and factor VIII are particularly unstable, and they are inactivated rapidly. In contrast, some of the factors involved are activated during the storage. Thus, the laboratory studies should be performed as early as possible, once the blood has been drawn. If there should be any lapse before all the studies have been done, the test plasma must be kept in a refrigerator. Do not place it at room temperature unnecessarily for any length of time.

3. Necessity of special reagents

Some of the reagents necessary for routine coagulation studies are now commercially available, but still many of the reagents are prepared by oneself from the patient's and the normal fresh plasmas. In addition, the majority of these reagents are far from a purified preparation, containing various clotting factors. Thus, one must know exactly about the property of each reagent preparation.

4. Rending of end point

During the blood coagulation process, the fibrin formation is the only step that we can recognize macroscopically.[8] Therefore, almost all the coagulation tests are designed to use the fibrin formation or clotting as an end point[9] of reading the test results. Since the clotting occurs rapidly, care should be given not to overlook an exact end point on each laboratory procedure.

The following procedures have been introduced for reading the end point.

1) Macroscopic observation of fibrin clot.
2) Observation with a wire loop.
3) Observation on the basis with increased viscosity[10]
4) Turbidimetric[11] observation.
5) Automatic recording apparatus.

1) (blood) clotting factors 혈액응고인자, 응혈인자
2) oxalate 수산염
3) citrate 구연산염
4) tissue thromboplastin 조직 트롬보플라스틴
5) subcutaneous tissue 피하 조직
6) extrinsic coagulation system 외인성 혈액응고계
7) contact factor 접촉 인자
8) macroscopically 육안으로
9) end point 종말점
10) viscosity 점조도
11) turbidimetry (−tric) 혼탁기로 측정하는

Appendix	Nomenclature on Blood Coagulation Factors
Factor I	Fibrinogen, 피브리노겐
Factor II	Prothrombin, 프로트롬빈
Factor III	Tissue thromboplastin, 조직 트롬보플라스틴

Factor IV	Calcium ion, 칼슘 이온
Factor V	Labile factor, 불안정 인자
Factor VII	Stable factor, 안정 인자
Factor VIII	Antihemophilic factor (AHF), 항혈우병 인자
Factor IX	Christmas factor, 크리스마스 인자
	Plasma thromboplastin component (PTC)
Factor X	Stuart factor, 스튜워트 인자
Factor XI	Plasma thromboplastin antecedent (PTA)
Factor XII	Hagenman factor, 하게만 인자
Factor XIII	Fibrin stabilizating factor (FSF), 피브린 안정 인자
Profibrinolysin	Plasminogen, 플라스미노겐
Fibrinolysin	Plasmin, 플라스민

LESSON 12

At the Bacteriology Laboratory

Mrs. Riemer : Sunny! What are you reading of[1]?

Sunny : Of the tubercle bacillus,[2] Mrs. Riemer.

Mrs. Riemer : Do you know the scientific name of the tubercle bacillus?

Sunny : Yes, Mycobacterium tuberculosis, isn't it?

Mrs. Riemer : What is the staining characteristic for the Mycobacteria?

Sunny : It is acid-fast.[3] That is to say,[4] the bacilli are not decolorized[5] by acid alcohol, once they have been stained with carbol fuchsin.

Mrs. Riemer : Right. As I mentioned yesterday, Mycobacterium leprae[6] is the other pathogenic microorganism which is acid-fast.

I wonder[7] if you know of any other bacteria which may be acid-fast.

Suny : Lily, do you know? I just can't think of any other bacteria.

Lily : Well, Nocardia asteroides[8] is certainly acid-fast. Isn't it right, Mrs. Riemer?

Mrs. Riemer : Yes, you are right. What about Actinomyces[9]?

Lily : I am not sure, but I think it is not acid-fast.

Sunny : Wait a second, Lily. You know ...... I saw Actinomyces a few days ago[10] on the smear prepared with acid-fast stain. There were some mycelial[11] fragments showing a red color.

Mrs. Riemer : Sunny is right. Actinomyces israellii is partially Acid-fast.

Sunny : Mrs. Riemer, Don't they belong to pathogenic fungi[12]?

Mrs. Riemer : You lectured on them in the section of mycology.[13]

Did you forget what I said at that time? I said ......

Nocardia and Actinomyces are discussed conveniently in the section of pathogenic fungi because of their growth characteristics and their morphology, but they are classified into Family[14] Actinomycetaceae.

Sunny : I have to read of it again, or I may fail the test on the coming friday.

Mrs. Riemer : I bet you![15]

On the way to their dormitory ......

Lily : Sunny, don't you want to go to a beach on sunday?

Sunny : Yes, certainly. What time are you going to leave the dormitory?

Lily : Oh, let's say[16] about one o'clock in the afternoon.

Sunny : Okay, Lily. I'll go to the church in the morning, but I will be back by twelve thirty.

Lily : How about buying some hamburgers and Pepsi on the way to[17] a beach?

Sunny : That's a good idea. By the way,[18] where shall we go?

Lily : Let's go to the South Miami Beach.

Sunny : Does anybody go with us?

Lily : I'm going to ask Lilian, but she may go with her boyfriend

1) read of ~에 대해서 판독하다
2) tubercle bacillus 결핵균
3) Acid-fast 항산성(산에 저항하는)
4) that is to say = namely, 즉
5) decolorize 탈색하다
6) Mycobacterium leprae 나균(나병을 일으키는 균 이름)
7) I wonder if ~에 대해서 어떠한지
8) Nocardia asteroides 항산성균 이름, 노칼디아 균속
9) Actinomyces 방사선균 속
10) a few days ago 2, 3일 전에
11) mycelial 균사의
12) fungus (fungi) 진균
13) mycology 진균학
14) family 과(科)(Genus속, Species종)
15) I bet you! 그렇다고 하는 속어
16) let's say ~이라고 하자
17) on the way to ~도중에
18) by the way 화제를 바꿀 때 쓰는 말

LESSON 13

At the Bacteriogy Laboratory

Mrs. Riemer : Sunny, this is the student of lab.[1] for various bacteriologioal examination. You are going to practice the tests here in this lab. Be careful not to carry the contaminated materials here and there, and it will chose unnecessary contamination through the entire lab.

Sunny : Yes, 1 understand. What am I supposed to practice, today.

Mrs. Riemer : You practiced how to do Gram stain[2] in the orientation or course, didn't you?

Sunny : Yes, we did.

Mrs. Riemer : Then, we'd better look at the stained smears of various organisms.

Sunny : Mrs. Riemer. This smear contains lots of Gram-negative cocci.[3]

Mrs. Riemer : Let me see it. There are also many Gram-positive cocci,[4] though.

Sunny : I missed them. It means, then, there are two different organisms in this smear.

Mrs. Riemer : Well. Not necessarily.

Sunny : Is that so? What do you meats by that?

Mrs. Riemer : In a properly stained smear, Gram-negative organisms will always stain red. Gram-positive bacteria, however, may fail to retain the purple dye and appear incorrectly Gram-negative. What may cause the false negative staining?

Sunny : I think some technical failures are to be considered.

Mrs. Riemer : Right. The two critical steps in the staining process are the action of the iodine solution and the decolorizing process. Even through the smears are correctly and carefully stained, you may come across the same result in certain Genera of the organisms.
Do you happen to know the Genera of the organisms to be watched?

Sunny : No, I don't

Mrs. Riemer : What do you think the organisms in this smear look like?

Sunny : Generally speaking, they all look alike although Gram negative cocci seem to be a little smaller than Gram positive ones. At any rate,[5] 1 think they are all Staphylococci.[6]

Mrs. Riemer : Yes, they are. The smear happened to[7] be taken from the blood agar plate cultured for approximately 20 hours. Thus, it is not unusual in an old culture to find the majority of the organisms decolorized, particularly of the Genera[8] of Bacillus,[9] Clostridium,[10] and Staphylococcus.

Sunny : I see.

1) lab = laboratory 실습, 실습실
2) Gram stain 그램 염색법
3) Gram negative cocci 그람음성 구균
4) Gram positive cocci 그람양성 구균
5) at any rate 하여간
6) Staphylococcus (-cci) 포도구균
7) happen to 우연히 일어나다
8) Genera 균속(Genus)의 복수
9) Bacillus 간균속
10) Clostridium 혐기균속

LESSON 14

Blood Agar Base

Beef Heart, Infusion from	500 g
Tryptose	10 g
Sodium Chloride	5 g
Agar1	5 g

Blood Agar Base is recommended as a base to which blood may be added for use in the isolation[1)] and cultivation[2)] of many fastidious[3)] pathogenic microorganisms. The slightly acid reaction of this medium is conducive[4)] to the preservation of red blood cells. Without the addition of blood, this medium can be recommended as a slightly acid agar medium for general laboratory work. Many microorganisms produce earlier and more abundant growth on Blood Agar with a slightly alkaline reaction, and therefore the use of this same medium at pH 7.4 is preferred.

Colonies[5)] of bacteria upon a Meat Infusion Blood Agar usually grow luxuriantly, and the hemolytic types exhibit clear distinct degrees of hemolysis. Norton has recommended the use of such a medium with a reaction of pH 6.8 as being distinctly advantageous in culturing the Pneumococcus[6)] and Streptococcus[7)] groups. This slightly acid reaction seems to permit the development of clearer zones of hemolysis than does an alkaline reaction. Blood Agar Base is a medium containing the extractives from fresh beef heart with Tryptose. This medium, which contains no added carbohydrate, is especially recommended for use in the preparation of Blood Agar to study the hemolytic characteristics of colonies. It is also recommended for isolation of organisms directly from the blood. Blood Agar Base is mentioned in "Diagnostic Procedures and Reagents" as an excellent basal medium for plate cultures[8)] for the Pneumococci. The use of 1 mL. of venipuncture[9)] blood in a sterile Petri dish, to which is added the sterile cooled medium, is recommended. The blood culture method of Castaneda, as described in detail under Tryptose Agar may be used with this medium.

Tarshis and Frisch investigated the addition of blood to various media for the cultivation of tubercle bacilli in pure culture and directly from sputa[10)] under routine diagnostic conditions. Three standard tuberculosis media were used in the comparative study. They recommended the addition of 25 percent bank blood[11)] to Blood Agar Base or Bordet Gengou Agar Base with 1 percent glycerol added since media of this type grew tubercle bacilli from small inocula[12)] producing colonies that were readily recognized. These media were easily prepared. and in addition were economical. They were also satisfactorily employed in Streptomycin sensitivity tests.[13)]

To rehydrate[14)] the medium, suspend 40 grams of Blood Agar Base in 1,000 mL of cold distilled water and heat to boiling to dissolve the medium completely. Distribute in tubes or flasks and sterilize in the autoclave for 15 minutes at 15 pounds pressure (121℃). The final reaction of the medium, before adding blood, will be pH 6.8.

1) isolation (isolate) 병원체의 분리(분리하다)
2) cultivation (cultivate) 배양(배양하다)
3) fastidious 배양이 까다로운
4) conducive = helpful 도움이 되는
5) colony (−nies) 세균의 집락
6) Pneumococcus (−cocci) 폐염구균
7) Streptococcus (−cocci) 연쇄구균
8) plate culture 평판배양
9) venipuncture 정맥천자(정맥을 찌르다)
10) sputum (sputa) 객담
11) bank blood 혈액은행의 보존혈액
12) inoculum (inocula) 접종물, 접종할 검사물
13) sensitivity test 감수성 검사(내성 검사)
14) rehydrate 수화시키다. 증류수로 다시 녹이다.

LESSON 15

At the Parasitology Laboratory

Jane : Come here, Sunny. Let's make a start[1] with these fecal[2] specimens.

Sunny : Yes, ma'am. Where can I fond a bottle of the isotonic saline solution[3]?

Jane : Right over there at the left corner of the second shelf.

Sunny : I see. What about the glass slides and wooden sticks?

Jane : I'll get them. They are kept in this drawer. Keep the window-fan[4] moving, and it will not smell to bad.

Sunny : All right. One of our classmates was using tap water[5] for diluting the fecal mass. Do we have to use the isotonic saline solution at all times?

Jane : It's all right with the parasite ova,[6] but the isotonic saline solution must be used if the protozoa[7] are to be searched for. Because of hypotonicity[8] of the tap water, the protozoa will be immobilized[9] or destroyed.

Sunny : There are so many Ascaris[10] eggs present in this specimen. I wonder how many eggs are produced in a day.

Jane : It is said to be about one hundred thousand a day.
That's why one rarely needs the concentration methods to look for the Ascaris ova.

Sunny : Jane, 1 have sometimes hard time to identify the infertile eggs.[11] Could you show them to me, if you please?

Jane : O'kay. What is this egg?

Sunny : I believe, this is the fertile egg with a yellow albuminous coat.[12]
Right. So you don't have a trouble to identify the fertility eggs, do you? By the way, what makes the albuminous coat yellow?

Jane : Well, I think, it is due to absorption of the bile pigments of the host.

Sunny : Yes, it is. Let's take a look on this slide which is supposed to contain many infertile eggs.

Sunny : Some of them are very clear to me, but the others are confused with some vegetable cells in the feces.

Jane : I understand you trouble. The infertile eggs contain the same shell layers as the fertile eggs, but they have a much thinner and often indistinct coat. Additionally, they may assume various shapes.

Jane : Do you folks[13] see Ascariasis[14] in Japan?

Sunny : Yes, we see it quite frequently.

Jane : You people[15] eat raw fishes, don't you?

Sunny : Yes, we do. They are very delicious, and I love them.

Jane : Don't you worry about the parasites?

Sunny : No, not particularly. As a matter of fact, I used to eat them, but I don't have the parasites.

Jane : In America, many people don't eat even raw eggs.

Sunny : Then, you can't eat Sukiyaki, one of the famous Japanese dishes.

1) make a start = start 시작하다
2) fecal 대변의
3) isotonic saline solution 등장 식염수
(= physiologic saline solution 생리 식염수)
4) window-fan 환풍기
5) tap water 수돗물
6) parasite ovum (ova) 기생충알
7) Protozoa 원충
8) hypotonicity 저장성, 삼투압이 낮은
9) immobilize (immobilization) 움직이지 않는, 운동을 정지한
10) Ascaris (lumbricoides) 회충
11) fertile and infertile eggs 수정란과 비수정란
12) albuminous coat 단백질 막, 알부민 막
13) you folks 당신들(연상에는 쓰지 않음)
14) Ascariasis 회충증
15) you people = you folks 당신들, 여러분

LESSON 16

At the Serology Laboratory

Sunny : What does CRP mean, Mr. Rieker?

Mr. Rieker : It is the abbreviated word of C-reactive protein.

Let's practice the test, today. Irene, hand me the kit over there,[1] will you?

Jrene : Here it is!

Mr. Rieker : Thanks. Sunny, take one glass capillary tube out of[2] the kit, and hold it like this.[3]

Sunny : You mean, like this?

Mr. Rieker : Yes. Then, draw into the capillary tube a column of CRP antiserum[4] about 1.5 cm long, controlling with your right index finger[5] over the upper tip of the tube, and wipe this end with Kleenex paper.[6]

Did you get it?

Sunny : Yes, I did.

Mr. Rieker : O'kayo, them ...... Before removing your finger from the upper tip of the capillary tube, insert the other tip into the test serum and draw an equal amount of the serum into the tube. Do as I did.

Sunny : Do I have to draw the antiserum, first?

Mr. Rieker : By all means![7] You know why? Because the antiserum has to be protected absolutely from any contamination.

Sunny : I see. What shall I do, next?

Mr. Rieker : Mix the sera by slowly tilting the tube about ten times. Stand the tube vertically in this rack with the test serum on top.[8] Incubate at 37℃ for two hours for a overnight at room temperature to make a final reading.

Sunny : Is CRP stable on heating?

Mr. Rieker : As far as I know, it is destroyed if heated above 65℃. Do not use blood plasma, because the anticoagulants may inhibit the reaction. Why do we call it "C-reactive protein?"

Sunny : The precipitation reaction was first recognized upon mixing the somatic[9] C-polysaccharide of the pneumococci[10] with the serum of the patients with acute pneumonia.[11]

Mr. Rieker : You are right. Then, this reaction may not be a true antigen-antibody reaction. Right?[12]

Sunny : Well, 1 am not sure. But…… why do we use the antiserum for the test?

Mr. Rieker : That's good question. Think about it for a moment.

I'll give you a hint. The C-reactive protein can be isolated from the ascitic fluid[13] of the patients with liver cirrhosis[14]

Sunny : Then, I guess you can immunize[15] rabbits with CRP to get the anti-CRP serum.

Mr. Rieker : Right. So we are using the anti-CRP rabbit serum for the test, because one can get more sensitive reaction than with the originally used C-polysaccharide.

1) over there 저기에, 저쪽에
2) out of = from
3) like this 이와 같이
4) antiserum (antisera) 항혈청
5) index finger 시지, 둘째손가락
6) Kleenex paper 휴지 이름
7) by all means = absolutely 절대로, 물론
8) on top 위로 하여
9) somatic 균체성의(균체의)
10) pneumococcus (pneumococci) 폐염알균
11) acute pneumonia 급성 폐렴
12) Right? = Isn't that Right? 좋다, 그렇다, 옳다
13) ascitic fluid = ascites 복수
14) liver cirrhosis = hepatic cirrhosis or cirrhosis of liver 간경변증
15) immunize (immunization) 면역하다

LESSON 17

At the Serology Laboratory

Sunny : Good morning, Miss Cox.

Miss Cox : Hello, dear.1 am going to show you how to do direct Coombs test, today.
By the way, what is the purpose of doing the test? Do you know?

Sunny : Yes, Miss Cox. The test will tell us if there is any antigen-antibody reaction occurring over the surface of the erythrocytes to be tested.

Miss Cox : You are right. The test, however, will not tell us what kind of the antigen-antibody reaction is present over the surface of the cells.

Sunny : I see.

Miss Cox : Sunny, wash these red blood cells.

Sunny : The cells should be washed three times in tubefuls[1] of the physiological saline solution. Is it correct?

Miss Cox : Yes, it is. Can we use distilled water to wash the cells?

Sunny : No, we can't. Because distilled water causes hemolysis.

Miss Cox : Right. Put one drop of the washed cells in a tube and add two drops of Coombs serum.

Sunny : How fast should I centrifuge the mixture?

Miss Cox : According to the text, it is supposed to be centrifuged at 3,400 rpm far 15 seconds (at 2,000 rpm[2] for one minute). As you know, however, it does not certainly give you a correct answer.
Whichever centrifuge may be used, you must determine by yourself the condition which will produce the optimal agglutination of the cells. When you use this centrifuge, use the speed as marked here.

Sunny : I think this tube shows agglutination of the cells.

Miss Cox : Let me see it. Sunny, you should shake the bottom of the tube gently in order to look for agglutination.
Don't shake this too hard, or you may break weakly agglutinated cell clumps and may misinterpret[3] as negative.

Sunny : I understand.

Miss Cox : Suppose[4] you don't wash the cells sufficiently. What will be the result of the test.

Sunny : Let me see……

I guess the test will show a false negative result, since the antiglobulin antibody is neutralized by the serum globulins left.

Miss Cox : You are right. Please check the factors causing false negative and false positive tests until tomorrow.

Sunny, are going to attend the seminar, today?

Sunny : No, I am not.

Miss Cox : Why not?

Sunny : I must see Mrs. Mason at 4:30 in her office.

1) tubeful 시험관에 넘칠 만큼의 양
2) rpm = revolution per minute, rotation per minute 1분간의 회전 수, 분당 회전 수
3) misinterpret 잘못 해석(판정)하다
4) suppose ~이라면, ~이라고 가정하자

LESSON 18

History of Blood Transfusions

Although it appears that even before Harvey discovered the principle of the circulation of blood in 1628, there were attempts to transfuse blood for improvement of health, authentic references date back no farther than the middle of the 17 th Century. In his diary, Samuel Pepys refers to a transfusion between dogs and ruminates[2] that "this technic may be of mighty use to man's health for the amending of bad blood by borrowing from a better body……"

The first authentically-recorded successful transfusion of humans was performed by Jean Denis, physician to Louis XIV,[3] in June, 1667. Because their possible mental effect appealed to the interest of early investigators, transfusions were tried on lunatics.[4] The fourth transfusion which Denis administered resulted in the death of his patient, and he was tried far murder.[5] Subsequently, the procedure was legally prohibited in France, Italy and England.

In 1818, interest was revived again when James Blundell was successful with 5 out of the 10 transfusions he administered. By 1875, there were on record 347 transfusions, 128 of them involving animal blood. As late as 1878,[6] a transfusion of cow's milk was advocated.

In 1900, Karl Landsteiner's discovery of the ABO blood group system opened the way to successful therapy. thus solving the mystery of way some transfusions produced dire results while others were successful.

The subsequent introduction of syringe-valve methods marked another advance in transfusion therapy, making it possible to regulate flow from donor to recipient. The discovery of sodium citrate[7] as an anticoagulant[8] in 1914 was another important step toward successful transfusion therapy.

During recent years, several other distinct blood groups, in addition to the ABO systems, have been discovered. Existence of the Rh system was discovered by Landsteiner and Wiener in 1940.

What is Blood?

Blood is a complex body fluid (plasma) in which red cells, white cells and platelets are suspended.[9] The red blood cells contain hemoglobin, which carries oxygen from the lungs to the body tissues. The white cells fright disease. Platelets aid blood coagulation,[10] thus arrest bleeding. While all of these cells have important functions, the oxygen-carrying red cells are the major life-sustaining[11] substance.

Red cells also contain a number of different chemicals known as blood group factors, or antigens. Each person has his own complex arrangement of blood factors, making his cells almost as distinctive as his finger-prints.[12]

For a successful transfusion, bloods do not have to be identical if they did, only identical twins[13] could donate blood for each other but they must be compatible.

The ABO is the most important of the blood group systems. It is comprised of the four major blood groups-A,B,O, and AB-into which all human blood can be differentiated. The approximate incidence of these groups within the population of the United States is : O (most common), 45 percent; A, 40 percent; B, 10 percent : and AB, 5 percent.

Bloods may differ because of blood grour systems other than the ABO systems. The best known of these is the ah system, but there are more than 10 others, characterized by the presence of other antigens. These less important blood group systems include MNSs, p, Lewis, Lutheran, Duffy, Kell, Kidd and Diego. Transfusion problems which they present are rare in comparison to those caused by Rh and ABO differences.

Blood containing certain of these factors may react unfavorably with another type blood when the two are mixed. This is due to the reaction of antibodies in the recipient's[14] plasma against antigens of the donor's[15] red cells, which results in the destruction of the donor's red cells.

When cells with a particular antigen are mixed with a serum containing the corresponding antibody, the red cells are agglutinated or clumped together. The cells become distorted, and the cell membranes may break, liberating hemoglobin, resulting in the destruction of the cell.

(from FACTS ABOUT BLOOD BANKING prepared by American Association of Blood Banks)

1) blood transfusion 수혈(환자가 피를 맞는 것)
2) ruminate = quote 인용하다
3) Louis XIV 루이 14세
4) lunatic(s) 정신병자
5) try for murder 살인죄로 문초하다
6) as late as 1878 1878년이 되어서
7) sodium citrate 구연산 소다
8) anticoagulant 항응고제
9) suspend 부유되어 있다, 현탁되어 있다
10) blood coagulation 혈액응고
11) life-sustaining 생명을 유지하고 있는
12) finger print 지문
13) twin 쌍둥이(identical twins 일란성 쌍둥이)
14) recipient 수혈자(피를 받는 사람)
15) donor 공혈자(피를 주는 사람)

LESSON 19

Blood Groups and Their Clinical Use

There are currently at least eleven independent and well worked out blood systems with about four dozen identifiable blood factors. In addition, new blood factors are constantly being discovered. Theoretically, nearly all of the over 200 antigens used in tissue typing for organ transplant should be present in the blood and are potentially identifiable. The purpose of this chapter is not to cover the ultra details of immunohematology but to give insight into necessary and practical blood antigen-antibody and other considerations that have importance in the practice of clinical medicine. In addition to this strictly medical use, the blood antigen system determinations have great medicolegal and forensic importance, particularly in determining parentage. In this chapter the following aspects will be covered :

1. The blood groups and their use in clinical blood banking.
2. Other tests of blood for transfusion.
3. Some indications for blood or blood component therapy.
4. The investigation and types of transfusion reactions.
5. The medicolegal use of blood groups (genotypes).

Blood Banker's Lexicon

Absorption. The removal of antibodies from serum by mixing the serum with cells that possess antigens specific for the antibodies to be removed but lack antigens specific for the antibodies to be left in the serum.

Adsorption. The process of attaching antibody to its specific antigen on the surface of red cells.

Agammaglobulinemia. Deficiency or absence of gamma-globulin in the blood serum.

Agglutination. Clumping of red cells caused by the formation of antibody bridges between causing on different cells.

Agglutinin. An antibody causing agglutination. Albumin agglutinin : an agglutinin that will react with its specific antigen to cause agglutination of red cells in a protein medium. Synonym : Incomplete antibody. Saline agglutinin : an agglutinin that will react with its specific antigen to cause agglutination of red cells in a saline medium. Synonym : complete antibody.

Allele or allelomorph. Any one of a series of genes which may occupy a given locus on a pair of homologous chromosomes.

Antibody. A substance present in the plasma, produced as a result of antigenic stimulation and capable of reacting with the specific antigen that caused its production. Natural antibody : antibody present without history of exposure to red cells, preferably called antibody to a natural substance. Immune antibody : antibody produced in response to blood group antigen.

Antigen. A substance capable of inducing the formation of antibodies. See Blood Group Antigens.

Antigenic determinant. The portion of an antigen that reacts specifically with an antibody.

Antigenicity. The relative ability of a substance to stimulate the production of specific antibodies.

Atypica1 antibody. In blood grouping, usually refers to antibodies other than the isoagglutinins of the ABO system.

Autoagglutinin or autoantibody. An stypical antibody in the serum of an individual that agglutinates his own red blood cells.

Blocked cells. Cells which are coated with a blocking antibody so that they are not agglutinated by saline antibodies of the same specificity as the coating antibody.

Blocking antibody. An antibody capable of blocking or coating the antigen receptor sites so that no subsequent agglutination takes place when saline agglutinins of the same specificity are added.

Blood group antigens. The products of blood group genes present on the red cell surface.

Blood group substance. Soluble antigen identical to red-cell antigen with the ability to neutralize its specific antibody.

Cold agglutinin. An antibody that reacts optimally at temperatures below 37℃.

Compatible. In blood group work, the term is used to denote that the serum of an individual does not react in vitro with the red cells of another individual, Compatibility does not necessarily mean that the two individuals have indentical antigens; thus, immunization is possible.

Coombs test.

1. Test carried out by adding antihuman gamma-globulin serum to
   a. Washed human RBC = direct Coombs' Test (test for antibodies already on RBC)
   b. Washed RBC after incubation of patient's serum = indirect combs' test (test for antibodies in patient's serum)
2. A false positive Coombs' test may occur in patients taking drugs, especially methyldopa, penicillin, cephalothin, cephaloridine.

Du cell. A cell that fails to react with anti-Rh(D) serum for saline tube test but reacts by the modified tube test or indirect Coombs test.

Erythroblastosis fetalis. Synonymous with hemolytic disease of the newborn.

Factor. A term used by Wiener to designate the part of agglutinogen reacting with known antiserum. Synonym : antigenic determinant.

Genotype. The genetic constitution of an individual for a particular trait.

Globulins. A group of plasma proteins which includes antibodies.

Hemolysin. An antibody (lysin) that causes red-cell destruction (hemolysis) in the presence of complement.

Hemolysis. The rupture of the red cell with the release of hemoglobin.

Heterozygous. Having two different alleges at the correspondding loci of a pair of chromosomes.

Immunized. The state of having produced antibodies.

Immunization. Production of antibodies following exposure to antigen.

Immunogen. An antigen which stimulates the formation of an immune antibody.

Immunoglobulins. Proteins with known antibody activity.

Incomplete antibody. Any blood group antibody that is not a saline agglutinin.

Inhibition. Preventing or reducing the reactivity of an antibody by exposure to its soluble antigen. Synonym : neutralization.

Isoagglutinin. Usually denotes anti-A and anti-B, but may refer to any agglutinin that reacts with antigen in the same species.

Isoimrnunization. Immunization within the same species : e. g., in humans, following transfusion or pregnancy.

Nonsecretor. One who does not have water soluble A, B, or H substances in his secretions.

Nonspecific agglutinin. An agglutinin which reacts with all red cells, including that person's own cells.

Phenotype. The characteristics evident from the results of tests or from direct observation. Individuals with the same phenotype may have different genotypes.

Pseudoagglutination. False agglutination. Aggregation of red cells not caused by antibodies. See Rouleaux formation.

Rouleaux. Pseudoagglutinaiton in which the red-cell aggregates resemble stacks of coins.

Secretor. An individual whose secretions (especially saliva) contain water-soluble A, B, and H substances.

Sensitized. Red cells that have antibody molecules attached to antigens on their surfaces.

Sensitized cells. When used in reference to a person or animal the term is synonymous with immunized.

Soluble antigen. Antigen in solution; e.g., blood group substance as opposed to red cell antigen.

Specificity. The capacity of an antibody to react exclusively with red cells that have the corresponding antigenic determinants in common.

Subgroups. Subdivisions of A, B, and AB into A1, A2, A1B, etc.

Titer. Amount of antibody in a serum. Expressed as the reciprocal of the greatest dilution of serum still able to react with the antigen.

The Clinically Important Blood Groups

The blood group systems of the greatest importance in blood banking are the ABO and Rh systems. If abnormal (non-ABO-Rh) antigens are detected, it then may be necessary to check further into some of the other blood typing systems such as Kell, Duffy, Lutheran, or the P-antigen systems.

The routine blood typing for transfusion purposes in most approved blood banks consists of the following :

ABO forward and reverse grouping-anti-AB reagent testing Rho(D) determination, if Rh negative for D, a test for cde and Du is carried out.

Antibody screen : the patient's serum is tested against two different panel of red cells, each positive for 13 different common antigens for a total of 26 different antibodies. for example. Selectogen I, II.

Antigen identification : If any of these tests is positive, further attempt is made to identify the antibody using Identigen, consisting of a panel of 8 different RBC's each containing a different known antigen; e.g., Kell, duffy, Diego, etc.

The ABO blood group of a patient is based on the agglutination of the ABO system as follows :

Forward Grouping (Red Cell Antigens)

Reactions of patient's red cells with antiserum :

Anti- A (Serum)	Anti-B (Serum)	ABO Blood Group of patient	% of Korean	% of U.S.A population
Positive	Negative	A	32	40
Negative	Positive	B	28	10
Positive	Positive	AB	11	5
Negative	Negative	O	29	45

In order to confirm the forward (known antiserum and patient's RBC) grouping test, a reverse (known red cells, Affirmagen and patient's serum) grouping is performed. This is particularly important in detecting group A subgroups, A2, A3, Ax, etc. which may be typed as group O patients in the forward grouping test, since the non-A1, patient's red cells with Al, A3, etc. antigens may not react with the anti-A1, serum and the patient will be called group O when in reality he is one of the group A subgroups.

Reverse Grouping (Serum Isoantibodies)

Reactions of patient's serum with known red blood cells :

A1 Cells	B Cells	Antibody Present in Patient's Serum	Patient's Blood Group
Negative	Positive	Anti B	A
Positive	Negative	Anti A	B
Negative	Negative	None	AB
Positive	Positive	Anti A, Anti B	O

Subgroups of A

Some group A Patients belong to subgroups of A with much less agglutination of their red cells, which are not of the A1 or A1B groups. This can be dangerous because these subgroup A persons may be mistakenly grouped as group O and given incompatible transfusions with potentially disastrous results. Besides the reverse grouping method which will detect all A subgroups which do not have anti-A1 antibody isoagglutinins in their serum, the patient's red cells are tested with AB reagent which contains a very high titre of anti-A antibody sufficient to detect most A subgroups as shown in the following table.

Major Subgroups of A and AB

Group A Subgroup	Approximate Frequency (in group) in U.S.A population	Reactions with Anti-A1 Serum	Reactions with Anti-AB Reagent	Approx.% with Anti-A1 in Serum
A1	78	Strong	Positive	None
A2	22	Neg. or weak	Positive	1~2%
A3	Rare	Neg. or weak	Positive	About 50%
Ax	Very rare	Weak or neg.	Positive	Over 50%
Am	Ultra rare	Neg.	Negative	Have anti-H

The main problem in A subgroup patients liyith an A1 antibody titer in their serum is the problem with cross matching. These subgroup A antibodies rarely cause transfusion reaction and do not cause hemolytic disease of the newborn in obstetrical patients. The antibodies to ABO system are antibodies mainly of the IgM, 900,000 molecular weight, 19S variety; therefore, they are usually complete antibodies causing agglutination in saline.

The Rh Blood Grouping

In routine blood banking patients are classified as Rh positive or Rh negative on the basis of the presence (Rh positive) or absence (Rh negative) of big D antigen on their red blood cells. The Du, C, and E antigens of the Rh system are only tested for in patients who are Rh negative for (D). Rho(D) negative patients are said to be ah(d); however, there is no natural antibody available to Rh(d). Therefore Rh(d) must be tested for in other statistical (genetic) ways. Antisera to the other negative Rh(c, e) alleles is available. Therefore, the presence of these alleles can be tested for directly. Since the Fisher-Race (CcDdEe) system of nomenclature of the Rh system is the most commonly used and easiest understood, it will be used exclusively in this text.

In contrast to the ABO system, with possible very rare exceptions, in the Rh system there are no isoagglutinins normally present in the serum of patients.

e.g. : 1. Rho(D) patients do not normally have anti-Rh(d)

2. Rh(d) patients do not normally have anti-Rho(D)

Frequency in Population

Frequency in Population

Rh Class	Phenotype	Approximate % in population
Negative Negative Negative	cde Cde cdE	15%
Positive Positive Positive	CDE CdE CDe; cDe	85%

Rh Typing

Principle; Patients are tested for the presence of Rho(D) factor on their red cells. Most commonly the Rh test is carried out with antiserum containing incomplete or blocking antibodies via either a test tube or a modified slide method.

For routine blood bank purposes, if a patient is Rho(D) his blood need out be further typed and he is consider Rh(d) negative, he must be tested forc and e as well as for Du, which is a weak variant of (D). Often patients who are called (d) negative on initial testing turn out to be Du in type. The difference between D and Du antigens appears to be quantitative, not qualitative, since distinct D and Du antibodies have not been produced.

LESSON 20

Allergic Reactions

Allergy[1)] (Gr, allos, other + grgon, work[2)]) was originally defined as the altered reactivity of an individual toward a specific substance, usually resulting from prior experience with the same, or a chemically related substance. This definition includes decreased capacity to react (hypoergia), or an increased capacity to react (hyperergia), and the customary response to natural or artificial immunization. Allergy and hypersensitivity[3)] are often used synonymously. Hypersensitivity is equivalent to hyperergy, and allergy should be limited to hypersensitivity toward substances usually antigenic in nature or capable of specifically influencing the antigenicity of protein.

Substances which cause hypersensitivity differ widely. Some are very antigenic[4)] such as egg albumin,[5)] while others like plant pollens are poorly antigenic, or yet, not antigenic at all, but may combine with and alter the specificity of proteins. The term allergen is used to designate any of these inciting agents.

Hypersensitivity reactions are divided into two types depending upon the speed with which a hypersensitive individual displays a detectable response to the inciting agent. These types are termed immediate[6)] and delayed.[7)]

Immediate Hypersensitivity : In immediate hypersensitivity, pathological damage occurs within minutes of contact between the hypersensitive tissues and the antigen to which they are sensitive.

(a) Anaphylaxis. Anaphylaxis[8)] (Gr., ana, back + phylaxis, protection) is an in vivo[9)] antigen-antibody reaction which may be defined as an acute systemic reaction of hypersensitive animals, elicited by reinjection with the material to which they are sensitive. It is principally an experimental phenomenon demonstrated in laboratory animals, although anaphylactic reactions occasionally occur in man.

(b) Arthus Phenomenon. Arthus reactions[10)] are produced when a soluble antigen is injected locally into animals which have precipitating antibodies[11)] in their circulation.

(c) Serum Sickness.[12)] serum sickness is the result of in vivo reactions between newly-formed antibody with specific reactivity for the injected serum proteins, and the remaining traces of these antigenic proteins.

(d) Atopic Hypersensitivity. Atopic[13)] hypersensitivities are believed to be limited to man and include asthma,[14)] hay fever,[15)] urticaria[16)] and angioedema.[17)]

Delayed Hypersensitivity : In delayed hypersensitivities, pathological changes are not seen until some hours after contact between the hypersensitive tissues and the allergen. In general, delayedtype hypersensitivities differ from immediate hypersensitivities in that antibodies are not demonstrable in the former. Tuberculin[18] hypersensitivity is the best example of the delayed type, and delayed hypersensitivity may be referred to as tuberculin −type hypersensitivity.

It is believed that the antibodies involved in delayed hypersensitivity are strictly intracellular.[19] Delayed hypersensitivities are two types : ① allergy of infection, and ② contact allergy.[20]

(from CLINICAL SEROLOGY, written by C. W. Bennett, M.T. (ASCP), published by Charles C. Thomas. Publisher).

1) allergy 알레르기(allergy는 Greece말의 Allos와 ergon <영어는 일>의 합성어)
2) Gr. Greece의 약어
3) hypersensitivity 과민증, 과민성
4) antigenic 항원성이 있는
5) egg albumin 난백 알부민
6) immediate type 즉시형
7) delayed type 지연형
8) anaphylaxis 아나필락시스(penicillin shock사와 같은 과민증의 일종)
9) in vivo 생체 내의(in vitro 생체 외의, 시험관 내의)
10) Arthus reaction Arthus 반응
11) precipitating antibody 침강성 항체, 침강소
12) serum sickness 혈청병
13) atopic 아토픽(성)
14) asthma 천식
15) hay fever 고초열
16) urticaria 두드러기
17) angioedema 혈관부종
18) tuberculin 투베르쿨린
19) intracellular 세포 내의
20) contact allergy 접촉성 알레르기

LESSON 21

Notes in the Ward Laboratory

To equip and maintain adequately the large number of ward laboratories[1] in the hospital requires a tremendous supply of apparatus and reagents. But no matter how large the supply, such laboratories will rapidly deteriorate if the users of the laboratories do not exercise reasonable care in the handing of these supplies, Some breakage is unavoidable but continuously excessive losses from breakage and disappearance are impossible to contend with and stamp the laboratory worker as generally inefficient. The doctor who is careless and sloppy in the laboratory is Probably just as careless and sloppy in the operating room and at the bedside. To aid the intern to maintain a high standard of ward laboratory work, the following general instructions are offered with a recognition that[2] most of these may be obvious or superfluous.

1. Keep all glassware clean. Immediately after using an article wash it with tap water[3] (or soap and water if necessary), and make a final rinsing with a little distilled water. Keep the glassware where it will not get dusty and will be available for immediate use. Syringes, particularly, must be washed out before the blood clots for[4] if that[5] happens while the plunger is inside, the plunger will become "frozen"[6] and cannot be liberated until it has been soaked in cleaning solution for several days or with-out use of special appliances.
2. Pipettes can be cleaned and dried for immediate use by washing with the aid of suction faucet (if such is available), successively with tap water, distilled water.[7] alcohol and ether. After the ether washing, allow air to be sucked through for several minutes to make sure that all the ether has evaporated.
3. Keep all reagent bottles uncontaminated. In general, it is better not to and pipettes directly to the reagents, but instead to pour out the reagent into a test tube and pipette[8] from a test tube; but if a pipette is used directly in the reagent bottle, it should be clean and dry. After using the reagent bottle, wipe off (or wash off and then wipe off) any liquid on the outside so that the bottle does not become dirty and the label unreadable.
4. Replace reagents when they have obviously deteriorated. It is cheaper in the long run[9] to pay more for reagents than to get falsely positive or falsely negative results. Many reagents are notoriously unstable. Sodium nitrite[10] solutions, for example, will last only 2 or 3 weeks. A dehydes also decompose rapidly and become discolored. On the other hand, Benedict's solution will last for years if not contaminated. Get acquainted with the appearance of the freshly prepared reagents so

that you can recognize deterioration visually.

5. If a test is negative (or positive) when the reverse was expected, lest the efficiency of the reagents and the method by trying it on a known specimen.
6. In making a blood smear for a differential count[11] it should be recognized that the Wright's stain acts not only to stain the cells but also to fix them. This action is possible because the Wright's stain solvent is absolute methyl alcohol.[12] However, if the reagent is allowed to remain exposed to air, the alcohol will take up moisture and will then lose some of its fixing power. Smears made such a reagent usually have not only an irregular staining quality, but a paucity of[13] white cells and those found are bunched together in the periphery of the slide. Therefore keep the Wright stain bottle tightly closed when not using it.

Each laboratory of a medical ward[14] should have the equipment listed below. The new intern and resident on the ward should check over[15] this equipment and report any missing items in a written statement to the director of laboratories. These will be replaced immediately if it is at all possible.[16] Subsequent loss through of[17] breakage them can be easily remedied by replacement on proof of breakage. (The surgical and specialty ward laboratories are not to be so completely equipped, but should have adequate provision to do the simple urine tests, blood counts and bacteriologic smears).

Equipment

1 Centrifuge
1 Incubator
1 Microscope
1 Tripod
1 Wire gauze
1 Test tube rack
1 Biuret
1 Graduated[18] cylinder
1 Urinometer[19] with glass jar
1 Bunsen burner
1 Erlenmeyer flask,[20] 50 mL

6 Centrifuge tubes
20 Soft glass test tubes
4 Pyrex test tubes
1 Test tube holder
2 Droppers
1 Hemocytometer[21]
(RBC, and WBC.; pipettes
and counting chamber[22]
1 Sahli hemoglobinometer[23]
Glass slides
Cover slips

1 Erlenmeyer flask 125 mL (from INTERN'S MANUAL, written by Arthur Bernstein)

1) ward laboratory 병동 검사실
2) with a recognition that. ~을 알고서
3) tap water 수돗물
4) for = because
5) that = the blood clots 혈액이 응고하다
6) frozen 동결하다, 얼다
7) distilled water 증류수
8) pipette 파이펫, 피펫
9) in the long run 결국
10) sodium nitrite 아질산나트륨
11) differential count 감별시험(백혈구 감별계산)
12) absolute methyl alcohol 무수 메칠알코올
13) a paucity of 소수의
14) medical ward 내과 병동
15) check over 모두 검사하다
16) if it is at all possible 가능한 한
17) on proof of ~을 증거로 하여
18) graduated 눈금이 있는
19) urinometer 요 비중계
20) Erlenmeyer flask 삼각 플라스크
21) hemocytometer 혈구 계산기
22) counting chamber 계산 chamber
23) hemoglobinometer 혈색소계

LESSON 22

How to Write English Letters

A.B.C. Dean, M.D.
Los Angeles County General Hospital
1200 North State Street
LOS ANGELES, CALIFORNIA 70033

Tadashi Kawai M.D.
Central Clinical Laboratories
Central Hospital of Japanese
National Railways
Yoyogi 2, Shilbuya-ku
Tokyo, JAPAN

Central Hospital
of
Japanese National Railways
Yoyogi 2, Shibuya-ku, Tokyo
March 18, 1966

A.B.C. Dean, M.D.
Director
Laboratory of Eforliative Cytology
Los Angeles Country general Hospital
1200 North State Street.
Los Angeles, California 90033
United States of America

Dear Doctor Dean :

This is to intruduce to you Miss Sunny Kim.

Miss Kim entered to University of Japan Faculty of Education in 1959, and latter she was transferred to Kyoto College of Hygienic Science to receive the training in the field of medical technology in

1961. She graduated from the same college in 1963 with the highest grade. After the graduation she started her career as medical technologist in University of World Institute for Cancer, where she mainly engaged in many highly technical works on fluorescent antibody techniques, During the following 3 years in the institute she has worked diligently and studied on the subjects quite thoroughly with Dr, Pang of whom I have known quite well. In the year of her graduation from the college the passed the National Board Examination for Medical Technologists, and also the Registry Examination held by Japan Society of Clinical pathology.

I have known her well personally, and it is may great pleasure to be able to speak of her in the highest terms. Her behavior has been strictly honest, sober and diligent. In addition, she is quite ambitious on exfoliative cytology, especially the application of fluorescent techniques in the field of cytology. I am quite certain that she will progress in her ability further under your supervision.

She has be problem in reading and understanding English literature. She is above the average in point of English conversation. I shall be very much obliged to you for any special consideration you may show her.

Sincerely yours.

Tadashi Kawai, M.D.
Associate Director

UNIVERSITY OF SOUTHERN CALIFORNIA

2025 Zonal Avenue
Los Angeles, California 9033
March 23, 1966

Tadashi Kawai, M.D.
Central Hospital of
Japanese National Railways
Tokyo, Japan

Dear Doctor Kawai :

Thank you for your letter in support of Miss Kim's application to enrollment in our School of Cytotechnology.

We are looking forward to having Miss Kim with us in July 1966.

You may tell her that she does not have to worry about the support from the American Cancer Society. All of the students we have accepted have been approved for support.

Thank you again for your kind letter.

Sincerely yours,
A.B.C. Oean, M.D
Director

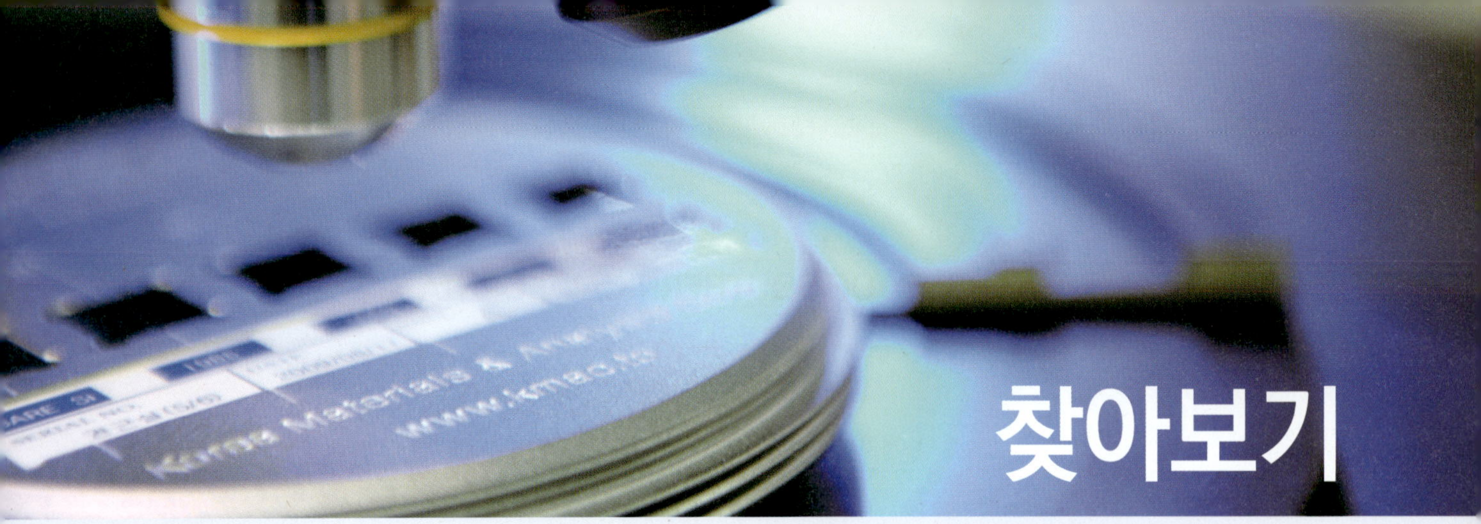

찾아보기

국문색인

ㄱ

ㄴ

ㅇ

ㅊ

영문색인

A

B

C

D

E

F

T

U

V

임상병리학개론
(7판)

2002년 3월 15일 2판 발행
2006년 8월 20일 3판 발행
2007년 8월 15일 4판 발행
2011년 3월 15일 5판 발행
2013년 3월 5일 5판 2쇄 발행
2016년 2월 5일 5판 3쇄 발행
2018년 2월 20일 6판 발행
2021년 2월 25일 7판 1쇄 발행
2022년 1월 25일 7판 2쇄 발행
2023년 1월 10일 7판 3쇄 발행
2024년 2월 15일 7판 4쇄 발행

정가 38,000원

저 자: 한국임상병리학과교수협의회
발 행 자: 최 병 진

발 행 처: 도서출판 고 려 의 학
(02880) 서울시 성북구 성북로 9길 1 보문빌딩 3층
Tel. 765-0333, 0337 Fax. 743-2288

ISBN 979-11-89210-52-6
등록번호: 제 1-519호 1978. 6. 29.